Akademie der Landwirtschaftswissenschaften
der Deutschen Demokratischen Republik
Institut für Landwirtschaftliche Information und Dokumentation

agroselekt
reihe 4 • veterinärmedizin

Gegründet als „Landwirtschaftliches Zentralblatt"

BAND 32
1987
HEFT 9

Akademie-Verlag
Berlin

ilid

ISSN 0233-2809 agroselekt, veterinärmedizin, Berlin 32 (1987) 9, 1649—1864

agroselekt — reihe 4 · veterinärmedizin

Im Plan der bibliographischen Vorhaben der Deutschen Bücherei Leipzig 1987 unter der Nr. 89 registriert.

Bezugsmöglichkeiten:

Bestellungen sind zu richten

- in der DDR an den Postzeitungsvertrieb unter Angabe der Kundennummer des Bestellenden oder an den AKADEMIE-VERLAG BERLIN, Leipziger Str. 3/4, PF-Nr. 1233, DDR-1086 Berlin;
- im sozialistischen Ausland an eine Buchhandlung für fremdsprachige Literatur oder an den zuständigen Postzeitungsvertrieb;
- in der BRD und Berlin(West) an eine Buchhandlung oder an die Auslieferungsstelle KUNST UND WISSEN, Erich Bieber OHG, Wilhelmstr. 4—6, D-7000 Stuttgart 1;
- in den westeuropäischen Ländern an eine Buchhandlung oder an die Auslieferungsstelle KUNST UND WISSEN, Erich Bieber GmbH, General Wille-Str. 4, CH-8002 Zürich;
- im übrigen Ausland an den Internationalen Buch- und Zeitschriftenhandel; den Buchexport, Volkseigener Außenhandelsbetrieb der Deutschen Demokratischen Republik, DDR-7010 Leipzig, Postfach 160, oder an den AKADEMIE-VERLAG BERLIN, Leipziger Str. 3/4, DDR-1086 Berlin.

agroselekt, reihe 4 · veterinärmedizin

Herausgeber: Akademie der Landwirtschaftswissenschaften der Deutschen Demokratischen Republik, Institut für Landwirtschaftliche Information und Dokumentation.

Verlag: Akademie-Verlag Berlin, Leipziger Str. 3/4, DDR-1086 Berlin; Fernruf: 2236221 oder 2236229; Telex-Nr.: 114420; Bank: Staatsbank der DDR, Berlin, Kto.-Nr. 6836-26-20712.

Anschrift der Redaktion: Akademie der Landwirtschaftswissenschaften der Deutschen Demokratischen Republik, Institut für Landwirtschaftliche Information und Dokumentation, Krausenstr. 38/39, Postschließfach 1295, DDR-1086 Berlin; Fernruf: 2000461.

Druckgenehmigung: Ag 451/45/87.

Offsetdruck und buchbinderische Verarbeitung: VEB Druckerei „Thomas Müntzer", DDR-5820 Bad Langensalza.

Erscheinungsweise: Jährlich erscheint 1 Band mit 12 Heften sowie einem Jahres-Autoren- und -Deskriptorensachregister.

Bezugspreis je Band einschließlich Register 420,— DM zuzüglich Versandspesen; Preis je Heft 35,— DM. Der gültige Jahresbezugspreis für die DDR ist der Postzeitungsliste zu entnehmen.

Bestellnummer dieses Heftes: 1030/IV—33/9.

AN (EDV) 48033

03000

60.10.15. zoologie

v709 - 0001 le muscle uretral (musculus urethralis) du veau male, donnees anatomiques, histologiques et morphometriques (fre)
wouk, a. f. p.; sautet, j. y.; cabanie, p. - in: anat. histol. embryol.. - berlin (west) 15(1986)3. - s. 259 - 268 : 8 abb., 28 lit., zus. in engl., span., dt. - nach zus.. - b14=za 6189
zur makroskopischen und mikroskopischen anatomie sowie zur morphometrie des musculus urethralis beim maennlichen kalb
60.10.15.05.10.; 60.10.25.70.10.
kalb; muskel; harnleiter; anatomie; mikroskopie; struktur;
gewisse bauelemente des beckenabschnitts der urethra beim maennl. kalb wurden hinsichtlich ihrer topograph. und mikroskop. anatomie untersucht. die dicke und der geradlinige verlauf der fasern des m. urethralis kann morphometrisch am besten in seinem ventromedianen bereich analysiert werden. die ergebnisse liefern werte zur oberflaeche und verteilung der beiden metabol. haupttypen an muskelfasern. daraus folgt, dass der m. urethralis beim maennl. kalb ein sich schnell kontrahierender muskel mit vor allem anaerobem metabolismus ist. das unterschiedl. verhaeltnis zwischen den fasertypen 1 und 2 wurde auch in abhaengigkeit ihrer lokalisation zur pars disseminata der prostata bestimmt.

v709 - 0002 fine structure of the choriocapillaris, bruch"s membrane and retinal epithelium of the cow (eng)
braekevelt, charlie, r. - in: anat. histol. embryol.. - berlin (west) 15(1986)3. - s. 205 - 214 : 6 abb., 41 lit., zus. in franz., spa., dt. - nach zus.. - b14=za 6189
die feinstruktur der choriocapillaris, der bruchschen membran und des retinaepithels beim rind
60.10.15.05.10.; 60.10.15.05.20.
rind; auge; anatomie; analyse; struktur; histologie;
das retinaepithel besteht an allen stellen aus einer einfachen lage kub. zellen. die epithelzellen sind untereinander durch seitl., zur oberflaeche hin orientierte tight junctions verbunden. im basalen bereich ist das retinaepithel vielfach eingefaltet und feine apikale fortsaetzr beinhalten die aussenglieder der zapfen. alle zellen des retinaepithels besitzen in reichem masse glattes endoplasmat. retikulum und mitochondrien, auch phagosomen. obgleich nicht sehr haeufig, finden sich doch allerorts anschnitte von rauhem endoplasmat. retikulum und polysomen. dort, wo ein tapetum fehlt, faellt die grosse anzahl von melanosomen auf, waehrend die zentralen bereiche des tapetum fibrosum von diesen gaenzlich frei sind.

v709 - 0003 fine structure of the bovine tapetum fibrosum (eng)
braevelt, charlie r. - in: anat. histol. embryol.. - berlin (west) 15(1986)3. - s. 215 - 222 : 5 abb., 26 lit., zus. in franz., span., dt. - nach zus.. - b14=za 6189
die feinstruktur des tapetum fibrosum beim rind
60.10.15.05.10.; 60.10.15.05.20.
rind; elektronenmikroskop; auge; anatomie; struktur; histologie;
das tapetum fibrosum setzt sich aus einem lager feiner extrazellulaerer kollagenfibrillen zusammen, das durch fibrozyten lamellaer geordnet scheint. die kollagenfibrillen zeigen die dem nativen kollagen eigene querstreifung, messen 0,2 mym im drm. und sind in form von sechsecken angeordnet, deren zentren zueinander einen abstand von 0,2 mym haben. ein gefaessbett, das dem retinaepithel anliegt, beinhaltet die choriocapillaris und regellos angeordnete kollagenfibrillen. ueber dem tapetum ist das retinaepithel pigmentfrei. die choriocapillaris ist nicht mit dem retinaepithel verzahnt, wie dies bei tierarten mit einem tapetum cellulosum der fall ist.

v709 - 0004 morphologie und entwicklung der a. ovarica beim rind in der fetal- und neonatalperiode
wyrost, p.; molenda, o.; radek, j. - in: anat. histol. embryol.. - berlin (west) 15(1986)3. - s. 223

-- 239 : 5 abb., 7 tab., 34 lit., zus. in engl., franz., span. - nach zus.. - b14=za 6189
60.10.15.05.10.; 60.10.15.05.30.
rind; embryo; atomie; arterie; ovarium; variabilitaet;
die studie stuetzt sich auf die ergebnisse, die an 106 feten im zeitraum zwischen der 9. bis zur 40. wo. der traechtigkeit sowie an 14 neugeborenen im alter von 2...14 d ermittelt wurden. folgende faktoren wurden in die betrachtung einbezogen:altersabhaengige gestaltl.eigentuemlichkeiten der untersuchten arterien bezueglich des ortes und der abzweigungsart aus der aorta, ihr verlauf in bezug auf die vena ovarica und ihr sekundaeres aufzweigungsmuster. die resultate zeigen waehrend der entwicklung der gefaesse eine bedeutende variabilitaet, die mit dem alter verschwindet, ansteigt oder reduziert ist.

v709 - 0005 zur topographie der ventilebene des herzens bei pferd, rind und hund
habermehl, k.-h.; schmack, k.-h. - in: anat. histol. embryo.. - berlin (west) 15(1986)3. - s. 240 - 248 : 3 abb., 25 lit., zus. in engl., fra., span. - nach zus.. - b14=za 6189
60.10.15.05.10.; 60.10.15.10.10.; 60.10.15.10.05.
pferd; rind; hund; mophologie; herz; ventil;
es wird ueber einige morphol. besonderheiten der ventilebene des herzens von hund, rind und pferd berichtet und deren funktionelle bedeutung fuer die herzphysiologie diskutiert.

v709 - 0006 lumbosacral plexus in the sheep (eng)
krk, e. j.; kitchell, r. l.; johnson, r. d. - in: anat., histol., embryol.. - berlin (west) 15(1986)2. - s. 174 - 175 - arb.st:palmerston nth, new zealand, univ., fac. of veter. sci., dep. of physiol. and anat.. - b14=za 6189
der plexus lumbosacralis des schafes
60.10.15.05.10.
schaf; anatomie; + lumbosakral-plexus;

v709 - 0007 verlauf und muendung des ductus pancreaticus und seiner lappenaeste bei der ziege
amselgruber, w. - in: anat. hist. embryol.. - berlin (west) 15(1986)3. - s. 193 - 204 : 3 abb., 1 tab., 39 lit., zus. in engl., franz., span. - nach zus.. - b14=za 6189
60.10.15.05.10.
ziege; anatomie; pankreas; kanal; variabilitaet;
es wurden 39 bauchspeicheldruesen ausgewachsener ziegen mittels injektions- und praeparationstechnik auf das ausfuehrende gangsystem hin untersucht. in 36 faellen konnte lediglich ein ausfuehrungsgang gefunden werden, der in betraechtl. variationsbreite (im mittel 3,6 cm) in den ductus choledochus einmuendet, noch bevor dieser auf der papilla duodeni major den darm erreicht. in 3 faellen wurde ein zusaetzl. 2. kleinerer gang nachgewiesen, der ebenfalls in den ductus choledochus muendet.

v709 - 0008 arterial blood supply of the pig thyroid gland in the second half fetal period (eng)
wustiger, jerby; pospieszny, nobert. - in: folia morphol.. - warszawa 45(1986)1. - s. 29 - 34 : 2 abb., 1 tab., 9 lit., zus. in poln. - arb.st:wroclaw, agric. acad., dep. animal anat.. - b14=za 5897
arterielle blutversorgung der schilddruese des schweines in der zweiten haelfte der fetalen periode
60.10.15.05.10.; 60.10.15.05.30.
schwein; embryo; schilddruese; blut; arterie; anatomie;
nach den an 31 feten (9, 10, 12 und 16 wo.) durchgefuehrten untersuchungen sind als hauptarterien an der versorgung der schilddruese die a. thyroidea cranialis dextra und sinistra sowie die a. thyroidea caudalis dextra und sinistra beteiligt. die schilddruesenarterien gehen aus dem truncus thyrocervicalis bzw. der a. carotis communis hervor. sie treten in unterschiedl. prozentsatz bei den untersuchten faellen auf. am haeufigsten ist die a. thyroidea caud. dextra mit 86,9 %, dann folgt die a. thyroidea cran. sinistra mit 83,7 %, die a. thyroidea caud. sinistra mit 70,8 % und die a. thyroidea cran. dextra mit 61,2 %. aus den befunden geht eine individuell unterschiedl. asymmetrie der arterien hervor. - g. michel.

v709 - 0009 electrophysiologic studies of the cutaneous innervation of the external genitalia of the female dog (eng)
spurgeon, t. l.; reddy, v. k. - in: anat. histol. embryol.. - berlin (west) 15(1986)3. - s. 249 - 258 : 7 abb., 23 lit., zus. in franz., span., dt. - nach zus.. - b14=za 6189
elektrophysiologische studien ueber die hautinnvervation der aeusseren genitalien bei der huendin
60.10.15.05.10.; 60.10.15.10.10.; 60.10.15.10.05.
hund; geschlechtsorgan; vagina; haut; nervensystem; distribution;
die hautinnervation der aeusseren genitalien der huendin wurde untersucht, indem in den peripheren verzweigungen des nervus cutaneus femoris caudalis, des nervus perinealis superficialis, des nervus genitofemoralis und des nervus dorsalis clitoridis erzeugte afferente aktivitaeten elektrophysiologisch aufgezeichnet wurden. die beobachtete verteilung der hautfelder war der des maennl. hundes vergleichbar, wobei die erwarteten relativ geringen variationen im zusammenhang mit den morphol. unterschieden der aeusseren genitalien auftraten. eine spekulative, fuer die entwicklung der hautinnervation gedachte, zeitenfolge wurde unter einbeziehung des vergleiches der nervenverteilung an homologen strukturen beider geschlechter angeboten.

v709 - 0010 scanning and transmission electron microscopic study of the ampullary region of the dog vas deferens, with special reference to epithelial phagocytosis of spermatozoa and latex beads (eng)
murakami, masahiro; nishida, tomihide; shiromoto, mitsuru. - in: anat. anz.. - jena 162(1986)4. - s. 289 - 296 : 8 abb., 9 lit. - arb.st:kurume, japan, rume univ., school med., dep. anat.. - s4=za 5869
eine raster- und transmissionselektronenmikroskopische untersuchung der ampullenregion des samenleiters des hundes, mit besonderer beruecksichtigung der epithelialen phagozytose von spermien und latexfaeden
60.10.15.05.10.; 60.10.15.10.10.; 60.50.05.10.07.
hund; elektronenmikroskop; sammenleiter; epithel; spermium; phagozytose;
der endabschnitt des samenleiters des hundes ist zu einer spindelfoermigen ampulle von 5 cm laenge und 0,3 cm dicke erweitert. das epithel des hohlraumes und der divertikelartigen ausbuchtungen ist mehrstufig und weist hochprismat. hauptzellen und kleine basalzellen auf. die hauptzellen enthalten in unterschiedl. anzahl zellorganellen und es sind in versch. form merkmale der spermiophagie zu sehen. in das lumen injizierte latexfaeden (drm. 0,3 bzw. 1 mikrometer) werden gleichfalls durch die hauptzellen phagozytiert. die phagozytose von spermien und latexfaeden war in anderen regionen des samenleiters des hundes nicht nachzuweisen. offen bleibt die bedeutung dieser phagozytoseaktivitaet. - g. michel.

v709 - 0011 vascular architecture of the tectum mesencephali in dog (eng)
majewska-michalska, elzbieta. - in: folia morphol. - warszaea 45(1986)1. - s. 10 - 18 : 3 abb., 22 lit., zus. in poln. - arb.st:krakow, jagiellonian univ., inst. zool., dep. neuroanat.. - b14=za 5897
gefaessarchitektur des tectum mesencephali beim hund
60.10.15.05.10.
hund; anatomie; mittelhirn; blutgefaess; struktur; blut;
die blutgefaesse des mittelhirns umfassen die lateralen arterien, die aus versch. gefaessen ihren ursprung haben, die medialen arterien, die zweige der a. basilaris, der a. cerebri caudalis und der a. communicans caudalis darstellen sowie die kaudalen mittelhirnarterien mit unterschiedl. ursprung. nur wenige gefaesse finden sich an der rostralen oberflaeche des mittelhirns, zahlreicher sind die arterien an der lateralen oberflaeche und am haeufigsten an der kaudalen. die colliculi caudales gehoeren zu den gut mit blut versorgten strukturen des mittelhirns und weisen das doppelte blutvolumen der colliculi rostrales auf. die verteilung der gefaesse ist regelmaessig und von grosser dichte. - g. michel.

v709 - 0012 new observations on the aorta. its origin, course and distribution in the

dog (eng)
anderson, wesley d.; anderson, bettina g. - in: anat., histol., embryol.. - berlin (west) 15(1986)2. - s. 165 - 166 - arb.st:columbus, ohio state univ., coll. of veter. med., dep. of veter. anat.. - b14=za 6189
neue erkenntnisse ueber die aorta. ihr ursprung, verlauf und ihre aufteilung beim hund
60.10.15.05.10.
aorta; hund; morphologie;

v709 - 0013 developmental study of the fiber type composition in canine temporalis and pectineus muscles (eng)
shelton, g. diane; cardinet 3, george h.; bandman, everett. - in: anat., histol., embryol.. - berlin (west) 15(1986)2. - s. 181 - 182 - arb.st:davis, univ. of california, school of veter. med., dep. of anat.. - b14=za 6189
entwicklungsstudie zur fasertypzusammensetzung des m. temporalis und m. pectineus beim hund
60.10.15.05.10.
morphologie; hund; muskelfaser; +m. temporalis; +m. pectineus;

v709 - 0014 zur funktionellen morphologie und mikroarchitektur des zirkumkaudalorgans von cervus elaphus und c. nippon
hofmann, r. r.; thome, h. - in: berliner u. muenchener tieraerztl. wochenschr.. - berlin(west) 99(1986)12. - s. 418 - 424 : 5 abb. - arb.st:inst. veter.-anat., -histol. u. embryol. justus-liebig-univ. gie ssen. - b14, eb16
60.10.15.05.10.; 60.10.15.05.20.; 60.80.30.15.
histologie; morphologie; zirbeldruese; wildtier;
das zirkumkaudalorgan von 54 tieren, darunter 21 foeten, wurde licht- und elektronenmikroskopisch, makroskopisch u. korrosionsanatomisch untersucht. dabei wird eine erstbeschreibung eines fuer die entleerung des duftsekrets entscheidenden gefaess-nervenkomplexes mit sperrarterien und arteriovenoesen anastomosen vorgelegt.

v709 - 0015 vyvoj varlat u danka evropskeho, dama dama (l.) (sze)
jerabkova, jana. - in: vertebrat. zpravy. - brno (1984). - s. 65 - 67 : 5 lit., zus. in engl.. - b14=za 6182
entwicklung der hoden beim damwild, dama dama (l.)
60.10.15.05.10.; 60.80.30.15.
hoden; spermaproduktion; alter; +cervidae; +damwild;
die untersuchungen zur entwicklung der hoden beim damhirsch ergab, dass die bildung der hauptstrukturen fetal erfolgt. nach der geburt nehmen die drm. der samenkanaelchen waehrend des 1. lebensjahres allmaehlich zu. die spermiogenese beginnt mit dem 2. lebensjahr und die hirsche erreichen mit 16 mon. ihre geschlechtsreife. sie nehmen jedoch bis zum 4. lebensjahr an der reproduktion nicht teil. - g. michel.

v709 - 0016 vyvoj vajecniku u danka evropskeho, dama dama (l.) (sze)
klusakova, kveta. - in: vertebrat. zpravy. - brno (1984). - s. 63 - 65 : 5 lit., zus. in engl.. - b14=za 6182
entwicklung der eierstoecke beim damwild, dama dama (l.)
60.10.15.05.10.; 60.80.30.15.
ovarium; ontogenie; ovulation; +cervidae; +damwild;
die an den eierstoecken des damwilds durchgefuehrt.untersuchungen zeigen, dass im alter von 16...17 mon. waehrend der brunftzeit die ersten ovulationen erfolgen und die tiere in den geschlechtszyklus eintreten. die bildung der primaerfollikel erfolgt fetal, die der sekundaer- und tertiaerfollikel im 1. lebensjahr. - g. michel.

v709 - 0017 a comparison of the efficiency of water and ethanol at removing formaldehyde from immersion fixed muscle tissues (eng)

rumph, p. f.; williams, j. c. - in: anat. histol. embryol.. - berlin (west) 15(1986)3. - s. 269 - 276 : 2 abb., 2 tab., 20 lit., zus. in franz., span., dt. - nach zus.. - b14=za 6189
ein vergleich der wirksamkeit von wasser und alkohol, formaldehyd aus immersionfixiertem muskelgewebe zu entfernen
60.10.15.05.15.
muskel; gewebe (tier); extraktion; formaldehyd; vergleich; wasser; alkohol;
alle fluessigkeiten erwiesen sich als wirksam zur extraktion von formaldehyd aus formalinfixiertem muskelgewebe. der formaldehydgehalt in loesungen mit steigenden ethanolkonz. (20...40 %) stieg entsprechend linear. wenngleich 25...40 %ige loesungen von ethanol, 20 %iges isopropanol und 25 %iges ethylenglykol bei der signifikanzpruefung besser abgeschnitten als wasser, lag der tatsaechl. prozentuale unterschied zwischen wasser und der 40 %igen ethanolloesung nur bei 0,2 %. dieser geringfuegige unterschied rechtfertigt kaum mehraufwand, der durch die verwendung von ethanol- oder glykolloesungen anstelle des wassers entstuende.

v709 - 0018 ueber die feinstruktur des embryonalen darmepithels
wille, k.-h. - in: berliner u. muenchener tieraerztl. wochenschr.. - berlin (west) 99(1986)12. - s. 415 - 418 : 3 abb. - arb.st:inst. veter.-anat. histol. u. embryol. justus-liebig-univ. giessen. - b14, eb16
60.10.15.05.20.; 60.10.15.05.30.
epithel; darm; embryogenese; histologie;
waehrend der embryonalperiode der darmentwicklung findet sich voruebergehend ein mehrschichtiger epithelzellverband. die zytoplasmastruktur ist einerseits in den peripher gelegenen zellen recht primitiv. andererseits besitzen zellzonen des epithelzentrums mit supranukleaeren membranstrukturen, granula, einzelzilien und zentriolen bemerkenswerte bestandteile. diese sind mit der differenzierung sowohl der einzelnen zelle wie auch des epithelverbandes im zusammenhang zu sehen.

v709 - 0019 pi granules and related intracytoplasmic inclusions in equine schwann cells (eng)
force, l.; jortner, b. s.; scarrat, k. - in: veter. pathol.. - washington 23(1986)4. - s. 514 - 518 : 6 abb., 17 lit. - arb.st:blacksburg, virginia tech, regional coll. of veter. med.. - b14=zb 3353
pi-granula und verwandte intrazytoplasmatische einschluesse in schwannschen zellen beim pferd
60.10.15.05.20.
nerv; zelle; zellinhaltsstoff; histologie; pferd;
schwannsche zellen von verschiedenen nerven von 2 erwachsenen pferden und einem pony enthalten perinukleaere intrazytoplasmat. einschluesse, die aus lipidtroepfchen, aus variablen elektronendichten runden bis laengl. koerperchen u. aus staebchenfoermigen multilamellaeren strukturen bestehen. die letzteren werden durch die pi-granula von reich charakterisiert. es gab keine signifikanten axonalen oder myelinartigen veraenderungen, die mit diesen einschluessen in beziehung standen. diese einschluesse scheinen zu den bestandteilen der normalen schwannschen zellen beim pferd zu gehoeren. - w. fritzsch.

v709 - 0020 ultrastructure of mast cells of bovine lung. a special reference to heterogenous osmiophilic core in granules and intermediate filaments (eng)
atwal, onkar s.; saldannha, kevin a.; eyre, peter. - in: anat., histol., embryol.. - berlin (west) 15(1986)2. - s. 166 - arb.st:guelph, o., univ., dep. of biomed. sci.. - b14=za 6189
ultrastruktur von mastzellen der rinderlunge unter besonderer beruecksichtigung der heterogenen osmiophilen kerne in granula und intermediaeren fasern
60.10.15.05.20.
morphologie; rind; lunge; zytologie; zellkern; +mastzelle;

v709 - 0021 karunkulo-kotiledonnaja svjaz"u korov v posledovom periode (gistololgicheskie issledovanija) (rus)
manasjan, a. o.; ovsepjan, a. a./ markarjan, s. g. - in: veterinarija. - moskva (1986)9. - s. 58 -

61. - b14=z 492
die verbindung zwischen karunkeln u. kotyledonen bei kuehen in der nachgeburtsperiode (histologische untersuchungen)
60.10.15.05.20.; 60.50.10.05.
kuh; histologie; oxytocin;
die gewebeproben, die zu unterschiedl. zeiten nach der austreibung der frucht entnommen wurden, wurden mit hilfe spezieller chips fuer die histol.untersuchung aufgearbeitet. ein teil der in die versuche einbezogenen ehe erhielten vor und nach der probenentnahme oxytozin oder oestrofan (ein pgf2-alpha-analogon). kurze zeit nach der geburt konnten keine nekrot. prozesse festgestellt werden, die gefaesse waren noch voll intakt. mit zunehmender zeit p.p. nahmen die degenerativen prozesse zu, was die abloesung der zotten des allantochorions von den karunkeln zur folge hatte. es wurde eine zellvakuolisierung der bindegewebszellen und eine abloesung des epithels der krypten beobachtet, makrophagen traten immer dann gehaeuft auf, wenn die abloesung erschwert war, bzw. langsam vonstatten ging. - g. w. buchholz.

v709 - 0022 ultrastructure of invitro oocyte maturation in cattle (eng)
hyttel, p.; xu, k. p.; smith, s. - in: j. reprod. fertility. - cambridge 78(1986)2. - s. 615 - 625 : 12 abb., 31 lit. - arb.st:dep. anat., univ., buelowsvej 13, dk-1870 frederiksberg c, denmark. - b14=za 3732
ultrastruktur der eizellenreifung bei rindern in vitro
60.10.15.05.20.; 60.45.05.05.03.01.01.01.
eizelle; reifung; histologie; rind;
aus follikeln mit einem dmr. von 1...6 mm von rindern wurden die kumulus-eizellen-komplexe gewonnen. bereits bei zuechtung ueber 12..18h in naehrloesung fand eine vergroesserung der zellen des eihuegels statt, wobei das volumen der fortsaetze der zellen in den perivitellinspalt zunahm.nach inkubation von3..12 h verminderte sich die zahl der verbindungen zwischen den granulosazellen und der eizelle, dann fand der abbau der membran des zellkerns statt. nach 12...18 h verteilten sich die urspruenglich peripher angeordneten miochondrien auf die ganze zelle, die groesse des golgiapparates nahm ab. 18...21 h nach beginn der inkubation trennte sch das 1. polkoerperchen ab, nach 24...40 h breiteten sich die peripher liegenden granula aus,nach 30...40 h degenerierte das 1. polkoerperchen. - e. kolb.

v709 - 0023 immunocytochemical and ultrastructural studies of prolactin (prl) cells in gifu native fowls (eng)
ishibashi, toshiko; takahara, hitoshi. - in: jap. j. zootechn. sci.. - tokyo 57(1986)7. - s. 581 - 586 : 9 abb., 13 lit., zus. in engl. - arb.st:fukuoka-shi, kyushu univ., fac. agric., dep. animal husbandry. - b14=zb 4276
immunzytochemische und ultrastrukturelle untersuchungen der prolaktin (prl)-zellen bei einheimischen gifu-huehnern
60.10.15.05.20.; 60.10.15.10.05.
prolaktin; gehirn; zelle; zellbestandteil; struktur; huhn; brueten;
mittels immunzytochem. methoden wurden prl-zellen im lobus cephalicus des gehirns lokalisiert, deren zahl bei bruetenden hennen deutlich zunimmt.die prl-zellen enthalten runde o. ovale sekret. granula geringer elektronendichte, deren drm. 200...300 nm bei legenden und 250...500 (600) nm bei bruetenden hennen betraegt.bei bruetenden hennen sind die zellorganellen der prl-zellen gut entwickelt: dichtes rauhes endoplasmat. retikulum mit parallelen lamellen, freie und gebundene ribosomen, deutl.golgi-apparat, welcher aktiv granula bildet. dies weist darauf hin, dass bei bruetenden hennen eine hohe proteinsynthese und aktive hormonsekretion der prl-zellen erfolgt. - e. gruen.

v709 - 0024 ultrastructure of the renal corpuscles of pekin ducks fed methyl mercury (eng)
bhatnagar, m. k.; snelgrove, s. m.; singh, a. - in: anat., histol., embryol.. - berlin (west) 15(1986)2. - s. 166 - 167 - arb.st:guelph, univ., ontario veter. coll., dep. of biomed. sci.. - b14=za 6189
ultrastruktur der nierenkoerperchen von mit methyl-quecksilber gefuetterten enten

60.10.15.05.20.; 60.50.35.25.
ente; histologie; niere; struktur; +methyl-quecksilber;

v709 - 0025 new morphological aspects of the bipolar cell in the chick embryo : the accessory prolongation (eng)
quesada, a.; genis-galvez, j. m. - in: anat., histol., embryol.. - berlin (west) 15(1986)2. - s. 155 - 163 : 32 abb., 27 lit., zus. in franz., span., dt. - nach zus. - arb.st:sevilla, espana, fac. de med., dep. de anat.. - b14=za 6189
neue morphologische gesichtspunkte bei den bipolarzellen des huehnerembryos : der akzessorische fortsatz
60.10.15.05.20.; 60.10.15.05.30.
anatomie; histologie; embryo; huhn; auge; elektronenmikroskop;
es wird ein neues merkmal der bipolarzelle in der retina d. huhnes eingefuehrt. hierbei handelt es sich um das vorkommen einer fortsatzbildung, die immer an der basis des inneren netzwerkes entspringt, sich vom rest der dendriten trennt und nach kurzem verlauf durch die aeussere retikulaere schicht frei u. unverzweigt in einer ihrer 3 lagen endet. diesen akzessor. fortsatz tritt erstmals an 10. d der bebruetung an besser entwickelten bipolarzellen auf, kann in der groesse schwanken, und sein vorkommen ist unabhaengig von anderen morphol. charakteristika wie muster und groesse der inneren verzweigung, vorhandensein und lage der landoltschen keule,lage d. perikaryons in der inneren kernschicht oder dem typ der axonalen veraestelung.

v709 - 0026 duodenal microanatomy of the domestic cat (eng)
henry, r. w.; al-bagdadi, f. k. - in: anat., histol., embryol.. - berlin (west) 15(1986)2. - s. 172 - 173 - arb.st:knoxville, univ. of tennessee, coll. of veter. med.. - b14=za 6189
duodenalmikroanatomie der hauskatze
60.10.15.05.20.
katze;histologie; duenndarm; anatomie; +duodenum;

v709 - 0027 embryologie der haustiere
schnorr, bertram. - stuttgart : ferdinand enke verl., 1985. - 244 s. : 212 abb., 14 tab., zahlr. lit.. - arb.st:giessen, univ., inst. fuer veter.-anat., -histol. u. -embryol.. - b14=1986 a 842
60.10.15.05.30.; 60.05.60.
haustier; versuchstier; aves; embryogenese; fachbuch;
in kurzgefasster form wird die embryonale und fetale entwicklung der haustiere dargestellt. die gliederung des buches folgt der bekannten einteilung in die vorentwicklung, primitiventwicklung, plazentation und die organentwicklung. bei der allgemein knappen darstellung der entwicklungsprozesse fanden besondere beruecksichtigung die gametogenese, der sexualzyklus und die plazentation. das buch gewinnt an uebersichtlichkeit durch die drucklegung in zwei spalten, die gliederung und die hervorhebungen im schriftbild. die darstellung wird durch die zum teil aus standardwerken der embryologie uebernommenen, zum teil neu geschaffenen zeichnungen und fotos ergaenzt und erhaelt dadurch neben ihrer uebersichtlichkeit eine aussagekraft. ausser in der organentwicklung (nur haussaeugetiere) werden bei der darstellung neben den haussaeugetieren auch die labortiere und voegel beruecksichtigt. in der gesamtheit gibt das buch einen knappen, aber umfassenden ueberblick der embryologie der haustiere. - g. michel.

v709 - 0028 diagnosis and treatment of prematurity and neonatal maladjustment syndrome in newborn foals (eng)
vaala, wendy e. - in: compendium continuing educ. pract. veter.. - princeton junction, nj. 8(1986)4. - s. s211 - s222, s224 : 7 abb., 6 tab., 86 lit.. - b14=zb 4266
diagnose und behandlung der fruehreife und der neonatalen unterentwicklung bei neugeborenen fohlen
60.10.15.05.30.; 60.50.10.10.; 60.50.10.15.10.
fohlen; fruehgeburt; geburtsmasse; diagnose; resistenz; infektion;
fruehreife fohlen sind weniger als 320 d alt. sie haben geringe geburtsmasse, generalisierte

muskelschwaeche, schwachen saugreflex, atemnot, kurzes, seidiges haar, biegsame ohren, weiche lippen, gesteigerte passive beweglichkeit der gelenke, schraege fesselachsen und sind unfaehig zu stehen. derartige fohlen sind besonders empfaenglich fuer metabol., respirat. sowie infektioese stoerungen. aetiol. faktoren koennen im foetus selbst, in der placenta oder in der stute begruendet sein. eine behandlung ist aeusserst aufwendig und teuer. sie richtet sich auf die homoeostase stuetzende massnahmen, passiven immunschutz, staendige ueberwachung sowie haltungshyg. optimierung. das neonatale unterentwicklungssyndrom zeichnet mangelnde anpassung aus. - m. fuerll.

v709 - 0029 morphometric studies of the bovine eyeball during early fetal period (eng)
melosik, maciej; szuba, zdzislaw. - in: folia morphol.. - warszawa 45(1986)1. - s. 19 - 28 : 6 tab., 20 lit., zus. in poln. - arb.st:szczecin, agric. acad., dep. zool.. - b14=za 5897
morphometrische untersuchungen des augapfels des rindes waehrend der fruehen fetalen entwicklung
60.10.15.05.30.; 60.10.15.05.10.; 60.45.05.05.03.01.01.04.
rind; embryo; auge; morphologie; volumen; masse;
untersucht wurden feten mit einer masse bis 1000 g (a bis 120 d). unmittelbar nach der entnahme des augapfels wurden die transversale, vertikale und anterior-posterior entfernung, die dicke der cornea, die masse, der aequatoriale dmr. und die dicke der linse ermittelt. die statist. auswertung der einzelnen masse ergab hinweise zur symmetrie und asymmetrie des augapfels waehrend dieser zeit der fetalen entwicklung. - g. michel.

v709 - 0030 effect of pneumonectomy on fetal development and birth in the sheep (eng)
wagner, w. c.; ellendorff, f. - in: animal reprod. sci.. - amsterdam 11(1986)4. - s. 243 - 248 : 1 tab., 11 lit. - arb.st:neustadt, inst. fuer tierzucht u. tierverhalten. - b14=za 6016
wirkung einer pneumonektomie auf die fetale entwicklung beim schaf
60.10.15.05.30.
embryogenese; embryo; wachstum; traechtigkeit; lunge; schaf;
bei 6 feten der rasse deutsches schwarzkopf-schaf wurde zwischen dem 104. und 113. graviditaetstag eine totale pneumonektomie vorgenommen. 4 tiere wurden scheinoperiert. die graviditaetsdauer, die km der frucht und die nebennierenmasse veraenderten sich gegenueber den scheinoperierten tieren nicht. der kortisolgehalt im plasma der versuchs- und kontrolltiere lag zum zeitpunkt der geburt bei 95,8 +- 20,5 bzw. 125,7 +- 30,8 ng/ml. da auch diese differenzen statistisch nicht signifikant waren, konnte geschlussgefolgert werden, dass die fetale lunge keinen einfluss auf das fetale wachstum und die graviditaetsdauer ausuebt. - s. willer.

v709 - 0031 polyploid cells in blastocysts and early fetuses from australian merino sheep (eng)
murray, j. d.; moran, c.; boland, m. p. - in: j. reprod. fertility. - cambridge 78(1986)2. - s. 439 - 446 : 4 abb., 2 tab., 20 lit. - arb.st:div. animal prod. blacktown, new south wales 2148, australia. - b14=za 3732
polyploide zellen in blastozysten und fruehen feten von australischen merinoschafen
60.10.15.05.30.
schaf; embryogenese;
bei 103 blastozysten von 10...14 d und bei 116 keimen von 24...32 d von unbehandelten bzw. gegen androstendion immunisierten schafen wurden analysen der ausruestung mit chromosomen (ch) durchgefuehrt. in der zahl der abweichungen der ausruestung mit ch bestand zwischen den unbehandelten und immunisierten schafen kein unterschied. bei 2 keimen (13...14 d) wurde eine mosaikbildung vom typ 1 n/2 n bzw. 2 n - 1/2 n/ 4 n festgestellt. bei 51 % der keime dieser altersgruppe lag eine polyploidie (meist 2 n/ 4 n) vor. die bildung von polyploiden zellen bei schafkeimen wird als physiologisch angesehen und spielt bei der entwicklung des trophoblasten eine rolle. - e. kolb.

v709 - 0032 lipid analysis of immature pig oocytes (eng)
homa, s. t.; racowsky, c.; mcgaughey, r. w. - in: j. reprod. and fertility. - cambridge 77(1986)2.

- s. 425 - 434 : 5 tab., 39 lit. - arb.st:dep. zool., arizona state univ., tempe, arizona 85287, usa. - b14=za 3732

untersuchungen zur lipidzusammensetzung unreifer schweineoozyten
60.10.15.05.30.; 60.10.25.25.10.; 60.45.20.10.04.07.
schwein; eizelle; lipid; analyse; typ;
als hauptlipidkomponente wurde triazylglyzerol (100,71 nmol/mg protein) ermittelt, gefolgt vom cholesterol (32,71 nmol/mg protein). unter den phospholipiden rangierte an erster stelle phosphatidylcholin (27,83 nmol/mg protein). phosphatidylethanolamin und lysophosphatidylcholin fanden sich in geringen mengen. das muster an ffs stimmte mit dem von phosphatidylcholin ueberein. hinweise auf langsame phospholipidturnoverrate. in phospolipid- und neutralfettfraktionen wurden grosse anteile an palmitin- und oleinsaeure nachgewiesen, im triazylglyzerol und phosphatidylethanolamin zahlreiche n-6 polyungesaettigte fs. letzteres weist auf prostaglandin- und leukotriensynthese in oozyten hin. unterschied des lipidprofils zu anderen zellen, hinweis auf spezif. bedarf. - s. tegeler.

v709 - 0033 communication between primary endoderm and mesoderm for erythroblast differentiation in early chick blastoderm (eng)
zagris, nikolas. - in: exper. cell biol.. - basel 54(1986)3. - s. 170 - 174 : 1 abb., 1 tab., 17 lit. - arb.st:patras, greece, univ., dep. biol.. - b14=zb 3979
kommunikation zwischen primaerem endoderm und mesoderm zur differenzierung der erythroblasten im fruehen blastoderm des kuekens
60.10.15.05.30.; 60.30.30.30.
ontogenie; kueken; erythrozyt; zellkultur; +erythroblast;
in der kultur wird der hypoblast des blastoderm vom epiblast getrennt und mit 14 c-protein-hydrolysat markiert, nach erneuter vereinigung mit dem unmarkierten epiblast konnte eine aufnahme und inkorporation des isotops in den erythroblasten bzw. deren vorstufen der im mesoderm gelegenen blutinseln nachgewiesen werden. diese kommunikation zwischen entoderm und mesoderm bestaetigt den durch die architektur der blutinseln bedingten kontakt der mesodermzellen mit den benachbarten entodermzellen bei der differenzierung der erythroblasten. - g. michel.

v709 - 0034 inducirovannyjj mutagenez u escherichia coli - producenta penicillinacilazy (rus)
kochetkova, e. f.; bartoshevich, ju. eh.; romanova, n. b. - in: antibiotiki i med biotekhnol.. - moskva 31(1986)9. - s. 655 - 658 : 4 abb., 4 lit., zus. in engl.. - b14=zb 1144
induzierte mutagenitaet bei e. coli, einem penicillinazylaseproduzenten
60.10.15.10.; 60.10.05.25.
escherichia coli; enzym; uv-strahlen; mutagen; +in-vitro-technik;
chem. mutagene wie n-nitrosolalkylharnstoffe und physikal. mutagene wie uv-strahlen wurden in ihrer wirkung auf den penicillinazylaseproduzenten e. coli hinsichtlich ueberlebensrate und fermentbildung untersucht. letal wirkte n-nitrosomethylharnstoff (n-nmm), wenig wirksam war n-nitrosoethylharnstoff und n-nitrosodimethylharnstoff. die mutagene wirkung der n-nitrosoalkylharnstoffe haengt wesentlich von der haerte zugleich applizierter uv-strahlung ab. am effektivsten erweisen sich dabei n-nitrosolmethylbiuret und n-nmm. die versuche erlauben die auswahl von varianten fuer die weitere aussichtsreiche selektionsarbeit. - e. rueffle.

v709 - 0035 zemnye i svetlye kletki kozhnykh trubchatykh zhelez mlekopitajushhikh i voprosy klassifikacii ehtikh zhelez (rus)
sokolov, v. e.; stepanova, l. v. - in: izvest. akad. nauk sssr, ser. biol.. - moskva (1986)5. - s. 668 - 679 : 42 lit., zus. in engl. - arb.st:inst. ihvolut. morfol. i ehkol. zhivotnykh an sssr, moskau, udssr. - b14=z 507
dunkle und helle zellen der saeugetierschweissdruesen und fragen ihrer klassifizierung
60.10.15.10.
druese; transpiration; zelle; klassifizierung; mammalia;
die erstmalig beim menschen beschriebenen dunklen und hellen zellen sind ein unabdingbares zeichen eccriner schweissdruesen (s) im unterschied zu apokrinen, die diese nicht besitzen

sollen.umfangreiche ultrastrukturelle untersuchungen der s anderer saeugetiere zeigten, dass die anwesenheit heller und dunkler zellen kein sicheres kriterium zur bestimmung des druesentyps sind, da das epithel sowohl eccriner als auch apokriner druesen dunkle und helle zellen enthaelt. eigene und lit.-ergebnisse zeigen, dass zu jedem dieser zelltypen die verschiedensten zellen gehoeren, deren ultrastrukturelle charakteristik von der saeugetierart abhaengt. - g. pose.

v709 - 0036 anwendung immobilisierter biologischer systeme und zuechtung von saeugetierzellen. bericht ueber die vierte arbeitstagung der arbeitsgruppe fuer biotechnologie des fvc/sia vom 17. dezember 1985 bei ciba-geigy ag in basel
leist, ch.; meussdoerffer, f. - in: swiss biotech. - kuesnacht (1986)3. - s. 7 - 8, 10, 12, 14, 16 - arb.st:zuerich, eidgen. techn. hochsch., inst. biotechnol.. - b14=zb 4267
60.10.15.10.; 60.30.30.30.
in vitro; mammalia; zelle; analyse; zuechtung; methode; enzymaktivitaet;
das uebersichtsreferat behandelt gesichtspunkte der herstellung und anwendung immobilisierter biolog. systeme, wie biol. und analyt. aspekte der saeugetierzellzuechtung, prinzipien der tier. zellzuechtung, die anwendung immobilisierter biol. systeme und prakt. fragen der zuechtung tier. zellen. auf dem gebiet der analyt. methoden gibt es heute und zukuenftig 2 stossrichtungen, und zwar die entwicklung von on-line-messmethoden auf der einen und die entwicklung spezif. messsonden, wie z.b. enzymsonden, auf der anderen seite. verbesserungen erfordert noch die kultivierungstechnik, insbesondere im hinblick auf die anpassung an das biol. system und das produkt. - a. smollich.

v709 - 0037 maslenoraztvorimi vitamini - biologichno dejjstvie i avitaminozi : obzor (bul)
lazarov, jjoncho i.; bokhorov, ognjan v. - sofija : sels. akad. centahr za nauch.-tekhn. i ikon. inform., 1986. - 63 s. : 25 tab., 110 lit., zus. in russ., engl.. - b14=1986 a 376
fettloesliche vitamine - biologische wirkung und avitaminosen (uebersicht)
60.10.15.10.; 60.10.25.30.10.
vitamin; physiologie; biochemie; avitaminose;
neueste untersuchungen zur physiol. und biochem. der vit. a, e, d und k sowie des beta-karotins werden in verbindung mit bekannten fakten dargestellt. besonders wird der einfluss auf die fruchtbarkeit, das leistungsvermoegen der tiere und die entwicklung der jungtiere herausgestellt. waehrend mangel an beta-karotin zu erhebl. fruchtbarkeitsstoerungen fuehrt, verursacht vitamin-a-mangel schwere gesundheitsschaeden und entwicklungsstoerungen bei jungtieren. die unterschiedl. auswirkungen der avitaminosen bei einzelnen tierarten werden differenziert dargestellt. betrachtet wird auch die wechselwirkung zwischen gehalt an vit. in futterrohstoffen und gesamtfutterration. vitamingehalte in haeufig verwendeten futtermitteln werden in tab. zusammengefasst. - k. freudenberg.

v709 - 0038 the biosynthesis of neutrophil and eosinophil granule proteins (eng)
olsson, inge; egesten, a.; gullberg, u. - in: folia histochem. et cytobiol.. - krakow 24(1986)2. - s. 89 - 98 : 2 abb., 2 tab., 34 lit., zus. in poln.. - b14=za 4607
die biosynthese der neutrophilen und eosinophilen granulaproteine
60.10.15.10.; 60.10.25.05.10.
blutprotein; bildsynthese; peroxydase;
beide granulaproteine besitzen eine destruktive eigenschaft, die nuetzl. abwehr gegen mikroorganismen und die gewebeschaedigung des wirtsorganismus. die neutrophilen granula bestehen aus azurophilen granula (myeloperoxydase, chymotrypsin-aehnl. kationprotein u.a.) und spezif. granula kollagenase, lysozyme u.a.), die eosinophilen granula enthalten vor allem die eosinophilen peroxidase, eosinophilen kationprotein und die phospholipase d. die bildung der myeloperoxidase zeigt aehnl. verlauf wie die der eosinophilen peroxidase. - c. eichwald.

v709 - 0039 the interaction between some serine proteinases and horse leucocyte inhibitor (eng)
dubin, a.; potempa, j.; turyna, b. - in: folia histochem. et cytobiol.. - krakow 24(1986)2. - s. 163

- 168 : 4 abb., 2 tab., 19 lit., zus. in poln.. - b14=za 4607
die wechselwirkung zwischen einigen serinproteinasen und dem pferdeleukozytenhemmstoff
60.10.15.10.
serin; proteinase; leukozyt; hemmstoff; pferd;
als ausgangspunkt diente das breite wirkungsspektrum des pferdeleukozyteninhibitors gegenueber serinproteasen. der gereinigte inhibitor wurde mit mehreren enzymen (trypsin, chymotrypsin, elastasen und serinproteasen aus staph. aureus) in unterschiedl. zeitabschnitten assoziiert, die produkte der wechselwirkung wurden mittels der polyacrylamidgelelektrophorese bei anwesenheit von natriumdodecylsulfat analysiert. im ergebnis (kinet. daten der enzym-inhibitor-reaktion, molares verhaeltnis der inhibitors zum enzym) wird vermutet, dass der inhibitor eine spezif. wirkung gegenueber der leukozyten- und pankreas-elastase besitzt. - c. eichwald.

v709 - 0040 a survey of excessively worn incisors and periodontal disease in sheep in dunedin city, silverpeaks, bruce and clutha counties (eng)
orr, marjorie b.; christiansen, kathryn h.; kissling, r. c. - in: new zealand veter. j.. - wellington 34(1986)7. - s. 111 - 115 : 8 abb., 9 lit. - arb.st:mosgiel, private bag, invermay animal health labor.. - b14=za 4340
ueberblick ueber die extensive inzisivenabnutzung und peridont-erkrankung bei schafen in dunedin city, silverpeaks, bruce und cluth a counties
60.10.15.10.; 60.10.15.05.10.
zahn; belastung; schaf;
in 83 nach dem zufallsprinzip ausgewaehlten farmen wurden 4049 ueber 2 a alte schafe von dez. 1983/febr. 84 auf extreme abnutzung der inzisiven untersucht. diese erscheinung wurde bei 14,9 % der tiere festgestellt (11,7 % mittelgradig, 3,2 % stark). peridont-erkrankungen traten bei 13,7 % der schafe auf (10,5 % mittelgradig, 3,2 % stark), und 71,4 % der tiere hatten einen gesunden kauapparat. schafe mit anderweitigen inzisivendefekten (n = 43) wurden nicht in die berechnung einbezogen. die extreme inzisivenabnutzung trat in 17 (20,5 %) und die peridont-krankheit in 25 (30,1 %) der farmen mit einer haeufigkeit ueber 20 % auf. koerpermerkmale, rasse oder topographie beeinflussten die beiden stoerungen nicht signifikant. - s. willer.

v709 - 0041 effect of corticosteroid on porcine leukocytes. age-related effects of corticosteroid inhibition on porcine lymphcyte responses to mitogens (eng)
yang, w. c.; schultz, r. d. - in: veter. immunol. and immunopathol.. - amsterdam 13(1986)1/2. - s. 19 - 29 : 2 abb., 2 tab., 20 lit. - arb.st:auburn, ala., univ., school veter. med., dep. microbiol. : agric. exper. stat.. - b14=za 6169
wirkung von kortikosteroid auf porcine leukozyten: altersabhaengige effekte der kortikosteroidbedingten hemmung der reaktion porciner lymphozyten auf mitogene
60.10.15.10.; 60.50.05.10.07.
nebennierenhormon; leukozyt; schwein;
die supprimierende wirkung von prednisolon-na-sukzinat auf lymphozyten aus dem peripheren blut, aus milz, lymphknoten und thymus von schweinen in vitro ist altersabhaengig. thymuslymphozyten sind gegenueber der steroidwirkung am empfindlichsten. mit zunehmendem alter der schweine sinkt die empfindlichkeit der lymphozyten. zellen von 180 d alten tieren besitzen eine relativ stark ausgepraegte resistenz gegenueber den zytolyt. und inhibitor. eigenschaften der kortikosteroide. schweine sollten daher wie meerschweinchen, affen und menschen zu den steroidresistenten spezies gezaehlt werden. - h. j. selbitz.

v709 - 0042 molecular cloning of the chicken progesterone receptor (eng)
conneely, orla m.; sullivan, eilliam p.; toft, david o. - in: science. - washington 233(1986)6765. - s. 767 - 770 : 4 abb., 20 lit. - arb.st:houston, texas, baylor coll. med., dep. cell biol.. - b14=z 806
molekulare klonierung des progesteronrezeptors vom kueken
60.10.15.10.
huhn; rezeptor; progesteron; molekularbiologie;

konstruktion einer lambda gt11 cdna expressionsbibliothek zum screening einer anzahl von rekombinanten. nachweis einer cystein-reichen region im gereinigten progesteronrezeptor, welche homologie aufweist mit in oestrogen- und glukokortikoidrezeptoren sowie in virus gag-erb-a fusionsprotein der gefluegelerythroblastose vorkommender region. analyse mittels northern blot an cdnas des kuekenprogesteronrezeptors weist auf die existenz von wenigstens 3 mrna-spezies hin. ergebnisse von bedeutung zur aufklaerung von struktur-funktions-beziehungen des progesteronrezeptors vom gefluegel und der herkunft der a und b progesteronbindenden proteine. - g. tegeler.

v709 - 0043 vlijanie ehstradiola na funkciju kory nadpochechnikov serebristo-chernykh lisic (rus)
bazhan, n. m.; tinnikov, a. a. - in: fiziol. zh.. - kiev 32(1986)5. - s. 587 - 590 : 1 abb., 1 tab., 11 lit., zus. in engl.. - b14=za 5899
der einfluss von oestradiol auf die funktion der nebennieren von silberfuechsen
60.10.15.10.
oestrogen; nebenniere; nebennierenhormon; fuchs;
die glukokortikosteroidbildung der nebennieren (nn) von silberfuechsen weist geschlechtsunterschiede auf. der kortisolspiegel des blutes sowie dessen bildung in den nn unter in vitro-bedingungen ist bei weibl. tieren hoeher als bei maennlichen. nn-gewebe von maennl. tieren laesst sich in vitro staerker mit acth stimulieren als das von weiblichen. der oestradiolgehalt des blutes ist bei beiden geschlechtern gleich. exogenes oestradiol senkt in vitro die kortisolbildung von nn-gewebe, bei weibl. staerker als bei maennl. tieren (negative korrelation zwischen anfangsaktivitaet der nn und reaktion auf oestradiol), ist jedoch ohne einfluss auf die stimulierende wirkung des acth. - e. gruen.

v709 - 0044 influence de la thyroidectomie sur les variations, au cours de printemps et de l"ete, de l"activite testiculaire et de la prolactinemie chez le vison (fre)
jacquet, jeanne-marie; coutant, christian; maurel, daniel. - in: c. r. acad. sci., ser. 3. - paris 303(1986)9. - s. 367 - 370 : 1 abb., 11 lit., zus. in engl. - arb.st:montpellier cedex, univ., labor. neurobiol. endocrinol.. - b14=zb 3959
wirkungen einer thyroidektomie auf die fruehjahrs- und sommervariationen der hodenaktivitaet und den plasmaprolaktingehalt beim nerz
60.10.15.10.
schilddruese; ektomie; hoden; aktivitaet; prolaktin;
untersuchungen an 4 nerzrueden ergaben, dass eine thyroidektomie zur stimulation der testosteronproduktion und zu einer verlaengerung der maximalen hodenentwicklungsphase fuehrt, wenn die operation zu beginn der sexualperiode durchgefuehrt wurde. erfolgte die thyroidektomie in der winterperiode (febr/maerz), blieb sie wirkungslos. nerze verfuegen ueber ein muster von schilddruesen-hoden-interaktionsinhibitoren, die bisher nur bei einigen anderen mammalia- und vogelarten beschrieben wurden. die prokaktinsekretion, die durch einen fruehjahrsgipfel charakterisiert ist, erhoehte sich beim fehlen der schilddruesenhormone. photoperiode und thyroidektomie veraenderten den eintritt der sexualruheperiode nicht. - h. willer.

v709 - 0045 lack of stimulation of kidney na-k-atpase by thyroid hormones in long-term thyroidectomized rabbits (eng)
barlet, c.; doucet, a. - in: pfluegers arch.. - berlin (west) 407(1986)4. - s. 428 - 431 : 2 abb., 3 tab., 16 lit. - arb.st:paris cedex, france, coll. france, labor. physiol. cellulaire. - b14=z 336
ausbleiben der stimulation der na-k-atpase-aktivitaet in den nieren durch schilddruesenhormone bei chronisch thyroidektomierten kaninchen
60.10.15.10.; 60.10.15.10.10.
kaninchen; enzymaktivitaet; atp; niere; wirkung; + nephron;
8...11 wo. nach thyroidektomie kam es bei weisse-neuseelaender-kaninchen zu einem starken abfall der na-k-atpase-aktivitaet in allen nephronsegmenten, in den proximalen tubuli, im absteigenden zweig der henle-schleife, in den distalen tubuli contorti und im sammeltubulus. die thyroidektomie senkte auch die quabain-sensitive mg-atpase-aktivitaet und die basale und

hormonell stimulierte adenylatzyklase-aktivitaet. trijodthyroningaben fuehrten unter diesen bedingungen nicht zur regeneration der na-k-atpase-aktivitaet, was in frueheren versuchen nach 1 wo. thyroidektomie gelungen war. der hier aufgezeigte langzeiteffekt geht wahrscheinlich auf die tubulusinvolution zurueck, nach der die nierenzellen nicht mehr auf hormonelle stimulation reagieren koennen. h. willer.

v709 - 0046 the structure and symmetry of simple-cell receptive-field profiles in the cat"s visual cortex (eng)
field, d. j.; tolhurst, d. j. - in: proc. royal soc., b. - london 228(1986)1253. - s. 379 - 400 : 12 abb., 40 lit. - arb.st:cambridge, univ., dep. physiol.. - b14=za 5774
struktur und symmetrie der profile der rezeptiven felder von einzelzellen im visuellen kortex der katze
60.10.15.10.
katze; gehirn; nerv; struktur; differenzierung; zelle;
die profile der rezeptiven felder von 46 einzelzellen des visuellen kortex der katze wurden hinsichtlich umhuellung und symmetrie jeder der rezeptiven zellen quantitativ beschrieben. die rezeptiven felder werden auf der basis der gabor-theorie der kommunikation diskutiert. es zeigte sich, dass die erste approximation der gaborfunktionen mit 3 freien parametern (umhuellungsweite, traegerfrequenz und -phase) eine gute darstellung der feldprofile ergibt. eine generelle klassifizierung der zellen in gerad- und ungeradsymmetrisch konnte jedoch nicht vorgenommen werden.- s.willer.

v709 - 0047 ultrastructural evidence for estradiol synthesis in the ovary of persistent-estrous rats exposed to continuous illumination (eng)
takeo, yuji; kohno, junichi; hokano, masami. - in: acta anat.. - basel 127(1986)3. - s. 161 - 170 : 5 abb., 32 lit. - arb.st:tokyo, med. coll., dep. anat.. - b14=zb 3952
ultrastruktureller nachweis der oestradiol-synthese im eierstock staendig oestrischer ratten nach dauerlichtexposition
60.10.15.10.; 60.45.05.05.06.02.03.
versuchstier; licht; ovarium; oestrogen; biochemie; histologie;
nach dauerlichtexposition zeigen die staendig oestr.ratten eine relativ hohe plasmakonz. von oestradiol und oestrogen sowie von lh, waehrend die spiegel von fsh und progesteron niedrig waren. die eierstoecke lassen stadien von wachsenden und degenerierenden follikeln erkennen. im zytoplasma der hormonbildenden zellen sind neben den zellorganellen lipidtroepfchen nachzuweisen. in den abnormalen follikeln war die anzahl der lipidtroepfchen hoeher, die auspraegung des endoplasmat. retikulums und golgi-apparates aber geringer als in den reifen blaeschenfollikeln. die befunde werden als ultrastruktureller beweis fuer die hormonbildung in den reifen und den abnormalen follikeln der dauerlicht-exponierten ratten angesehen. - g. michel.

v709 - 0048 schilddruesenreaktionen der wistar-ratte im tagesgang nach gangliektomie unter normaltemperatur und kaelteexposition unter beruecksichtigung des einflusses der epiphysis cerebri
peschke, elmar; peschke, dorothee; peil, juergen. - in: acta histochen.. - jena 80(1986)1. - s. 63 - 85 : 8 abb., 8 tab., zahlr. lit., zus. in engl. - nach zus.. - b14=za 138
60.10.15.10.
schilddruese; ganglion; ektomie; rattus;
die resultate zeigen, dass gangliektomie (bei erhaltener epiphysis cerebri) den spiegel zirkulierenden thyroxins und ebenfalls den durch kaelte induzierten anstieg im langzeitversuch (30 und 90 d exposition) zu senken vermag. sowohl gangliektomie als auch kaelte-exposition verursachen einen anstieg des serum-tsh und des hypophysaeren tsh, wobei der kaelte-effekt sich bei allen beschriebenen parametern immer staerker auswirkte als die gangliektomie. in der vorliegenden untersuchung (30 d exposition) wurde der denervationseffekt durch gangliektomie auf die schilddruese und die epiphysis cerebri diskutiert. auf grund der widerspruechlichkeit der literatur wurde auch auf den trh-5-hydroxytryptamin (bzw. melatonin)-antagonismus eingegangen. der einfluss peripherer und/oder zentraler mechanismen bleibt zu klaeren.

v709 - 0049 radikal"nyjj ferment ribonukleotidreduktaza v zhivotnykh tkanjakh s vysokojj proliferativnojj aktivnost"ju (rus)
pulatova, m. k.; avakjan, m. a.; sharygin, v. l. - in: izvest. akad. nauk sssr, ser. biol.. - moskva (1986)5. - s. 721 - 726 : 4 abb., 14 lit., zus. in engl.. - b14=z 507
die radikalform des enzyms ribonukleotidreduktase in tierischen geweben mit hoher proliferationsaktivitaet
60.10.15.10.
enzym; gewebe (tier); mus;
bei der durchstrahlung der milz von maeusen wurden im epr-spektrum neben den signalen fuer transferrin, methaemoglobin, ceruloplasmin, fe-halt. zentren der mitochondrien und mn-halt. komplexen ein doppelsignal der amplitude 20 gauss bei g = 2,005 entdeckt, welches auf das freie radikal des tyrosins in der aktiven form der ribonukleotidreduktase (rr) zurueckzufuehren ist. das signal zeigt ein paralleles verhalten zur enzymaktivitaet in der leber neugeborener ratten (zunahme bis 6. lebenstag, abnahme bis 12. tag, verschwindet bei ueberfuehrung der aktiven form der rr in die inaktive form bzw. entsteht bei umwandlung der inaktiven in die aktive form. gewebe mit hoher proliferation (milz neugeborener maeuse, thymus der ratte, hepatom) zeigen ein intensives epr-signal der aktiven rr. - e. gruen.

v709 - 0050 zavisimost" raspredelenija vitamina e v krovi i tkanjakh belykh krys vo vtorojj polovine ontogeneza ot ego soderzhanija v korme i ot vvedenija insulina (rus)
paranich, a. v. - in: fiziol. zh.. - kiev 32(1986)5. - s. 559 - 564 : 3 tab., 14 lit., zus. in engl.. - b14=za 5899
der zusammenhang zwischen der verteilung von vitamin e in blut und geweben von albinoratten in der 2. haelfte der ontogenese und seinem gehalt im futter sowie der verabreichung von insulin
60.10.15.10.; 60.10.25.30.10.
vitamin e; gewebe (tier); blut; insulin; rattus;
bei 1 und 2 a alten ratten mit unterschiedl. versorgung mit vit. e (60, 120, 600 mg/kg futter) bzw. vit. e-mangel wurde der tokopherolgehalt von blut und geweben (leber, nebenniere, fettgewebe) nach insulinbelastung (0,8, e/100 g km) bestimmt. die insulinbelastung fuehrt zu einer umverteilung des vit. e in den geweben, dessen ausmass von der tokopherolversorgung des organismus bestimmt wird. sie ist deutlich ausgepraegt bei hypervitaminosen, kaum feststellbar bei vit. e-mangel (infolge des niedr. gehalts der peripheren gewebe). aeltere tiere reagieren empfindl. sowohl auf die versorgung als auch auf die durch die insulinbelastung ausgeloesten veraenderungen des transports als die juengeren ratten. - e. gruen.

v709 - 0051 the effect of prostaglandin e2 (pge2) on amino acid uptake and protein formation by lung fibroblasts (eng)
goldstein, ronald h.; sakowski, steve; meeker, david. - in: j. biol. chem.. - baltimore, md. 261(1986)19. - s. 8734 - 8737 : 5 abb., 3 tab., 30 lit. - arb.st:pulmonary ctr., dep. biochem., boston univ., school med., boston, massachusetts 02118, usa. - b14=z 290
zur wirkung von prostaglandin e2 (pge2) auf die aminosaeureaufnahme und proteinsynthese in fibroblasten der lunge
60.10.15.10.05.; 60.10.15.10.15.35.05.; 60.50.35.16.
naehrmedium; lunge; wirkung; prostaglandin; aminosaeure; proteinsynthese;
pge2 erniedrigte
aufnahme von prolin und isoaminobuttersaeure (aib) ruhender fibroblasten in vitro, serumaktivierte kulturen reagierten mit drastisch verminderter aib-aufnahme, leuzinaufnahme zeigte keine veraenderungen. zugabe von zykloheximid resultierte in senkung der prolinaufnahme. verminderte prolinaufnahme war begleitet von abfall des intrazellulaeren freien prolins und einem allgemeinen verringerten gehalt an zellassoziiertem protein. pge2 steigert intrazellulaeren proteinabbau, folglich wirkung auf aminosaeureaufnahme nicht ergebnis einer gesteigerten intrazellulaeren aminosaeurekonz. (transinhibition). - g. tegeler.

v709 - 0052 through thick and thin (eng)
chantler, peter d. - in: nature. - london 322(1986)6079. - s. 498 - 499 : 2 abb., 7 lit. - arb.st:philadelpia, med. coll. pennsylvania, dep. anat.. - b14=z 328
durch dick und duenn
60.10.15.10.05.; 60.10.15.10.10.; 60.10.25.70.10.
muskel; analyse; kontraktion; protein;
die regulation der muskelkontraktion erfolgt grundsaetzlich auf zweierlei weise, und zwar via "thin filament control" und "thick filament control". die fuer den vertebraten-skelettmuskel charakterist., an die duennen myofilamente gebundene kontraktionskontrolle ist eine funktion von actin, tropomyosin und troponin. die thick filament control ist beispielsweise fuer die muskulatur typisch. vorliegende arbeit stellt 2 neue beitraege zur frage der regulationsmechanismen der muskelkontraktion gegenueber, die bisherige vorstellungen ueber diese problematik bestaetigen bzw. erweitern. - a. smollich.

v709 - 0053 blood flow to the respiratory and limb muscles and to abdominal organs during maximal exertion on ponies (eng)
manohar, murli. - in: j. physiol.. - cambridge 377(1986). - s. 25 - 35 : 4 tab., 36 lit. - arb.st:urbana, univ. illinois, coll. veter. med., dep. veter. biosci.. - b14=za 5778
blutfluss zu den respiratorischen und extremitaetenmuskeln sowie zu den abdominalorganen waehrend einer maximalen anstrengung bei ponys
60.10.15.10.05.; 60.10.15.10.10.; 60.10.25.70.10.
pony; leistung; herz; blutdruck; blut; distribution; gliedmassen;
ein tretmuehlengalopp mit einer geschwindigkeit von 20 meilen/h, der von den tieren nur 4 min durchgestanden wurde, fuehrte bei 11 ponys zu einer erhoehung der herzschlagfrequenz, des o2-verbrauchs, des herzminutenvolumens und des blutdrucks in der aorta auf das 4,4-, 3,8-, 8- bzw. 1,5-fache der ruhewerte. der arterielle co2-partialdruck und der ph-wert nahmen ab, waehrend der o2-partialdruck um 58 % und der hb-gehalt um 59,6 % zunahmen. der blutfluss in den nebennieren stieg an, waehrend der zu den nieren, zur milz, zum pankreas, duenndarm und kolon absank. der blutfluss zur zwerchfellmuskulatur unterschied sich nicht von dem zu anderen arbeitenden muskeln (glutaeus medius, biceps femoris, tripceps brachii). - h. willer.

v709 - 0054 regulation of ovine pituitary glycoprotein hormone alpha subunit mrna by 17 beta-estradiol in cell culture (eng)
hall, susan h.; miller, william l. - in: biol. reprod.. - champaign, ill. 34(1986)3. - s. 533 - 542 : 6 abb., 39 lit. - arb.st:raleigh, north carolina state univ., dep. biochem.. - b14, r48
untersuchungen in vitro zur regulation der mrna-aktivitaet der alpha-untereinheit des ovinen hypophysaeren glukoproteinhormons durch 17beta-oestradiol
60.10.15.10.05.; 60.30.30.30.; 60.50.05.10.07.
schaf; zellkultur; hypophyse; oestrogen; rns; aktivitaet;
bestimmung der mrna-aktivitaet mittels weizenkeimtranslationssystem, einsatz von (35s)cystein. behandlung der kulturen mit 1 nm e2 senkte mrna-aktiviaet um 50 % (1,8 d) bzw. 92 % (8 d). alpha-mrna-aktivitaet in 51 h auf 50 % vermindert, das ist etwa 3mal langsamer als die erniedrigung der beta-mrna-aktivitaet in aehnlichbehandelten kulturen fuer fsh.-effekt. dosis fuer e2 in vitro betraegt 30 pm, liegt im physiol. bereich fuer mutterschafe. der abfall, der durch e2 vitro erzeugt wird,in der translatierbaren alpha-mrna-aktivitaet gleicht dem in vivo beobachteten abfall im sezernierten alpha-protein. beide effekte sind zeit- und dosisabhaegig. ergebnisse belegen, e2 wirkt direkt auf schafhypophyse, koordinierte erniedrigung der mrna-aktivitaet fuer alpha- und beta-fsh. - g. tegeler.

v709 - 0055 a ca-antagonist inhibits the intracellular acidification observed during stimulation of isolated sheep caridac purkinje fibres (eng)
bountra, c.; kaila, k.; vaughan-jones, r. d. - in: j. physiol.. - cambridge 377(1986). - s. 114p : 1 abb., 2 lit. - arb.st:oxford, univ. labor. physiol.. - b14=za 5778
ein ca-antagonist hemmt die intrazellulaere saeuerung, die nach reizung isolierter

purkinje-fasern des schafherzens auftritt
60.10.15.10.05.
nervensystem; herz; reizung; kalzium; natrium;ph-wert;schaf; +purkinje-faser;
eine zunahme der reizfrequenz (von 0,1...4 hz) der purkinje-fasern des schafherzens fuehrt zu einem abfall des intrzellulaeren ph-wertes, welcher mit einer zunahme des intrazellulaeren na-gehalts parallel geht. der na/h-austausch spielt dabei keine rolle (amilorid ohne einfluss). hemmung der ca-freistzung aus dem sarkoplasmat. retikulum mit ryanodin hat einen geringen hemmeffekt, waehrend der ca-antagonist d 600 den abfall des ph und die zunahme des na in der zelle blockiert. - e. gruen.

v709 - 0056 transport of l-phenylalanine and related amino acids at the blood-brain barrier in the lamb studied by the single-pass multiple tracer dilution technique (eng)
brenton, d. p.; brewster, fay; craig, geraldine. - in: j. physiol.. - cambridge 377(1986). - s. 102p : 2 lit. - arb.st:london, univ. coll., dep. paediatr. : dep. human metabolism. - b14=za 5778
transport von l-phenylalanin und verwandten aminosaeuren durch die blut-hirn-schranke von laemmern, untersucht mit der technik der verduennung verschiedener markierungsstoffe bei einfacher passage
60.10.15.10.05.
phenylalanin; alanin; histidin; translokation; blut; gehirn; lamm;
die kinet. parameter des transportes von phenylalanin und verwandter aminosaeuren (alanin, histidin, d-isomere der l-formen) durch die blut-hirn-schranke neugeborener laemmer in pentobarbital-narkose erfolgte mit vorgenannter untersuchungstechnik mit 24-na als intravaskulaerrer markierung. der basis-eintritt von l-phe betraegt 14 +- 1, der von l-ala 12 +- 2 nmol/min x g. kinet. parameter fuer l-phe (im bereich von 0,05...8 mmol/l): scheinbarer km = 0,54 mmol/l, vmax = 112 nmol/min x g, scheinbarer kns = 1,5 myl/min x g. der transport der l-isomere von phe und ala wird dem der d-isomere vorgezogen. l-ala zeigt selbsthemmung des transportes. - e. gruen.

v709 - 0057 tsh is a growth-promoting factor for porcine thyroid cells (eng)
wahl, r.; bruck, b.; reutter, k. - in: acta endocrinol., suppl.. - copenhagen 111(1986)274. - s. 67 - 68 : 4 lit. - arb.st:tuebingen, univ., med. klinik : anat. inst.. - b14=za 5763
tsh - ein wachstumsbeeinflussender faktor fuer schweineschilddruesenzellen
60.10.15.10.05.; 60.10.15.10.10.; 60.10.25.70.10.
schwein; schilddruese; zelle; wachstum; tsh; kulturverf;
tsh-applikation zu isolierten schilddruesenzellen bewirkt folgende effekte: 1. wachstumsfoerderung der schilddruesenzellen und -follikel ueber die synthese von schilddruesenhormonen ohne dna-multiplikation. 2. stimulierung des zellwachstums bei unterschiedl. kulturmedien und in anwesenheit von insulin. 3. zeitgleiche iodgaben von 0,1 mmol reduzieren den tsh-effekt auf die camp ueber direkte beeinflussung der tsh-rezeptoren oder den stoffwechsel zwischen tsh-rezeptor und adenylatcyklase. - r. koerber.

v709 - 0058 insulin regulates low density lipoprotein metabolism by swine granulosa cells (eng)
veldhuis, johannes d.; nestler, john e.; strauss 3, jerome f. - in: endocrinology. - baltimore, md. 118(1986)6. - s. 2242 - 2253 : 10 abb., 2 tab., 41 lit. - arb.st:charlottesville, univ. virginia, school med., dep. internal med.. - b14=zb 2958
regulation des stoffwechsels der lipoproteine niederer dichte durch insulin in granulosazellen beim schwein
60.10.15.10.05.; 60.10.25.50.10.; 60.10.25.05.10.
schwein; follikel; zelle; stoffwechsel; insulin; lipoproteid;
insulin und ldl wirken synergistisch in sinne einer beschleunigung auf die progesteronbiosynthese der untersuchten zellen. diese wirkung erfolgt ueber einen spezif. troph. mechanismus, der von 1,2-zyklohexandionsensitiven resten (kovalente modifikation v. argininresten) innerhalb des ldl-apoproteins abhaengig ist. insulinwirkung resultiert in signifikanter vermehrter bindung, internalisierung und abbau von ldl. dabei tritt gleichzeitig gesteigerte abgabe (2,5...3fach) von cholesterolsubstrat in die zellulaeren sterolpools, die an

beschleunigter steroidogenese beteiligt sind, auf. diese vorgaenge sind von bedeutung waehrend des endstadiums der follikelreifung. - g. tegeler.

v709 - 0059 regulation of gonadotropin receptors on cultured porcine leydic and sertoli cells : effect of potassium depletion (eng)
bernier, michel; laferrere, blandine; jaillard, cristine. - in: endocrinology. - baltimore, md. 118(1986)6. - s. 2254 - 2261 : 6 abb., 3 tab., 41 lit. - arb.st:lyon cedex, france, hopital debrousse, inserum. - b14=zb 3958
regulatorische rolle der gonadotropinrezeptoren bei leydig- und sertolizellen des schweines in vitro.: wirkung einer kaliumverarmung
60.10.15.10.05.; 60.30.30.30.
schwein; kulturverf; hoden; gonadotropin; rezeptor; kalium; +sertolizelle;
hemmung der na-k-pumpe mittels ouabain ruft nach einer lag-phase von 8 h eine senkung der intrazellulaeren k-spiegel (ig50, 0,1 mym) hervor. bei abwesenheit von liganden, zahl der fsh-rezeptoren bei ouabainbehandelten sertolizellen unbeeinflusst oder leicht reduziert, waehrend hcg/lh-rezeptoren in leydigzellen aufs doppelte erhoeht nach ouabain. effekt ist dosisabhaengig. bei inkubation in k-freiem medium aehnl. resultate. egf-induzierte reduktion der rezeptorgehalte in beiden zellarten weder durch ouabain noch k-freies medium zu verhueten. modulation des ligandeninduzierten rezeptorverlustes durch senkung des intrazellulaeren k-spiegels haengt nicht vom zelltyp, sondern vom liganden-rezeptor-komplex ab. spezif. dynamiken bei gonadotropin-rezeptor-wechselwirkung. - g. tegeler.

v709 - 0060 rol" paraventrikulirnogo jadra gipotalamusa i obespechenii parametrov reakcii gipofizarno-adrenokortikal"nyojj sistemy na stressor (rus)
filaretov, a. a.; filaretova, l. p.; bogdanov, a. i. - in: fiziol. zh. sssr. - leningrad 72(1986)10. - s. 1373 - 1377 : 3 abb., 1 tab., 20 lit., zus. in engl. - arb.st:inst. fiziol. an sssr, lab. eksper. endokrinol., leningrad, udssr. - b14=zb 4047
die rolle des paraventrikulären hypothalamuskerns bei der gewaehrleistung der reaktion des hypophysen-nebennierenrindensystems auf stress
60.10.15.10.05.; 60.10.15.10.10.; 60.10.25.50.10.
kaninchen; haut; reizung; blut; hormon; hypothalamus; nebenniere;
in chron. versuchen an kaninchen mit intakten u. zerstoerten paraventrikulaeren kernen (pk) wurde der einfluss von immobilisierung oder elektr. hautreizungen auf den hormongehalt des blutes untersucht. bei tieren mit zerstoerten pk wird der stressinduzierte kortikosteroidanstieg unterdrueckt. die abhaengigkeit reizgroesse -reaktion des hypophysen -nebennierenrindensystem ist gestoert. die reaktionsamplitude auf alle reizstaerken u. die einschaltungsgeschwindigkeit des h-nnrs ist vermindert. die ergebnisse zeigen, dass die pk fuer die maximale reaktionsamplitude, die minimale reaktionsschwelle und die maximale einschaltungsgeschwindigkeit des h-nnrs in die reaktion verantwortlich sind. - g. pose.

v709 - 0061 development of opiate ((3h)naloxone)-binding sites in female rabbit brain: correlation with prepubertal gonadotropin secretion (eng)
wilkinson, m.; younglai, e. v. - in: biol. reprod.. - champaign, iil. 35 (1986)3. - s. 572 - 578 : 6 abb., 1 tab., 35 lit. - arb.st:dep. of physiology and biophysic, univ. halifax, nova scotia, canada b3h 4h7. - b14=za 5702
die entwicklung der bindungsstellen fuer opiate (tritiummarkiertes naloxon) im gehirn weiblicher kaninchen: die beziehung zur gonadotropinsekretion vor eintritt der geschlechtsreife
60.10.15.10.05.; 60.45.05.05.03.01.01.01.
hyothalamus; rezeptor; neuron; kaninchen; geschlechtsreife; gonadotropin; +opiat;
die praepuberale entwicklung der bindungsstellen fuer opiate im hypothalamus und in der hirnrinde von kaninchen wurde an hand der bestimmung der zahl der rezeptoren fuer das tritiummarkierte naxolon (eines antogonisten der endorphine) untersucht.die bindung wurde in bestimmtem abstand vom 1. bis 168. d der entwicklung analysiert. bei den kaninchen aller altersstufen lag die groesse der bindung im hypothalamus hoeher als in der hirnrinde. in der hirnrinde nahm die bindung vom 1. bis 100. d allmaehlich zu, am 100. d trat die geschlechtsreife

ein. im hypothalamus stieg die bindung bis zum 40. d an, dann fiel sie um den 51. d um etwa 40 % steil ab. in der folgezeit nahm sie bis zum eintritt der geschlechtsreife kontinuierlich zu. - e. kolb.

v709 - 0062 metabolic clearance and turnover rates of diiodotyrosine (dit) in man and methodological studies on its kinetics in dogs (eng)
meinhold, h.; olbricgr, t.; schwarz-porsche, d. - in: acta endocrinol., suppl.. - copenhagen 111(1986)274. - s. 111 - 112 : 1 tab., 3 lit. - arb.st:berlin (west), univ., klinikum steglitz, abt. nuklearmed. : klinik kleine haustiere. - b14=za 5763
metabolische ausscheidungs- und produktionsrate des diiodtyrosins beim menschen und kinetische studien bei hunden
60.10.15.10.05.; 60.10.15.10.10.
hund; mensch; stoffwechsel; synthese; jod; blutserum;
die metabol. clearence-rate (mcr) des diiodtyronins (dit) wurde mittels einer non-tracer-technik bei geschaetzter serumverteilungskurve bestimmt. die mor fuer dit betrug 122 l/d und die syntheserate 24,2 nmol/d bei einer endogenen dit-konzentration im blutserum von 0,2 nmol/l unter physiol. verhaeltnissen. damit betraegt die taegl. dit-produktion 25 % des t4 (115 nmol/l und 50 % des t3 (43 nmol/d). dagegen lag die thyreoidale sekretion von dit 3fach ueber der t3-abgabe. - r. koerber.

v709 - 0063 influence of the varietes of differentiation training and prefrontal lesions on retention and reversal learning of avoidance responding in dogs (eng)
kowalska, danuta m.; zielinski, kazimierz. - in: acta neurobiol. exper.. - warszawa 46(1986)2-3. - s. 75 - 104 : 14 abb., 4 tab., 36 lit. - arb.st:warszawa, vr polen, nencki-inst. exper. biol., dep. neurophysiol.. - b14=za 5903
einfluss von variationen des differenzierungstrainings und praefrontaler schaedigungen auf erhaltung und umkehr einer erlernten vermeidungsreaktion bei hunden
60.10.15.10.05.; 60.10.15.10.10.
hund; verhalten; schaedigung; gehirn; reizung; reaktionsfaehigkeit;
bei 49 hunden fuehrten bekraeftigende oder umkehrende reize (toene von 100 hz und 65 db gegenueber einer intensitaet von 50 oder 70 db, aufgabe war tastendruck im bereich der rechten vorderextremitaet) bei alternativer schaedigung des lateralen oder medialen praefrontalen kortex zu einer variation des reaktionsmusters. das praeoperative individuelle grundmuster blieb jedoch erhalten. die tiere reagierten auf die praefrontale chirurgie unterschiedlich, d.h. die in interaktionen zwischen den versuchsbedingungen variierten ebenfalls individuell. das trennvermoegen veraendert sich nicht durch schaeden im bereich des praefrontalen kortex drastisch, sondern nur modifiziert. staerke und richtung der verhaltensaenderungen haengen von individuellen faktoren und von den versuchsbedingungen ab. - h. willer.

v709 - 0064 kharakteristika krovoobrashhenija, ventiljacii i gazoobmena u intaktnykh i narkotizirovannykh sobak (rus)
danilov, l. n.; lebedeva, e. s.; ivanova, m. b. - in: fiziol. zh. sssr. - leningrad 72(1986)10. - s. 1410 - 1414 : 3 tab., 13 lit., zus. in engl.. - b14=zb 4047
charakteristik von blutkreislauf, ventilation und gasaustausch bei intakten und narkotisierten hunden
60.10.15.10.05.; 60.10.25.70.10.
hund; narkose; blutkreislauf; gas; sauerstoff; haemoglobin;
vergleich von haemodynam., ventilations- und gasstoffwechselparametern bei 20 intakten und 128 narkotisierten hunden. auf der grundlage der versuche werden durchschnittswerte fuer die einzelnen parameter angefuehrt. eine oberflaechl. hexenalnarkose zeigt keine wesentl. wirkung auf haemodynam. parameter und den sauersoffdruck im arteriellen blut, steigert jedoch den co2-druck im arteriellen blut, vermindert die sauerstoffsaettigung des haemoglobins und senkt den ph-wert des blutes. die reproduzierbarkeit der versuchsergebnisse wird durch 5...7 d gewoehnung nicht narkotisierter tiere an die versuchsbedingungen erreicht. - g. pose.

v709 - 0065 enteric neural regulation of slow waves in circular muscle of the canin proximal colon (eng)
sanders, kenton m.; smith, terence k. - in: j. physiol.. - cambridge 377(1986). - s. 297 - 313 : 9 abb., 2 tab., 37 lit. - arb.st:reno, univ. nevada, school med., dep. physiol.. - b14=za 5778
enterale nervale regulation der langsamen wellen in zirkulaeren muskeln des proximalen kolons von hunden
60.10.15.10.05.; 60.10.15.10.10.; 60.10.25.70.10.
hund; muskel; darm; naehrmedium; elektrisch; nerv; +welle;
die zirkulaeren muskeln des proximalen kolons von mischlingshunden zeigten in vitro eine spontane elektr. aktivitaet in form langsamer wellen mit 2,8...7 zyklen/min. nach einer ansteigenden phase kam es zu einer plateauausbildung von 2...4 s dauer. in vielen zellen trat eine diastol. depolarisation auf. anhand der spontanaktivitaet sowie der reaktionen auf azetylcholin, atropin und tetrodotoxin konnten bestimmte wellenmuster definiert werden. das grundmuster der spontanaktivitaet bestand aus regelmaessig auftretenden wellen von kurzer dauer (2...5 s). innere cholinerge und nicht-cholinerge exzitator. nerven modulierten diese aktivitaet in vitro, so dass muster mit variabler frequenz und dauer der wellen entstanden. - h. willer.

v709 - 0066 localisation des neurones cholinergiques dans le tronc cerebral inferieur chez le chat (eng)
sakai, kazuya; luppi, pierre-herve; salvert, denise. - in: c. r. acad. sci., ser 3. - paris 303(1986)8. - s. 317 - 324 : 3 abb., 18 lit., zus. in engl. - arb.st:lyon cedex, univ., dep. med. exper.. - b14=zb 3959
lokalisation der cholinergen neurone im unteren stammhirn der katze
60.10.15.10.05.; 60.10.15.05.20.; 60.10.15.05.10.
katze; gehirn; neuron; lokalisation; enzym; antikoerper; +monoklonal;
mit hilfe monoklonaler antikoerper gegen die cholinazetyltransferase (chat), das azetylcholin-synthetisierende enzym, konnten die chat-positiven neurone des stammhirns der katze 4 gruppen zugeordnet werden. gr. 1 umfasst kraniale motor. nerven und spezielle viszero-motor. neurone, gr. 2 parasympath. praeganglionaere viszeromotor. neurone, gr. 3 im pontomesenzephalen tegumentum,einschliesslich in der area x (pedunculotegmentaler nucleus), im nuc.eus lacterodorsalis tegmenti und in der region des locus coeruleus alpha lokalisierte nervenzellen und gruppen 4 die des nucleus reticularis magnocellularis et gigantocellularis medullae. - h. willer.

v709 - 0067 review of the pathophysiology of alterations in potassium homeostasis (eng)
brobst, duane. - in: j. amer. veter. med. assoc.. - schaumburg, ill. 188(1986)9. - s. 1019 - 1025 : 2 tab., 38 lit. - arb.st:pullman, washington state univ., coll veter. med., dep. veter. clin. med. and surg.. - b14, gr61
uebersicht ueber die pathophysiologie von veraenderungen der kaliumhomoeostase
60.10.15.10.10.
kalium; stoffwechsel; niere; verdauungssystem; wirkung; ausscheidung;
die homoeostase der k-konz. in der extrazellulaeren fluessigkeit wird durch die aeussere bilanz (aufnahme und abgabe von k in bzw. aus den organismus) und die innere bilanz von aufnahme und abgabe in bzw. aus den zellen) gewaehrleistet. bei verlust von k ueber die nieren und den verdauungskanal tritt eine hypokaliaemie auf. eine solche kann auch die folge eines k-abstroms in die zellen infolge von insulin, aldosteron oder katecholaminen bzw. einer alkalose sein, der gesamtgehalt an k im organismus bleibt dabei gleich. eine azidose geht mit einer hyperkaliaemie einher, ohne eine veraenderung des gesamtbestandes an k im organismus. eine ungenuegende elimination von k ueber die nieren hat ebenfalls eine hyperkaliaemie zur folge. - h. guertler.

v709 - 0068 distribution of beta-endorphin and adrenocorticotrophin immunoreactive cells in the intermediate lobe of the normal equine hypophysis (eng)
amann, john f.; smith, robin m.; ganjam, v. k. - in: anat., histol., embryol.. - berlin (west)

15(1986)2. - s. 165 - arb.st:columbia, univ. of missouri, dep. of veter. biomed. sci.. - b14=za 6189
veretilung von beta-endorphin und adrenocorticotropin immunreaktiver zellen im intermediaerlappen der normalen hypophyse des pferdes
60.10.15.10.10.; 60.10.25.50.10.; 60.50.05.10.07.
pferd; hypophyse; immunologie; acth;

v709 - 0069 a note on the effect of post-parturient fatty liver on clearance rate of exogenous progesterone from blood (eng)
watson, elaine d. - in: animal prod.. - edinburgh 42(1986)3. - s. 425 - 426 : 1 tab., 7 lit. - arb.st:dep. of functional pathol., afrc inst. for research on animal diseases, compton, berkshire rg16 onn. - b14=za 2739
eine bemerkung zur wirkung der fettleber post partum auf die clearance-rate des exogenen progesteron aus blut
60.10.15.10.10.; 60.50.30.20.
friesian-rind; progesteron; blut; biopsie; leber; fettgehalt; +clearence-rate;
es wurde die clearance-rate des exogenen progesteron (p4) aus blut von noch nicht zykl. friesiankuehen von 14...19 d p. part. untersucht. den kuehen wurde 6 mg p4 injiziert und im blut alle 2 min ueber 20 min, dann alle 5 min ueber 60 min und schliesslich alle 20 min ueber 120 min die p4-konz. bestimmt. nach den blutungen wurden in ihren ueber biopsie gewonnenen leberproben die fettkonz. festgestellt. 6 der kuehe hatten leberfettgehalt von weniger als 0,14 % (0,10...0,14) und 5 von mehr als 0,30 % (0,33...0,44). die clearance-raten beider gruppen waren sehr aehnlich und zeigten praktisch keine signifikanten unterschiede. aus den ergebnissen wird geschlussfolgert, dass fettinfiltrationen die clearance-raten von exogenem p4 aus dem blut nicht beeinflussen. - h. steger.

v709 - 0070 metod opredelenija potencial"nykh rezervow nadpochechnikov u krupnogo rogatogo skota (rus)
pchelenko, s. p. - in: bjull. vses. nauch.-issl. razvedenija i genet. sel"skokhoz. zhivotnykh. - leningrad (1984)75. - s. 38 - 40 : 1 abb., 1 tab.. - b14=za 6014
eine methode zur ermittlung der potentiellen reserven der nebenniere beim rind
60.10.15.10.10.; 60.50.10.20.02.20.
milchrind; nebenniere; injektion; acth; aufwandmenge; versuch;
es wurde der versuch zur entwicklung eines acth-tests an faersen und jungkuehen mit hilfe der i.m. injektion eines sowjet. acth-praeparates unternommen. es wurde ermittelt, dass der optimale zeitpunkt fuer die ermittlung der potentiellen reserve der nebenniere bei etwa 2...3 h nach der ersten acth-injektion liegt. zu diesem zeitpunkt naehert sich die cortisolkonz. im blut dem maximum, und es koennen die einheitl. werte erhalten werden. die optimale dosis fuer die acth-injektion wurde mit 2 mal je 200 ie festgelegt, die im abstand von 1 h i.m. zu applizieren sind. die blutentnahme zur cortisolbestimmung als kennwert fuer die stimulationsfaehigkeit der nebenniere erfolgt 2,5 h nach der ersten acth-injektion. - h. schwiderski

v709 - 0071 funkcional"naja proba s vvedeniem tireotropnogo gormona korovam pri gipofunkcii shhitovidnojj zhelezy (rus)
davydov, v. u. - in: leningradskijj veter. inst., sb. rabot. - leningrad (1985)83. - s. 48 - 50, 175 : - nach zus.. - b14=za 1683
funktionsprobe bei verabreichung von thyreotropin an kuehe mit verminderter schilddruesenfunktion
60.10.15.10.10.; 60.10.15.10.15.35.05.; 60.50.30.20.
kuh; schilddruese; biol aktivitaet; futterzusatz; tth;
bei erkrankten kuehen mit herabgesetzter schilddruesenfunktion ist der syntheseprozess hormonell aktiver jodierter verbindungen verzoegert. die reaktion auf die stimulierung zeigt sich 18 h spaeter i. vgl. zu gesunden tieren. die verzoegerte reaktion weist auf die veraenderte empfindlichkeit der schilddruese gegenueber der wirkung von tsh hin.

v709 - 0072 wplyw procesu ssania przez cieleta na czynnosc jajnikow krow po porodzie, okreslana poziomem progesteronu we krwi (pol)
janowski, tomasz; ras, andrzej; chmiel, jacek. - in: med. weter.. - warszawa 42(1986)6. - s. 365 - 367. - b14=z 635
einfluss des saeugens der kaelber auf die funktion der eierstoecke bei kuehen nach der geburt, bestimmt durch das progesteronniveau im blut
60.10.15.10.10.; 60.50.10.30.
kalb; saugperiode; ovarium; kuh; progesteron; blut;
die untersuchungen wurden an 30 kuehen durchgefuehrt. bei 15 versuchskuehen saeugten die kaelber 4 wo., 15 kuehe verblieben als kontrolle. in der nachgeburtsperiode ist die zunahme des niveaus an progesteron im blut ueber 1 ng/ml ein zeichen fuer die erneute aktivitaet der eierstoecke u. liegt oft vor den ersten anzeichen der 1. brunst nach der geburt. bei den tieren der 1. gruppe mit den saeugenden kaelbern wurde gegenueber der kontrollgruppe eine spaetere aufnahme der lutealen funktion der eierstoecke als auch ein laengerer zeitraum von der geburt bis zur 1. brunst festgestellt. die 4woech. saeugeperiode, die einen guenst. einfluss auf die durchschnittl. zunahme der km der kaelber hat, benachteiligt gleichzeitig den verlauf der fortpflanzungsprozesse bei saeugenden muettern. - o. jurack.

v709 - 0073 prolactin secretion and lactogenesis in dairy cows and goats (eng)
johke, t. - in: vlaams, diergeneesk. t.. - gent 55(1986)4. - s. 251 - 257 : 4 abb., 1 tab., 15 lit. - arb.st:tsukuba norindanchi/japan, inst. anim. health, dep. physiol.. - b14=za 4358
prolaktinsekretion und laktogenese bei milchkuehen und ziegen
60.10.15.10.10.; 60.10.15.10.15.35.05.
kuh; ziege; prolaktin; laktation; konzentration; sekretion;
bei multiparen holsteinkuehen bewikten s.c.-bromocriptininjektionen (8...10 x 100 mg in den letzten 14 d der graviditaet) einen abfall der basalen serumprolaktinspiegel unter 2 ng/ml. der peripartale prolaktingipfel und die postpartal durch melken zu induzierende prolaktinausschuettung blieben aus, waehrend die serumspiegel an wachstumshormon und triiodthyronin sowie der futterverbrauch nicht variiert wurden. die milchbildung wurde beeintraechtigt, und die durchschnittl. milchleistung lag bei 56 % der vergleichswerte. der alphalaktalbumin- und der laktosegehalt sanken ab, waehrend die igg- und betalaktoglobulinkonz. anstiegen. saanenziegen reagierten gleichartig. ihr prolaktingehalt verringerte sich auf werte unter 5 ng/ml. - h. willer.

v709 - 0074 direct venous-arterial transfer of 125i-radiolabelled relaxin and tyrosine in the ovarian pedicle in sheep (eng)
schramm, w.; einer-jensen, n.; schramm, g. - in: j. reprod. and fertility. - cambridge 77(1986)2. - s. 513 - 521 : 4 abb., 1 tab. 20 lit.. - 1b43 za 3732
direkte venoese-arterielle uebertragung v. 125j-radioaktiv markiertem relaxin und tyrosin im pedunculus des ovars vom schaf
60.10.15.10.10.
isotor; ovarium; schaf; arterie; vene; +tyrosin; +relaxin;
durch infusion v. radioaktiv markiertem relaxin oder tyrosin in die ovarvene wurde der uebertritt dieser substanzen in die arterien im pedunculus des schafovars durch messungen an blutproben aus den arterien und aus der v. jugularis untersucht. das verhaeltnis zwischen der radioaktivitaet in arterien und venen lag ueber 1 bei beiden substanzen, wodurch ein lokaler austausch bewiesen war.molekuele mit einer molekül-masse von ca.6000 koennen demnach direkt uebertreten, wobei das ausmass von physikal.faktoren abhaengt. - i. mueller.

v709 - 0075 glucose and lactate metabolism by fetal, newborn and adult sheep livers in vivo (eng)
apatu, r. s. k.; barnes, r. j. - in: j. physiol.. - cambridge 377(1986). - s. 125p : 4 lit. - arb.st:cambridge, physiol. labor.. - b14=za 5778
glukose- und laktatstoffwechsel in der leber von feten, neugeborenen und erwachsenen

schafen in vivo
60.10.15.10.10.; 60.10.15.05.30.
glukose; lactat; kohlenhydratstoffwechsel; leber; embryo; schaf;
die fetale leber besass eine glukosebalance bei 0 (weder abgabe, noch aufnahme von glukose in messbaren mengen). demgegenueber zeigte die leber neugeb., junger und erwachsener schafe eine negative glukosebalance (abgabe von glukose). der aus der leber neugeb. schafe freigesetzte betrag (31 +- 9 mg/min x 100 g leber, n = 5) entspricht dem gesamtglukosebedarf der tiere. auf allen altersstufen erfolgte eine laktataufnahme der leber (bei feten ca. 4fach hoher als bei erwachsenen schafen). die laktataufnahme der fetalen leber ist 4fach hoeher, als durch den gesamten o2-verbrauch der leber oxydiert werden koennte. es erfolgt jedoch keine glukoneogenese in der fetalen leber, die den laktatueberschuss beseitigen koennte. das laktat : o2-verhaeltnis sinkt von 3,95 : 1 bei feten auf 0,6 : 1 beierwachsenen schafen. - e. gruen.

v709 - 0076 effects of ovine follicular fluid on plasma lh and fsh secretion in ovariectomized ewes to indicate the site of action if inhibin (eng)
clarke, i. j.; findlay, j. k.; cummins, j. t. - in: j. reprod. and fertility. - cambridge 77(1986)2. - s. 575 - 585 : 3 abb., 3 tab., 39 lit.. - b14=za 3732
wirkungen der follikelfluessigkeit des schafes auf lh im plasma und auf die fsh-sekretion bei ovariektomierten schafen zum nachweis des wirkungsortes von inhibin
60.10.15.10.10.
lh; fsh; schaf; ovarium; hypothalamus; hypophyse; funktion; +ovarektomie;
die versuchsergebnisse nach s.c. injektion von follikelfluessigkeit vom schaf bei ovariektomierten mutterschafen mit und ohne unterbrechung der hypothalamus-hypophysen-verbindung lassen annehmen, dass proteine in der follikelfluessigkeit des schafes, insbesondere das inhibin, auf die sekretion von fsh und auf die amplitude von lh-wellen hemmend wirken durch beeinflussung der hypophysenfunktion. - i. mueller.

v709 - 0077 hormonal control of lactogenesis in goat mammary organ culture (eng)
skarda, j.; urbanova, e. - in: vlaams diergeneesk. t.. - gent 55(1986)4. - s. 239 - 243 : 15 lit. - arb.st:prag, cssr, akad. wiss., inst. tierphysiol. u. genet.. - b14=za 4358
hormonelle kontrolle der milchbildung in ziegeneuter-organkulturen
60.10.15.10.10.; 60.10.15.10.15.35.05.; 60.30.30.30.
laktation; ziege; in vitro; oestrogen; struktur; prolaktin; euter;
in der organexplantatkultur nach elias (vgl. science 128, 842, 1957) unterliegt das ziegeneutergewebe strukturellen und biochem. variationen. haupteinflussfaktoren sind prolaktin (5 myg/ml), bovines wachstumshormon (0,01...50 myg/ml), kortisol (5 myg/ml), 17-beta-oestradiol (10(exp.-13...-6)mol/l) und progesteron (1 myg/ml) im medium. die prolaktinsensitivitaet des druesengewebes wird durch die oestrogenverfuegbarkeit im organismus bestimmt. - h. willer.

v709 - 0078 effects of prostaglandin i2 synthesized in the endothelium and in the smooth muscle on mechanical properties of the canine thoracic aorta (eng)
domae, m.; kuriyama, h. - in: naunyn-schmiedeberg"s arch. pharmacol.. - berlin (west) 333(1986)3. - s. 294 - 302 : 9 abb., 33 lit. - arb.st:fukuoka, japan, kyushu univ., fac. med., dep. pharmacol.. - b14=zb 3960
wirkungen von im entothel und in der glatten muskulatur synthetisiertem prostaglandin 2 auf die mechanischen eigenschaften der caninen thorax-aorta
60.10.15.10.10.; 60.10.15.10.15.35.05.
muskel; prostaglandin; wirkung; hund; aorta; noradrenalin; acetylcholin; biosynthese;
mit noradrenalin vorkontraktierte endothelpraeparate zeigen zunahme von 6-keto-pg 1 alpha (6 k). nach entfernung des endothels (e) nehmen spannung und 6 k-gehalt ab. indomethazin verringert gleichermassen die durch acetylcholin oder a 23187 induzierte zunahme von 6 k, was bei anwesenheit von noradrenalin und kalium nicht eintritt. praeparate mit und ohne e reagieren gleichsinnig, jedoch die mit e geringer. indomethazin daempft ebenfalls diese reaktionen. die ergebnisse beweisen die synthese von pgi2 im e, was sich nicht auf die kontraktilitaet der glatten muskulatur auswirkt. die beeinflussung der kontraktilitaet erfolgt durch im muskel synthetisiertes

pg12. - e. rueffle.

v709 - 0079 evidence for beta-adrenergic regulation of renal and extrarenal plasma prorenin and renin in dogs (eng)
wilczynski, esther a.; osmond, daniel h. - in: proc. soc. exper. biol. and med.. - new york 182(1986)2. - s. 208 - 214 : 4 abb., 1 tab., 45 lit. - arb.st:toronto, univ., fac. med., med. sci. build., dep. physiol.. - b14=zb 3965
beweis fuer die beta-adrenerge regulation des renalen und extrarenalen prorenins und renins im plasma von hunden
60.10.15.10.10.
niere; blutplasma; hund; blutdruck; funktion; konzentration; +renin;
eine beta-blockade mit propranolol ueber 7 d fuehrte bei gesunden hunden zu einem anhaltenden abfall der herzfrequenz um 20...25 %, dagegen nur zu einer vorruebergehenden abnahme des blutdruckes. auch die aktivitaeten an renin (r) und prorenin (p) im blutplasma wurden vorruebergehend erniedrigt. eine beidseit. nephrektomie (n) hatte eine rasche r-clearance zur folge, wohingegen der p-spiegel deutlich anstieg, nach 24 h wieder abfiel und nach 48 h erneut anstieg. propranolol vor und waehrend n verabreicht, verminderte die konz. an p. der rasche anstieg von p laesst vermuten, dass vor n extrarenales p einen erhebl. anteil am totalen plasma-p hatte. die ergebnisse weisen auf die existenz einer ergiebigen beta-regulierten extrarenalen quelle fuer p hin. infolge von n ist dagegen eine renale ueberfuehrung von p in r nicht mehr moeglich. - h. guertler.

v709 - 0080 actions of nicotine on renal function in dogs (eng)
pawlik, wieslaw w.; jacobson, eugene d.; banks, robert o. - in: proc. soc. exper. biol. and med.. - new york 178(1985)4. - s. 585 - 590 : 3 tab., 9 lit. - arb.st:cincinnati, ohio, univ., coll. med., dep. physiol. and biophys.. - b14=zb 3965
wirkungen von nikotin auf die nierenfunktion bei hunden
60.10.15.10.10.; 60.10.15.10.15.35.10.
nikotin; niere; ausscheidung; hund; funktion; kreislauf; nebennierenhormon;
versuch mit 17 hunden, entweder nikotininfusion in die linke nierenarterie (0,5 myg/min/kg ueber 15 min) oder nikotininfusion nach vorhergehender propranololapplikation (1 myg/kg) bzw. nach bilateraler adrenalektomie. im 1. fall erhoehten sich natrium- und chloridexkretion, gesamtfluessigkeitsausscheidung und glomerulaere filtrationsrate, waehrend kaliumausscheidung, arterieller blutdruck und nierenarterienblutfluss unveraendert blieben. der kreislaufeffekt von nikotin blieb nach propranololgaben und adrenalektomie aus. nach propranololvorbehandlung bzw. adrenalektomie sanken merkmalwerte ab. nikotin erwies sich als sal- und diuretisch. wirkungsvermittlung ueber katecholaminausschuettung aus dem nebennierenmark. - h. willer.

v709 - 0081 clinical application of neuromuscular electrophysiology in the dog : a review (eng)
nes, j. j. van. - in: veter. quart.. - the hague 8(1986)3. - s. 240 - 250 : 4 tab., 61 lit. - arb.st:utrecht, univ., fac. veter. med., small animal clinic. - b14=za 5942
klinische anwendung der neuromuskulaeren elektrophysiologie beim hund : eine uebersicht
60.10.15.10.10.
nerv; hund; krankheit; diagnose; muskel;
in der lit.-studie werden sowohl die elektromyo- als auch die elektroneurographie beruecksichtigt. die messwerte fuer amplituden wie auch die dauer motor. aktionspotentiale schwanken sehr in abhaengigkeit von der methodik. die anwendung elektromyo- und -neurol. untersuchungsverfahren hat zu einer erweiterung bekannter krankheiten dieser organsysteme gefuehrt. beschrieben werden in dieser uebersicht stoerungen des rueckenmarkes (neuroaxiale dystrophie) , der peripheren nerven (traumat. neuropathien, neoplasien, polyradiculoneuritis, familiaere neuropathien), der neuromuskulaeren leitung und der muskeltaetigkeit. - m. fuerll.

v709 - 0082 neural control of gastro-intestinal motility. events following receptor activation (eng)

hertog, adraan den. - in: veter. res. commun.. - amsterdam 10(1986)5. - s. 335 - 340 : 3 abb., 13 lit. - arb.st:groningen, state univ., dep. of pharmacol. and clin. pharmacol.. - b14=za 6021
neurale kontrolle der magen-darm-bewegung. ereignisse nach rezeptoraktivierung
60.10.15.10.10.; 60.10.15.10.15.35.05.
acetylcholin;nerv; rezeptor; noradrenalin; muskel; cavioidae; verdauungssystem;
die nervale regulation der magen-darm-bewegung wurde an glatten muskelzellen vom meerschweinchen untersucht und festgestellt: die die transmitterfreisetzung aus cholinergen, adrenergen und purinergen nervenendigungen wird durch 4-aminopyridin erleichtert. azetylcholin ruft kontraktionen hervor, waehrend noradrenalin und die transmitter von purinergen nerven, wahrscheinlich atp, die erschlaffung der glatten muskeln bewirken. - i. mueller.

v709 - 0083 a physiological role of epidermal growth factor in male reproductive function (eng)
tsutsumi, osamu; kurachi, hirohisa; oka, takami. - in: science. - washington 233(1986)4767. - s. 975 - 977 : 2 abb., 2 tab., 23 lit. - arb.st:bethesda, md., nat. inst. of health, nat. inst. of diabetes, digestive, and kidney diseases. - b14=z 806
eine physiologische bedeutung fuer den epidermalen wachstumsfaktor bei der maennlichen fortpflanzung
60.10.15.10.10.
versuchstier; geschlechtsorgan; hoden; keimdruesenhormon; regelung;
bei geschlechtsreifen maennl. maeusen (m) werden grosse mengen des epidermalen wachstumsfaktors (w) in der submaxillarisdruese (sd) gebildet. im blutplasma sind davon 5 ng/ml enthalten. nach entfernung der sd sinkt der gehalt an w im blutplasma stark ab, der an testosteron und an fsh wird dadurch nicht beeinflusst. nach der entfernung der sd vermindert sich der gehalt an reifen spermien im nebenhoden um 55 %. die zahl der spermatiden in den samenkamaelchen nimmt um 40...50 % ab, die der spermatozyten erhoeht sich um 20 %. durch verabreichung des w an druesenektomierte m wird eine normalisierung der verhaeltnisse in den hoden und nebenhoden erzielt. - e. kolb.

v709 - 0084 izmenenija metabolizma noradrenaline u krys, podvergnutykh kholodovomu vozdejjstviju v rannyjj postnatal"nyjj period (rus)
seljatickaja, v. g.; papafilova, o. v.; arshinova, t. v. - in: fiziol. zh. sssr. - leningrad 72(1986)10. - s. 1383 - 1388 : 4 abb., 18 lit., zus. eng. - arb.st:inst. klin. i eksper. med. so amn sssr, novosibirsk, udssr. - b14=zb 4047
veraenderungen des noradrenalinstoffwechsels bei ratten, die in der fruehen postnatalen periode kaeltewirkung ausgesetzt waren
60.10.15.10.10.; 60.10.15.10.15.35.05.; 60.10.15.10.05.
rattentest; kaeltebehandlung; puerperium; stoffwechsel; noradrenalin; nebenniere; fettgewebe;
bei kontroll- und kaelteimprintierten ratten wurden katecholamingehalt und phenylaethanolamin-n-methyltransferaseaktivitaet (p-n-m) in den nebennieren, aufnahme und freisetzung von 3h-noradrenalin (3h-n) in nebennieren und braunem fettgewebe und aktivitaet der nad-isozitratdehydrogenase in den lebermitochondrien bestimmt. bei den versuchstieren war noradrenalin in den nebennieren erhoeht und die aufnahme von 3h-n herabgesetzt. 7-woech. abkuehlung verursachte bei kaelteimprintierten einen groesseren anstieg des noradrenalins in den nebennieren als bei kontrolltieren und die p-n-m sinkt fast um das 2fache. waehrend bei kontrolltieren der 3h-ŋ-transport im braunen fettgewebe anfaenglich zunimmt und dann die normale hoehe erreicht, nimmt er bei den kaelteimprintierten ratten ab. - g. pose.

v709 - 0085 ventilatory responses to right ventricular pressure changes in anaesthetized dogs (eng)
jones, p. w.; leaver, kathryn d.; wakefield, julie m. - in: j. physiol.. - cambridge 377(1986). - s. 63p : 1 tab., 2 lit. - arb.st:london, middlesex hospital, dep. med.. - b14=za 5778
ventilatorische reaktionen auf druckveraenderungen im rechten ventrikel narkotisierter hunde
60.10.15.10.15.; 60.10.15.10.10.
hund; herz; versuch; verschliessen; blutdruck; physiologie;

durch selektiven verschluss des drainagetubus wurde der druck im rechten ventrikel normaler hunde um 27 +- hg und bei hunden mit bilateraler vagotomie um 31 +- 2 mm hg erhoeht. die druckerhoehung fuehrte zu einer verkuerzung der inspirationszeit (- 5,7 bzw. - 5,1 %) und der expspirationszeit (- 11,7 bzw. - 5,7 %), waehrend herzminutenvolumen (+0,6 und -0,4 %) und herzschlagvolumen (+13,1 und +6,7 %) unterschiedlich stark beeinflusst wurden. vagotomie variierte die reaktion, unterband sie jedoch nicht. - h. willer.

60.10.30. genetik und evolutionsforschung

v709 - 0086 mikro-injeksjon av gener i befrukta eggceller : en oversikt (nor)
almlid, torbjoern. - in: norsk veter. t.. - oslo 98(1986)10. - s. 713 - 723 : 2 abb., 4 tab., 53 lit., zus. in engl.. - b14=za 5398
mikroinjektion von genen in fertilisierte eizellen : eine uebersicht
60.10.30.05.10.; 60.50.10.25.
zygote; gen; injektion; +gentechnik;
nach darstellung der mikroinjektionstechnik werden die ergebnisse bei einfuehrung klonierter gene in fertilisierte eizellen referiert. in versuchen mit maeusen erwiesen sich 25...30 % der neugeborenen als transgenisch. es werden 24 beispiele aufgefuehrt, u.a. die integration bovinen, humanen oder ratten-wachstumhormons, von kaninchen- oder human-globin und der human-thymidinkinase-gene ins maeuse-genom. die mittl. integrationsrate bei schafen lag bisher bei 1,3 % und bei schweinen bei 10 %. der kombination maeuse-metallothionein-promotor und humanes wachstumshormon (mt-hgh-mrna) kommt ein modellcharakter zu. ueber erfolgreiche integrationen wird aus norwegen und frankreich berichtet. - h. willer.

60.45.05. allgemeine tierzucht

v709 - 0087 relationship of macroscopic appearance of the surface of bovine ovarian follicles, concentrations of steroids in follicular fluid, and maturation of oocytes in vitro (eng)
grimes, r. w.; ireland, j. j. - in: biol. reprod.. - champaign, ill. 35(1986)3. - s. 725 - 732 : 2 abb., 3 tab., 47 lit. - arb.st:dep. ov animal science, univ., east lansing, michigan, usa. - b14=za 5702
die beziehung zwischen dem makroskopischen aussehen der oberflaeche von ovarfollikeln des rindes, der steroidkonzentration in der follikelfluessigkeit sowie der reifung von eizellen in vitro
60.45.05.05.03.01.01.01.; 60.30.30.30.
rind; ovarium; follikel; oestrogen; progesteron; +in-vitro-technik; +eizellenkultur;
bei tertiaerfollikeln (tf) von rindern mit einem dmr. <5 mm wurde nach dem aussehen eine unterscheidung in solche mit klarer bzw. mit getruebter beschaffenheit vorgenommen. bei der kultur von eizellen aus klar aussehenden tf reiften mehr als bei der von eizellen aus getruebten tf aus. die fluessigkeit von klaren tf hatte einen niedr. gehalt an oestradiol und an progesteron als die von getruebten tf. in den tf mit ausgereiften eizellen war der gehalt an progesteron groesser als in denen mit unreifen eizellen. die follikel wurden auf der basis der relation des progesterons zum oestradiol in 3 gruppen eingeteilt. bei den getruebten follikeln war der anteil von ausgereiften eizellen bei der groessten relation zwischen diesen hormonen am hoechsten. - e. kolb.

v709 - 0088 influence of follicular health on the steroidogenic and morphological characteristics of bovine granulosa cells in vitro (eng)
henderson, k. m.; mcnatty, k. p.; smith, p. - in: j. reprod. and fertility. - cambridge 79(1987)1. - s. 185 - 193 : 2 abb., 2 tab., 21 lit. - arb.st:wallaoeville animal research centre, private bag, upper hutt, new zealand. - b14=za 3732
der einfluss des zustandes der follikel auf den gehalt an steroiden und auf die morphologischen eigenschaften der granulosazellen vom rind in vitro

60.45.05.05.03.01.01.01.; 60.30.30.30.
rind; follikel; progesteron; oestrogen; zellkultur; + inkubation; + in-vitro-technik;
granulosazellen von atret. follikeln vom rind bilden nur sehr geringe mengen an 17beta-oestradiol (oe) und hohe an progesteron (p) bei der inkubation ueber 24 h. bei verlaengerung der inkubation auf 72 h aenderte sich der umfang der bildung dieser steroide nicht. in granulosazellen von ausreifenden follikeln liegt die synthese von oe hoch und die von p niedrig. bei verlaengerung der inkubation auf 72 h nimmt die bildung von oe in solchen follikeln ab und die von p zu. ein zusatz von dibutyryl-camp (1 mmol) zur kultur von atret. follikeln erhoehte die bildung von p. in ausreifenden follikeln hemmte ein zusatz von oe, von testosteron bzw. von androstendion in einer menge von 1 myg/ml die bildung von p. in ausreifenden follikeln ist das volumen der granulosazellen groesser, das endoplasmat. retikulum ist staerker entwickelt. - e. kolb.

v709 - 0089 pulsatile gnrh administration stimulates the number of pituitary gnrh receptors in seasonally anoestrous ewes (eng)
khalid, m.; haresign, w.; hunter, m. g. - in: j. reprod. and fertility. - cambridge 79(1987)1. - s. 223 - 230 : 4 abb., 25 lit. - arb.st:afrc research group on hormones and farm animal reproduction, univ., sutton bonington, loughborough, leics le12 5rd, england. - b14=za 3732
die stossförmige verabreichung von gnrh erhoeht die zahl der rezeptoren fuer das gnrh in der hypophyse bei jahreszeitlich bedingter anoestrie von schafen
60.45.05.05.03.01.01.01.; 60.50.10.20.01.15.
schaf; progesteron; lh; brunst; jahreszeit;
bei 20 saisonbedingt brunstlosen schafen wurden jeweils implantate mit 375 mg progesteron fuer 4 d subkutan angewendet, dann wurden diese entfernt. bei jeweils 5 schafen in 3 gruppen wurde anschliessend gnrh (250 ng) im abstand von 2 h ueber 36 h i.v. verabreicht. die schafe der gruppe 1 wurden danach geschlachtet. bei den schafen der gruppe 2 und 3 gelangte eine groessere dosis von gnrh (125 myg) zur anwendung, die toetung fand im abstand von 2 und 10 h danach statt. die stossfoerm. applikation des gnrh fuehrte zu einer zeitweisen erhoehung der sekretion von lh. die verabreichung der groesseren dosis loeste einen lh-anstieg im blutplasma vom praeovulat. typ aus. die zahl der rezeptoren in der hypophyse war bei den schafen der gruppe 1 am groessten. - e. kolb.

v709 - 0090 separate neural systems mediate the steroid-dependent and steroid-independent suppression of tonic luteinizing hormone secretion in the anestrous ewe (eng)
meyer, s.l.; goodman, r. l. - in: biol. reprod.. - champaign, ill. 35(1986)3. - s. 562 - 571 : 6 abb., 1 tab., 37 lit. - arb.st:dep. of physiology, univ. medical center, morgantown, west virginia 26506, usa. - b14=za 5702
die steroidabhaengige und die steroidhormonunabhaengige hemmung der tonischen sekretion von lh bei brunstlosen schafen wird durch getrennte nervale systeme vermittelt
60.45.05.05.03.01.01.01.; 60.10.15.10.05.
schaf; brunst; oestrogen; lh; steuerung; neuron; + ovarektomie;
bei brunstlosen schafen ausserhalb der zuchtsaison wird die haeufigkeit der stossform. sekretion von lh schon durch einen niedrigen gehalt an oestrogenen im blutplasma steroidabhaengig unterdrueckt.dabei findet eine aktivierung oestradiolsensitiver, noradrenerger nervenzellen statt, die die sekretion von gnrh bzw. von lh hemmt. die senkung der haeufigkeit der stossform. sekretion von lh nach ovarektomie ist dagegen steroidhormonunabhaengig. dabei spielen offenbar noradrenerge nervenzellen keine rolle. bei der untersuchung der beeinflussung der frequenz der sekretion durch 6 verschiedene antagonisten von neurotransmittern erhoehte nur der antagonist des serotonins (das zyproheptadin) bei ovarektomierten schafen die haeufigkeit, so dass offenbar serotoninerge nervenzellen von einfluss sind. - e. kolb.

v709 - 0091 125i-labelled hcg binding characteristics in theca interna and other tissues from romney ewes and from booroola x romney ewes with and without a major gene influencing their ovulation rate (eng)
mcnatty, k. p.; o"keeffe, l. e.; henderson, k. m. - in: j. reprod. and fertility. - cambridge

77(1986)2. - s. 477 - 488 : 3 abb., 3 tab., 32 lit. - arb.st:minist. agric. fish., upper hutt, new zealand. - b14=za 3732
bindungscharakteristika von 125j-markiertem hcg in der theka interna und anderen geweben von mutterschafen der rasse romney und booroola x romney mit und ohne die ovulationsrate beeinflussendem hauptgen
60.45.05.05.03.01.01.01.; 60.10.15.10.15.35.05.; 60.10.30.10.10.
ovulationsrate; gen; rezeptor; lh; isotop; gelbkoerper; +hcg;
es konnte nachgewiesen werden, dass der hcg/lh-rezeptor der schaffollikelwand ausschliesslich in der theca interna lokalisiert ist und das die bindungscharakteristika dieses rezeptors denen des hcg/lh-rezeptors in granulosazellen und im lutealgewebe aehnelt. ebenso zeigen sich keine unterschiede in den bindungschrakteristika der hcg/lh-rezeptors in thece interna, granulosazellen und lutealgewebe hinsichtlich reinrassigkeit, kreuzungstier oder genet. konstitution. - g. tegeler.

v709 - 0092 a comparison of the efficiency of melatonin treatments in advancing oestrus in ewes (eng)
english, j.; poulton, a. l.; arendt, j. - in: j. reprod. and fertility. - cambridge 77(1986)2. - s. 321 - 327 : 2 abb., 18 lit. - arb.st:abt. klin. biochemie, abt. biochemie, univ. surrey/england. - b14=za 3732
ein vergleich der wirksamkeit von melatoninbehandlungen bei fortgeschrittenem oestrus von mutterschafen
60.45.05.05.03.01.01.01.; 60.50.10.25.; 60.50.10.20.02.20.
suffolk-schaf; brunst; hormon; implantation; beleuchtung; +melatonin;
bei 18 mon. alten weibl. adulten jungschafen einer suffolkkreuzung, die von der geburt unter den bedingungen einer natuerl. photoperiode gehalten wurden, erfolgte die ausloesung eines fruehen oestruszyklus durch 3 behandlungsarten ab mitte juni: a) subkutane implantation von 1 g melatonin in silastikpaeckchen, b) taegl. orale verabreichung von 3 mg/tier melatonin 15 : 30 h, c) kuenstl. photoperiode von 8 h hellzu 16 h dunkel. der ovarialzyklus begann 5...10 wochen frueher als der unter natuerl. bedingungen gehaltenen weibl. jungschafen der kontrollgruppe. im juni verabreichte melatonin-implantate beschleunigten den beginn des oestrus. die wirkung der im juni verabreichten implantate war nicht zu unterscheiden von der der anderen behandlungsarten. - k. pilz.

v709 - 0093 the morphological and molecular susceptibility of sheep and mouse zona pellucida to acrosin (eng)
brown, c. r. - in: j. reprod. and fertility. - cambridge 77(1986)2. - s. 411 - 417 : 1 abb., 19 lit. - arb.st:afrc inst. anim. physiol., anim. res. stat., 307 huntingdon rd, cambridge cb3 ojq, england. - b14=za 3732
morphologische und molekulare veraenderungen der zona pellucida von schaf und maus unter dem einfluss von acrosin
60.45.05.05.03.01.01.01.; 60.10.15.10.10.; 60.10.15.05.20.
schaf; mus; eizelle; mikroskopie; morphologie; glycoprotein; +zona pellucida; +speziesunterschied; +akrosin;
untersuchungen mittels lichtmikroskopie und sds-page nach 125j-markierung der zona. schafbock- und eber-acrosin zeigten beim schaf aehnl. wirkungen, morphol. intaktheit, begrenzte proteolyse, waehrend bei der maus durch schafbock-akrosin die zona pellucida vollstaendig vom ei geloest wurde und extensive hydrolyse der makromolekuele des investment auftrat. an die zona unmittelbar nach der ovulation gebundene glykoproteine scheinen fuer diese speziesunterschiede verantwortlich zu sein. - s. tegeler.

v709 - 0094 the pattern of luteinizing hormone secretion during pregnancy in goats (eng)
buttle, h. l.; morant, s. v. - in: animal reprod. sci.. - amsterdam 11(1986)2. - s. 129 - 137 : 5 abb., 20 lit. - arb.st:nationalinst. milchwirtsch., shinefield, reading, berkshire (grossbrit.). - b14=za 6016
die muster der luteinisierungshormon-sekretion waehrend der traechtigkeit von ziegen

60.45.05.05.03.01.01.01.; 60.45.15.10.02.04.03.; 60.50.10.20.02.20.
ziege; traechtigkeit; lh; sekretion; geschlechtszyklus;
es wurden die konz. von luteinisierungshormon (lh) im plasma in einem zeitraum von 24 h anhand von 15 minutlich entnommenen proben am 25., 60., 90. und 120. traechtigkeitstag und am 10. bis 14. tag des oestruszyklus von nichttragenden ziegen bestimmt. die lh-konz. waren durchgehend waehrend der traechtigkeit mit einem gesamtmittelwert von 0,9 ng lh/ml plasma signifikant unterschiedlich vom mittelwert in hoehe von 1,4 ng lh/ml, der am 10. bis 14. tag ges oestruszyklus ermittelt wurde. eine zykl. veraenderung in der lh-konz. kann waehrend der traechtigkeit der meisten tiere nachgewiesen werden und hat eine periodizitaet von 4...5 h. - k. pilz.

v709 - 0095 endometrial prostaglandin e2-binding sites in the pig: characterization and changes during the estrous cycle and early pregnancy (eng)
kennedy, t. g.; keys, j. l.; king, g. j. - in: biol. reprod.. - champaign ill. 35(1986)3. - s. 624 - 632 : 6 abb., 2 tab., 42 lit. - arb.st:dep. of obstetrics and gynaecology, univ., london, ontario, canada n6a 5a5. - b14=za 5702
der gehalt an rezeptoren zur bindung von prostaglandin e2 an das endometrium von sauen: nachweis und veraenderungen waehrend des brunstzyklus und der fruehen traechtigkeit
60.45.05.05.03.01.01.01.; 60.50.10.05.
sau; geschlechtszyklus; prostaglandin; traechtigkeit; rezeptor; +endometrium;
die bindungsfaehigkeit (b) des endometriums fuer tritiummarkiertes prostaglandin (pg) e2 bei sauen waehrend des brunstzyklus in der fruehen traechtigkeit wurde untersucht. die b an eine membranfraktion aus dem endometrium war temperatur- und ph-abhaengig. durch vorbehandlung der membranfraktion mit proteasen oder mit phospholipase a2 wurde die b fuer pg e2 herabgesetzt. das pg e1 und e2 wiesen die gleiche b auf. bei den rezeptoren war eine gruppe mit hoher und eine gruppe mit niedr. b nachweisbar. bei den rezeptoren mit hoher b war die kapazitaet am 0. bis 5. d des brunstzyklus am groessten. bei den rezeptoren mit niedriger bindungsfaehigkeit fuer pg e2 lag die hoechste ausruestung am 15. d und die niedrigste am 5. d des brunstzyklus vor. - e. kolb.

v709 - 0096 effects of different photoperiods on circulating levels of melatonin and n-acetylserotonin in the female rabbit (eng)
younglai, e. v.; pang, s. f.; brown, g. m. - in: acta endocrinol.. - copenhagen 112(1986)2. - s. 145 - 149 : 3 abb., 25 lit. - arb.st:abt. geburtshilfe, gynaekol. u. neurowiss., mcmaster univ., forsch.-zentrum gesundheit, hamilton, ontario, canada. - b14=za 5763
wirkung von unterschiedlichen photoperioden auf die zirkulierende hoehe von melatonin und n-acetylserotonin bei weiblichen kaninchen
60.45.05.05.03.01.01.01.; 60.45.36.05.04.
kaninchen; biosynthese; hormon; serotonin; photoperiodismus; +melatonin;
unter den photoperiod. bedingungen 12 h hell: 12 h dunkel (12 h : 12 : d), 2 h : 22 d und 22 h : 2 d war die mittlere melatoninhoehe hoeher waehrend der dunkelphase. i. vgl. dazu war die hoehe von n-acetylserotonin (nas) 2...6fach groesser in der lichtphase gegenueber der dunkelphase. diese trennung von zirkulierendem melatonin und nas weist darauf hin, dass die melatoninsekretion bei kaninchen von der dunkelperiode gelenkt wird und nas wahrscheinlich von anderen organen erzeugt wird. - k. pilz.

v709 - 0097 quantification of an estrogen-dependent cat uterine protein (cuped) in uterine flushings of estrogen- and progesterone-treated ovarietomized cats by radioimmunoassay (eng)
murray, m. k.; verhage, h. g.; jaffe, r. c. - in: biol. reprod.. - champaign, ill. 35(1986)3. - s. 531 - 536 : 5 abb., 12 lit. - arb.st:dep. of anatomy, univ., chicago, ill. 60680 usa. - b14=za 5702
der quantitative nachweis eines oestrogenabhaengigen proteins aus katzenuterus in der spuelfluessigkeit aus dem uterus von oestrogen- und progesteronbehandelten sowie ovarektomierten katzen mittels radioimmuntest
60.45.05.05.03.01.01.01.; 60.10.25.05.10.; 60.10.25.50.10.
uterus; oestrogen; labormethode; antikoerper; sekretion; katze; +ovarektomie;

der quantitative nachweis eines oestrogenabhaeng. proteins im uterussekret von ovarektomierten katzen mittels eines radioimmuntestes wird beschrieben. nach ovarektomie wurden in den uterus katheter eingefuehrt, mit deren hilfe spuelfluessigkeit gewonnen wurde. aus dieser wurde das protein mittels chromatographie gereinigt. nach verabreichung des proteins an kaninchen bilden sich antikoerper aus. mit hilfe des tests koennen mengen von 0,1...100 ng erfasst werden. ohne behandlung ist das protein im sekret von ovarektomierten katzen nur in sehr kleinen mengen vorhanden. nach anwendung von oestradiol wird es aus den granula der epithelzellen freigesetzt, der gehalt im sekret steigt schon im verlaufe eines tages stark an. - e. kolb.

v709 - 0098 vliv estradiolu, progesteronu a dexametazonu na rust delohy u krys (sze)
lidicky, jan; skarda, josef; leake, robin e. - in: biol. a chem. zivocisne vyroby, veter.. - praha 22(1986)4. - s. 319 - 326 : 2 tab., 30 lit., zus. in russ., engl., franz., span., dt. - nach zus.. - b14=za 5041
einfluss von estradiol, progesteron und dexametason auf das gebaermutterwachstum bei ratten
60.45.05.05.03.01.01.01.; 60.45.40.; 60.50.10.05.
oestrogen; progesteron; wirkung; wachstum; uterus; rattus; +dexametason;
die gebaermuttermasse (h) und die konz. von zytosolproteinen (c) und von dna in der gebaermutter von ratten (alter 19...21 d) wurden nach applikation von estradiol (e) folgendermassen erhoeht: h um 191 %, c um 133 %, dna um 96 %, nach applikation von progesteron (p): h um 63 %, c um 57 %, dna um 38 %, dexametason (d) allein wies auf die basalen werte keinen einfluss auf. d setzte den dna-gehalt um 40 % herab. p und d verzoegern das wachstum der gebaermutter durch inhibition der konz. von estradiolrezeptoren. die durch e erhoehte synthese von proteinen im gebaermutterzytosol wird weder von p noch von d gestoert.

v709 - 0099 new concepts of the control of corpus luteum function (eng)
hansel, w.; dowd, j. p. - in: j. reprod. fertility. - cambridge 78(1986)2. - s. 755...768 : 6 abb., 4 tab., 54 lit. - arb.st:coll. veter. med., ithaca, ny 14853, usa. - b14=za 3732
neue vorstellungen ueber die regulation der gelbkoerperfunktion beim rind
60.45.05.05.03.01.01.02.; 60.10.25.50.10.
gelbkoerper; regelung; rind;
die kleinen zellen (z) des gelbkoerpers (g) vom rind werden aus z der theka und die grossen z des g vom 2. bis 6. d der g-periode aus granulosa-z, vom 10. d an auch aus z der theka gebildet. das prostazyklin 2 wirkt luteotroph, die 5-hydroxyeikosatetraensaeure bzw. das pgf2alpha luteolytisch. bei der entwicklung der g und bei deren rueckbildung spielt das oxytozin (o) eine rolle. bei applikation von o vom 2. bis zum 6 d des genitalzyklus in pharmakol. dosis wird die entwicklung der g gehemmt. der gehalt an o im blutplasma steigt bis zur mitte der periode des g an. die synthese von progesteron in den kleinen zellen des g wird durch das camp reguliert, dessen bildung durch lh gefoerdert wird. bei der regulation der aktivitaet der grossen z spielt das diazylglyzerol eine rolle, das bei der zerlegung des phosphatidylinosits entsteht. - e. kolb.

v709 - 0100 changes in gonadotrophin concentrations are not necessarily involved in ovarian compensation after unilateral ovariectomy in sheep (eng)
fry, r. c.; clarke, i. j.; cahill, l. p. - in: j. reprod. and fertility. - cambridge 79(1987)1. - s. 45 - 48 : 1 tab., 22 lit. - arb.st:animal research institute, werribee, victoria 3030, ausstralia. - b14=za 3732
bei der kompensation der ovarfunktion nach einseitiger ovarektomie bei schafen sind nicht unbedingt veraenderungen in der gonadotropinkonzentration beteiligt
60.45.05.05.03.01.01.02.; 60.50.10.25.
schaf; ovarium; gonadotropin; brunstsynchronisation; follikel; hypophyse; +ovarektomie; +progestagen;
bei jeweils 6 schafen wurde eine einseit. ovarektomie (= g1), eine hypophysektomie (g 2) bzw. eine ovar- und hypophysektomie (g 3) vorgenommen. die brunst war vorher durch intravaginale einfuehrung von schwaemmen mit einem progestagen synchronisiert worden. nach dem

eingriff wurden die schwaemme entfernt. dann wurden je tier 500 ie pmsg, 24 h spaeter 250 ie pmsg und im abstand von 56 h nach dem eingriff 750 ie an hcg verabreicht. bei den kontrollschafen gelangen 2,3 +- 0,33 follikel zur ovulation, bei der g1 3,0 +- 0,81, bei der g2 1,8 +- 0,2 und bei der g3 1,8 +- 0,25. es ist ersichtlich, dass die zunahme der zahl der ausreifenden follikel am verbleibenden ovar nach einseit. ovarektomie unabhaengig von einer rueckkopplung durch das ovar und von der freisetzung von gonadotropinen aus der hypophyse ist. offenbar spielen inhibitoren eine rolle. - e. kolb.

v709 - 0101 adenylate cyclase activity of the corpus luteum during the oestrous cycle of the pig (eng)
ritzhaupt, l. k.; nowak, r. a.; calvo, f. o. - in: j. reprod. fertility. - cambridge 78(1986)2. - s. 361 - 366 : 1 abb., 22 lit. - arb.st:dep. animal sci., univ. illinois, urbana, il 61801, usa. - b14=za 3732
die aktivitaet der adenylatzyklase der gelbkoerper waehrend des genitalzyklus beim schwein
60.45.05.05.03.01.01.02.; 60.10.25.50.10.
gelbkoerper; geschlechtszyklus; zelle; stoffwechsel; sau;
die basale aktivitaet der adenylatzyklase (a) in gelbkoerpern von sauen (s) am 3., 8., 13. bzw. d des genitalzyklus belief sich auf 178 +- 61, 450 +- 46, 220 +- 25 bzw. 208 +- 18 pmol/mg protein/min. die durch einen zusatz an lh von 10 myg/ml stimulierbare aktivitaet der a zu diesen zeitabschnitten betrug 242 +- 83, 598 +- 84, 261 +- 27 bzw. 205 +- 17 pmol/mg protein/min. der gehalt an progesteron im blutplasma der s betrug 1,1...26,9 ng/ml und war vom 8. bis zum 12. d des genitalzyklus am groessten. der abfall im gehalt an progesteron ging dem der abnahme der aktivitaet der a parallel. die aktivitaet der a spielt offenbar bei der regulation der sekretion von progesteron eine rolle. - e. kolb.

v709 - 0102 electrical resistance of vaginal secretion in the bitch (eng)
guenzel, a.-r.; koivisto, p.; fougner, j. a. - in: theriogenology. - los altos, calif. 25(1986)4. - s. 559 - 570 : 4 abb., 19 lit. - arb.st:hannover, school veter. med., dep. androl. and artific. inseminat.. - b14=za 6007
elektrischer widerstand des vaginalsekrets bei der huendin
60.45.05.05.03.01.01.02.; 60.10.15.10.10.; 60.50.10.
hund; vagina; sekretion; elektrisch; messen; progesteron; anpaarung;
messungen wurden mittels ohmmeter durchgefuehrt. elektr. widerstand steigt waehrend des prooestrus und bleibt hoch waehrend des oestrusverhaltens der huendin von etwa 120...200 ohm auf 700...900 ohm und bleibt dort fuer 4...11 d. ovulation ist durch einen anstieg der progesteronkonz. im serum zu ermitteln. die besten konzeptionsbedingungen liegen waehrend der letzten 3 d erhoehten widerstands des vaginalsekrets vor. - g. tegeler.

v709 - 0103 progesterontest kontrolliert traechtigkeit und zeigt den eisprung an
sol, j.; vries de, c. - in: die landtechn. z.. - muenchen 37(1986)11. - s. 1582 - 1584 : 4 abb.. - b14=z 763
60.45.05.05.03.01.01.03.; 60.50.10.
rinderproduktion; trachtigkeit; diagnose;

v709 - 0104 proteolysis by collagenase preparations alters the macromolecular composition of the porcine zona pellucida (eng)
hedrick, j. l.; wardrip, n. j. - in: biol. reprod.. - champaign, ill. 35(1986)3. - s. 677 - 682 : 3 abb., 1 tab., 36 lit. - arb.st:dep. of biochem. and biophysics, univ. of california, davis, calif. 95616, usa. - b14=za 5702
die proteolyse durch kollagenasepraeparate veraendert die makromolekulare zusammensetzung der zona pellucida von sauen
60.45.05.05.03.01.01.03.; 60.10.25.05.10.
sau; eizelle; spermium; protein; kollagen; befruchtung; +zona pellucida; +proteinstruktur; +kollagenase;
die zona pellucida der eizellen weist artspezifisch aufgebaute glykoproteine auf, so dass nur spermien mit einer bestimmten proteinstruktur gebunden werden koennen. von oozyten von sauen wurde die zona pellucida mittels der siebmethode gewonnen. diese enthielt 4

molekuelarten von glykoproteinen mit einer masse von 25, 55, 65 bzw. 90 kda. bei behandlung der zona mit kollagenase wurde die glykoproteine der molekuelmasse von 90 kda abgebaut, es entstanden molekuele mit einer masse von 70, 40 und weniger als 27 kda. nach der einwirkung der kollagenase sind die strukturellen, die immunol. sowie die spermienbindenden eigenschaften der zona pellucida veraendert, deshalb ist die isolierung der glykoproteine unter anwendung dieses enzyms nicht empfehlenswert. - e. kolb.

v709 - 0105 radiographic studies of postural behaviour in the sheep fetus : 2. complex fetal movements (eng)
fraser, a. f.; terhune, maureen. - in: elsevier sci. publ. co.. - amsterdam (1985). - s. 85 - 96 : 7 abb., 1 tab., 16 lit.(devel. animals and veter. sci. ; 18) - arb.st:dep. veter. clin., univ. saskatchewan, saskatoon, kanada. - b14=sr 4562,18
radiographische untersuchungen zum posturalen verhalten des schaffetus : 2.mitt. komplexe fetale bewegungen
60.45.05.05.03.01.01.04.; 60.50.10.05.
schaf; embryo; bewegung; radiographie; +fetalkinese;
die fetalkinese beim schaf wurde radiographisch beobachtet, um deren qualitative natur zu erforschen. es sind standardmuster einer komplexen bewegung des fetus zu erkennen, die durch koordinierte alterationen in der dispositions der gliedmassen, des nackens und kopfes bedingt sind. dadurch ist auch eine rotationsbewegung moeglich. bestimmte reflexwirkungen bestimmen die komplexen bewegungsablaeufe von der einfachen beugung bis zur moegl. dehnung und sind fuer die vorbereitung des geburtsvorganges essentiell. mit der untersuchung wurden die kenntnisse zur vorgeburtl. entwicklung aus ethol. sicht bereichert. - g. brueckner.

v709 - 0106 radiographic studies of postural behaviour in the sheep fetus : 1. simple fetal movements (eng)
fraser, a. f.; terhune, maureen. - in: elsevier sci. publ. co.. - amsterdam (1985). - s. 71 - 84 : 4 abb., 6 tab., 8 lit.(devel. animals and veter. sci. ; 18) - arb.st:univ. saskatchewan, dep. veter. clin., kanada. - b14=sr 4562,18
radiographische untersuchungen zum posturalen verhalten des schaffetus : 1. mitt. einfache fetalbewegungen
60.45.05.05.03.01.01.04.; 60.50.10.05.
schaf; embryo; bewegung; radiographie;
die radiograph. beobachtung von 124 schafen waehrend des 80. bis 120. tag der graviditaet ergab u.a. folg. spezif. befunde: die polaritaet der fetale n position war in diesem stadium nicht nachzuweisen. die wichtigsten fetalen verhaltensmerkmale traten unabhaengig von der fetalen position auf. die kinet. frequenz der vorderen und hinteren gliedmassen war bei allen feten aehnlich. die hoechste kinet. variation zeigte sich in der genickregion. die kopf-nacken-region war aktiver als die gliedmassenbewegungen. die vorderen gliedmassen zeigten selten eine kontrastposition, die hinteren gliedmassen waren immer in paralleler position. - g. brueckner.

v709 - 0107 control of gonadotropin secretion in the male during puberty. a decrease in response to steroid inhibitory feedback in the absence of an increase in steroid-independent drive in the sheep (eng)
olster, deborah h.; foster, douglas l. - in: endocrinology. - baltimore, md. 118(1986)6. - s. 2225 - 2234 : 6 abb., 1 tab., 49 lit. - arb.st:ann arbor, univ. michigan, dep. physiol. : dep. obstet. and gynecol.. - b14=zb 3958
regulation der gonadotropinsekretion waehrend der pubertaet beim maennlichen haustier. verminderte reaktion auf den inhibitorischen steroid-feedback bei fehlendem anstieg des steroidunabhaengigen drive beim schaf
60.45.05.05.03.01.02.01.
schaf; pubertaet; sekretion; gonadotropin; blutserum; hoden; hormon;
untersuchungen an intakten, kastrierten sowie kastrierten steroidsubstituierten tieren. ergebnisse unterstuetzen gonadostat-hypothese der pubertaet. untersucht wurden lh, fsh, testosteron, oestradiol im serum und hodengroesse, tieralter 4...32 wo. theorie des direkten drive wird fuer dieses modell bestaetigt, ungeklaert bleibt der mechanismus, durch welchen

sich die ansprechbarkeit auf steroidhemmung veraendert, wobei moeglicherweise ein neurochem. mechanismus vorliegt. - g. tegeler.

v709 - 0108 futile substrate cycles in the glycolytic pathway of boar and rat spermatozoa and the effect of alpha-chlorohydrin (eng)
ford, w. c. l.; harrison, a. - in: j. reprod. and fertility. - cambridge 79(1987)1. - s. 21 - 32 : 4 abb., 6 tab., 19 lit. - arb.st:dep. of physiol. u. biochem., univ., whiteknights, reading rg6 2aj, england. - b14=za 3732
wertlose substratzyklen bei der glykolyse in spermien vom eber und von der ratte sowie die wirkung von alpha-chlorhydrin
60.45.05.05.03.01.02.01.; 60.10.25.15.10.
eber; spermium; glukose; atp; +laktat; +pyruvat;
ein zusatz von chlorhydrin (ch) in einer konz. von 0,05 oder von 1,0 mmol hemmt die bildung von laktat und von co2 aus glukose (0,1 mmol) durch spermien des ebers bei inkubation bei 34 cel ueber 10 min,es fand eine anreicherung von fruktose-1,6-biphophat statt. dabei wurde atp verstaerkt verbraucht. ohne zusatz von ch wurden im ansatz 15,4 +- 3,1 und mit zusatz von ch (1,0 mmol) 0,6 +- 0,1 mmol glukose zu laktat abgebaut. der gehalt an atp in den spermien nahm bei zusatz von ch ab, was auf die verstaerkte phosphorylierung bzw. dephosphorylierung zurueckgefuehrt wird. bei gleichzeit. zugabe von laktat (10 mmol) und von pyruvat (1 mmol) wurde die abnahme im gehalt an atp bzw. die zunahme an fruktose-1,6-biphosphat gehemmt. in spermien der ratte erhoeht das ch die spaltung von hexosephosphat um das 2,5-fache. - e. kolb.

v709 - 0109 the movement of fluids and substances in the testis (eng)
setchell, b. p. - in: austral. j. biol. sci.. - melbourne 39(1986)2. - s. 193 - 207 : 4 abb., 2 tab., 61 lit. - arb.st:glen osmond, s. a., univ. adelaide, waite agric. res. inst., dep. animal sci.. - b14=za 5003
die bewegung von fluessigkeiten und verbindungen in den hoden
60.45.05.05.03.01.02.02.
spermium; hoden; samenleiter; tierversuch;
kurz vor dem auftreten reifer spermien in den samenkanaelchen (sk) ensteht an der basis der sk durch ausbildung spezieller verschlusseinrichtung zwischen den sertol. fusszellen eine blut-hoden-schranke (bhs). nach abbinden der samenleiter und stauung der spermien geht die bhs verloren. die blutgefaesse der hoden sind gegen kleine mengen von cd-ionen sehr empfindlich. die endothelzellen haben eine hohe aktivitaet an alkal. phosphatase und an gamma-glutamyltranspeptidase. ihre transportsysteme fuer leuzin und phenylanin haben die gleichen eigenschaften wie die des gehirns.der abfluss von lymphe aus den hoden belaeuft sich beim schwein auf 2 und beim schaf auf 0,215 ml/min, der blutfluss auf 30 bzw. 25 ml/min. methoden zur bestimmung der interstitiellen fluessigkeit werden beschrieben. - e. kolb.

v709 - 0110 prediction of daily sperm output in stallions (eng)
dinger, j. e.; noiles, e. e. - in: theriogenology. - los altos, calif. 26(1986)1. - s. 61 - 67 : 3 tab., 5 lit. - arb.st:storrs, univ. connecticut, dep. animal sci.. - b14=za 6007
vorausbestimmung des taeglichen spermaausstosses bei hengsten
60.45.05.05.03.01.02.02.
sperma; ejakulation; henst; spermaproduktion;
von 10 hengsten (4...7 a) wurde von juni/dez. sperma zur feststellung des verhaeltnisses zwischen dem taegl. ausstoss (a) und den extragonadalen reserven (er) gewonnen. dazu waren fuer jeweils 1 wo. bis 3 abnahmen/d mit entsprechenden pausen nach einem vorberechneten system der durchfuehrung und aufrechnung notwendig. insgesamt ergab sich, dass zwischen a und er nahezu stabile beziehungen bei der kategorie von unerfahrenen vollbluthengsten von 4...7 a bestanden. diese erlauben eine relativ genaue (82 %) bestimmung des a, wenn der bei der ersten ejakulation ausgeruhter vollbluthengsten gefundene wert mit 27,5 % multipliziert wird. - f. schaetz.

v709 - 0111 effect of controlled exercise on semen characteristics in two-year-old stallions (eng)

dinger, j. e.; noiles, e. e.; hoagland, t. a. - in: theriogenology. - los altos, calif. 25(1986)4. - s. 525 - 535 : 3 tab., 19 lit. - arb.st:storrs, univ. connecticut, dep. animal sci.. - b14=za 6007
zur wirkung kontrollierter arbeit auf die samencharakteristika zweijaehriger hengste
60.45.05.05.03.01.02.02.; 60.50.15.10.; 60.45.37.10.04!
hengst; tierhaltung; leistung; spermaproduktion; sperma; qualitaet;
jeweils 4 tiere wurden fuer die dauer von 16 wo. in boxen eingestallt, ohne dass ein training/d erfolgte, oder einem taegl. training in verschiedenen gangarten unterzogen bzw. zuerst 16 wo. eingestellt und anschliessend 16 wo. trainiert. auf die untersuchten spermienparameter (spermienkonz., gesamtzahl der spermien/ejakulat, gelfreies volumen, gelvolumen, anteil motiler zellen, prozentualer anteil lebender zellen, prozentualer anteil normaler zellen, ph) hatte keine der haltungsarten irgendeinen einfluss. - g. tegeler.

v709 - 0112 semen fertility - an evaluation system for artificial insemination sires, technicicans, herds, and systematic fixed effects (eng)
everett, r. w.; bean, b. - in: j. dairy sci.. - champaign, ill. 69(1986)6. - s. 1630 - 1641 - arb.st:ithaca, univ., dep. animal sci.. - b14, or1
spermaqualitaet - ein system zur einschaetzung der besamungsbullen, der techniker, der herden und haltungsbedingungen bei der rinderbesamung
60.45.05.05.03.01.02.02.; 60.50.10.20.01.15.; 60.50.10.30.
bulle; sperma; qualitaet; zuchtwert;
in die auswertung wurden 4478 bullen mit ca. 2 mill. inseminationen bei 397 979 holstein-kuehen einbezogen. die fruchtbarkeit der kuehe nimmt mit zunehmenden alter ab, bei einer zykluslaenge von 21 d ist die konzeptionsrate am guenstigsten. der einfluss der jahreszeit schwankt, im januar wurden die schlechtesten ergebnisse erreicht (differenz zu juni: 4,2 %). die unterschiede zwischen den technikern betrugen bis zu 3,37 %, einfluss haben dabei die erfahrungen, die methode und die prakt. fertigkeiten. mit sperma von getesteten bullen wurden bessere konzeptionsergebnisse erreicht als mit sperma von jungbullen.einen einfluss auf die konzeptionsergebnisse haben die milchleistung, die haltungsform und die damit verbundene betreuungsintensitaet bzw. brunstkontrolle. - h. oswald.

v709 - 0113 mecanismo de mejoramiento de semen bovino por filtracion a traves de sephadex (spa)
fernandez, h. a.; cisale, h.; aisen, e. g. - in: veter. argentina. - buenos aires 2(1985)12. - s. 144 - 148 : 1 tab., 12 lit., zus. in engl.. - b14=za 6195
methode zur verbesserung des bullenspermas durch sephadex-filterung
60.45.05.05.03.01.02.02.; 60.45.10.10.04.05.
sperma; qualitaet; bulle; spermaaufbereitung; filter; +sephadex-filterung;
unter den fuer die verbesserung des spermas bezueglich des anteils bewegl. spermien gebrauchten moeglichkeiten bietet sich die sephadex-filterung an. um dieses verfahren praxisreif zu gestalten wurde eine methode entwickelt, die die auswahl bezueglich der bewegungsqualitaeten beruecksichtigt. in versuchen wurden verschiedene resultate erarbeitet, und auch eine richtigstellung vorausgehender mitteilungen vorgenommen. - f. schaetz.

v709 - 0114 evidence for retrograde flow of spermatozoa into the urinary bladder of bulls during electroejaculation (eng)
dooley, m. p.; pineda, m. h.; maurer, r. r. - in: theriogenology. - los altos, calif. 26(1986)1. - s. 101 - 109 : 2 tab., 24 lit. - arb.st:ames, iowa state univ., dep. veter. physiol. and pharmacol.. - b14=za 6007
nachweis fuer den rueckfluss von sperma in die harnblase bei bullen waehrend der elektroejakulation
60.45.05.05.03.01.02.02.; 60.45.05.05.03.01.02.02.
sperma; harnblase; bulle; ejakulation;
bei elektroejakulation von katzenhoden bei der digitalen entsamung des hundes und in narkose bei hund und katze fliesst sperma in die harnblase. im uebrigen trifft es auch fuer den menschen und fuer andere haustiergattungen zu, dass messbar mehr sperma produziert, als ausgestossen wird. in eigenen untersuchungen konnten bei den 12 getesteten bullen vor der ejakulation

keine, nach der elektroejakulation aber zahlreiche spermien im harn ermittelt werden. die konz. der spermien war bei den bullen unter sich bei je 4 aufeinander folgenden proben postejakulat. miktion uebereinstimmend gleich. der durchschnittl. rueckfluss betrug 21 % und bewegte sich von 1...50 %. die ergebnisse zeigen, dass bei der elektroejakulation ein signifikanter spermaverlust in die harnblase auftritt. - f. schaetz.

v709 - 0115 the seminiferous epithelial cycle and spermatogenesis in rams (ovis aries) (eng)
bilaspuri, g. s.; guraya, s. s. - in: theriogenology. - los altos, calif. 25(1986)4. - s. 485 - 505 : 15 abb., 4 tab., 30 lit. - arb.st:ludhiana, punjab agric. univ., coll. basic sci. and humanities, dep. zool.. - b14=za 6007
keimepithelzyklus und spermatogenese beim schafbock (ovis aries)
60.45.05.05.03.01.02.02.
schafbock; hoden; epithel; keimung; spermaproduktion; zellgehalt;
der keimepithelzyklus des schafes laesst wie der anderer saeugetierspecies die abgrenzung von 8 stadien zu.die stadien relativ langer dauer - dazu gehoeren die stadien 1...4 und 8 - werden zweckmaessigerweise weiter unterteilt, und zwar in die substadien 1a, 1b und 1c, 2a und 2b, 3a und 3b, 4a und 4b sowie 8a und 8b. auf diese weise koennen insgesamt 14 stadien unterschieden werden. fuer alle stadien und substadien des keimepithelzyklus wird der prozentuale zellanteil angegeben. er bewegt sich von 4,35...22,23 %. - a. smollich.

v709 - 0116 effect of changing the teaser ewe the sexual activity of the ram (eng)
thiery, j. c.; signoret, j. p. - in: elsevier sci. publ. co.. - amsterdam (1985). -- s. 31 - 34 : 1 abb., 10 lit.(devel. animals and veter. sci. ; 18) - arb.st:i.n.r.a., sekt. physiol., reprod., nouzilly frankreich. - b14=sr 4562,18
einfluss des wechsels des probierschafes auf die sexualaktivitaet des bockes
60.45.05.05.03.01.02.03.; 60.45.15.10.01.04.05.; 60.45.05.05.03.01.02.02.
mutterschaf; brunst; zuchtbock; aktivitaet; ejakulat; intensiv;
mit dem wechsel der bruenst. mutterschafe waehrend der anpaarungsperiode kann die sexuelle aktivitaet der deckboecke signifikant beeinfluss werden, was in einer hoeheren ejakulationsfrequenz nachgewiesen wurde. bei intensiver nutzung der boecke ist dies ein wichtiger prakt. aspekt. - g. brueckner.

v709 - 0117 observations on sperma penetration into the uterine gland of the rabbit, sow and cow (eng)
koyama hisaichi; tsutsumi, yoshio; suzuki, hiroyuki. - in: jap.j. zootechn. sci.. - tokyo 57(1986)6. - s. 512 - 523 : 10 abb., 3 tab., 17 lit., zus. in jap. - arb.st:hiroshima univ., animal reprod. laboratory. - b14=zb 4276
beobachtungen ueber die spermienpenetration in die uterindruesen von kaninchen, schwein und kuh
60.45.05.05.03.02.03.; 60.45.05.05.03.01.01.03.
kuh; schwein; kaninchen; anpaarung; sperma; distribution; uterus;
bei kaninchen erscheinen die spermien 2 h nach der kopulation, vor allem in den hinteren abschnitten. inneralb von 4 h wandern sie kranialwaerts und verteilen sich im ganzen horn. jedoch vermindert sich die spermienzahl nach 48 h, und nach 96 h waren keine mehr vorhanden. bei schwein und rind sind aehnl. proportionen feststellbar. die meisten spermien zeigen mit den koepfen in die distale richtung der druesen, und ein teil ist mit leukozyten vergesellschaftet. phagozyten tauchen hingegen kaum in gegenwart von spermien auf. im elektronenmikroskop ist deutlich das eindringen der spermienkoepfe in die uterindruesen, wie auch das herausragen der schwaenze aus der druesenoeffnungen zu sehen. - f. schaetz.

v709 - 0118 nuclear proteins of non-protamine type in boarsperm (eng)
batova, i. n. - in: doklady bolg. akad. nauk. - sofija 39(1986)4. - s. 107 - 110 : 3 abb., - tab., 13 lit.. - b14=za 1421
nukleoproteine vom nicht-protamin-typ im ebersperma
60.45.05.05.03.02.03.; 60.10.25.70.10.; 60.10.25.05.10.

eber; sperma; protein; analyse; laborverf;
als hauptproteinfraktion in den zellkernen von eberspermien wurde mittels natriumdodecylsulfat-polyacryl-gelelektrophorese die proteingruppe (46,2...57,7 x 10-26 g) neben histonaehnl. nukleoproteinen (21,4...29,7 x 10-26 g) festgestellt. durch inkubation der zellkerne in nacl/harnstoff mit anschliessender dialyse und ulterazentrifugation wurden loesl. nukleoproteinkomplexe mit den proteinfraktionen (46,2...57,7 x 10-26 g) und (86,3...99 x 10-26 g) sowie histonaehnl. proteinpraezipitate (14,7 x 10-26 g) erhalten. es wird geschlussfolgert, dass histone und andere nicht-protamin-proteine (46,2...82,5 x 10-26 g) fuer eine geeignete organisation des chromatins in differenzierten reifestadien der spermien notwendig sind. - g. bloedow / dummerstorf-rostock.

v709 - 0119 badania nad stanem akrosomu plemnikow w roznych etapach konserwacji nasienia buhaja (pol)
slaweta, roman; jasiorowski, tadeusz; morstin, jerzy. - in: chow i hodowla bydla. - warszawa (1985). - s. 283 - 286 : 2 tab., 6 lit., zus. in russ., engl. - nach engl. zus.(zeszyty problemowe postepow nauk rolniczych ; 300). - b14=sr 2004,300
untersuchungen von akrosomveraenderungen von spermatozoen bei unterschiedlichen konservierungsstadien von bullensperma
60.45.05.05.03.02.04.; 60.45.10.10.04.05.
zuchtbulle; spermaaufbereitung; spermium; qualitaet;
auf basamungsstationen wurden 30 ejakulate von 12 bullen untersucht. veraenderungen des akrosoms und der motilitaet der spermien bei bestimmten konservierungsstadien des spermas wurden eingeschaetzt. es wurde ein hoch signifikanter einfluss der konservierungsstadien des spermas auf akrosomveraenderungen festgestellt. der staerkste einfluss wird durch auftauen und verduennung des spermas ausgeuebt. es wurde kein zusammenhang zwischen veraenderungen des akrosoms und der motilitaet der spermien nachgewiesen.

v709 - 0120 verfahrensentwicklung fuer die zuechtungsbiologische forschung
elsaesser, f.; ellendorff, f.; parvizi, n. - in: bundesforschungsanstalt landwirtsch., jahresber.. - braunschweig-voelkenrode (1985). - s. g76 - g77. - b14=zb 1277
60.45.05.05.04.; 60.50.10.25.
zuechtung; biologie; methode;

v709 - 0121 l"immunite anti-brucella transferee par serum immun et l"immunite transferee par les lymphocytes spleniques ne s"additionnent pas (fre)
plommet, m.; hue, isabelle; plommet, anne-marie. - in: ann. rech. veter.. - beaumont 17(1986)2. - s. 169 - 75 : 3 abb., 18 lit., zus. in engl.. - b14=za 5327
die durch immunserum uebertragene anti-brucella-immunitaet und die durch milzlymphozyte uebertragene immunitaet verlaufen ohne summierungswirkung
60.45.05.10.07.; 60.50.20.05.40.
mus; applikation; immunserum; zelle; milz; immunitaet; brucella;
maeuse haben entweder ein immunserum von infizierten maeusen oder milzzellen von maeusen, die 28 d vorher mit einer brucella-zellwand-fraktion i.v. vakziniert wurden, oder beides, immunserum und milzzellen, erhalten. danach injizierte man den maeusen i.v. den virulenten br.-abortus-stamm 544, um autoptisch in wo-abstaenden die kinetik der milz- und leberinfektionen durch keimzaehlungen zu ermitteln. immunserum und milzzellen von vakzinierten maeusen reduzierten deutlich den verlauf der milzinfektion vom 2. d der pruefung, jedoch zeigte sich nach dem 21. d ein antagonist. effekt. weitere beobachtungen ergaben keine verstaerkende wirkungseffekte durch die beiden immunitaetsvorgaenge. - c. eichwald.

v709 - 0122 influence d"une dose elevee de pmsg sur la fecondite des brebis texel en saison naturelle de lutte (fre)
heins, th.; bister, j.-l.; artoisenet, p. - in: rev. agric.. - bruxelles 39(1986)2. - s. 301 - 307 : 3

tab., 15 lit.. - b14=z 942

einfluss einer erhoehten dosis pmsg auf die fruchtbarkeit von texel-mutterschafen im natuerlichen sprung

60.45.15.10.01.04.; 60.50.10.25.

pms; injektion; mutterschaf; anpaarung; fruchtbarkeit;

im natuerl. deckakt ergibt die injektion hoeherer dosen pmsg (600..900 ie) bei texelmutterschafen nach synchronisation der zyklen folg. ergebnisse: die fruchtbarkeit der muttern wird durch die behandlung nicht veraendert. die wirkungen auf die fortpflanzung sind ungewiss. die dosis von 900 ie verursacht im 1. versuch eine steigerung, im 2. aendert sie diese nicht. die fortpflanzungsleistungen bei umbockern sind die durch behandlung nicht veraendert. diese und die resultate frueherer versuche deuten darauf, dass unter klass. bedingungen (14 d liegende scheidenschwaemme, bei deren wegnahme pmsg-injektion) die hormonbehandlungen auf die fortpflanzungsleistungen von texel-mutterschafen keinen konstant verbessernden effekt ausueben. - h. busse.

v709 - 0123 kolichestveni i kachestveni izmenenija v spermata na pujaci vahv vrahzka s vahzrastta im i tjakhnoto vlijanie vahrkhu oplodjaemostta i ljupimostta na jajjcata (bul)
bachev, nikola; todorova, vahlkana; manolov, ivan. - in: zhivotnovudni nauki. - sofija 23(1986)1. - s. 55 - 61. - b14=za 4615

altersbedingte quantitative veraenderungen in putersperma und ihr einfluss auf befruchtungsrate und schlupf

60.45.25.20.05.04.; 60.45.05.05.03.02.03.; 60.45.25.20.05.06.

pute; alter; sperma; qualitaet; befruchtung (tier); schlupf;

60.45.30. fischkrankheiten

v709 - 0124 die probleme der mutterfischhaltung in den oesterreichischen forellenzuchtanstalten
igler, kurt. - in: oesterr. fischerei. - salzburg 39(1986)8/9. - s. 257 - 260. - b259

60.45.30.04.03.; 60.45.30.06.

forelle; zuchttier; aufzucht; tierkrankheit; fortpflanzung; +salmo gairdneri;

vf. beschreibt die probleme der schaffung und haltung von forellenlaicherbestaenden (salmo gairdneri). frueher wurden die laicher entweder jedes jahr aus freien fischereigewaessern gefangen, oder man war auf importe angewiesen. die haltung von laichfischen in fischzuchtanstalten gelang erst ab mitte der 60er jahre mit einfuehrung des trockenfutters. allerdings wird die laichfischhaltung in fischzuchtbetrieben durch die udn, die ulzerative dermalnekrose stark beeintraechtigt und ist kaum rentabel. der ankauf von eiern ist zumeist wirtschaftlicher. es wird weiter auf die verschiedenen staemme von regenbogenforellen hingewiesen, die eine sehr variable laichzeit vom fruehen herbst bis zum spaeten fruehjahr haben. diese haben bedeutung fuer die speisefischerzeugung ueber das ganze jahr. - b. rennert /friedrichshagen.

v709 - 0125 haematological assessment of rainbow trout, salmo gairdneri richardson, and atlantic salmon, salmo salar l., infected with renibacterium salmoninarum (eng)
bruno, d. w.; munro, a. l. s. - in: j. fish. diseases. - oxford 9(1986)3. - s. 195 - 204 : 1 abb., 5 tab., 19 lit.. - b259

haematologische beurteilung von salmo gairdneri und salmo salar nach infektion mit renibacterium salmoninarum

60.45.30.06.02.; 60.50.05.10.08.; 60.50.20.05.

forelle; bakt krankheit; haematologie; +salmo gairdneri; +salmo salar; +renibacterium salmoninarum;

mit 2,7.10 exp 7 lebenden zellen von r. salmoninarum i. p. infizierte s. gairdneri (x- 50 g) und s.

salar (x- 20 g) erlitten nach 18 bzw. 20 d die ersten verluste und kumulativ 75 bzw. 80 % innerhalb 35 d. im verlauf der typ. granulomatoesen erkrankung nach erfolgreicher infektion gingen im peripheren blut haematokrit, erythrozytenzahl, hb-gehalt, erythrozyten-durchmesser und das verhaeltnis von reifen: unreifen erythrozyten saemtlich zurueck. die erythrozytenabnahme wurde durch ihre retention in der milz hervorgerufen, andererseits war das die ursache der beobachteten splenomegalie. bei beiden fischarten ergab das weisse differerentialblutbild eine zunahme bei monozyten, thrombozyten und neutrophilen. - th. mattheis / friedrichshagen.

v709 - 0126 changes in serum parameters of rainbow trout, salmo gairdneri richardson, and atlantic salmon, salmo salar l., infected with renibacterium salmoninarum (eng)
bruno, d. w. - in: j. fish diseases. - oxford 9(1986)3. - s. 205 - 211 : 1 abb., 2 tab., 19 lit.. - b259
serumparameter-veraenderungen bei salmo gairdneri und salmo salar nach infektion mit renibacterium salmoninarum
60.45.30.06.02.; 60.50.20.05.
forelle; bakt krankheit; serologie; eiweiss; cholesterol; natrium; +salmo gairdneri; +salmo salar; +renibacterium salmoninarum;
bei erfolgreich mit r. salmoninarum i.p. infizierten s. gairdneri und s. salar wurden ausgewaehlte serumparameter ueber 35 d gemessen. signifikant hoehere werte wurden gefunden bei blutsenkungsgeschwindigkeit, bilirubin, harnstoff-n und k. signifikant niedrigere werte hatten gesamteiweiss, cholesterol u. na. elektrophoretisch ergab sich, dass zuerst die schnell wandernde proteinfraktion abnahm und dann die langsam wandernde fraktion. - th. mattheis / friedrichshagen.

v709 - 0127 changes in selected haematological parameters in juvenile chinook salmon subjected to a bacterial challenge and a toxicant (eng)
iwama, g. k.; greer, g. l.; randall, d. j. - in: j. fish biol.. - london 28(1986)5. - s. 563 - 572 : 1 abb., 2 tab., 28 lit.. - b259
veraenderungen ausgewaehlter haematologischer parameter juveniler oncorhynchus tshawytscha nach bakterien-injektion und schadstoff-exposition
60.45.30.06.02.; 60.50.20.05.; 60.50.05.10.08.
nutzfisch; bakt krankheit; haematologie; schaedigung; niere; sterblichkeit; +oncorhynchus tshawytscha; +renibacterium salmoninarum;
fische (11,5 cm, 15,9 g) erhielten 41.10exp 6 lebende bakterien (b) von renibacterium salmoninarum i.p. injiziert und wurden 4 d danach im durchfluss 3,9 und 39 myg/l napcp ueber 40 d ausgesetzt. weitere gruppen wurden nur mit b injiziert oder napcp ausgesetzt. saemtl. fische der kombination b + 39 myg/l napcp starben nach 12 d. verluste hatten auch die gruppen b bzw. napcp, nicht aber die kontrollen. am deutlichsten war eine allg. haemodilution infolge fortschreitender schaeden an niere und haematopoet. gewebe durch die b, die aber durch napcp nicht wesentlich verstaerkt wurde. hoehere mortalitaet u. erniedrigte werte von ht, hb, glucose und erythrozyten hatten die gruppen mit b allein und b + 3,9 myg/l napcp. fortschreitende #infektion liess die leukozyten ansteigen. - th. mattheis / friedrichshagen.

v709 - 0128 occurrence of salmonid fish infected with renibacterium salmoninarum in the pacefic ocean (eng)
banner, c. r.; long, j. j.; fryer, j. l. - in: j. fish diseases. - oxford 9(1986)3. - s. 273 - 275 : 1 tab., 16 lit.. - b259
vorkommen von mit renibacterium salmoninarum infizierten salmoniden im pazifik
60.45.30.06.02.; 60.50.20.05.
nutzfisch; forelle; bakt krankheit; niere; symptom; verlust; +oncorhynchus tshawytscha; +salmo gairdneri; +renibacterium salmoninarum;
in nierenausstrichen (na) von 5 oncorhynchus- und 2 salmo-arten, die vor den kuesten von washington und oregon gefangen worden waren, wurden mittels immunfluoreszenz (fat) zellen von r. salmoninarum nachgewiesen. na mit > 100 zellen/blickfeld (400x) wurden bei o. tshawytscha, o. kisutch, o. gorbuscha, o. nerka und s. gairdneri gefunden. von den arten mit >

100 gefangenen exemplaren waren am haeufigsten infiziert (%): o. tshawytscha 11,0, o. kisutch 4,0, und o. keta 3,0. bereits makroskopisch sichtbare klin. symptome von bnk hatten (%): o. tshawytscha 2,8 und 0. kisutch 0,3. waehrend des meeresaufenthalts wird die bnk nicht getilgt, sondern schreitet fort, fuehrt zu verlusten und zur vertikalen erregeruebertragung durch die laicher. - th. mattheis / friedrichshagen.

v709 - 0129 resistance of the pacific lamprey, lampetra tridentata (gairdner), to challenge by renibacterium salmoninarum, the causative agent of kidney disease in salmonids (eng)
bell, g. r.; traxler, g. s. - in: j. fish biol.. - oxford 9(1986)3. - s. 277 - 279 : 1 tab., 5 lit.. - b259
resistenz des pazifischen meeresneunauges, lampetra tridentata, gegenueber einer experimentellen infektion mit renibacterium salmoninarum, dem erreger der bakteriellen nierenkrankheit von salmoniden
60.45.30.06.02.; 60.50.20.05.
nutzfisch; bakt krankheit; niere; haematokritwert; antikoerper; +lampetra tridentata; +renibacterium salmoninarum; +bakt nierenkrankheit;
laichreife l. tridentata (-x 31,5 cm 54 g) aus dem stamp-fluss erhielten 3 dosen lebender zellen von r. salmoninarum (1,3 x 10 exp 2, 1,3 x 10 exp 4 und 1,3 x 10 exp 6) i.p. injiziert und wurden ueber 92 d bei 6,9...17,8 cel gehalten. kein neunauge starb, die haematokritwerte betrugen 35...45 %, in den nieren wurden keine erreger mit gram-faerbung, kultur (ueber 5 wo bei 15 cel) und indirekter immunfluoreszenz (ifat) gefunden. neunaugen mit der kleinsten erregerdosis hatten mit 1:128 bzw. 1:512 konstant die hoechsten antikoerpertiter gegenueber 1:32 bzw. 1:64 der anderen dosen. somit ist l. tridentata refraktaer gegen bnk und wird nicht zum uebertraeger, obwohl ein erreger-ueberleben in anderen organe als der niere nicht ausgeschlossen ist. - th. mattheis / friedrichshagen.

v709 - 0130 serology of mycobacterium chelonei isolated from salmonid fish (eng)
arakawa, c. k.; fryer, j. l.; sanders, j. e. - in: j. fish diseases. - oxford 9(1986)3. - s. 269 - 271 : 2 tab., 7 lit.. - b259
serologie von mycobacterium chelonei, das aus salmoniden isoliert wurde
60.45.30.06.02.; 60.50.20.05.
nutzfisch; bakt krankheit; mycobacterium; serologie; antigen; +salmonide; +mycobacterium chelonei;
aus salmoniden von 5 orten in oregon und montana isolierte schnellwachsende, achromogene mykobakterien wiesen anhand ihrer biochem. merkmale und guanin:cytosin-werte beziehungen zu mycobacterium chelonei ssp. abscessus auf, gewisse biochem. unterschiede und die unfaehigkeit, bei 37 cel zu wachsen, fuehrten zur errichtung der ssp. piscarium. beim antigen-vergleich von m. c. ssp. abscessus, m.c ssp. chelonei und m. fortuitum mit dem repraesentativen salmoniden-stamm (sst) mittels kreuzreaktion ohne und mit adsorption sowie elisa-technik ergab sich voellige serol. identitaet der m. chelonei-subspecies mit dem sst, so dass die neue unterart piscarium eingezogen und die sst als ein einziger stamm von m.chelonei betrachtet wird. - th. mattheis / friedrichshagen.

v709 - 0131 detection of vibrio anguillarum from waters (eng)
muroga, kiyokuni; iida, masahiko; matsumoto, hiroyuki. - in: bull. jap. soc. sci. fisheries. - toyo 52(1986)4. - s. 641 - 647 : 6 abb., 6 tab., 15 lit.. - b259
nachweis von vibrio anguillarum aus gewaessern
60.45.30.06.02.; 60.50.20.05.
nutzfisch/bakt krankheit; vibrio; nachweis; +plecoglossus altivelis; +vibrio anguillarum;
die untersuchung von suesswasser aus japan. ayu (plecoglossus altivelis) - aufzuchtteichen u. von meerwasser aus dem japan. binnenmeer auf vibrio anguillarum wurde mittels einer genau beschriebenen zweischritt-kulturmethode (mit alkal. peptonwasser und btb-agar) durchgefuehrt. obwohl in einigen der untersuchten teiche vibriosis auftrat, war v. anguillarum im teichwasser nicht nachweisbar. im meerwasser war v. anguillarum oft nachweisbar, bes. bei wassertemp. unter 20 cel. in in-vitro-exper. wurde festgestellt, dass der erreger im meerwasser ueberlebt, im suesswasser innerhalb 3...5 h jedoch abstirbt. unter den 89 isolierten staemmen

waren viele unbekannter serotypen und nur 8 fuer ayu oder anguilla japonica pathogen. - m. tautenhahn / friedrichshagen.

v709 - 0132 studies on microbial diseases of marine finfishes from india (eng)
pillai, c. thankappan. - in: riv. ital. piscicolt. e ittiopatol.. - treviso 21(1986)3. - s. 91 - 92, 95 - 96 : 1 abb., 1 tab., 17 lit.. - b259
untersuchungen ueber bakterienkrankheiten von meeresfischen aus indien
60.45.30.06.02.; 60.50.20.05.
nutzfisch; bakt krankheit; untersuchungsmethode; aeromonas; pseudomonas; vibrio;
nach bisher. erkenntnissen sind in indien 10 fischarten fuer die marikultur geeignet. weitere arten der genera epinephelus und lutianus werden geprueft.bisher. ergebnisse zur erforschung von bakteriosen bei diesen arten werden unter nennung von krankheitsbezeichnung, betroffene(n) fischart(en) und aetiol. agens aufgelistet. darunter sind:aeromonas salmonicida, a. h. hydrophila, pseudomonas alcaligenes, p. aeruginosa, p. stutzeri, vibrio cholerae, v. anguillarum, v. fischerei,v. parahaemolyticus, klebsiella pneumoniae, proteus vulgaris, escherichia coli u. a. ein empfohlener untersuchungsgang mit anzuechtung einschliesslich kulturmedien, identifizierung des erregers,diagnostik u. therape wird gegeben. - th. mattheis / friedrichshagen.

v709 - 0133 gigienicheskoe obosnovanie ispol"zovanija v pishhu cheloveka ryby, poluchavshejj krotonolakton (rus)
novoderzhkina, ju. g.; guseva, s. s.; ankudimova, l. p. - in: vopr. pitanija. - moskva (1986)4. - s. 63 - 65 : 17 lit.. - b14=zb 3621
hygienische begruendung fuer die behandlung der fische mit crotonolakton als nahrungsmittel fuer den menschen
60.45.30.06.02.; 60.50.20.05.
fisch; aeromonas; lebensmittel; prophylaxe; therapie; +crotonolakton;
eine hygien. verbesserung ist in der fischzucht in teichen durch behandlung mit handelsuebl. crotonolakton zwecks therapie und prophylaxe der aeromonosis eingefuehrt worden. es wurden untersuchunen zur rueckstandsmenge an crotonolakton in fischen, zu den organolept. eigenschaften,der chemischen zusammensetzung und dem biol. wert der fische gemacht. aus den ergebnissen eines 12monat. langzeittestes an tieren ziehen vff. die schlussfolgerung, dass die moeglichkeit besteht, diese fische in der enschl. ernaehrung einzusetzen. - k. gruhn.

v709 - 0134 chlorinated secondary domestic sewage effluent as a fertilizer for marine aquaculture : 3. assessment of bacterial and viral quality and accumulation of heavy metals and chlorinated pesticides in cultured fish and prawns (eng)
turner, j. w. d.; sibbald, r. r.; hemens, j. - in: aquaculture. - amsterdam 53(1986)2. - s. 157 - 168 : 1 abb., 6 tab., 20 lit.. - b259
ein chlorierter sekundaerer haeuslicher abwasserabluss als duenger fuer die marine aquakultur : 3. mitt. einschaetzung der bakteriologischen und virologischen qualitaet und der akkumulation von schwermetallen und chlorierten pestiziden in den aufgezogenen fischen und garnelen
60.45.30.06.02.; 60.75.20.05.
nutzfisch; natantia; abwasserschaden; virus; bacteriophyta; kohlenwasserstoff;
die bakteriol. und virol. qualitaet sowie die akkumulation von schwermetallen und chlorierten kohlenwasserstoffpestiziden wurde fuer tilapien,meeraeschen u. garnelen, die mit einem chlorierten sekundaeren haeusl. abwasserabfluss geduengten meerwasserteichen aufgezogen wurden, eingeschaetzt. escherichia coli i-organismen wurden im abfluss, der in die teiche fliesst, nachgewiesen, jedoch nicht im fleisch der aufgezogenen fische und garnelen. es wurden keine enter. viren isoliert. nur der kupfer- u. zinkgehalt war erhoeht.das scheint ein natuerl. phaenomen zu sein. die akkumulation von chlorierten kohlenwasserstoffpestiziden lag unter der gesetzlich zulaess. hoehe. - b. rennert / friedrichshagen.

v709 - 0135 infektioese pankreasnekrose der forelle (ipn): vorkommen von antikoerpern

gegenueber ipnv-ab, -he und -sp in salmonidenseren in der bundesrepublik deutschland
ahne, w.; kohlmeyer, g.; thomsen, i. - in: tieraerztl. umschau. - konstanz 41(1986)8. - s. 541 - 547 : 4 abb., 9 tab., 16 lit.. - b14=z 375
60.45.30.06.02.; 60.50.20.10.
forelle; viruskrankheit; serologie; antikoerper; +salmo gairdneri; +infekt pankreasnekrose (ipn);
pruefungen von 96 forellenseren aus 24 brd-betrieben mit virusneutralisationstest (nt) und indirekter immunfluoreszenz (if) ergaben 100 % (unbehandelte seren) bzw. 96 % (hitzeinaktivierte seren) ipnv-seropos. betriebe. insges. 94 % der untersuchten hitzeinaktivierten seren enthielten antikoerper (ak) gegen ipnv, wobei 89 % als ipnv-he-ak, 78 als ab-ak und 54 % als sp-ak identifiziert wurden. alle aus wildgewaessern untersuchten seren von salmo gairdneri, s. trutta fario, s.t. lacustris u. salvelinus alpinus waren ebenfalls ipnv-seropositiv. die spezifitaet der fisch-ak gegenueber den ipnv-subtypen wurde mit der if unter verwendung von monospezif. konjugiertem anti-forellen-ig-m geprueft. die if war sensitiver als der nt. - th. mattheis / friedrichshagen.

v709 - 0136 virus der infektioesen pankreasnekrose (ipnv): vergleichende untersuchungen ueber die plaquegroessen, virulenz und immunogenitaet der ipnv-subtypen sp, ab und he
kohlmeyer, g.; ahne, w.; thomsen, i. - in: tieraerztl. umschau. - konstanz 41(1986)8. - s. 532, 535 - 541 : 11 abb., 5 tab., 23 lit.. - b14=z 375
60.45.30.06.02.; 60.50.20.10.
forelle; viruskrankheit; niere; antikoerper; sterblichkeit; titer; +salmo gairdneri; +plaquegroesse; +ipn-subtypen;
einheitlich kleine plaques (<= 0,52 mm) und geringe virulenz (9 % mortalitaet) kennzeichneten den ipnv-subtyp sp (11. passage). grosse (> 0,52 mm) und kleine plaques hatten die anderen subtypen, wobei ipnv-sp (5. passage) virulent (50 % mortalitaet), ipnv-ab schwach virulent (8 % mortalitaet) und ipnv-he avirulent waren. im exper. mit ipnv-sp, -ab u. -he immunisierten (10 exp 6,5...10, exp 7,5 kid/fisch, i.p.). salmo gairdneri (200 g) bildeten in 1...3 mon bei 7,5...12,5 cel humorale antikoerper (ak). die hitzeinaktivierten seren (56 cel, 30 min) hatten im neutralisationstest ak-titer bis zu 2 exp 12,5 (ipnv-sp), 2 exp 7,5 (ipnv-ab) und 2 exp. 8,5 (ipnv-he). unterschiedl. serum-ak-titer blieben bis zu 51 wo nach der vakzinierung erhalten. - th. mattheis / friedrichshagen.

v709 - 0137 first virus isolation from australian fish : an iridovirus-like pathogen from redfin perch, perca fluviatilis l. (eng)
langdon, j. s.; humphrey, j. d.; williams, l. m. - in: j. fish diseases. - oxford 9(1986)3. - s. 263 - 268 : 5 abb., 2 tab., 7 lit.. - b259
erste virusisolierung aus australischen fischen: ein iridovirus-aehnlicher erreger aus redfin perch, perca fluviatilis
60.45.30.06.02.; 60.50.20.10.
nutzfisch; pathologie; virusisolierung; symptom; +perca fluviatilis; +nillahcootie redfin virus; +salmo salar;
aus den gepoolten eingeweiden von 3 moribunden diesjaehr. p. fluviatilis (2,5...3,5 cm) aus dem nillahcootie-see, bei benalla, victoria, wurde auf rtg-2-zellen ein ethersensitives, ikosaedr. virus, 165...172 nm dmr. bei negativfaerbung, 148...167 nm im ultraduennschnitt isoliert, das fuer 8 zellinien bzw. primaerkulturen zytopathisch war, nillahcootie redfin virus (nrf-v) genannt und vorlaeufig zu den iridoviren gestellt wurde. das nrf-v war fuer salmo salar (10...15 cm) nach i.p. injektion von ca. 10 exp 4,3 tcid50 pathogen. die fische waren depressiv, extrem dunkel, offenbar erblindet und verweigerten das futter ueber 4...14 d. nach einer hypersensibilitaets-phase von 5...10 d erholten sie sich. es bestand eine schwere vakuol. encephalopathie des lobus opticus. - th. mattheis / friedrichshagen.

v709 - 0138 observatii privind metodologia de diagnostic in bolile infectocontagioase ale pestilor (rum)
dascalescu, p. - in: rev. cresterea animalelor.. - bucuresti 36(1986)10. - s. 44 - 49. - b14=za 614
beobachtungen zur methodik der diagnose infektioeser fischkrankheiten
60.45.30.06.02.

fisch; pathologie; diagnose;

v709 - 0139 death in australian freshwater fishes associated with cholodonella hexasticha infection (eng)
langdon, j. s.; gudkovs, n.; humphrey, j. d. - in: austral. veter. j.. - north melbourne 62(1985)12. - s. 409 - 413 : 4 abb., 2 tab., 9 lit.. - b14=z 200
sterben von australischen suesswasserfischen mit befall von chilodonella hexasticha
60.45.30.06.03.
suesswasserfisch; parasitierung; sterblichkeit; +nematalosa erebi; +chilodonella hexasticha; +hypoxaemie;
die ursache eines sterbens von nematalosa erebi und anderen nativen fischarten des finke-flusses bei alice springs im winter 1984 war ein starker befall mit chilodonella hexasticha.die parasiten riefen eine schwere generalisierte kiemenepithelhyperplasie hervor, die den gasaustausch gestoert und die fische durch hypoxaemie getoete haben koennte. es wird vermutet, dass aehnl. winterl. ektoparasiten-epizootien zu den frueher im finke-fluss beobachteten fischsterben gefuehrt haben, wobei trockenzeitbedingungen mit niedrigen wassertemp. und geringen abflussmengen zusammenfielen. - th. mattheis / friedrichshagen.

v709 - 0140 two species of chloromyxum (myxozoa: myxosporea) in chum salmon, oncorhynchus keta (walbaum): taxonomy and life cycle (eng)
urawa, shigehiko; hiroi, osamu. - in: sci. rep. hokkaido salmon hatchery. - nakanoshima (1986)40. - s. 11 - 20 : 5 abb., 2 tab., 19 lit., zus. in engl.. - b14=zb 2945
zwei spezies von chloromyxum (myxozoa: myxosporea) in oncorhynchus keta: taxonomie und lebenszyklus
60.45.30.06.03.
nutzfisch; pathologie; protozoa; taxonomie; +oncorhynchus keta; +chloromyxum wardi; +chloromyxum salvelini;
chloromyxum wardi (cw) und c. salvelini (cs) aus o. keta des chitoseflusses, hokkaido, werden beschrieben und die vermutl. lebenszyklen dargestellt. c.chitosense ist synonym mit cw. beide spez. infizieren die lachsbrut waehrend des suesswasseraufenthaltes, aber die sporenbildung erfolgt erst 2,5 bis 4,5 a nach der meereswanderung. die trophozoiten finden sich in der gallenblase heimwandernder lachse. waehrend des ablaichens werden die reifen sporen an die umwelt abgegeben.die entwicklung ist abhaengig vom hormonhaushalt der wirte. die befallsextensitaet betrug fuer cw 59,6 und fuer cs 23,7 %, sie kann von der dauer des suesswasseraufenthaltes der brut abhaengig sein. - g. seifert.

v709 - 0141 hepatic microsporidiosis of juvenile grey mullet, chelon labrosus (risso), due to microgemma hepaticus gen. nov. sp. nov. (eng)
ralphs, j. r.; matthews, r. a. - in: j. fish diseases. - oxford 9(1986)3. - s. 225 - 242 : 7 abb., 61 lit.. - b259
microgemma hepaticus gen. et sp. nov. als ursache von lebermikrosporidiose bei juvenilen chelon labrosus
60.45.30.06.03.
fisch; parasitierung; entwicklungsstadium; leber; +chelon labrosus; +microgemma hepaticus; +lebermikrosporidiose;
microgemma hepaticus gen. et sp. nov. entwickelt sich in xenomen (dmr. 500 mym) mit umgebenden mitochondrienbaendern u. einem netzartig-hypertrophierten kern. die vegetativen stadien, meronten, sind plasmodial und teilen sich durch plasmotomie. sie werden von wirtsmembranen umschlossen. sporogonie-stadien sind frei im zytoplasma u. teilen sich durch multiple exogene sprossung. die birnenfoerm., einkern. sporen (2,4 x 4,2 mym) haben einen polfaden mit 7...9 windungen und einen lamell. polaroplasten. die xenome sind mit leberbindegewebe assoziiert u. nekrotisierten unter gewissen umstaenden benachbarte leberzellen. wirtsabwehrreaktionen fuehren zur vernichtung der sporen. - th. mattheis / friedrichshagen.

v709 - 0142 prime osservazioni sulla capillariosi epatica rinvenuta nella trota

marmorata (s. trutta marmoratus) del po in piemonte (ita)
masoero, l.; forneris, g. - in: riv. ital. piscicolt. e ittiopatol.. - treviso 21(1986)3. - s. 97 - 99 : 4 abb., 3 lit.. - b259
erste beobachtungen ueber die leber-capillariose bei salmo trutta marmoratus aus dem po in piemont
60.45.30.06.03.
forelle; parasitierung; leber; histologie; +salmo trutta marmoratus; +capillaria petruschewskii; +leber-capillariose;
es wird die histopathologie der von capillaria petruschewskii befallenen leber von marmorforellen kurz beschrieben. sie ist fuer c. petruschewskii ein neuer wirtsfund. unter dem aspekt einer begonnenen untersuchung ueber die biologie u. den schutz der marmorforelle werden erste betrachtungen zur pathol. bedeutung der lebercapillariose fuer dieses in einigen piemontes. fluessen so ueberaus wicht. autochthone faunenelement angestellt.- th. mattheis / friedrichshagen.

v709 - 0143 first records of some digenetic trematodes occurring as intestinal parasites of the silver mullet (mugil curema val., 1836) in venezuela (ita)
conroy, gina; conroy, d. a. - in: river ital. piscicolt. e ittiopatol.. - treviso 21(1986)3. - s. 100 - 102, 105 - 106 : 24 lit.. - b259
erste fundberichte einiger digener trematoden, die als darmparasiten bei mugil curema in venezuela auftraten
60.45.30.06.03.
fisch; parasitierung; trematodes; +mugil curema; +schickhobalotrema; +haploporidae;
von mai 1983 bis mai1985 wurden 1256 m. curema (31...330 mm) in 2 buchten der karibikkueste venezuelas gefangen u. untersucht. als adulte lebten im darm schickhobalotrema sp. (haplosplanchnidae), chalcinotrema mugilicola, dicrogaster fastigatus und saccocoelioides beauforti (haploporidae) und lasiotocus glebulentus (monorchiidae). es werden deren morphometr. beschreibungen gegeben. fuer diese parasiten sind es neue wirts- und/oder lokalitaetsfunde. - th. mattheis / friedrichshagen.

v709 - 0144 untersuchungen zur entwicklung und zum wirt-parasitverhaeltnis der cestoden im koenigssee unter besonderer beruecksichtigung von triaenophorus nodulosus (pallas, 1781)
leuner, e. - in: schadstoffbelast. u. oekosystemschutz im aquat. bereich. - muenchen : bayer. landesanst. wasserforsch., 1985. - s. 371 - 380 : 4 abb., 5 lit.(muenchener beitr. zur abwasser-, fischerei- u. flussbiol. ; 39). - b14=sr 228,39
60.45.30.06.03.
barsch; forelle; wirt-parasit-verhaeltnis; cestodes; +perca fluviatilis; +salmo trutta lacustris; +triaenophorus nodulosus;
von 1983/84 untersuchten 11 000 planktern waren 3 % mit procercoiden befallen. in copepoden (c) mit doppelbefall von t. nodulosus und proteocephalus percae bzw. t. nodulosus und eubothrium salvelini entwickelten sich beide larven gut, wobei im labor die invasionsfaehigkeit von t. nodulosus fuer den 2. zwischenwirt (zw) bestaetigt wurde.juli/aug. waren 1,36 % der c mit t. nodulosus befallen.die anzahl der invasionsfaeh. t. plerocercoide nahm mit dem alter bei seesaiblingen (s) zu, beim barsch ab. brut und 2jaehr. seeforellen koennen 2. zw von t. nodulosus sein, als endwirt (ew) scheidet sie aus. s beherbergten von apr. bis nov. adulte und praeadulte e. salvelini mit max. bei zw u. ew von sept. bis nov.. barsche enthielten von maerz bis dez. praeadulte und adulte p. percae. - th. mattheis / friedrichshagen.

v709 - 0145 histopathology of leech austrobdella bilobata ingram, infestation on the yellowfin bream, acanthopagrus australis (guenther), in northern new south wales (eng)
roubal, f. r. - in: j. fish diseases. - oxford 9(1986)3. - s. 213 - 223 : 14 abb., 40 lit., zus. in engl.. - b259
histopathologie eines befalls mit dem egel austrobdella bilobata bei acanthopagrus australis im noerdlichen neusuedwales
60.45.30.06.03.

nutzfisch; parasitierung; hirudinea; schaedigung; +acanthopagrus australis; +austrobdella bilobata;
die egel waren am oberen mauldach u. den bauchflossen angeheftet.die saugstelle war oft haemorrhagisch u. eine schwelung umgab den anheftungsort. unter beiden stellen wies die submukosa eine massive zellinfiltration vorherrschend mit lymphozyten u. makrophagen auf.den anheftungsort charakterisierte ferner eine komplette entzuendung unter dem parasiten.in einigen faellen waren lokale bindegewebsfaser-proliferationen u. nekrose- und oedemzonen vorhanden. - th. mattheis / friedrichshagen.

v709 - 0146 a note on the occurence of lernaeenicus longiventris wilson, 1917 (crustacea, copepoda, lernaeoceridae) as a parasite of the silver mullet (mugil curema valenciennes, 1836) from chichiriviche and patanemo coves, venezuela (eng)
conroy, d. a.; conroy, g.; rodriguez, a. - in: riv. ital. piscicolt. e ittiopatol.. - treviso 21(1986)3. - s. 113 - 117 : 4 abb., 1 tab., 15 lit.. - b259
eine notiz zum vorkommen von lernaeenicus longiventris (copepoda, lernaeoceridae) als einem parasiten von mugil curema aus den buchten von chichiriviche und patanemo, venezuela
60.45.30.06.03.
nutzfisch; parasitierung; copepoda; +mugil curema; +lernaeenicus longiventris;
das vorkommen von l. longiventris bei m. curema aus den beiden buchten stellt einen neuen wirtsfund u. 2 neue lokalitaetsfunde dar. der copepode befiel m. curema von lt > 110 mm mit extensitaeten von 6,1...13,9 % in der patanemo- bzw. 9,0...60,0 % in der chichiriviche-bucht. er wurde an erster lokalitaet nur jan./febr. 1985, dagegen nov./dez. 1984 sowie jan./febr. 1985 an letzterer gefunden. ueber seine potentielle gefahr fuer die marinekultur von mugiliden wird diskutiert. - th. mattheis / friedrichshagen.

v709 - 0147 beitrag zur oekologie der fischparasiten des koenigs- und obersees
negele, r.-d. - in: schadstoffbelast. u. oekosystemschutz im aquat. bereich. - muenchen : bayer. landesanst. wasserforsch., 1985. - s. 353 - 370 : 3 abb., 6 tab., 33 lit.(muenchener beitr. zur abwasser-, fischerei- u. flussbiol. ; 39). - b14=sr 228,39
60.45.30.06.03.
nutzfisch; parasitierung; parasit-wirt-verhaeltnis; trematodes; copepoda; +bunodera luciopercae;
aus koenigs-, ober- und gruensee wurden 1981/84 1800 fische aus 15 arten von 8 familien parasitologisch untersucht. insges. wurden 25 parasitenarten aus 3 tierstaemmen und 9 klassen identifiziert. ihr vorkommen wird derzeit in abhaengigkeit von nahrung und lebensraum sowie alter und geschlecht der fische, jahreszeit und wassertemp. sowie organ- und wirtsspezifitaet der parasiten analysiert. am beispiel von bunodera luciopercae waren oekol. zusammenhaenge wie lebeszyklus (1. zwischenwirt schnecken, 2. akzessor. zwischenwirt copepoden u.a. zooplankter, endwirte barsche und cottus gobio) und parasit-wirt-verhaeltnis (extensitaet, intensitaet, saisonale abhaengigkeit) diskutiert. eine umfassende publikation erfolgt nach beendigung des forschungsvorhabens. - th. mattheis / friedrichshagen.

v709 - 0148 chemotherapy of six ectoparasitic diseases of cultured fish (eng)
singhal, r. n.; jeet, swarn; davies, ronald w. - in: aquaculture. - amsterdam 54(1986)3. - s. 165 - 171 : 2 tab., 21 lit.. - b259
chemotherapie von 6 ektoparasitosen bei aquakultur-fischen
60.45.30.06.03.
nutzfisch; parasitierung; chemotherapeutikum; formaldehyd; natriumchlorid; +saprolegnia; +myxobolus; +hemiclepsis;
an catla catla, cirrhinus mrigala, ctenopharyngodon idella, cyprinus carpio, hypophthalmichthys molitrix, labeo calbasu, l. rohita u. ophicephalus punctatus wurden 10 chemotherapeutika gegen 6 ektoparasitosen geprueft. am wirksamsten waren gegen saprolegnia malachitgruen u. nacl, gegen trichodina nacl, essigsaeure und formalin, gegen myxobolus (ca(oh)2, cao, kmno4 und formalin, gegen hemiclepsis eisessig und kmno4 sowie gammexane (1-6-hexachlorcyclohexan) gegen argulus. keines der geprueften mittel war wirksam bei starkem befall mit postodiplostomum,leichter befall liess sich mit pikrinsaeure bekaempfen. aufwandmengen und

behandlungszeiten werden genannt. - th. mattheis / friedrichshagen.

v709 - 0149 a preliminary note on th parasitofauna of the lebranche mullet (mugil liza val., 1836) in uruguay (eng)
carnevia, d.; mazzoni, r. - in: riv. ital. piscicolt. e ittiopatol.. - treviso 21(1986)3. - s. 109 - 111 : 1 tab., 2 lit.. - b259
eine vorlaeufige notiz zur parasitenfauna von mugil liza aus uruguay
60.45.30.06.03.
nutzfisch; parasitierung; haut; muskel; + mugil liza; + antiparasit baeder; + kieme;
m. liza aus dem atlantik und dem rio de la plata-aestuar wurden sofort und nach suesswasserhaelterung untersucht. ichthyophthirius multifiliis trat nur im suesswasser (sw) auf haut und kiemen bei kranken und offenbar gesunden fischen (reservoir) auf. trichodina sp. auf haut und kiemen in brackwasser (bw) und sw, sciphidia sp. auf haut in bw, gydrodactylus sp. auf haut im meerwasser (mw) und haelterung in sw und bw, metacercarien von phagicola longa aus leber, herz und darmmuskulatur in mw u. bw, adulte dicrogaster sp. aus darm in mw und bw, philometra sp. aus muskulatur unter schuppen in bw, gravide ergasilus lizae von kiemen in bw, ichthyobodo necatrix auf haut in bw. saemtl. ektoparasiten konnten mit antiparasit. baedern bekaempft werden. - th. mattheis / friedrichshagen.

v709 - 0150 fish can suffer from sunburn (eng)
bullock, a. m.; coutts, r. r. - in: fish farm. internat.. - london 12(1985)6. - s. 5 : 2 abb.. - b259
fische koennen unter sonnenbrand leiden
60.45.30.06.04.
fisch; sonnenschein; verbrennen; schaedigung; haut; + flosse;
unter idealen bedingungen (grosse hoehe, sehr klares wasser, z. b. bolivien) koennen die uv-strahlen das wasser mehrere meter durchdringen. viele fischfarmen operieren in tiefen zwischen 0,5 und 5 m, so dass die fische durch das sonnenlicht geschaedigt werden koennen, da sie nicht die moeglichkeit haben,in groessere tiefen auszuweichen. es handelt sich um hautschaeden, die bei fiscen ausgepraegter sein koennen als bei landtieren. fuer juvenile fische ist die zerstoerung der ruecken(r)-flosse typisch. es entsteht eine kremigweisse verdickung des flossengewebes u. oft bleibt nur ein stumpf zurueck. bei aelteren fischen ist das uv-strahlungs-trauma nicht auf die r-flosse beschraenkt, sondern tritt auch an anderen stellen der haut auf, haeufig zwischen r-flosse und kopf. - m.-l. albrecht / friedrichshagen.

v709 - 0151 adenovirus-like particles associated with epithelial hyperplasias in dab, limanda limanda (l.) (eng)
bloch, b.; mellergaard, s.; nielsen, e. - in: j. fish diseases. - oxford 9(1986)3. - s. 281 - 285 : 4 abb., 9 lit.. - b259
mit epithelhyperplasien bei limanda limanda assoziierte adenovirus-aehnliche partikel
60.45.30.06.04.
fisch; haut; tumor; sauerstoff; + limanda limanda;
in einem gebiet ca. 30 meilen westlich von thyboroen in der oestl. nordsee mit sommerl. o2-mangel hatten epithelhyperplasien (eh) bei l. limanda mit 1,2 bzw. 2,3 % 1983/84 steigende tendenz. die eh waren meist kleine, runde, halbdurchsicht., kremweisse flecken mit weicher oberlfaeche und 2...10 mm dmr. betroffene fische durchschnittl. 4 jahre,niemals juenger als 3 jahre. waehrend das normale epithel aus 4...5 zellschichten besteht, bestanden die eh aus bis zu 50 schichten. weitere veraenderungen auf dem wege zu papillomen werden beschrieben.in gefaerbten duennschnitten aller 4 tumoren befanden sich im kern oberflaechennaher, anderweitig normaler zellen virus-aehnl., hexa- und pentagonale partikel mit 80 nm zwischen den spitzen und 70 nm zwischen den seiten. - th. mattheis / friedrichshagen.

v709 - 0152 fine structure of hepatocytes and hepatocellular carcinoma of the atlantic tomcod, microgadus tomcod (walbaum) (eng)
cormier, susan m. - in: j. fish diseases. - oxford 9(1986)3. - s. 179 - 194 : 11 abb., 27 lit.. - b259
feinstruktur von leberzellen und leberzellkarzinom von microgadus tomcod
60.45.30.06.04.

fisch; pathologie; leber; karzinom; histologie; + microgadus tomcod;
die leberzellen (lz) von fischen aus den weniger stark belasteten pawcatuck-fluss (pf) waren in 2zell. straengen angeordnet, die von blutsinus getrennt wurden. sie enthielten maessige mengen an glykogen, fett, rer, mitochondrien und einen zentralen kern. die lz von fischen aus dem sehr stark belasteten hudson-strom (hs) hatten ceroid-plaques,stark vermehrtes, oftmals aufgeblaehtes rer, starke fettablagerungen (fal), die andere organellen deformierten und kein glykogen. kern und zytoplasmat. anteil von leberkarzinomzellen aus dem hs, pf, neg., waren viel groesser als anderer lz und enthielten weniger fal, aber mengen von rer in unteschiedl. blaehungsstadien.die hohe leberzellkarzinom-rate ist das resultat hoher umwelt-karzinogen-konz. - th. mattheis / friedrichshagen.

v709 - 0153 oekologie organischer schadstoffe aus der liste 1 der eg im aquatischen system
graaff, s. van de. - in: schadstoffbelast. u. oekosystemschutz im aquat. bereich. - muenchen : bayer. landesanst. wasserforsch., 1985. - s. 35 - 46 : 2 abb., 3 tab., 7 lit.(muenchener beitr. zur abwasser-, fischerei- u. flussbiol. ; 39). - b14=sr 228,39
60.45.30.06.04.
fisch; wasser; schadstoff; schaedigung; milz; leber; + kieme;
fische je einer probenstelle aus regnitz, donau und alzkanal wurden auf rueckstaende (rst) von polycycl. aromaten (pca) und perchlorethylen (per) und damit verbundene histol. und haematol. schaeden untersucht. hauptakkumulationsorgane waren fuer pcas nieren und milz, gefolgt von kiemen. fluoranthen und pyren kamen auch in leber und muskulatur vor. max. akkumulationsfaktoren (af) betrugen fuer pyren 10 exp5 in milz u. benz(e)pyren 7,5 x 10 exp 6 in nieren jeweils alzkanal. per-akkumulierte vorwiegend in muskulatur, kiemen u. milz, wobei erstere einen max. af von 4,8 x 10 exp3 im alzkanal erreichte. eine gemeinsame betrachtung von schadstoff-rst und organschaeden wird fuer per an einem beispiel gegeben. - th. mattheis / friedrichshagen.

v709 - 0154 le cheval. reproduction, selection, alimentation, exploitation (fre)
jarrige, robert; martin-rosset, william (hrsg.). - paris, inst. nat. de la rech. agronom., 1984. - 689 s. : zahlr. abb., tab., lit.. - b14=1986 a 521
das pferd. fortpflanzung, selektion, fuetterung, nutzung, themen anlaesslich der 13. weiterbildungstagung in theix vom 25. - 27.11.81
60.45.37.10.04.; 60.45.37.10.07.; 60.50.10.25.
pferd; fortpflanzung; embryonentransplantation; vererbung; selektion; fuetterung;
im ersten von 4 hauptkapiteln wird die fortpflanzung abgehandelt. auch beim pferd kommt der embryotransfer zur anwendung. bessere einsicht in die in der fruehtraechtigkeit wirksamen mechanismen und die methoden therapeut. beeinflussung der embryonalen fruehsterblichkeit werden hiervon erwartet. unter den aspekten der genetik dominieren die genet. verbesserung des vollblutes, die heritabilitaet der trableistungen, die blutgruppenbestimmung. im kapitel fuetterung sind energie-, protein- und mineralstoffwechsel behandelt. die naehrstoffbeduerfnisse von stute und fohlen stehen im vordergrund. im kapitel fleischproduktion verdienen die genet. problematik, die technik und oekonomie der produktion einjaehr. schlachtfohlen, die weidenutzung und die schaffung von zucht- und mastbetrieben beachtung. - h. busse.

60.45.38. bienenkrankheiten

v709 - 0155 3hmuscimol binding to a putative gaba receptor in honey bee brain and its interaction with avermectin b1a (eng)
abalis, ibrahim m.; eldefrawi, amira t. - in: pesticide biochem, and physiol.. - new york 25(1986)3. - s. 279 - 287 : 7 abb., 1 tab., 35 lit. - arb.st:dep. pharmacol. and exper. therapeut. baltimore, maryland 21201 usa. - b14=za 5789
die bindung von (3h) muscimol an einem vermeintlichen gaba-rezeptor im honigbienengehirn

und dessen interaktionen mit avermectin b1a
60.45.38.05.01.; 60.45.38.05.14.; 60.40.25.30.40.
biene; gehirn; insektizid; rezeptor;
bekannt sind interaktionen zwischen gaba-rezeptoren bei insekten und indektiziden. zur untersuchung der bindungsfaehigkeit von gaba-rezeptoren bei der honigbiene wurde muscimal (methylen-n-3-hydroxy-5-aminoarthylisoxazol)(mu) aus fliegenpilzen verwendet. mu wird an der membran des honigbienengehirns mit 2 unterschiedlich starken affinitaeten gebunden. in beiden faellen konnte eine bindung an gaba-rezeptoren wahrscheinlich gemacht werden. entweder stellen die beiden bindungsorte verschiede stellen des gaba-rezeptormolekuels dar oder die bindungen erfolgen an 2 verschiedenen gaba-rezeptoren. avermectin wirkt dieser bindung entgegen und ist wahrscheinlich fuer die schwache form der affinitaet verantwortlich. - r. baehrmann.

v709 - 0156 arrenotokija i differenciacija pola v jajjcekladke kleshha varroa jacobsoni (rus)
akimov, i. a.; zaloznaja, l. m.; pileckaja, i. v. - in: vestnik zool.. - kiew (1986)4. - s. 64 - 68 : 14 lit., zus. in engl. - arb.st:inst. zool. im i. i. shmal""gauzena an ussr, udssr. - b14=zb 3525
arrhenotokie und geschlechtsdifferenzierung bei der eiablage der milbe varroa jacobsoni
60.45.38.05.14.; 60.50.25.04.05.05.
varroa-milbe; ei; geschlecht; haploidie; temperatur; + arrhenotokie;
von den zuerst abgelegten lebensfaehigen eiern waren 80 % haploid (maennl. eier), von den danach abgelegten eiern weniger als 8 %. innerhalb des untersuchten temperaturbereiches von 33...36cel liess sich keine regelmaessigkeit bezueglich der ablage lebensfaehiger und nicht lebensfaehiger eier eier feststellen. das verhaeltnis der geschluepften maennchen:weibchen (1:3) zeigt, dass bei der sich parthenogenetisch vermehrenden arrhenotoken varroa-milben im laufe der eientwicklung mehr haploide eier zugrunde gehen als diploide (weibl. eier). - h. henschel.

v709 - 0157 modell und wirklichkeit beim vermehrungsverhalten der milben varroa jacobsoni
boegel, robert; steinemann, albrecht; dorn, ruediger. - in: allg. dt. imkerztg.. - sankt augustin, brd 20(1986)7. - s. 209 - 214 : 8 abb., 2 tab.. - b14=za 5096
60.45.38.05.14.; 60.50.25.04.05.05.; 60.01.30.25.03.
varroa-milbe; fortpflanzung; math modell; bekaempfung;
die vff. untersuchten mit mathemat. methoden das vermehrungsverhalten der varroamilben. ziel dieser untersuchungen ist es, waehrend der saison abschaetzen zu koennen, wieviel vermehrungsfaehige milben im bienenvolk unter vorgegebenen bedingungen zu gewissen zeitpunkten zu erwarten sind, um dann rechtzeitig angemessen dosierte heilmittel einzusetzen. voellig exakte vorausberechnungen in diesem sinne sind leider nicht moeglich, da das vermehrungsverhalten der einzelnen milben sehr unterschiedlich ist. in diesen modellrechnungen wird der einfluss des invasionsdrucks und des bannwabenverfahrens bes. untersucht. alle bisher bekannten eingriffe in das biennenvolk zur bekaempfung der varroatose koennen keine loesungen auf dauer sein. - w. fritzsch.

v709 - 0158 was soll der imker von der varroa-abwehr wissen ?
tropper, alois. - in: bienenvater. - wien 107(1986)7. - s. 235 - 240. - b14=za 1054
60.45.38.05.14.; 60.50.25.04.05.05.; 60.50.35.01.
varroatose; varroa-milbe; biologie; tierhaltung; bekaempfung; fuetterung; medikament;
in der arbeit wird das ergebnis eines arbeitsgespraeches zwischen wissenschaftlern u. praktikern mitgeteilt. aus der biologie der varroamilbe sowie der art der schaedigung der bienen und der brut werden geeignete betriebswirtschaftl. massnahmen abgeleitet. auf dem stand ist kein schwaches volk und keine weisel aelter als 3 jahre zu dulden. im fruehjahr muss volksstaerke und raum harmonisch uebereinstimmen. futterversorgung muss laufend gesichert sein. eine fruehe auffuetterung wird empfohlen. biolog. massnahmen (gute brutpflege, drohenenbrutausschneiden, bannwabenverfahren, jungvolkbildung) werden dargestellt. zur chemischen behandlung (thymol, ameisensaeure, folbex va, perizin, pyrethroid-praeparate und amitraz) wird stellung genommen. - w. fritzsch.

60.50.05. allgemeine fragen der veterinaermedizin

v709 - 0159 changes in world veterinary output of publications (eng)
payne, j. m.; payne, s. - in: brit. veter. j.. - london 142(1986)4. - s. 301 - 306 : 8 tab. - arb.st:reading, univ., dep. agric.. - b14=z 217
wandlungen der veterinaermedizinischen veroeffentlichungen im weltmasstab
60.50.05.
veterinaermedizin; linguistik; +veroeffentlichung; +land; +anteil;
anhand des veterinary bulletin aus den jahren 1966/85 wird eine quantitative untersuchung und auswertung der veter.-med.-wiss. veroeffentlichungen vorgenommen. es gibt laender- und themenspezif. aenderungen. anzahlmaessig rangieren die usa und westeur. an 1. stelle, waehrend das vereinigte koenigreich noch die 2. stelle einnimmt. die veroeffentlichungen beschaeftigen sich heute mehr mit infektionskrankheiten, waehrend solche ueber parasitologie und stoffwechselerkrankungen zurueckgegangen sind. als allg. sprache der veter.-med.-wiss. scheint das englische an boden zu gewinnen. - p. g. schoop.

v709 - 0160 a tehenkieses merteke es okai eltero genotipus, tartasrendszer es allomanynagysag eseten (hun)
enyedi, s.; szuromi, a. - in: allattenyesztes es takarmanyozas. - budapest 34(1985)5. - s. 385 - 392. - ung. agrar-rdsch., budapest. - b14=zb 1159
merzungshaeufigkeit von kuehen in abhaengigkeit von genotyp, haltungstechnologie und bestandesgroesse
60.50.05.; 60.50.15.15.
eliminieren; genotyp; tierhaltung;
untersucht wurden in 21 betrieben 101732 kuehe der rassen holstein-frisian-, ungar. fleckvieh (uf) x holstein frisian (hf)-, hungarofrisian- und finn. ayrshire-zuchten in lauf- (mit ruheboxen) u. anbindestaellen. ausfallgruende waren alter, unfruchtbarkeit, schlechte milchleistung, euterkrankheiten und -fehler, verenden, notschlachtung, klauenerkrankungen, schwergeburten. der ausfall war am groessten bei holstein-frisian, anaehernd bei uf x hf und maessiger bei den genotypen von kleinerer koerpergroesse. bei guelletechnologie waren mehr ausmerzungen wegen klauenschaeden zu verzeichnen. bei laufstallhaltung war die ausmerzung wegen unfruchtbarkeit geringer. 50...70 % der gesamtausfaelle ergaben sich wegen unfruchtbarkeit, verenden und notschlachtung.

v709 - 0161 homeopathie en isopathie, wetenschap of geloof (dut)
luiten, a. c. b.; huyben, m. w. c. - in: t. diergeneeskd.. - utrecht 111(1986)15/16. - s. 741 - 743 : 19 lit., zus. in engl.. - b14=z 376
homoeopathie und isopathie, wissenschaft oder glaube
60.50.05.10.05.
behandlung; tier; mensch;
ziel der untersuchungen ist, eine antwort dafuer zu finden, ob homoeopathie (h) und isopathie (i) eine wiss. basis haben. eine anzahl exper. untersuchungen der h und i wurde an den universellsten wiss. anforderungen gemessen, wobei geprueft wurde, in welchem umfang eine annaeherung moeglich ist. ferner wird der hintergrund zunehmender popularitaet dieser behandlungsmethoden untersucht. die verfuegbare lit. laesst keine schluessige antwort zu, ob h und i wissenschaftlich gerechtfertigt sind. mit ausnahme eines versuchs haelt keine studie dem standard stand. - e. rueffle.

v709 - 0162 gutachten und technik in der veterinaerpathologie
rudolph, roland. - stuttgart : ferdinand enke verl., 1984. - 63 s. : 24 abb., 23 lit.. - b14=1986 a 830
60.50.05.10.05.10.; 60.05.60.
pathologie; fachbuch; tier; rechtsnorm; praeparieren; +obduktion;

v709 - 0163 granulocyte proteinases as mediators of unspecific proteolysis in inflammation: a review (eng)
fritz, h.; jochum, m.; geiger, r. - in: folia histochem. et cytobiol.. - krakow 24(1986)2. - s. 99 - 116 : 15 abb., 27 lit., zus. in poln.. - b14=za 4607
granulozyten-proteinasen als vermittler der unspezifischen proteolyse bei der entzuendung. eine uebersicht
60.50.05.10.05.10.; 60.50.05.10.07.
granulozyt; proteinase; proteolyse; entzuendung;
polymorphkernige granulozyten koennen lysosomale proteinasen bei heftigen entzuendungsprozessen freisetzen. diese enzyme verstaerken die entzuendungsreaktion infolge abbau von bindegewebsstrukturen. als marker einer derartigen reaktion diente die polymorphkernige elastase (e). mit dem elisa-test wurden die plasmawerte von e-alpha 1-proteinase-inhibitor nach multiplen traumen, pankreatogenen schocks u.a. bestimmt. einen wesentl. anstieg dieser plasmawerte konnte nach multiplen traumen bis zu 14 h nach dem unfall beobachtet werden. jede freigesetzte elastase scheint mit dem schweregrad einer verletzung in korrelation zu stehen. - c. eichwald.

v709 - 0164 otitis externa - seeing past the signs to discover the underlying cause (eng)
woody, benny j.; fox, steven m. - in: veter. med.. - lenexa, kans. 81(1986)7. - s. 616 - 618, 620 - 622, 624 : 1 tab., 6 abb., 9 lit. - arb.st:mississippi state univ., animal health center. - b14=zb 104
otitis externa: die symptome sollte man erst beachten, wenn die ursache geklaert ist
60.50.05.10.05.10.; 60.50.20.18.; 60.50.25.
katze; hund; ohr; epithel; entzuendung; diagnose;
die otitis externa ist die haeufigste krankheitsursache bei katze und hund. das cerumen wird von den oberflaechlicheren talg - u. tiefer gelegenen apokrinen druesen des auesseren gehoergangs produziert. ranzige fettsaeuren provozieren entzuendlich verursachte produktionssteigerung. epithelschaedigungen beguenstigen die ansiedlung oder das pathogenwerdenvon zur normalflora gehoerenden keimen. chron. entzuendete gehoergaenge wuchern zu oder ossifizieren.grundsaetzlich sollten neben glukokortikoiden nur antibiografisch getestete antibiotikamedikation vorgenommen werden. vorher sollte der meatus acusticus ext. gruendlich gesaeubert werden, da eiter die antibiot. wirkung aufhebt. die erfolgreiche behandlung der otitis parasitaria setzt die mitbehandlung des ganzen tierkoerpers und aller uebr. tiere des bestandes voraus. - a. kuntze.

v709 - 0165 allergy testing and hyposensitization for 3 comon feline dermatoses (eng)
mcdougal, bill j. - in: mod. veter. pract.. - santa barbara, calif. 67(1986)7. - s. 629 - 633 : 1 tab., 5 abb., 15 lit. - arb.st:houston, tex., veter. allergy and dermatol. referral clinic.. - b14=z 333
allergietestung und desensibilisierung bei 3 haeufigen katzendermatosen
60.50.05.10.05.10.; 60.50.05.10.07.
katze; dermatitis; allergie; diagnose; therapie; befund;
neben dem eosinophilen granulomkomplex spielen das miliare ekzem u. die psychogene dermatitis eine nicht unedeutende rolle bei der katze. obwohl exakte beweise bislang nicht vorliegen,ist anzunehmen, dass alle 3 erkrankungen im gefolge gebildeter antigen-antikoerperkomplexe entstehen. dermatophytosen, milben- und flohbefall wurden differentialdiagnostisch bei 13 katzenausgeschlossen, von denen 3 ein eosinophiles granulom hatten, 4 an psychogener dermatitis und 6 an miliarem ekzem litten. tests ergaben, dass fast alle gegen haustaub und unterschiedl. pflanzen allergisch waren. nach desensibilisierung (anfangs 0,1 ml/wo, spaeter 14taegig, dann ml monatlich) mit einem allergengemisch genas die mehrzahl der patienten. bislang ist ungeklaert, ob die katze ige bildet. - a. kuntze.

v709 - 0166 kongenitalne anomalije genitalnogo aparata sa posebnim osvrtom na slucaj perzistirajuceg hymena kod junice (ser)
ivetic, v.; podzo, m. - in: veter. glasnik. - beograd 40(1986)7/8. - s. 497 - 502 : 3 abb., 25 lit., zus. in russ., engl.. - b14=za 1542

kongenitale anomalien des genitalsystems mit spezieller beachtung eines falles eines persistierenden hymens bei einer faerse
60.50.05.10.05.15.; 60.50.10.20.01.05.
faerse; geschlechtsorgan; anomalie;
es wird ueber das auftreten einer festen gewebsspange im gebiet des hymenalringes bei einer 10,5 mon. alten faerse berichtet. die spange verband das dorsale mit dem ventralen vaginalgewebe und verhinderte dadurch eine verbindung zwischen vestibulum und vagina. die faerse wurde wegen der unmoeglichkeit der insemination geschlachtet, wobei sich zeigte, dass die dilatierte vagina eine laenge von 39 cm und eine weite von 22 cm hatte. in dem entstandenem raum befanden sich ca. 3 l einer schleimigen fluessigkeit. - g. w. buchholz.

v709 - 0167 recognition of feline parovarian nodules as ectopic adrenocortical tissue (eng)
altera, kenneth p.; miller, linda n. - in: j. amer. veter. med. assoc.. - schaumburg, ill. 189(1986)1. - s. 71 - 72 : 3 abb., 10 lit.. - b14, gr61
nachweis von parovariellen knoetchen bei katzen als ektopisches adrenalgewebe
60.50.05.10.05.15.
nebenniere; gewebe (tier); anomalie; ovarium; histologie; katze;
bei ovario-hysterektomie von 17 gesunden katzen (6 mon. bis 5 a)
wurden parovarielle knoetchen (dmr 2...5 mm) von goldener farbe gefunden, die in den breiten baendern bis 4 cm von den ovarien entfernt lagen. histologisch handelte es sich um nn-rindengewebe mit restgewebe des mesonephron. nn-markgewebe wurde nicht gefunden. - j. martin.

v709 - 0168 complex odontoma in a horse (eng)
dillehay, d. l.; schoeb, t. r. - in: veter. pathol.. - washington 23(1986)3. - s. 341 - 342 : 2 abb., 11 lit.. - b14=zb 3353
komplexes odontom bei einem pferd
60.50.05.10.05.20.
pferd; tumor; chirurgie; maul-/rachenhoehle; zahn; +odontom;
odontome kommen selten vor. sie enthalten alle dentalgewebe. ihre anordnung ist aber gestoert. bei einer 4jaehr. stute entwickelte sich im rechten praemaxillarbereich eine langsam wachsende harte masse 2 a lang. roentgenolog. zeigte sie sich knochenaehnlich. nach chirurg. entfernung erbrachte die histol. untersuchung den tumoroesen charakter. die aetiologie der odontome ist unbekannt. angenommen werden traumat. entfernung. - m. fuerll.

v709 - 0169 zur pathologie des primaeren lungenkarzinoms beim rind : beschreibung von 16 faellen
tontis, a.; zwahlen, r. - in: schweiz. arch. tierheilkd.. - zuerich 128(1986)12. - s. 633 - 644 : 11 abb., 1 tab., 35 lit., zus. in engl., franz., ital. - nach zus. - arb.st:bern, univ., inst. fuer tierpathol.. - b14=z 843
60.50.05.10.05.20.; 60.50.30.
rind; lunge; karzinom; symptom;
1969/83 wurden 16 primaere lungenkarzinome beim rind festgestellt. die tiere waren 5...14 a alt und zeigten vorwiegend respirat. symptome, verbunden mit progredienter abmagerung. bei den tumoren handelt es sich um 2 anaplast., kleinzell. karzinome (vom lymphozytenaehnl. bzw. fusiformen typ), 5 plattenepitelkarzinome (2 davon mit verhornung) und 9 adenokarzinome (3 vom papillaeren, 2 vom azinoesen und 4 vom tubuloazinoesen typ). regionale lymphknotenmetastasen wurden in 12 faellen gefunden, 7 mal gleichzeitig fernmetastasen. die bis heute in der lit. beschriebenen 152 faelle von lungenkarzinomen beim rind werden diskutiert.

v709 - 0170 granulosa cell tumor in a goat (eng)
lofstedt, r. m.; williams, r. - in: j. amer. veter. med. assoc.. - schaumburg, ill. 189(1986)2. - s. 206 - 208 : 1 abb. - arb.st:north grafton, mass., univ., school of veter. med.. - b14, gr61
granulosazelltumor bei einer ziege

60.50.05.10.05.20.; 60.10.25.50.10.
tumor; ovarium; ziege; histologie; testosteron; gonadotropin; +granulosazelltumor;
bei einer 3jaehr. toggenburg - ziege mit infertilitaet und kurzen oestruszyklen (5...8taeg. intervalle) und maskulinem verhalten wurde eine diagnost. laparotomie durchgefuehrt und ein roetlich - brauner lobulierter ovartumor exstirpiert: histol. untersuchungen, steroidbestimmung. der benigne granulosazelltumor produzierte hauptsaechlich testosterone (20 ng/ml), oestradiole (10 ng/ml) und progesteron (1 ng/ml). die kurze lutealphase wurde wahrscheinlich durch suppression der endogenen gonadotropine durch die tumorsteroide verursacht. - m. herold.

v709 - 0171 the cytology, histology and prevalence of cell types in canine lymphoma classified according to the national cancer institute working formulation (eng)
carter, r. f.; valli, v. e. o.; lumsden, j, h. - in: canad. j. comp. med.. - ottawa 50(1986)2. - s. 154 - 164 : 26 abb., 2 tab., 25 lit., zus. in franz. - arb.st:guelph, ont., univ., veter. coll., dep. pathol.. - b14=za 4414
zytologie, histologie und vorkommen von zelltypen beim lymphom des hundes, klassifikation nach der arbeitsvorschrift des national cancer institues
60.50.05.10.05.20.; 60.50.30.20.
hund; tumor; lymphgefaess; histologie; zytologie; typ;
285 lymphome von hunden wurden histologisch und z. t. zytologisch aufgrund der einteilung der humanen lymphome des nationalen cancer institutes (nci) klassifiziert. 3 schweregrade werden unterschieden. am haeufigsten (66 %) sind beim hund die boesartigen, sehr aggressiven tumoren mit einer hohen mitoserate. 28 % gehoeren zum intermediaeren typ und 5 % sind gutartig. die enzelnen geschwulsttypen werden anhand von zytol. und histol. merkmalen erlaeutert, wobei zellgroesse, mitoserate und architektur wesentl. merkmale darstellen. es besteht eine starke aehnlichkeit der morphologie und des verhaltens zwischen menschl. nicht-hodkins-lymphomen und lymphomen des hundes. das einteilungsprinzip des nci ist auch fuer die prognost. bewertung der lymphome des hundes geeignet. - w. settner.

v709 - 0172 chylothorax in 34 dogs (eng)
fossum, theresa w.; birchard, stephen j.; jacobs, robert m. - in: j. amer. veter. med. assoc.. - schaumburg, ill. 188(1986)11. - s. 1315 - 1318 : 1 tab., 1 abb., 17 lit.. - b14, gr61
chylothorax bei 34 hunden
60.50.05.10.05.20.; 60.50.05.10.06.
tumor; hund; diagnose; uebersicht;
innerhalb 15 a (1969/84) wurden 34 klin. und z.t. pathol. - anatom. befunde bei chylothoraxpatienten beobachtet und analysiert. in 24 faellen bestand ein idiopath. chylothorax. je 5mal waren eine traumat. genese oder neoplasmen fuer die entstehung nachweisbar. 9 hunde waren afghanen, so dass hier offensichtlich eine rassedisposition vorliegt. die patienten waren 1...13 a alt. von 33 eingehender verfolgten patienten litten 30 an dyspnoe, 8 hatten husten, 7 masseverlust, 6 anorexie. bei der mehrzahl wurden abnorme herz - und (oder) lungengeraeusche auskultiert. bei 23 hunden war das punktat bakteriologisch negativ, sonst wurden klebsiellen, staphylokokken und e. coli isoliert. alle tumorpatienten verstarben binnen 6 mon. ebenso wie 11 der hunde mit idiopath. chylothorax. - a. kuntze.

v709 - 0173 ligation of a pedunculated tumor in a aged dog (eng)
edwards, mark aljian. - in: mod. veter. pract.. - santa barbara, calif. 67(1986)6. - s. 545 - 546 : 2 lit. - arb.st:atlanta, ga., humane soc. veter. hospital. - b14=z 333
unterbindung eines gestielten tumors bei einem alten hund
60.50.05.10.05.20.; 60.50.40.11.05.
hund; tumor; chirurgie; therapie;
eine 25jaehr. (||) sterilisierte pudelhuendin wurde mit einem 4 x 3 x 2 cm grossen ulzerierenden tumor an der rechten halsseite vorgestellt. in anbetracht des hohen alters wurde wegen des narkoserisikos von einer operativen entfernung des tumors abstand genommen. die gestielte neubildung wurde mit synthet. nahtmaterial an der basis ligiert und nekrotisierte binnen weniger tage. die hautwunde heilte komplikationslos. obwohl eine histol. untersuchung nicht erfolgte, wird vermutet, dass es sich um ein ulzerierendes atherom handelte. atherome werden bes.

haeufig bei alten cocker-spaniels, pudeln, beagles, teckeln und bassets beobachtet. - a. kuntze.

v709 - 0174 local and peripheral eosinophilia in a dog with anaplastic mammary carcinoma (eng)
losco, p. e. - in: veter. pathol.. - washington 23(1986)4. - s. 536 - 538 : 2 abb., 10 lit. - arb.st:export, pa., bushy run res. center. - b14=zb 3353
lokale und periphere eosinophilie bei einem hund mit anaplastischem mammakarzinoms
60.50.05.10.05.20.
karzinom; milchdruese; histologie; blutbild; hund; +eosinophilie;
eine 5jaehr. schaeferhuendin wurde zur entfernung einer schnell wachsenden umfangsvermehrung im linken hinteren gesaeugeteil vorgestellt. die histol. untersuchung ergab ein anaplast. sklerotisierrendes mammakarzinom mit infiltrativem wachstum. die tumorzellen waren pleomorph, gross bis riesengross mit runden oder ovalen exzentrisch liegenden vesikulaeren nuklei und einem oder mehreren nukleoli. die karzinomzellen lagen einzeln bzw. in kleinen trauben. der tumor war diffus mit eosinophilen infiltriert. - w. fritzsch.

v709 - 0175 a practical guide to clinical oncology : 2. surgical treatments (eng)
rudd, ray g.; richardson, ralph c.;
craig, james a. - in: veter. med.. - lenexa, kans. 80(1985)12. - s. 29 - 32, 34, 36, 38 : 1 tab., 3 abb., 28 lit. - arb.st:west lafayette, ind., univ., school of veter. med., dep. of small animal clinics. - b14=zb 104
ein praktischer fuehrer durch die klinische onkologie : 2. mitt. chirurgische behandlung
60.50.05.10.05.20.; 60.50.40.11.
tumor; behandlung; chirurgie; katze; hund; uebersicht;
neben der praeventiven exstirpation tumorverdaecht. veraenderungen leistet die kurative chirurgie entscheidendes in der krebstherapie. bei malignen neoplasmen sollten mind. 3 cm breit gesundes gewebe mit entfernt werden. alle veraenderten lymphknoten sollten rigoros exstirpiert werden. die kryochirurgie ist bes. bei oralen, perinealen und tumoren am kopf geeignet. die partielle mandibul- oder maxillektomie ist oft lebensrettend. rund 25...50 % aller tumoren sind beim hund in der mamma lokalisiert. die mehrzahl der katzenneoplasmen ist maligne. hier sollte stets die ganze mamma abladiert werden. - a. kuntze.

v709 - 0176 regulation of immune responses against the syngeneic adj-pc-5 plasmacytoma in balb/c mice : 4. tumor-specific t suppressor cells, induced at early stages of tumorigenesis act on the induction phase of the tumor-specific cytotoxic t cell response (eng)
haubeck, h.-d.; koelsch, e. - in: immunobiology. - stuttgart 171(1986)4/5. - s. 357 - 365 : 6 abb. - arb.st:muenster, univ., dep. of immunol.. - b14=z 782
regulation der immunreaktionen gegen das syngene adj-pc-5 plasmazytom in balb/c maeusen: 4. mitt. tumor-spezifische t-suppressorzellen, die in einem fruehen stadium der tumorgenese induziert werden,wirken auf die induktionsphase der tumorspezifischen zytotoxischen t-zellreaktion
60.50.05.10.05.20.; 60.50.05.10.07.
mus; tumor; immunreaktion; +t-suppressor-zelle;
das balb/c plasmazytom adj-pc-5 induziert t-suppressorzellen (ts) unter exper. bedingungen, die fruehen stadien der tumorgenese nahe kommen. diese hemmen die induktion von zytotox. t-zellen (tc) in einer gemischten lymphozyten-tumor-kultur (mltc) gegen das adj-pc-5 plasmazytom. die suppression ist spezifisch. nur die induktionsphase einer mltc wird unterdrueckt, ist die kultur 24 h alt, werden die tc zellen resistent. die tatsache, dass die von ts-zellen abhaengige suppression durch il2 zugabe zu der mltc verhindert werden kann, laesst vermuten, dass th-zellen die zielzellen sind und nicht tc-vorlaeuferzellen. die ergebnisse werden im hinblick auf eine moegl. anwendung von tc-effektorzellen in der krebstherapie diskutiert. - r. sedlag.

v709 - 0177 vlijanie na transplantiruemija sarkom, induciran s virusa na rous, vahrkhu

khumoralnija imunen otgovor na khamsteri i plahkhove (bul)
aleksandrov, i.; janchev, i.; stefanova, r. - in: obshha sravnitelna patol.. - sofija 20(1986). - s. 30 - 38 : 4 tab., 20 lit., zus. in russ., engl.. - b14=za 5894
einfluss transplantierter rous-virus-induzierter sarkome auf die humorale immunantwort von hamstern und ratten
60.50.05.10.05.20.; 60.50.05.10.07.; 60.50.30.20.
tumor; transplantation; immunreaktion;
zum zeitpunkt der tumortransplantation und in tagesabstaenden danach wurden den tieren definierte mengen von schaferythrozyten oder bakterien (brucella abortus bang) i.p. injiziert. durch bestimmung der plaque- und rosetten-bildenden zellen in der milz und der antikoerpertiter im blutserum liessen sich aussagen ueber die immunantwort treffen. fanden erythrozytenapplikation und tumoruebertragung zum gleichen zeitpunkt statt, so wurde die immunatwort stimuliert, bei spaeterer antigenapplikation (ab 10. d nach transplantation) gehemmt oder deutlich herabgesetzt. zusammentreffen von akuter tumorregression und erythrozytenapplikation hatte erhoehte zahl plaque- u. rosetten-bildender zellen zur folge. bakterienapplikation hatte gleichsinnige effekte. - k. d. jentzsch.

v709 - 0178 production of tumor necrosis factor in unprimed mice. mechanism of endotoxin-nediated tumor necrosis (eng)
flick, d. a.;
gifford, g. e. - in: immunobiology. - stuttgart 171(1986)4/5. - s. 320 - 328 : 4 tab., 2 abb. - arb.st:gainesville, univ. of florida, coll. of med., dep. of immunol. an med. microbiol.. - b14=z 782
produktion eines tumor-nekrose-faktors in unbehandelten maeusen. mechanismus der endotoxinabhaengigen tumornekrose
60.50.05.10.05.20.; 60.50.05.10.07.
mus; tumor; immunreaktion; +endotoxin;
bei maeusen, die nicht mit res stimulantien vorbehandelt waren,wurde mit hilfe eines empfindl. in vitro tests nach injektion von lps im serum ein tumor-nekrose-faktor (tnf) entdeckt. die menge des tnf war etwa 200mal geringer als bei vorbehandelten tieren. ohne lps fand sich keine tnf aktivitaet. auch bei wiederholten endotoxingaben wurde tnf gebildet (phaenomen der toleranz). der bei unbehandelten maeusen produzierte tnf wurde durch ein kaninchen-antiserum neutralisiert. durch dieses antiserum liess sich bei balb/c maeusen, die 7 d alte subkutane tumoren hatten, eine endotoxin-induzierte nekrose verhindern. daher ist zu vermuten, dass die endotoxin-abhaengige tumornekrose durch die tnf produktion gesteuert wird. - r. sedlag.

v709 - 0179 citotoksichnost na slezkovi kletki sreshhu kletki ot transplantiruem mieloiden tumor u khamsteri (bul)
aleksandrov, i.; jakimov, m.; trifonov, s. - in: obshha sravnitelna patol.. - sofija 20(1986). - s. 39 - 44 : 1 abb., 17 lit., zus. in russ., engl.. - b14=za 5894
zytotoxizitaet von milzzellen gegenueber zellen des transformierten myeloid-tumors des hamsters
60.50.05.10.05.20.
tumor; zelle; milz;
die effektorzellen wurden aus milzen unvorbehandelter, mit tumorzellen immunisierter oder tumortragender hamster gewonnen, die zytotoxizizaet wurde mittels 51cr-release-test bestimmt: target-effektor-zellen-verhaeltnis 1:200, inkubationszeit 4 h. der anteil zytotox. milzzellen betrug bei normaltieren 1,25...12,8 %, bei immunisierten tieren 5...34,5 %. nur bei 75 % der tumortragenden hamster liessen sich zytotox. zellen in geringem prozentsatz nachweisen. mit fortschreitender tumorentwicklung fiel das zytotox. potential weiter ab. es wird geschlossen, dass durch immunisierung mit tumorzellen eine anti-tumor-sensibilisierung zu erreichen ist. - k. d. jentzsch.

v709 - 0180 perenos aktivnykh onkogenov i promotorov v genom kletok myshejj (rus)
tatosjan, a. g.; topol", l. z.; ambarcumjan, n. s. - in: molekuljarnaja biol.. - moskva 20(1986)5. -

s. 1226 - 1235 : 6 abb., 1 tab., 37 lit., zus. in engl. - arb.st:inst. cancerogenesis, canc. res. ctr., acad. med. sci. ussr, moscow. - b14=zb 3680
transfer aktiver onkogene und promotoren in das genom von zellen der maus
60.50.05.10.05.20.; 60.50.05.10.07.
mus; tumor; zelle; translokation; genom; dna;
verschied. zellulaere dna (normale nih 3t3 dna, dna humaner osteosarkomzellen, dna maligner humaner gliomzellen mit amplifizierten c-ha-ras) wurden in nih 3t3 zellen mit klonierten ltr-sequenzen von rous sarkom-virus kotransfiziert. ltr rsv und normale nih 3t3 dna c-fos onkogenexpression wurde in tumoren beobachtet, die in nackten maeusen induziert worden waren. im gleichen system wurde humane tumorzellen-dna mit amplifiziertem c-ha-ras-gen eingesetzt zur integration und amplifikation von ltr-sequenzen bei gleichzeit. erhaltung der c-ha-ras-amplikation. die tumor-dna nackter maeuse mit integrierten ltr-sequenzen erwies sich in nachfolg. transfektionsrunden als aktiv. zahlreiche detaillierte method. hinweise. - g. tegeler.

v709 - 0181 nonmuscle tropomyosin from ascites tumor cell microvilli (eng)
liu, yuechueng; carraway, coralie a. carothers; carraway, kermit l. - in: j. biol. chem.. - baltimore, md. 261(1986)10. - s. 4568 - 4573 : 10 abb., 3 tab., 26 lit. - arb.st:dep. biochem., anat., cell biol., univ. miami school. med., miami, florida 33101, usa. - b14=z 290
isolierung von nichtmuskulaerem tropomyosin aus den microvilli von aszitestumorzellen
60.50.05.10.05.20.; 60.10.25.70.10.; 60.10.25.05.10.
tumor; zelle; isolierung; muskel; eiweiss; biol eigenschaft; +bauchhoehle;
das isolierte produkt (extraktion, ief/sds page, hydroxyapatitchromatographie, isoelektr. fokussierung) konnte als tropomyosin, das an die mikrofilamente der mikrovilli gebunden ist, identifiziert werden, welche nichtmuskulaeren ursprungs ist. drei isoformen waren nachweisbar (31 k-a. 31 k-b, 29 k). mg der nativen form 60 000, untereinheiten 31 000 bzw. 29 000. daneben weist isoliertes produkt auch allg. tropomyosineigenschaften (hitzestabilitaet, cross-linking zur dimerbildung, bindung an f-actin) auf. isoformen weisen unterschiedl. eigenschaften auf (ionenabhaengigkeit der bindung an f-actin). - g. tegeler.

v709 - 0182 screening for carriers of genetic diseases by biochemical means (eng)
jolly, r. d.; healy, p. j. - in: veter. rec.. - london 119(1986)11. - s. 264 - 267 : 2 abb., 15 lit. - arb.st:palmerston north, new zealand, univ., fac. veter. sci.. - b14, gr61
screening auf anlagetraeger von erbkrankheiten mit hilfe biochemischer methoden
60.50.05.10.06.
genetik; erbkrankheit; methode; merkmal; laborverf; pruefverf;
infolge des gendosisphaenomens koennen heterozygote von den homozygot-rezessiven merkmaltraegern biochemisch differenziert werden bei mannosidose von angus- und grauen murray-rindern in neuseeland und australien, einigen blutgerinnungsstoerungen bei hunden in nordamerika, fukosidose beim springer-spaniel, glykogenose typ 2 bei brahman-rindern und die beta-mannosidose bei ziegen. ein prototypprogramm liefert die mannosidose-bekaempfung in neuseeland. derartige programme muessen sorgfaeltig geplant und von einer uebergeordneten institution kontrolliert werden. die auswertung hat von einem leitlabor aus zu erfolgen, und pedigreedaten sind bei der ermittlung der heterozygoten einzubeziehen, da der biochem. test sie nur zu 70 % anzeigt. - s. willer.

v709 - 0183 moeglichkeiten zur erfassung und zuechterischen beeinflussung der abwehrlage von nutztieren gegenueber krankheitserregern
steinbach, g. - in: monatsh. veter.-med.. - jena 42(1987)1. - s. 6 - 10 : 8 lit., zus. in russ., engl. - arb.st:akad. der landwirtschaftswiss. der ddr, inst. f. bakterielle tierseuchenforschung jena, abt. f. pathophysiol.. - b14, eb16
60.50.05.10.06.; 60.50.20.; 60.50.05.10.07.
nutztier; infektionskrankheit; immunitaet; genetik; zuechtung (allgemein);
den einzelnen an der erregerabwehr beteiligten komponenten kommt in abhaengigkeit vom jeweiligen erreger eine unterschiedl. effektivitaet zu. eine zuechterisch nutzbare heritabilitaet der erregerabwehr kann es nur geben, wenn der vorteil einer genotypisch guten abwehr mit einer einschraenkung anderer der arterhaltung dienender leistungen verbunden ist. ueber die erfassung der erregerbedingten morbiditaet und mortalitaet unter der nachzucht der vatertiere

lassen sich die heritabilitaet der abwehrlage und die zweckmaessigkeit eines zuechter. eingreifens beurteilen. allg. parameter der abwehr, wie phagozytoseaktivitaet oder antikoerperbildungsvermoegen, haben sich bisher als nicht geeignet erwiesen, abwehrstarke tiere zu erkennen.

v709 - 0184 the meiotic chromosomes of creole cattle from guadeloupe (eng)
sharma, a.; popescu, c. p. - in: rev. elevage et med. veter. pays trp., n.s.. - paris 38(1985)4. - s. 353 - 357 : 3 abb., 15 lit., zus. in franz. - arb.st:jouy-en-josas, france, inra-cnrz, labor. cytogenet.. - b14=z 312
die meiotischen chromosomen des kreolenrindes von guadeloupe
60.50.05.10.06.; 60.50.05.10.10.
rind; chromosom; merkmal; genetik; gen; erbanlage; fruchtbarkeit;
das kreolenrind von guadeloupe traegt ein bos-indicus-y-chromosom, das im gegensatz zum kleinen metazentr. y-chromosom von bos taurus aehnlich den kleinen autosomen akrozentrisch ist. bei 8 phaenotypischen normalen stieren traten in der diakinese der meiose 30 bivalente mit jeweils 1...4 chiasmata auf. die durchschnittl. chiasmazahl pro zelle lag bei 58,24 und glich somit der bei bos taurus. das geschlechts-bivalent war groesser als ein autosomales, da x- und y-chromosom tandemartig verbunden waren. auf eine x-y- oder y-autosom-translokation gab es keine hinweise. die geringe fertilitaet in der f2-generation der kreuzung bos indicus x bos taurus koennte auf eine mangelhafte abstimmung der y-chromosomalen gene mit den geschlechtsbestimmenden autosomalen zurueckzufuehren sein. - s. willer.

v709 - 0185 inherited congenital myoclonus of polled hereford calves (so-called neuraxial oedema) : a clinical, pathological and biochemical study (eng)
harper, p. a. w.; healy, p. j.; dennis, j. a. - in: veter. rec.. - london 119(1986)3. - s. 59 - 62 : 3 tab., 9 lit. - arb.st:glenfield, n. s. w., regional and central veter. labor., dep. agric.. - b14, gr61
erbliche kongenitale myoklonie bei polled-hereford-kaelbern (sogenanntes neuraxiales oedem) - eine klinische, pathologische und biochemische untersuchung
60.50.05.10.06.
genetik; erbkrankheit; kalb; nervensystem; gehirn; oedem;
keiner von 34 merkmaltraegern (hereford u. kreuzungen) erhob sich nach der geburt, alle lagen auf der seite mit extension und ueberkreuzung der hinterextremitaeten. alle tiere waren wach und aufmerksam. sie konnten den kopf heben und offensichtlich sehen und hoeren. wurden die kaelber gezwungen, sich zu erheben, waren durch stimuli myoklon. extensor. spasmen ausloesbar. bei der mehrzahl der tiere traten sekundaere hueftgelenkschaeden auf (frakturen und haemorrhagien). das zentrale nervensystem war ohne veraenderungen, der wassergehalt des kleinhirns nicht erhoeht. da die oedematisierung des nervensystems fehlt, sollte man nicht vom neuraxialen oedem, sondern von erbl. kongenitaler myoklonie sprechen. - s. willer.

v709 - 0186 note sur une enzootie d"adenocarcinome de la muqueuse pituitaire chez des brebis djalonke (fre)
charray, j.; aman, n.; tanoh, k. g. - in: rev. elevage et med. veter. pays trop., n. s.. - paris 38(1985)4. - s. 406 - 410 : 2 tab., 4 lit. - arb.st:bouake, cote-d"ivoire, centre elevage idessa. - b14=z 312
beobachtungen ueber eine enzootische adenokarzinomatose der nasenschleimhaut bei djalonke-schafen
60.50.05.10.06.; 60.50.05.10.05.20.; 60.45.15.10.01.03.
schaf; karzinom; nase; vererbung; befund;
die feststellungen betreffen die ansteigenden erkrankungsziffern von westafrik. zwergschafen an der elfenbeinkueste an nasenhoehlentumoren.diese aeussern sich in ein- oder doppelseitigem vorkommen in form vom multiplen tumoren, begleitet von klarem nasenausfluss ohne jegl. verkrustung der nasenloecher. bei der autopsie wurden mehrere tiere mit infiltrativer ausbreitung der tumorhaften wucherungen im knoechernen bereich mit abbau der knochenmasse und kontakt mit dem gehirn gefunden. im uebrigen liess sich mehrfach eine vertikale familiaere erkrankungslinie ermitteln. - f. schaetz.

v709 - 0187 veterinaermikrobiologischer kurs
lindner, kurt erich. - 2., ueberarb. aufl.. - jena : gustav fischer verl., 1986. - 255 s. : 54 abb., 44 tab., 72 lit., 26,60 m. - arb.st:leipzig, univ., sekt. tierprod. u. veter.-med.. - b14=1986 a 646
60.50.05.10.07.; 60.05.60.
veterinaermedizin; mikrobiologie; fachbuch; praeparieren; laborverf;

v709 - 0188 isolates of salmonella and escherichia coli serotyped at the salmonella reference laboratory in 1984 from veterinary and human sources (eng)
murrey, c. j. - in: austral. veter. j.. - north melbourne 63(1986)6. - s. 192 - 193 : 5 tab. - arb.st:adelaide, s. a., inst. med. and veter. sci.. - b14=z 200
1984 im salmonella-referenzlabor serotypisierte isolate von salmonella und escherichia coli aus veterinaer- und humanmedizinischen quellen
60.50.05.10.07.; 60.50.20.05.04.; 60.50.20.05.08.
rind; mensch; salmonella; escherichia coli; serologie; tyrisierung;
1984 wurden 10217 salmonella-isolate aus australien typisiert, wobei 158 serotypen gefunden wurden. mit abstand die haeufigsten waren bei rind und bueffel s. dublin und s. typhimurium, beim schaf s. typhimurium, beim huhn s. sofia, beim schwein s. derby und beim menschen s. typhimurium. die phagentypisierung wurde bei s. bovis morbificans und s. typhimurium durchgefuehrt. weiterhin wurden 425 e. coli-isolate aus veter.-med. quellen typisiert. am haeufigsten traten beim schwein die o-gruppen 149, 20, 8, 141 und 45, beim rind die o-gruppen 101 und beim gefluegel die o-gruppen 78 und 45 auf. das fimbrienantigen k88ac wurde bei 62 staemmen von schweinen aus 12 o-gruppen und das fimbrienantigen k99 bei 6 staemmen von schweinen aus 2 o-gruppen festgestellt. - w. wittig.

v709 - 0189 die tenazitaet von bakterien im luftgetragenen zustand : 4. mitt. experimentelle untersuchungen zur lebensfaehigkeit luftgetragener e. coli 0 : 78 unter dem einfluss unterschiedlicher temperatur und feuchte
mueller, wolfgang; dinter, petra-sabine. - in: zbl. bakteriol., mikrobiol. u. hyg., ser. a. - stuttgart 262(1986)3. - s. 304 - 312 :2 abb., 6 tab., 7 lit., zus. in engl. - nach zus.. - b14=z 410
60.50.05.10.07.; 60.50.20.05.08.; 60.50.20.25.01.
temperatur; feuchtigkeit; pruefverf; lebensfaehigkeit; escherichia coli; alter; kulturverf;
in einer stat. aerosolkammer wurde die lebensfaehigkeit von e. coli 0 : 78 bei konst. temp. von 22 cel und variierter rel. luftfeuchte (10, 15...20, 30, 75 und 85 %) sowie bei konst. luftfeuchte von 30...40 % und variierter temp. (22, 28, 30, 34 und 40 cel) bestimmt.die groesste lebensfaehigkeit der bakterien mit 390 min halbwertszeit wurde bei 22 cel und 85 % feuchte gefunden, bei 10 % feuchte sank die halbzeit auf 55 min. bei einer feuchte von 30...40 % verminderte sich die lebensfaehigkeit der bakterien von 37 auf 14 min halbwertszeit, wenn die temp. von 22 auf 40 cel erhoeht wurde. in vorversuchen konnte ein einfluss der art der anzuechtung und des alters der kultur auf dei tenazitaet in der luft nachgewiesen werden.

v709 - 0190 conformational properties of membrane-bound fumarate reductase of escherichia coli (eng)
fronticelli, clara; bucci, enrico; zachary, arthur. - in: arch. biochem. and biophys.. - new york 249(1986)2. - s. 579 - 587 : 8 abb., 1 tab., 36 lit. - arb.st:balitimore, md., univ., school. of med., dep. of biol. chem.. - b14=za 4466
konformationsabhaengige eigenschaften einer membrangebundenen fumaratreduktase aus escherichia coli
60.50.05.10.07.; 60.50.20.05.08.
escherichia coli; membran; enzym; struktur; interaktion;
anaerob wachsende zellen von e. coli mit dem plasmid pfrd63 produzieren uebermaessig viel membrangebundene fumaratreduktase (bis zu 90 % der ges. proteinmenge der inneren membran). praeparierte fraktionen der inneren membran sowie das solubilisierte (nichtion. detergenz c12e9, triton x-100) enzym wurden spektrophotometrisch (absorptionsspektren, zirkulaerer dichroismus) untersucht. im ph-bereich 6...11 sind mindestens 55 % der sekundaerstruktur als alpha-helix ausgebildet. bei ph 11 aendert sich die struktur abrupt zu einer

beta-aehnl. konformation. dabei scheint eine wechselwirkung zwischen enzym und membran beteiligt zu sein. - h. j. wagner.

v709 - 0191 expression of the proteus mirabilis reca gene in bacillus subtilis is directed by its own promotor (eng)
eitner-moenke, g.; manteuffel, r. - in: j. basic microbiol.. - berlin 26(1986)2. - s. 67 - 74. - b14=za 3856
die expression des proteus mirabilis-reca-gens wird durch seinen eigenen promoter gesteuert
60.50.05.10.07.
proteus; gen; plasmid; dna; sequenz;
das reca-gen von p.mirabilis(rec apm) wurde am pst 1-ort der bacillus-promoter-sonde plasmid ppl6o3 kloniert. wenn das recapm-gen auf dem plasmid vorhanden ist, kommt es unter kontrolle des eigenen transkriptionellen und translatierenden signals zur expression. es wird geschlossen, dass der hohe at-gehalt der dna-sequenz unterhalb der 35. region von entscheidender bedeutung fuer die verwendung des recapm-promoters durch die b.subtilis-rna-polymerase ist. es wird angenommen, dass speciesspezif. barrieren zur heterologen genexpression mit dem at- u. gc-gehalt des genoms korrelieren koennen. - m. krueger,

v709 - 0192 untersuchungen des aminosaeurestoffwechsels mit der duennschichtchromatographie zur differenzierung von bordetellen- und alcaligenes-spezies
balke, erika; baetza, hans-joachim; seipp, adelheid. - in: zbl. bakteriol., mikrobiol. u, hyg., ser. a. - stuttgart 262(1986)3. - s. 313 - 320 : 3 tab., 13 lit., zus. in engl. - nach zus.. - b14=z 410
60.50.05.10.07.; 60.50.20.25.01.; 60.50.20.05.44.
duennschichtchromatographie; differenzierung; stoffwechsel; aminosaeure; bordetella; taxonomie;
aufgrund spezif. enzymat. reaktionen gegenueber einer anzahl aminosaeuren konnte ein gekuerztes gattungs- und spezies-spezif. stoffwechselmuster zusammengestellt werden. gattungsspezifisch ist das unvermoegen der bordetellen- bzw. die faehigkeit der alcaligenes-spezies l-lysin, l-arginin und d-histidin zu metabolisieren. auch b. avium, und achromobacter xylosoxidans (yabuuchi), als a. denitrificans subsp. xylosoxidans eingeordnet, erwiesen sich als eigenstaendige spezies. entspr. der neueren zuordnung von a. odorans zur spezies a. faecalis, war ihr stoffwechselmuster mit der auch bisher als a. faecalis gefuehrten spezies identisch.

v709 - 0193 antigenic heterogeneity in high- and low-virulence strains of rickettsia rickettsii revealed by monoclonal antibodies (eng)
anacker, robert l.; list, robert h.; mann, raymond e. - in: infect. and immunity. - washington 51(1986)2. - s. 653 - 660 - arb.st:hamilton, montana, usa,lnationales inst. f. allergie und infekt. krkh.. - b14=zb 3988
die ermittlung der antigen-heterogenitaet an hoch- und schwachvirulenten staemmen von rickettsia rickettsii mit hilfe monoklonaler antikoerper
60.50.05.10.07.; 60.50.20.05.76.
rickettsiales; antigen; struktur; heterogen; pathogenitaet; antikoerper; +monoklonal;
durch den einsatz monoklonaler antikoerper konnte gezeigt wer-
den, dass ein virulenter und ein schwachvirulenter rickettsienstamm, die eine nahezu ident. molekularmasse besassen, sich hinsichtlich der zusammensetzung ihrer antigenbestandteile unterschieden. - w. schoenherr.

v709 - 0194 autoreactive t cell clones from mice infected with mycobacterium bovis, strain bacillus calmette-guerin (bcg) : 1. phenotype, specificity and in vitro function (eng)
mueller, ingrid; maier, b.; brinkmann, v. - in: immunobiology. - stuttgart 171(1986)4/5. - s. 366 - 380 : 4 abb., 6 tab., 41 lit. - arb.st:freiburg, inst. immunbiol.. - b14=z 782
autoreaktive t-zell-klone von maeusen nach infektion mit mycobacterium bovis, stamm

bacillus calmette-guerin (bcg) : 1. mitt. phaenotyp, spezifitaet und in-vitro-funktion
60.50.05.10.07.; 60.50.20.05.80.; 60.30.30.30.
immunreaktion; mycobacterium; infektion; zelle; mus; + t-zelle;
nach infektion von maeusen mit mycobacterium bovis, stamm bcg, wurde aus lymphknoten eine t-zell-linie gewonnen, die in anwesenheit von syngenen akzessor. zellen (ac) und inaktivierten bcg kultivierbar ist. die stimulation dieser zellen erfolgte durch die ac und war unabhaengig von bcg, wodurch sie als autoreaktiv charakterisiert wurde. von dieser linie gewonnene klone von t-zellen gehoerten zum l 3 t 4 helfer/inducer-phaenotyp. nach stimulation sezernierten sie interleukin 2 und gammainterferon, uebten helferfunktionen bei der produktion von antikoerpern aus und aktivierten makrophagen. - h. j. selbitz.

v709 - 0195 isolation, purification, and partial characterization of a lipopolysaccharide from haemophilus pleuropneumoniae (eng)
maudsley, james r.; kadis, solomon; mayberry, william r. - in: infect. and immunity. - washington 51(1986)2. - s. 501 - 506 - arb.st:athen, georgia-univ., abt. med. mikrobiol. : ost-tennessee-univ., tennessee, abt. mikrobiol.. - b14=zb 3988
isolierung, reinigung und teilcharakterisierung eines lipopolysaccharides von haemophilus pleuropneumoniae
60.50.05.10.07.; 60.50.20.05.92.
haemophilus; polysaccharid; isolierung; reinigen; + lipopolysaccharid;
bei der gewinnung eines lipopolysaccharids (lps) von haemophilus pleuropneumoniae 1536, serotyp 2, betrug die ausbeute 53 %. die kontamination der praeparation mit protein, nukleinsaeure und zellulaerem phospholipid lag unter 0,1 %. hinsichtlich zuckergehalt liessen sich nachweisen: rhamnose, mannose, galaktose, glukose, heptose, glukosamin, galaktosamin und 3-deoxy-d-manno-2-octulosonic-acid. bei injektion von weniger als 10 mikro/g lps i.d. an kaninchen gab es roetung und schwellung, nach i.v. inj. von 100 mikro/g lps zusaetzlich an allen i.d. injektionsstellen nekrosen. nach injektion von 0,25 ng lps/kg km gab es biphas. fieber. - w. schoenherr.

v709 - 0196 interaction between heat-stable hemolytic substance from haemophilus pleuropneumoniae and porcine pulmonary macrophages in vitro (eng)
kume, katsumi; nakai, toyotsugu; sawata, akira. - in: infect. and immunity. - washington 51(1986)2. - s. 563 - 570 - arb.st:kitasato-inst. kashiwa-shi, chiba-ken, japan. - b14=zb 3988
wechselwirkung zwischen hitzestabiler haemolytischer substanz von haemophilus pleuropneumoniae und lungen-makrophagen des schweines in vitro
60.50.05.10.07.; 60.50.20.05.92.
haemophilus; substrat; biol aktivitaet; leukozyt; pneumonie; pathogenese; schwein; + makrophage;
zytozide und anti-phagozytose-effekte einer hitzestabilen haemolyt. subst. im kulturueberstand von haemophilus pleuropneumoniae serotyp 2 an lungen-makrophagen vom schwein in vitro werden eingehend dargestellt. die dabei das verstaendnis der pathogenese der pleuropneumonie des schweines foerdernden erkenntnisse sind dem original zu entnehmen. - w. schoenherr.

v709 - 0197 fractionation of ribonucleic acid transcripts synthesized during spore germination in bacillus subtilis (eng)
matsuda, m.; kameyama, t. - in: j. basic microbiol.. - berlin 26(1986)2. - s. 91 - 99. - b14=za 3856
fraktionierte ribonukleinsaeuretranskription waehrend der sporenkeimung bei bacillus subtilis
60.50.05.10.07.
bacillus; spore; rna; gen; keimung; + aktivieren;
die aktivierung des transkriptionsprozesses erfolgt schrittweise in 3 phasen gm, 1...3, die durch die erfolgreiche expression von genen charakterisiert sind, wie man das durch die rna-produkte beurteilen kann. in gm1 (1...15 min) werden vor allem beginnend mit 5 min rna-molekuele geringer masse gebildet. in gm2 (15...40 min) wird die suppression aus gm1 auf groessere molekuele eliminiert. gm2 wird durch eine ungeheure rna-synthese in gm3 und auswachsen

gefolgt. der uebergang von gm1 zu gm2 kann durch chloramphenikol gehemmt werden. - m. krueger.

v709 - 0198 variability in expression of cell surface antigens of candida albicans during morphogenesis (eng)
brawner, diane l.; cutler, jim e. - in: infect. and immunity. - washington 51(1986)1. - s. 337 - 343 : 3 abb., 27 lit. - arb.st:dep. microbiol., montana state univ., bozeman. - b14=zb 3988
variabilitaet in der ausbildung der zelloberflaechenantigene von candida albicans waehrend der morphogenese
60.50.05.10.07.; 60.50.20.15.10.
antigen; lokalisation; oberflaeche; zelle; candida; entwicklungsstadium; antikoerper; +monoklonal;
es wurden lokalisation und ausbildung von 2 unterschiedl. zelloberflaechenantigenen bei candida albicans mittels elektronenmikroskopie unter verwendung monoklonaler antikoerper untersucht in abhaengigkeit vom entwicklungsstadium von candida albicans. - chr. rudolph.

v709 - 0199 effects of hyperthermia on phagocytosis and intracellular killing of sporothrix schenckii by polymorphonuclear leukocytes (eng)
hiruma, masataro; kagawa, saburo. - in: mycopathologia. - dordrecht 95(1986)2. - s. 93 - 100 : 7 abb. - arb.st:namiki, tokorozawa, saitama, japan, nat. defense med. coll., dep. of dermatol.. - b14=zb 1011
auswirkungen von hyperthermie auf phagozytose und intrazellulaere abtoetung von sporothrix schenckii durch polymorphkernige leukozyten
60.50.05.10.07.
fieber; phagozytose;
um den mechanismus lokaler thermotherapie gegen sporotrichose zu klaeren, wurde die wirkung von hyperthermie auf phagozytose und abtoetung von s.sch. durch pmn untersucht. dazu wurden hefezellen, pmn und serum bei 37 cel oder 40 cel fuer 2 oder 4 h inkubiert, phagozytose- und abtoetungsrate (keimungsrate) an blutausstrichen bestimmt und der gesamtprozess unter dem elektronenmikroskop verfolgt. hyperthermie wirkte sich nur auf die abtoetungsrate aus, sie erhoehte sich bei 40 cel signifikant. ultrastrukturelle veraenderungen waren bei beiden temp. identisch, jedoch bei 40 cel ausgepraegter. der abtoetungsprozess verlief schnell, uebergangsformen waren selten. hefezellen waren empfindlicher als konidien. - r. sedlag.

v709 - 0200 izmenenija khromosom u bol"nykh ostrojj dizenteriejj i ikh svjaz' s immunologicheskimi sdvigami (rus)
barkalov, a. p.; frolov, a. k.; lebedinskijj, a. p. - in: zh. mikrobiol., ehpidemiol. i immunobiol.. - moskva (1986)10. - s. 89 - 92 : 2 tab., 10 lit., zus. in engl.. - b14=z 828
chromosomale variationen bei akuter dysenterie und deren beziehung zur immunologischen umstellung
60.50.05.10.07.; 60.50.20.
dysenterie; mensch; immunreaktion; transformation; chromosom; korrelation; lymphozyt; +t-zelle;
bei 22 dysenteriekranken zwischen 19 und 52 a bestand eine positive korrelation zwischen dem auftreten von assoziationen zwischen akrozentr. chromosomen und merkmalen der zellvermittelten immunreaktivitaet. die ergebnisse der blasttransformationsreaktion der lymphozyten und die assoziationsrate korrelierten im gipfel der krankheit (4. d mit r = 0,48 und waehrend der rekonvaleszenz (14. d) mit r = 0,69. die entspr. werte fuer die t-lymphozytenzahl (%) waren r = 0,62 bzw. r = 0,63. die ueberpruefung der lymphozytenkulturen ergab, dass zwar chromosomenaberrationen fehlten, die oben aufgefuehrten korrelativen beziehungen jedoch zur klassifizierung der zellvermittelten immunreaktivitaet genutzt werden koennen. - s. willer.

v709 - 0201 the influence of extracellular and phagolysosomal ph changes on the bacterioidal activity of bovine neutrophils against staphylococcus aureus (eng)

craven, n.; williams, m. r.; field, t. r. - in: veter. immunol. and immunopathol.. - amsterdam 13(1986)1/2. - s. 97 - 110 : 2 abb., 1 tab., 24 lit. - arb.st:compton, newbury, berks., afrc inst. res. animal dis.. - b14=za 6169
der einfluss der extrazellulaeren und phagolysosomalen ph-aenderungen auf die bakterizide aktivitaet von bovinen neutrophilen gegen staphylococcus aureus
60.50.05.10.07.; 60.50.20.05.20.; 60.50.35.18.
kuh; zellkultur; ph-wert; staphylococcus; absterben; saeuerungskultur;
die intrazellulaere abtoetung von staph.aur. wurde deutlich gehemmt durch eine maessige extrazellulaere saeuerung, waehrend die phagozytose wenig beeinflusst wurde, ausgenommen bei einem ph von 5,0. die abtoetung von staph-aur. durch extrakte von isolierten lysosomalen granula von bovinen neutrophilen (pmn) zeigte eine aehnl. ph-abhaengigkeit und war bei ph-werten oberhalb des neutralpunktes optimal. das ueberleben von staph.aur. innerhalb der pmn von verschied. kuehen variierte signifikant und die rel. differenzen der bakteriziden wirkung der pmn bestanden in allen ph-bereichen. die saeuerung des extrazellulaeren mediums waehrend der inkubation infolge metabol. aktivitaeten der pmn nahm zu mit dem ansteigenden verhaeltnis von bakterien:pmn und variierte signifikant bei den einzelnen kuehen. - e. kunter.

v709 - 0202 quantitative studies of fc receptors on bovine leukemic blood lymphocytes. characterization by homologous igg1 and igg2 (eng)
dikiniene, n. p.; miliukiene, v. v.; tomaşiunas, v. j. - in: veter. immunol. and immunopathol.. - amsterdam 13(1986)1/2. - s. 111 - 120 : 4 abb., 20 lit. - arb.st:vilnius, ussr, acad. of sci. lithuanian ssr, inst. of biochem.. - b14=za 6169
quantitative studien ueber die fc-rezeptoren auf rinderlymphozyten des peripheren blutes: charakterisierung durch bindung des homologen igg1 und igg2
60.50.05.10.07.
immunologie; lymphozyt; rind; immunglobulin; rezeptor;
auf grund der ergebnisse, die durch fluorimetr. methoden und spezif. berechnungen (scatchard plot) ermittelt wurden, schlussfolgern die autoren, dass igg1 und igg2 in der gleichen weise durch die rezeptoren gebunden werden und die fcr fuer beide subklassen identisch sind. - w. wittmann.

v709 - 0203 dinamika immunologicheskojj reaktivnosti u molodnjaka krupnogo rogatogo skota kholmogorskojj porody pri razlichnom koncentratnom kormlenii (rus)
semenjuta, a. t.; lebengarc, ja. z.; kartushin, s. s. - in: bjull. vses. nauch.-issl. inst. ehksper. veter.. - moskva (1985)59. - s. 31 - 33 : 1 tab.. - b14=zb 3643
zur dynamik der immunologischen reaktivitaet bei jungtieren der cholmogorenrinder bei der fuetterung mit unterschiedlichem konzentratfutter
60.50.05.10.07.; 60.50.31.10.
jungrind; fuetterung; immunreaktion; lymphozyt; phagozytose;
kaelber im alter von 6...18 mon. wurden mit konzentratfutter unterschiedl. qualitaet ernaehrt. im futter der versuchsgruppe waren zu 22 % getreide und graeser enthalten, waehrend die kontrollgruppe 44 % dieser futtermittel erhielt. die immunol. reaktivitaet der kaelber wurde anhand der phagozytoseaktivitaet der leukozyten und der bakteriziden, lysozym- und komplementaktivitaet des blutserums beurteilt. es konnten keine statistisch signif. unterschiede zwischen den unterschiedlich ernaehrten kaelbern nachgewiesen werden. - m. westendorff.

v709 - 0204 estestvennaja rezistentnost" vysokoproduktivnykh korov (rus)
mojja, e. borkha. - in: zhivotnovodstvo. - moskva (1986)8. - s. 49 - 50. - b14=z 418
die natuerliche resistenz hochproduktiver kuehe
60.50.05.10.07.; 60.45.05.05.04.03.; 60.45.10.10.03.
resistenz; kuh; vererbung; milchleistung; zuechtung; kreuzung;
die schwarzbunten rinder sind nach ihrer milchleistung allen anderen einheim. rassen ueberlegen. sie sollen jetzt verstaerkt mit holstein-frisian gekreuzt werden. neben leistung muss auch auf gesundheit selektiert werden. vf. untersuchte vergleichende blutparameter von reinrass. und kreuzungstieren mit einer milchleistung von 5700...6000 kg, um aufschluss ueber die genet. veranlagung fuer resistenz zu erhalten. in den ersten 3 laktationen bewahren die

neuen kreuzungstiere vom moskauer typ ihre urspruengl. resistenz. man beobachtet bei ihnen jedoch ein absinken der bakteriziden aktivitaet im blutserum, die bei der weiteren zuechtung im auge behalten werden muss. - w. plaschke.

v709 - 0205 proliferative responses and il-2 production by mononuclear cells from bovine mammary secretions, and the effect of mammary secretions on peripheral blood lymphocytes (eng)
collins, r. a.; oldham, g. - in: immunology. - oxford 58(1986)4. - s. 647 - 651 : 3 abb., 1 tab., 19 lit. - arb.st:compton, newbury, inst. for res on anim. dis., agric. and food res. council, berkshire. - b14, de2
proliferative reaktionen und il-2 produktion durch mononukleaere zellen aus bovinen eutersekreten und die wirkung von eutersekreten auf periphere blutlymphozyten
60.50.05.10.07.; 60.45.10.
kuh; euter; zellteilung; wirkstoff; wirkung; befund; + in-vitro-technik;
mononukleaere zellen des rindereuters (mgm) wurden vergleichend zu mononukleaeren zellen des peripheren blutes (pbm) auf ihre faehigkeit zu proliferativer reaktion gegen pha, con a und pwm und zur bildung von il-2 in gegenwart von con a untersucht. die proliferative reaktion von mgm gegen alle 3 mitogene lagen nur wenig ueber dem hintergrundtiter. nach beseitigung der adhaerenten zellen waren die reaktionen zwar verstaerkt, jedoch noch signifikant niedriger als die der pbm. eutersekrete von nichtlaktierenden kuehen und kolostrum, nicht aber milch, unterdrueckten die proliferative reaktion von pbm gegen pha und con a nach 24stuend. praeinkubation. eutersekrete trockenstehender kuehe waren ohne wirkung. - w. koetsche.

v709 - 0206 detection of impaired t cell-mediated immune responses to herpesvirus (bhv-1) in cattle (eng)
miller-edge, michele; splitter, gary. - in: veter. immunol. and immunopathol.. - amsterdam 13(1986)1/2. - s. 1 - 18 : 5 abb., 2 tab., 5 lit. - arb.st:madison, univ. wisconsin, dep. veter. sci.. - b14=za 6169
nachweis der reduzierten t-zell-vermittelten immunantwort auf herpesvirus (bhv-1) bei rindern
60.50.05.10.07.; 60.50.20.10.70.
lymphozyt; immunreaktion; herpesvirus;
die proliferation mononukleaerer zellen aus dem peripheren blut von kuehen haengt von der anwesenheit von interleukin 2 (il-2) ab. mononukleaere zellen von 6 der 7 versuchskuehe erzeugten als reaktion auf mitogen oder bovines herpesvirus 1 il-2. durch zugabe von il-2 konnte bei der mehrzahl der geprueften low responder die lymphozytenproliferation auf ein fuer high responder typ. niveau gebracht werden. il-2 kann als indikator fuer die spezif. zellvermittelte immunantwort herangezogen werden. - h. j. selbitz.

v709 - 0207 development and maintenance of bovine cytotoxic lymphocytes with recombinant human interleukin-2 (eng)
carter, j.; magnuson, nancy s.; davis, w. c. - in: immunology. - oxford 57(1986)1. - s. 123 - 129 : 1 abb., 5 tab., 36 lit. - arb.st:pullman, washington state univ., program in biochem./biophys. : dep. microbiol./pathol.. - b14=za 5825
entwicklung und haltung boviner zytotoxischer lymphozyten mit rekombinantem humanem interleukin-2
60.50.05.10.07.; 60.30.30.30.
zellkultur; lymphozyt; rind; antikoerper; zytologie; + interleukin-2; + monoklonal; + zytotoxizitaet;
langzeitkulturen boviner lymphozyten wurden mit alloantigenen stimuliert und in staendiger kultur in einem medium mit rekombinantem humanen interleukin-2 gehalten. die entwicklung einer spezif. und lektinabhaeng. zytotoxizitaet wurde nach primaerer alloantigenbelastung untersucht. die zytolyt. aktivitaet erreichte am 21. d ihr maximum. mittels monoklonaler antikoerper wurde geprueft, ob es waehrend der kultur zu einer aenderung im antigenphaenotyp der zellpopulation kam. beim primaeren zelltyp handelte es sich um zellen der t-reihe mit einer im kulturverlauf stark abnehmenden expression von klasse 2 antigenen. mit

weiterer kultur kam es zu einem anstieg aller enzymaktivitaeten mit ausnahme der adenosindesaminase. - w. koetsche.

v709 - 0208 development of secretory iga production in the salivary glands of calves (eng)
kyuma, tadashi; tanaka, shoji; takahashi, masayoshi. - in: jap. j. zootechn. sci.. - tokyo 57(1986)7. - s. 568 - 574 : 8 abb., 2 tab., 23 lit., zus. in engl. - arb.st:molioka-shi, tohoku nat. agric. exper. stat.. - b14=zb 4276
die entwicklung der sekretorischen ig a-bildung in den speicheldruesen des kalbes
60.50.05.10.07.; 60.10.15.10.05.; 60.10.15.10.10.
kalb; speicheldruese; sekretion; immunglobulin; identifizierung; zelle;
die versuche wurden durchgefuehrt, um die altersabhaeng. entwicklung der ig a sekretion der speicheldruesen beim klab festzustellen. bis zum alter von 52 wo. konnten kontinuierlich steigende werte ermittelt werden, die plasmazellen der speicheldruesen wurden bestimmt und immunhistochemisch untersucht. die plasmazellen der gl. parotis veraenderten sich waehrend des untersuchungszeitraumes nicht. die produktion der ig a findet vorrangig in den submaxillar gelegenen speicheldruesen statt. die mittlere ig a-konz. betrug in den gll. submaxilares in der 52. wo. 14,9 +- 6,2 mg/g trockensubstanz. die hauptzelltypen der fuer die ig a - produktion verantwortl. plasmazellen wurden identifiziert. - h. oswald.

v709 - 0209 protivosibirejazvennyjj immunomorfogenez u zhivotnykh v uslovijakh primenenija antibiotikov (rus)
malovastyjj, k. s. - in: probl. veter. immunol.. - moskva : agropromizdat, 1985. - s. 87 - 90. - b14=1986 a 672
antimilzbrand-immunmorphogenese bei tieren unter antibiotikaanwendung
60.50.05.10.07.; 60.50.35.16.; 60.50.20.05.52.
immunreaktion; antibiotikum;
die immunol. reaktion bei kleinen labortieren und schafen auf sti-vakzine bewirkt verstaerkung der phagozytose, plasmozytaere reaktionen in lymphoiden organen, die bildung antikoerperproduzierender plasmazellen, die anhaeufung spezif. antikoerper im serum und erhoehung seiner schutzwirkung. an der antikoerperbildung sind rund 30 % hyperplasierter plasmazellen beteiligt. dibiomyzin oder bizillin, die 6...120 h bis zur immunisierung oder 2 h danach verabreicht wurden, unterdruecken die immunitaetsbildung soweit, dass exper. infektionen haften. antibiotika, die 12...48 h nach der immunisierung injiziert werden, haben keinen wesentl. einfluss. - e. rueffle.

v709 - 0210 origin of immunoglobulins in respiratory tract secretion and saliva of sheep (eng)
scicchitano, r.; sheldrake, r. f.; husband, a. j. - in: immunology. - oxford 58(1986)2. - s. 315 - 321 : 3 abb., 4 tab., 25 lit. - arb.st:newcastle, nsw, univ., fac. med.. - b14=za 5825
herkunft der immunglobuline in den sekreten des respirationstraktus und im speichel von schafen
60.50.05.10.07.; 60.10.05.25.
schaf; immunglobulin; blutplasma; atmungssystem; speichel; radiographie;
die untersuchungen wurden unter verwendung von radioaktiven gereinigten immunglobulinen (ig) vorgenommen und das verhaeltnis der spezif. aktivitaet fuer jedes ig zwischen plasma und sekreten errechnet. 81 % der iga-sekretion waren lokaler herkunft, waehrend igm, igg1, igg2 und albumin vollstaendig aus dem plasma stammten. weiter wurde die selektivitaet des transports von iga und igm in die sekretion des respirationstraktus und des speichels aus dem selektiven index zu igg1 oder igg2 unter verwendung radioaktiver isotope bestimmt. hieraus ergab sich, dass iga und igm selektiv in die respirator. sekrete und den speichel uebergehen. - w. koetsche.

v709 - 0211 studies on the differentiation of t lymphocytes in sheep : 2. two monoclonal antibodies that recognize all ovine t lymphocytes (eng)
beya, m-f.; miyasaka, m.; dudler, l. - in: immunology. - oxford 57(1986)1. - s. 115 - 121 : 3

abb., 3 tab., 22 lit. - arb.st:basel, inst. immunol.. - b14=za 5825
untersuchungen zur differenzierung von t-lymphozyten beim schaf : 2. mitt. zwei monoklonale antikoerper mit der faehigkeit zur erkennung aller ovinen t-lymphozyten
60.50.05.10.07.; 60.30.30.30.
schaf; thymus; lymphozyt; antikoerper; +monoklonal; +t-zelle;
es wurden 2 murine zytotox. monoklonale antikoerper (mak) st-1a und st-1b gegen ein auf der mehrzahl der thymozyten und auf allen peripheren t-zellen exprimiertes ovines antigen hergestellt. untersuchungen an fetalen geweben ergaben, dass die zellen mit diesem antigen zuerst im thymus auftreten. die positiven zellen waren vor allem in den t-zell-abhaeng. regionen anzutreffen. die behandlung der lymphozyten mit st-1a und komplement fuehrte zu einem verlust der t-proliferativen reaktionen. kreuzreaktionen der beiden mak mit lymphozyten anderer spezies traten nicht auf. - w. koetsche.

v709 - 0212 studies on the differentiation of t lymphocytes in sheep : 3. preliminary characterization of an antigen recognized by two anti-pan t-cell monoclonal antibodies (eng)
beya, m.-f.; miyasaka, m. - in: immunology. - oxford 58(1986)1. - s. 71 - 77 : 4 abb., 23 lit. - arb.st:basel, inst. immunol.. - b14=za 5825
untersuchungen zur differenzierung von t-lymphozyten beim schaf : 3. mitt. vorlaeufige charakterisierung eines durch zwei anti-pan monoklonale antikoerper gegen t-zellen nachgewiesenen antigene
60.50.05.10.07.
schaf; lymphozyt; antikoerper; antigen; laborverf; +t-zelle; +monoklonal;
st-1a und st-1b sind monoklonale antikoerper (mak). die selektiv mit zellen der t-zellentwicklungsreihe des schafes reagieren. strukturuntersuchungen mittels radioimmunpraezipitation und polyacrylamidgel-elektrophorese ergaben, dass beide mak ein antigen mit einer mol.-masse von 67000 bzw. 60...65000 nachweisen. kortikale thymozyten und lymphozyten der efferenten lymphe exprimierten ueberwiegend das 67000 molekuel, waehrend bei den medullaeren thymozyten das molekuel mit 60...65000 mol.-masse vorherrschte. das durch die 2 mak erkannte antigen tritt sehr fruehzeitig in der intrathymalen zelldifferenzierung auf. die peptidzusammensetzung ist homolog und die durch die 2 mak erkannten antigene sind die gleichen und homolog zum murinen lyt-1 und dem humanen leu-1. - w. koetsche.

v709 - 0213 conditions d"utilisation d"anticorps specifiques pour la visualisation immunohistochimique de la serotonine et de melatonine dans la glande pineale du mouton (fre)
tillet, yves; ravault, jean-paul; selve, claude. - in: c. r. acad. sci., ser. 3. - paris 303(1986)3. - s. 77 - 82 : 10 abb., 27 lit. - arb.st:monaie/frankr., centr. rech. tours, stat. physiol. reprod., inra. - b14=zb 3959
verwendung spezifischer antikoerper fuer den visuellen immunhistochemischen nachweis von serotonin und melatonin in der epiphyse von schafen
60.50.05.10.07.
antikoerper; nachweis; serotonin; schaf;
nach intradermalen injektionen wurden vom kaninchen schafserotonin- und -melatonin-antiseren produziert, mit deren hilfe gezeigt werden konnte, dass die beiden immunseren hinsichtlich ihres immunhistochem. verhaltens differieren. das gegen serotonin gerichtete immunserum wurde an molekuele gebunden, die durch kondensation mit formaldehyd gebildet wurden. serotonin konnte daher auch in formaldehyd-fixierten geweben nachgewiesen werden, waehrend das gegen melatonin gerichtete antiserum nur fuer messungen im fischgewebe geeignet war. - h. willer.

v709 - 0214 phagocytosis and intracellular killing of pasteurella multocida by porcine alveolar macrophages after infection with pseudorabies virus (eng)
fuentes, martha; pijoan, carlos. - in: veter. immunol. and immunopathol.. - amsterdam 13(1986)1/2. - s. 165 - 172 : 2 tab. - arb.st:st. paul, minn., large animal clin. sci.. - b14=za 6169

phagozytose und intrazellulaere abtoetung von pasteurella multocida durch alveolarmakrophagen des schweines nach infektion mit aujezky-virus
60.50.05.10.07.
schwein; phagozytose; herpesvirus suis; pasteurella; +makrophage; +infektabwehr;
es sollte geprueft werden, ob die phagozytoseaktivitaet von alveolarmakrophagen des schweines (pam) durch infektion mit aujezkiy-virus (prv) gestoert wird.pam wurden in vitro mit prv infiziert und danach mit markierten, opsonierten pasteurellen versetzt. fuer den phagozytose-assay wurde die gesamtradioaktivitaet gemessen, danach die intrazellulaere abtoetung anhand der zahl der noch lebensfaehigen keime bestimmt. zwischen infizierten und nicht infizierten pam gab es keinen unterschied in der aufnahme der pasteurellen, aber die abtoetungsrate lag bei den infizierten zellen signifikant niedriger. es wird die bedeutung fuer die pathogenese einer durch mischinfektion (prv-pm) hervorgerufenen pneumonie des schweines diskutiert. - r. sedlag.

v709 - 0215 protective efficacy of capsule extracts of haemophilus pleuropneumoniae in pigs and mice (eng)
rosendal, s.; miniats, o. p.; sinclair, p. - in: veter. microbiol.. - amsterdam 12(1986)3. - s. 229 - 240 : 6 tab., 22 lit. - arb.st:guelph, univ., ontario veter. coll., dep. veter. microbiol. and immunol.. - b14=za 6167
die protektive wirkung der kapselextrakte von haemophilus pleuropneumoniae bei schweinen und maeusen
60.50.05.10.07.; 60.50.35.18.; 60.50.20.05.92.
schwein; mus; haemophilus; impfstoff; antigen; pruefverf;
die kapseln von h.pleuropneumoniae, serotyp 1, wurden mit nacl und cetavlon (hexadecyltrimethylammoniumbromid) extrahiert. nach zusatz von aluminiumhydroxid wurden die vakzinen einzeln oder kombiniert auf ihre schutzwirkung geprueft. die vakzinen induzierten die bildung komplementbindender antikoerper. die verwendung von aluminiumhydroxid verbesserte die wirksamkeit der nacl-vakzine bei maeusen. 2. versuche mit gnotobiot. und spe-ferkeln ergaben, dass die extraktvakzinen zu keinem vollstaend. schutz gegen eine testinfektion mit homologen virulenten h.pleuropneumoniae-keimen fuehrten, waehrend die letalitaet bei den ferkeln reduziert wurde. die untersuchungsergebnisse lassen eine gewisse schutzwirkung der kapselantigene von h.pleuropneumoniae bei schweinen und maeusen erkennen. - e. kunter.

v709 - 0216 effect of pasteurella multocida and haemophilus pleuropneumoniae toxins on swine alveolar macrophages (eng)
pijoan, carlos. - in: veter. immunol. and immonopathol.. - amsterdam 13(1986)1/2. - s. 141 - 149 : 1 tab., 14 lit. - arb.st:st. paul, univ. minnesota, coll. veter.-med.. - b14=za 6169
die wirkung von toxinen von pasteurella multocida und haemophilus pleuropneumoniae auf alveolarmakrophagen vom schwein
60.50.05.10.07.; 60.30.30.30.; 60.50.20.05.12.
schwein; zellkultur; pasteurella; haemophilus; toxin; wirkung; +makrophage;
die ueberstaende von 18 h-bouillonkulturen von den p.multocida-staemmen d82 und d62 (serotyp d, toxisch), kobe 6 (typ d, nicht toxisch), a50 und x73 (typ a, nicht toxisch), den h.pleuropneumoniae-serotypen 1, 5 und 6, h.sp. taxon "minor group" (2 staemme) und einem avirulenten h.pleuropneumoniae-stamm (serotyp 1) wurden filtriert, neutralisiert (ph) und in schweinealveolarmakrophagen-monolayerkulturen nach 18 h inkubation auf zytotoxizitaet geprueft. die ueberstaende der serotypen 1, 5 und 6 von h.pleuropneumoniae wirkten zytozid. in niedr. verduennungen waren die ueberstaende von p.multocida, typ a, leicht zytozid, waehrend diejenigen von typ d und den "minor group"-staemmen keinen zytoziden effekt zeigten. - e. kunter.

v709 - 0217 type 2 myofiber subtype specific antibodies in a dog with polymyositis and myasthenia gravis (eng)
cardinet 3, george h.; shelton, g. diane; willis, saundra e. - in: anat., histol., embryol.. - berlin (west) 15(1986)2. - s. 168 - arb.st:davis, univ. of california, school of veter. med., dep. of anat.. -

b14=za 6189
typ 2-muskelfaser-subtyp. spezifische antikoerper bei einem hund mit polymyositis und myasthenia gravis
60.50.05.10.07.
hund; antikoerper; muskelfaser; immunologie; +polymyositis; +myasthenia gravis;

v709 - 0218 canine and feline immunodeficiency : part 2 (eng)
degen, melisa a.; breitschwerdt, edward b. - in: compendium continuing educ. pract. veter.. - princeton junction, n. j. 8(1986)6. - s. 379 - 381, 384, 386 : 1 abb., 1 tab., 26 lit. - arb.st:raleigh, north carolina state univ., school veter. med., dep. companion animal and spec. species med.. - b14=zb 4266
immundefizit bei hund und katze : 2. mitt.
60.50.05.10.07.
immunitaet; immunreaktion; schaedigung; aetiologie; therapie; hund; katze;
die verdachtsdiagnose immundefizit kann anhand wiederholter infektionen, multipler infektionslokalisationen, unvollstaend. reaktion auf chemotherapie, infektion mit erregern geringer virulenz (pneumocystis, toxoplasma, haemobartonella, prototheca), persistierender hepatomegalien und/oder lymphadenopathien, hoher neugeborenensterblichkeit in bestimmten familien, aehnl. infektionsproblemen bei verwandten tieren, morphol. besonderheiten, von autoimmunitaetserscheinungen, neoplasien, einer persistierenden leukozytose oder hypogammaglobulinaemie gestellt werden. die behandlung erfolgt mit antibiotika, immunglobulinen, bakteriellen immunstimulantien, physiol. mediatoren und chemotherapeutika. - s. willer.

v709 - 0219 immune-mediated diseases of the dog and cat : 1. basic concepts and the systemic immune-mediated diseases (eng)
gorman, n. t.; werner, l. l. - in: brit. veter. j.. - london 142(1986)5. - s. 395 - 402 : 3 tab., 24 lit. - arb.st:cambridge, dep. of clin. veter. med.. - b14=z 217
immunkrankheiten von hund und katze : 1. mitt. grundlagen und die systemischen immunkrankheiten
60.50.05.10.07.; 60.50.05.10.05.10.; 60.50.05.10.08.
nichtansteckende krankheit; immunreaktion; hund; katze; pathogenese; uebersicht;
uebersicht. die immunpathol. veraenderungen der meisten autoimmunkrankheiten(aik) sind das ergebnis der bildung von autoantikoerpern, die sich an zelloberflaechenantigene binden(z.b. beim pemphigus), durch komplementaktivierung wirken(z.b. haemolyt. autoimmunanaemie) oder mit antikoerpern beladene zellen beseitigen. es werden die wesentl. klin. erscheinungen der system. aik von hund und katze(system. lupus erythematosus, polymyositis und system. immunkomplex-vasculitis) beschrieben. die diagnose wird erschwert, da ein aehnl. klin. bild auch bei anderen krankheiten auftritt und sekundaere erkrankungen den immunpathol. prozess maskieren. die primaeren system.aik beruhen auf einem versagen der immunregulation, dessen ursachen noch nicht bekannt sind. - w. koetsche.

v709 - 0220 monoklonal"nye antitela k poliribosomnym informosomam retikulocitov krolika (rus)
vlasik, t. n.; rutkevich, n. m.; jakovchenko, e. v. - in: biokhimija. - moskva 51(1986)10. - s. 1756 - 1758 : 1 abb., 14 lit., zus. in engl.. - b14=z 213
monoklonale antikoerper gegen polyribosomale informosome von retikulozyten des kaninchens
60.50.05.10.07.
kaninchen; ribosom; +monoklonaler antikoerper; +retikulozyt;
es wird eine methode zur herstellung monoklonaler antikoerper gegen die proteine der polyribosomalen informosome beschrieben. mit hilfe der immunblotting- technik konnte gezeigt werden, dass die antikoerper eines klons mit verschied. polypeptiden der polyribosomalen informosome reagieren. - m. westendorff.

v709 - 0221 small nuclear rnas and small nuclear ribonucleoprotein complexes

purified from the feline placenta (eng)
matsuda, motoo; yamada, takatsugu. – in: jap. j. veter. sci.. - tokyo 48(1986)3. - s. 553 - 559 : 4 abb., 2 tab., 23 lit. - arb.st:fuchinobe, sagamiara, azabu univ., school veter. med., labor. molecular biol.. - b14=zb 2974 ·
isolierung von kleinen kern-rnas und kleinen nukleaeren ribonukleoproteinkomplexen aus der katzenplazenta
60.50.05.10.07.; 60.10.15.05.20.; 60.10.30.05.10.
katze; plazenta; isolierung; rna; zellkern; gen;
mittels phenolextraktion und page (7 m harnstoff) wurden eine reihe von snrna-spezies (7s, u2, u1, u4, x-1, x-2, 5s, u5, u6, x-3) isoliert, ihre nukleotidlaenge abgeschaetzt und mit snrnas anderer eukaryot. zellen verglichen. 8 polypeptide mit mg 68 000, 54 000, 36 000, 35 000, 1 7 500, 16500, 10 000 und 9500 konnten ermittelt werden in der kernfraktion. sie wurden immunchemisch (antiu1)rnp-antikoerper) gereinigt. die amnionfluessigkeit wies kein immunreaktives material auf. diese untersuchungen sind ein erster schritt zur analyse der regulationsmechanismen der genexpression in der plazenta. - g. tegeler.

v709 - 0222 immune mediated-disease of the dog and cat : 2. immune-mediated diseases of the haemolymphatic and musculoskeletal system (eng)
gorman, n. t.; werner, l. l. - in: brit. veter. j.. - london 142(1986)5. - s. 403 - 410 : 20 lit. - arb.st:cambridge, dep. of clin. veter. med.. - b14=z 217
immunkrankheiten von hund und katze : 2. mitt. immunkrankheiten des haemolymphatischen und des muskulatur- und skelettsystems
60.50.05.10.07.; 60.50.05.10.05.10.; 60.50.05.10.08.
nichtansteckende krankheit; immunreaktion; muskel-skelett-system; hund; katze; diagnose;
uebersicht. die immunkrankheiten des haemolymphat. systems sind rel. weit verbreitet und schliessen die haemolyt. autoimmunanaemie(aiha), die immun-thrombozytopenie und die immun-leukopenie ein. bei hunden tritt vor allem die primaere aiha auf, waehrend bei katzen die sekundaere form haeufiger ist, bei welcher die anwemie auf infektioesen, pharmakol. oder neoplast. ursachen beruht. fuer die diagnose eignet sich der direkte coombs-test. zu den immunkrankheiten des muskulatur- und skelettsystems zaehlen die rheumatoide arthritis des hundes, die nichterosive polyarthritis, myasthenia gravis, die familiaere dermatomyositis des hundes und die chron. progressive polyarthritis der katze. die diagnose dieser krankheiten erfordert sorgfaelt. radiograph., immunol. und zytol. untersuchungen. - w. koetsche.

v709 - 0223 the effect of general anesthesia on canine lymphocyte function (eng)
felsburg, peter j.; keyes, lynette l.; krawiec, donald r. - in: veter. immunol. and immunopathol.. - amsterdam 13(1986)1/2. - s. 63 - 70 : 3 tab., 20 lit. - arb.st:urbana, univ. illinois, coll. veter. med., dep. veter. pathobiol.. - b14=za 6169
die wirkung einer allgemeinnarkose auf die funktion kaniner lymphozyten
60.50.05.10.07.; 60.50.40.01.
narkose; lymphozyt; hund; laborverf;
8 jungerwachsene weibl. mischlingshunde wurden nach praemedikation mit azepromazin und atropin mit thiamylalnatrium intravenoes und anschliessender intubation mit methoxyfluran anaesthesiert. die in vitro nachweisbare transformation von lymphozyten nach stimulation mit phytohaemagglutinin (pha), concanavalin a (con a) und pockweedmitogen (pwm) war vorruebergehend supprimiert. die reaktionen der t-zellen wurden staerker gehemmt als die der b-zellen. die lymphozytenreaktionen normalisierten sich nach 4 d (pha,con a) bzw. 1 d (pwm). untersuchungen der lymphozytenfunktionen im transformationstest sollten demnach fruehestens 4 d nach einer allgemeinnarkose vorgenommen werden - h.-j. selbitz.

v709 - 0224 transmission of maternal antibody prenatally and from milk into serum of neonatal rabbits (eng)
peri, barbara a.; rothberg, r. m. - in: immunology. - oxford 57(1986)1. - s. 49 - 53 : 4 abb., 3 tab., 18 lit. - arb.st:chicago, ill., univ., school med.. - b14=za 5825
uebertragung maternaler antikoerper praenatal und ueber die milch in das serum neugeborener kaninchen

60.50.05.10.07.
kaninchen; kolostrum; antikoerper; immunglobulin; uebertragung; jungtier;
kaninchen erhielten vor und waehrend der laktation ueber das trinkwasser 0,1 % bovines serumalbumin(bsa). serum und milch der haesinnen enthielten anti-bsa-antikoerper. bei der geburt wiesen die seren der jungtiere igg- und anti-bsa-konz. in aehnl. hoehe wie die muttertiere auf,die in den ersten 10...20 d schnell abfielen. jungkaninchen von nichtimmunisierten haesinnen, die von haesinnen mit anti-bsa-antikoerpern in der milch gesaeugt wurden, zeigten einen ansteigenden gehalt an anti-bsa im serum. der steile abfall der igg-werte im serum der neugeborenen tiere weist auf in utero passiv uebertragene immunglobuline hin. - w. koetsche.

v709 - 0225 monoclonal antibodies against rat mast cells (eng)
roosow, n.; savoly, s. b.; repke, h. - in: biomed., biochim. acta. - berlin 45(1986)10. - s. 1343 - 1343 : 1 tab.. - b14=za 5868
monoklonale antikoerper gegen mastzellen der ratte
60.50.05.10.07.
rattus; antikoerper; +mastzelle; +monoklonal; +hybridom;
es wurden 4 hybridome isoliert, die monoklonale antikoerper gegen oberflaechendeterminanten von peritonealen mastzellen der ratte bilden.der nachweis erfolgte mit einem indirekten immunfluoreszens-assay. um zu verhindern, dass die in den granula von mastzellen vorhandenen subst. (u.a. histamin) zur veraenderung der immunreaktion fuehren, wurden granulafreie mastzellmembranen gewonnen (methode eingehend beschrieben). die reaktion erfolgte mit peritonealen mast- und exsudatzellen, nicht mit anderen lymphat. zellen. mastzellen scheinen heterogen zu sein und mehreren differenzierungslinien zu entstammen: 1. peritoneal/pleural, 2. mesenterium/haut, 3. lunge/muskel, 4. basophile. - r. sedlag.

v709 - 0226 sravnitel"naja morfofunkcional"naja kharakteristika makrofagov v razlichnykh organakh v uslovijakh antigennojj stimuljacii (rus)
aznaurjan, a. v.; bakhshinjan, m. z. - in: biol. zh. arm.. - erevan 39(1986)5. - s. 402 - 406 : 1 abb., 2 tabb., 2 lit., zus. in engl.. - b14=zb 341
vergleichende morphofunktionelle charakteristik der makrophagen in verschiedenen organen unter bedingungen der antigenstimulation
60.50.05.10.07.; 60.10.25.70.10.
rattentest; immunisierung; erythrozyt; stimulierung; antigen; vergleich; zelle; organ (tier);
die untersuchungen erfolgten an insges. 45 weissen ratten, die mittels i. abd. injektion einer 6 %igen emulsion von hammelerythrozyten immunisiert wurden. zwecks markierung der makrophagen (m) erhielten sie 2 h vor der toetung (zwischen dem 3./20. d der exper.) i. abd. 2,5 ml einer 50 %igen kolloidalen kohle. es wurde festgestellt, dass es in allen untersuchten organen (milz, lunge, lymphknoten, haut) als folge der antigenstimulation zu auftreten von m kam, die in qualitativer hinsicht charakterisiert werden. am geringsten war die reaktion in der haut ausgepraegt. der gehalt an m in den organen und ihre phagozytaere aktivitaet veraenderten sich nicht gleichzeitig. - h. rauch.

v709 - 0227 uchastie makrofagov v poliklonal"nom i specificheskom otvete na t-nezavisimyjj antigen in vitro (rus)
shanin, s. s.; zastrozhnova, n. n.; ljashenko, v. a. - in: bjull. ehksper. biol. i med.. - moskva 102(1986)10. - s. 455 - 457 : 2 abb., 12 lit., zus. in engl.. - b14=zb 4048
die beteiligung von makrophagen an der polyklonalen und spezifischen antwort auf ein t-unabhaengiges antigen in vitro
60.50.05.10.07.
mus; immunreaktion; antigen; salmonella; elisa-test;
in einer milzzellkultur von maeusen wurde die antwort auf das vi- antigen von salmonella typhi (25 mikrogramm im ml) untersucht. nach 96stuend. kulturdauer wurden die antikoerper mit hilfe des festphasen- elisa und die gesamtkonz. der immunglobuline bestimmt. der anteil der spezif. antikoerper an der gesamtmenge der immunglobuline (ig) betrug max. 2 %. wenn die kultur vor versuchsbeginn weitgehend von makrophagen gereinigt wurde, waren sowohl die ig- synthese

als auch die der spezif. antikoerper beeintraechtigt. demgegenueber wurde die ig- synthese in einer kultur ohne makrophagen und ohne antigen durch den makrophagenmangel nicht gemindert. - m. westendorff.

v709 - 0228 issledovanie migracii predshestvennikov t-limfocitov v timus i faktorov, vlijajushhikh na ehtot process (rus)
jarilin, a. a.; miroshnichenko, i. v.; rjbinina, i. d. - in: bjull. ehksper. biol. i med.. - moskva 102(1986)10. - s. 447 - 449 : 1 abb., 1 tab., 13 lit., zus. in engl.. - b14=zb 4048
die untersuchung der migration von t- vorlaeuferzellen in den thymus und diesen prozess beeinflussende faktoren
60.50.05.10.07.
mus; immunsystem; thymus; radiologie;
die migration von fitc- markierten knochenmarkzellen der maus in den thymus wurde mit hilfe der zytofluorographie 3 h nach ihrer i.v. gabe an bestrahlte maeuse (cs- 137, 8,5 gy) untersucht. der prozentsatz der zellen, die den thymus erreichen, ist von der zahl der applizierten zellen nichtlinear abhaengig. die vorbehandlung der markierten zellen mit fermenten, lektinen und antiseren erbrachte den beweis, dass der rezeptor der t- vorlaeufer ein glykoproteid ist. dieser rezeptor sowie die histokompatibilitaet sind fuer die ueberwindung der blut- thymus- schranke durch die vorlaeufer verantwortlich. - m. westendorff.

v709 - 0229 analiz chastoty allel"nogo iskljuchenija genov legkikh cepejj immunoglobulinov i molekuljarnaja kharakteristika immunoglobulinov, sekretiruemykh gibridomami s ehkspressiejj oboikh allel"nykh genov (rus)
cherepakhin, v. v.; jakubov, l. z.; ibragimov, a. r. - in: molekuljarnaja biol.. - moskva 20(1986)6. - s. 1672 - 1681 : 5 tab., 2 abb., 29 lit., zus. in engl.. - b14=zb 3680
die analyse der allelen exklusion der gene der leichten ketten der immunglobuline und die molekulare charakteristik der immunglobuline, die von hybridomen synthetisiert werden, die beide gene expressieren
60.50.05.10.07.
mus; immunglobulin; genetik; lymphozyt; + hybridom;
die analyse von 750 hybridomen klonen von b- lymphozyten (mausmyelom x splenozyten neugeborener heterozygoter ratten- ig- 1a / igk- 1b) zeigte, dass 9,8 % der kappa- gene der l-ketten der ig der ratte korrekt umgebaut werden. es wurden 17 hybridome gefunden, die kappa-ketten beider alleler varianten sekretierten. die untersuchung von 9 dieser hybridome zeigte, dass 6 davon igm mit l- ketten nur einer allelen variante bilden. somit wurde erstmals bewiesen, dass die selektive assoziation der h- und l- ketten in vivo mit grosser haeufigkeit vorkommt und dass eine solche selektivitaet u. a. fuer die realisierung der allelen exklusion verantwortlich ist. - m. westendorff.

v709 - 0230 inhibitory effects of interferan-gamma on the t suppressor cell circuit in contact sensitivity (eng)
taborski, u.; freitag, w.; heremans, h. - in: immunobiology. - stuttgart 171(1986)4/5. - s. 329 - 338 : 4 tab. - arb.st:muenster, univ., dep. of dermatol. : leuven, belgium, rega inst., dep. human biol.. - b14=z 782
hemmwirkungen von interferon-gamma auf die t-suppressor-zellzirkulation bei kontaktueberempfindlichkeit
60.50.05.10.07.
mus; immunreaktion; interferon; + t-suppressor-zelle;
die wirkungen zweier ifn-gamma der maus auf t-suppressor- und t-effektorzellen vom dth-typ wurden in einem dnfb-kontaktueberempfindlichkeitsmodell untersucht.
verschied.t-zellsubpopulationen wurden induziert und ihre funktionen in transferexper. ueberprueft. es wird demonstriert, dass in diesem modell geringe mengen ifn-gamma die t-suppressor zellzirkulation auf verschied. ebenen blockierten, was zu einer steigerung der immunantwort fuehrte. die wirkung auf die einzeln. subpopulationen wird
diskutiert.ifn-gamma,das von antigenaktivierten t-lymphozyten produziert wird, kann als wicht. regulationsmechanismus angesehen werden, der die dth-reaktion bei kontaktallergie sowie bei

viraler und bakterieller infektion steigert. - r. sedlag.

v709 - 0231 in vivo activation of macrophages by t cell-derived lymphokines. killing of tumor cells and schistosomula of schistosoma mansoni (eng)
kubelka, claire f.; ruppel, a.; gemsa, d. - in: immunobiology. - stuttgart 171(1986)4/5. - s. 311 - 319 : 2 abb., 1 tab. - arb.st:heidelberg, univ., inst. for immunol. : marburg, univ., inst. of immunol.. - b14=z 782
in vivo aktivierung von makrophagen durch lymphokine von t-zellen: abtoetung von tumorzellen und schistosomula von schistosoma mansoni
60.50.05.10.07.
mus; interferon; immunsystem; +makrophage; +t-zelle;
wird maeusen nach vorbehandlung mit casein i.p. immun-interferon(ifn-gamma) injiziert, so sind die makrophagen faehig nach stimulation durch lps in vitro praeadulte stadien (schistosomula) von sch. mansoni abzutoeten. aehnl. ergebnisse wurden bei der aktivierung von makrophagen gegen tumorzellen erzielt. injizierte man jedoch den vorbehandelten maeusen den ueberstand von t-zellkulturen (langzeit-klone mit cona stimuliert), der die lymphokine ifn-gamma und mcif2 (macrophage cytotoxicity inducing factor2) enthielt, wurden die makrophagen in vivo aktiviert, ohne dass in vitro lps hinzugefuegt werden musste. moeglichkeiten der anwendung bei der bekaempfung von tumoren und infektionskrnakheiten deuten sich an. - r. sedlag.

v709 - 0232 regulation of interleukin 1 production by mouse peritoal macrophages (eng)
brandwein, sydney r. - in: j. biol. chem.. - baltimore, md. 261(1986)19. - s. 8624 - 8632 : 4 atb., 12 abb.. - b14=z 290
regulation der interleukin 1 produktion durch peritonealmakrophagen der maus
60.50.05.10.07.
mus; immunologie; +makrophage; +interleukin;
die wirkungen von prostaglandin e2 (pge2), zykl. nukleotiden, leukotrinem b4 (ltb4) und interferonen (ifn) auf die interleukin 1 (il1) produktion durch lps-stimulierte c3h/herl-peritonealmakrophagen der maus wurden untersucht: eine zugabe von pge2 und camp in der fruehen phase der makrophagenaktivierung durch lps fuehrte in vitro zu einer suppression der il1 produktion,spaeter,vor abgabe von il1 in das medium, war die wirkung geringer. es wurde die bildung von extra- und intrazellulaerem il1 blockiert. die suppression konnte durch ifn-alpha verhindert werden, dieses stimulierte die lps-induzierte il1 produktion, ifn-gamma hemmte sie. die il1 bildung der makrophagen scheint durch ein gleichgewicht zwischen den wirkungen von pge2, camp, ifn-alpha und ifn-gamma, nicht durch ltb4 reguliert zu werden. - r. sedlag.

v709 - 0233 a genetic polymorphism of the complement component factor b in chickens not linked to the major histocompatibility complex (mhc) (eng)
koch, claus. - in: immunogenetics. - new york 23(1986)6. - s. 364 - 367 - arb.st:copenhagen, statens seruminst., vaccine dep.. - b14=za 5726
genetischer polymorphismus des komplementfaktors b bei kueken, der nicht an den majorhistokompatibilitaetskomplex gebunden ist
60.50.05.10.07.
blutserum; immunologie; genetik; kueken; +komplement;
bei kueken wurde ein genet. polymorphismus im komploment ermittelt, der sich phaenotypisch in f,f/s und s ausdrueckt. dieses trennt mhc(b-komplex)-homozygote tiere. genet. analysen ergaben, dass der faktor-b-polymorphismus nicht an den mhc-komplex gebunden ist. als ursache wird eine translokation des komplementgens vom mhc nach trennung der voegel von den reptilien angenommen. - m. krueger.

v709 - 0234 fortschritte in der immunprophylaxe
... - berlin : akad.-verl., 1986. - 44 s. : 1 abb., zahlr. tab., lit.(sitzungsber. akad. wiss. ddr ; 7). - b14=sr 1157,7

60.50.05.10.07.
immunologie; prophylaxe;

v709 - 0235 igg precipitating and non-precipitating antibodies in rabbits repeatedly injected with soluble and particulate antigens (eng)
margni, r. a.; perdigon, g.; gentile, t. - in: veter. immunol. and immunopathol.. - amsterdam 13(1986)1/2. - s. 51 - 61 : 4 abb., 21 lit. - arb.st:buenos aires, argentina, univ., fac. farmacia y bioquim., dep. microbiol.. - b14=za 6169
praezipitierende und nichtpraezipitierende ig g-antikoerper bei kaninchen nach wiederholter injektion von loeslichem und partikulaerem antigen
60.50.05.10.07.
immunglobulin; antikoerper; antigen;
in immunisierungsversuchen mit loesl. (eialbumin) und partikulaeren antigenen (ag) (an eialbumin gebundene brucella-abortus-ag, polymerisiertes eialbumin) wurde die ausbildung praezipitierender und nichtpraezipitierender antikoerper (ak) untersucht. letztere ak sind asymmetrisch, mit 2 ag-bindungsorten unterschiedl. affinitaet ausgestattet und koennen als blockierende ak wirken. nach immunisierung mit loesl. ag waren hoechstens 10...15 % aller ak nichtpraezipitierend. ihr anteil erhoehte sich auf 30...70 % nach applikation von partikulaerem ag. vermutlich wird die bildung praezipitierender ak unterdrueckt. physikochem. eigenschaften des ag und das immunisierungsschema bestimmen die art der ak. - h. j. selbitz.

v709 - 0236 funktionelle beeinflussung des immunsystems durch zellen der haut
diezel, wolfgang; volk, hans-dieter; gruner, stefan. - in: z. klin med.. - berlin 42(1987)1. - s. 11 - 14 : 3 abb., 16 lit., zus. in russ., eng. - nach zus.. - b14=z 232
60.50.05.10.07.
immunitaet; zelle; haut;
epidermale zellen beeinflussen aktiv immunol. reaktionen. so zaehlen die langerhans-zellen der haut, monozyten des blutes, gewebsmakrophagen, dendrit. zellen der milz und interdigitierende zellen, zu den antigenpraesentierenden zellen. die keratinozyten, zu etwa 90 % am aufbau der epidermis beteiligt, produzieren nicht nur keratin, sondern auch das hormon "thymopoietin" und die zytokine interleukin-1 und interleukin-3. als folge von stoerungen der immunol. funktion der langerhans-zellen und bei gestoerter bildung der zytokine durch keratinozyten koennen erkrankungen des hautorgans resultieren.

v709 - 0237 production of antiserum for radioimmunoassay of arginine vasotocin (eng)
goto, kazufumi; tanaka, koussku; terao, toshihiro. - in: jap. j. zootechn. sci.. - tokyo 57(1986)7. - s. 614 - 619 : 1 tab., 2 abb. - arb.st:kagoshima-shi, kagoshima univ., fac. of agric., dep. of animal sci.. - b14=zb 4276
produktion eines antiserums fuer einen arginin-vasotozin-radioimmunassay
60.50.05.10.07.
immunserum; vasopressin; radioimmunassay;
zur gewinnung eines antiserums gegen arginin-vasotozin (avt) wurden 1 ziege und 2 kaninchen mit einem konjugat von humanem igg und avt immunisiert. nach der 19. intradermalen injektion wurde von einem der kaninchen ein antiserum mit einer max. bindung von 91 % in einer endverduennung von 1: 100 gewonnen. dieses antiserum (r2-kyushu) zeigte keine kreuzreaktivitaet mit oxytozin (ot) und mesotozin (mt), aber 51,3 % mit arginin vasopressin (avp). da die neurohypophyse von amphibien, reptilien und voegeln nur avt und mt, nicht aber avp enthaelt, kann dieses antiserum fuer einen radioimmunassay zum bestimmen von avt bei den genannten tieren verwendet werden. - r. sedlag.

v709 - 0238 untersuchungen ueber den einfluss eines schwachen magnetischen wechselfeldes auf immunbiologische reaktionen
stierschneider, r.; fischer, g. - in: zbl. bakteriol., mikrobiol. u. hyg., serie b. - stuttgart 182(1986)4. - s. 352 - 359 : 4 abb., 1 tab., 13 lit., zus. in engl. - nach zus.. - b14=za 5769
60.50.05.10.07.; 60.10.15.10.05.
versuchstier; magnetfeld; wirkung; immunreaktion; biol eigenschaft;

nach 7taeg. aufenthalt waren die plaquezahlen und die haemagglutinationstiter fuer die tiere in der faraday-magnetfeldkammer und in der magnetfeldkammer gegenueber den jeweiligen kontrollen erhoeht, wobei in einigen faellen der anstieg statistisch signifikant absicherbar war. untersuchungsdaten bei den uebrigen festgesetzten exponierungszeiten ergaben zwar einige signifikante ergebnisse zwischen den gruppen unter den angegebenen umweltbedingungen, liessen aber keinen eindeutigen magnetfeldeinfluss erkennen. auf grund der vorliegenden befunde in konkordanz mit dem internat. schrifttum steht fest, dass magnetfelder nach einer funktion der zeit, frequenz- und feldstaerkenabhaengig biol. parameter verschiedentlich zu beeinflussen vermoegen.

v709 - 0239 kon"jugirovanie immunoglobulinov krupnogo rogatogo skota fluorokhromom fitc (rus)
fedorchenko, a. n.; valikhov, a. f.; chibisova, v. a. - in: bjull. vses. nauch.-issl. inst. ehksper. veter.. - moskva (1985)59. - s. 29 - 31. - b14=zb 3643
die konjugation von immunglobulinen vom rind mit dem fluorochrom fitc
60.50.05.10.07.
rind; immunglobulin; fat;
fuer untersuchungen mit hilfe der immunfluoreszenztechnik werden fitc- markierte immunglobuline benoetigt.. es wird eine methode zur kopplung des fluorochroms fitc an immunglobuline beschrieben und die spezifitaet mit hilfe der immundiffusion nachgewiesen. auf moegl. fehlerquellen wird eingegangen. - m. westendorff.

v709 - 0240 untersuchungen von mineralstoffen, metaboliten und enzymen im blutserum von pferden nach submaximaler ausdauerbelastung im vergleich zu den in der literatur angegebenen werten
mundt, elke. - in: prakt. tierarzt. - hannover 67(1986)10. - s. 871 - 872, 875 - 876, 878 - 879 : 2 tab., 51 lit. - nach zus.. - b14=zb 210
60.50.05.10.08.; 60.10.15.10.15.35.
pferd; haematologie; metabolit; mineralstoff; enzym; elektrolyt;
bei einem 3-d-distanzritt ueber 200 km werden elektrolyte, metaboliten und enzyme im blutserum bestimmt. von allen untersuchten parametern zeigen die enzyme keine signifikanten veraenderungen, waehrend die meataboliten bilirubin, gesamteiweiss, trigyzeride und harnstoff und die mineralstoffe magnesium und phosphor veraenderungen in den jeweiligen tagesablaeufen und von tag zu tag aufweisen.

v709 - 0241 variations in haematological characteristics of cross-bred goats (baladi x angora) during pregnancy, lactation and dry seasons (eng)
mohy, a. d. m.; abo-elezz; zahraa, a. - in: world rev. animal prod.. - roma 21(1985)1. - s. 39 - 43. - b14=zb 3312
unterschiede der haematologischen werte bei ziegen der kreuzung baladi/angora waehrend der traechtigkeit, laktation und trockenstehzeit
60.50.05.10.08.; 60.50.10.
ziege; traechtigkeit; laktation; haematologie; blutbild;
die werte fuer hb, zellkernvolumina und zahl der erythrozyten, leukozytenzahl und weitere daten wurden im abstand von 2 wo.waehrend der traechtigkeit (22 wo.) und fuer die ersten 16 wo. der laktation sowie 2 wo. nach der laktationszeit ermittelt. waehrend der traechtigkeit sind die ergebnisse in verbindung mit der heranwachsenden frucht bzw. deren sauerstoff in uebereinstimmung. geburt und laktationsbeginn sind mit einer stresssituation identisch. die trockenstehperiode bedeutet fuer das tier die zeit der niedrigsten stoffwechselleistung. die hoechsten leukozytenwerte werden 8 wo. nach der geburt erreicht, die niedrigsten in der 10. traechtigkeitswoche. - h. oswald.

v709 - 0242 spherocytosis associated with anaplasmosis in two cows (eng)
swehson, cheryl; jacobs, robert. - in: j. amer. veter. med. assoc.. - schaumburg, ill. 188(1986)9. - s. 1061 - 1063 : 4 abb., 15 lit. - arb.st:columbus, ohio state univ., coll. veter. med., dep. veter. pathobiol.. - b14, gr61

spherozytose in verbindung mit anaplasmose bei zwei kuehen
60.50.05.10.08.05.; 60.50.20.05.76.; 60.50.05.10.07.
rind; erythrozyt; anaplasma; immunglobulin; haematokritwert; +spherozytose; +mps-system;
bei 2 kuehen wurde in verbindung mit anaplasmose auch eine anomalie der zellmorphologie der erythrozyten festgestellt: anisozytose, spherocytose, polychromasie, basophile punktierung, howell-jolly-koerperchen sowie erythrozytenkerne. der haematokrit betrug 15 bzw. 16 %. die osmot. resistenz war stark vermindert. die kbr auf anaplasmose verlief positiv. der direkte coombs-test erbrachte titer von 1:256 bzw. 1:128 fuer igg. die spherozytenbildung geht mit immunhaemolysen einher. spherozyten entstehen, wenn nicht ausreichend membranbestandteile vorhanden sind d.h., wenn ein teil der erythrozyten im mps-system phagozytiert wird. die erythrozyten werden durch haftende immunglobuline fuer das mps-system sensibilisiert. - m. fuerll.

v709 - 0243 the effect of bovine thrombomodulin on the specificty of bovine trombin (eng)
jakubowski, henry v.; kline, mark d.; owen, whyte g. - in: j. biol. chem.. - baltimore, md. 261(1986)8. - s. 3876 - 3882 : 2 tab., 13 abb. - arb.st:iowa city, univ. of iowa, cardiovascular center : dep. of biochem.. - b14=z 290
die wirkung von rinder -thrombomodulin auf die spezifitaet von rinder-thrombin
60.50.05.10.08.15.
rind; gerinnung; blut;
um den mechanismus zu bestimmen, durch den sich die thrombinspezifitaet veraendert, wurde die reaktion von thrombin-thrombomodulin (rind) mit substraten, inhibitoren und antagonisten des thrombins untersucht. aus der rinderlunge gewonnenes,gereinigtes thrombomodulin (polypeptid endothelialer zellmembranen) wurde verwendet. es hat eine hohe affinitaet zu thrombin, ist ein kofaktor fuer die protein c aktivierung und ein antagonist zu reaktionen des thrombins mit fibrinogen, dem heparin-kofaktor 2 und hirudin. die ergebnisse brachten nur erste hinweise auf den bes. mechanismus der thrombomodulin-thrombin bindung. thermodynam. und strukturelle untersuchungen sowie bindungsmessungen muessten folgen. - r. sedlag.

v709 - 0244 zur informatik im veterinaerwesen der ddr
nau, marine; nau, h.-r. - in: monatsh. veter.-med.. - jena 42(1987)1. - s. 2 - 6 : 1 abb., 1 tab., 35 lit., zus. in russ., engl. - nach zus. - arb.st:magistrat von berlin, fachorgan land-, forst- u. nahrungsgueterw., wissenschaftl.-techn. zentrum. - b14, eb16
60.50.05.10.09.; 60.01.30.29.
veterinaermedizin; informationssystem; edv-einsatz;
ausgehend von den begriffen information und kommunikation wird die tatsache verdeutlicht, dass den einsatz automat., informationsverarbeitender systeme (computer) das informationsgeschehen im gesellschaftl. leben auf einer qualitativ hoeheren stufe erfolgt. zugleich ergibt sich daraus die notwendigkeit der entwicklung einer fachspezif. informatik fuer das veterinaerwesen, die auf bereits vorhandener softwareerfahrung aufbaut. auf die unmittelbare produktionswirksamkeit der informatik wird eingegangen.

v709 - 0245 tierseuchenbekaempfung in den tropen - bilanz und perspektiven
seifert, h. s. h. - in: dt. tieraerztl. wochenschr.. - hannover 93(1986)10. - s. 501 - 504 : 11 lit. - arb.st:inst. pflanzenbau u. tierhyg. tropen u. subtropen, georg-august-univ. goettingen inst. angew. biotechnol. tropen, georg-august-univ. goettingen. - b14, eb16
60.50.05.10.09.05.; 60.50.05.10.10.
tierkrankheit; seuche; anzeigepflichtige seuche; tropen; entwicklungsland; tierhygiene;
die tierseuchenbekaempfung in den tropen wird entweder vom staat (fuer den tierbesitzer kostenfrei) oder von den einzelnen tierbesitzern getragen. beide konzepte haben vor- und nachteile. die bekaempfungsstrategien fuer entwickelte laender sind nicht auf entwicklungslaender uebertragbar. die gegenwaert. situation in der vakzineherstellung in trop. entwicklungslaendern ist haeufig durch ungereinigte, nicht standortspezif. billigvakzinen aus privatwirtschaftl. unternehmen gekennzeichnet. zukuenftig sollen gereinigte standortspezif. vakzinen mit modernen wiss. methoden in regionalen produktionsstaetten hergestellt und nach

hygieneprogrammen, die auf einer wirkungsvollen seuchendiagnostik basieren, eingesetzt werden. - u. buenger.

v709 - 0246 tieraerztliche bewertungsmassstaebe fuer eine tierschutzgemaesse haltung von nutzkleintieren
loelliger, h. ch. - in: prakt. tierarzt. - hannover 68(1987)2. - s. 29 - 30, 32, 34 - 36 : 4 tab. - nach zus.. - b14=zb 210
60.50.05.10.09.20.; 60.45.05.05.07.; 60.50.15.15.
tierhaltung; tierschutz; tierhygiene; rechtsnorm; + nutzkleintiere; + ethopathie; + technopathie;
die ermittlung tierartwidr. haltungsbedingungen fuer nutzkleintiere - gefluegel, kaninchen, pelztiere - in der farmhaltung im rahmen der ueberwachung der tierschutzgesetzl. auflagen kann nur ueber die erfassung messbarer und damit weitgehend objektiver klin. messdaten von koerperschaeden, leiden oder schmerzen beim tier erfolgen. haltungsbedingte schaeden, die sich moeglicherweise aus verstoessen gegen die auflagen des tierschutzgesetzes entwickelt haben, koennen bei nutzkleintieren als ethopathien. als technopathien, als folgen mangelhafter stall- und umwelthygiene, als folgen fehlerhafter fuetterung oder auf grund mangelhafter tierbetreuung auftreten.

v709 - 0247 tierschutzgerechte regulierung verwilderter stadttauben
dimigen, j. - in: dt. tieraerztl. wochenschr.. - hannover 93(1986)10. - s. 492 - 495 : 13 lit. - arb.st:univ.-krankenhaus eppendorf, hamburg. - b14, eb16
60.50.05.10.09.20.; 60.75.30.15.
tierschutz; taube; stadt;
taubenschwaerme in grossstadtzentren fuehren oertlich zu belaestigungen, gesundheitsgefaehrdungen und wirtschaftl. schaeden. vf.diskutiert die vor- und nachteile der bestehenden bekaempfungs- und abwehrmassnahmen von taubenpopulationen : einsatz von blausaeure, narkotika und fertilitaetshemmern, fang und abschuss, anbringen von vergraemungspasten auf taubenlandeplaetzen, einrichtung von kontrollierbaren bruteinrichtungen, verlegung von fuetterungen an weniger schaden verursachende plaetze und fuetterungsverbot an anderen stellen, verhinderung des zugangs zu brut- oder landeplaetzen durch draehte, kunststoffreiter oder netze, vertreibung durch ultraschall. - u. buenger.

v709 - 0248 die zusammenarbeit der veterinaermedizinischen dienste
tretjakow, alexander. - in: internat. z. landwirtsch.. - berlin (1986)5. - s. 463 - 464 - arb.st:hv veter.-wesen gosagropromder udssr. - b14=za 2016
60.50.05.20.; 60.50.05.10.09.05.; 60.50.15.20.
vet med einrichtung; veterinaermedizin; rgw;
seit fast 30 a entwickelt sich eine fruchtbare zusammenarbeit der veterinaerdienste der mitgliedslaender des rgw. sie konzentriert sich auf die gewaehrleistung eines zuverlaess. schutzes der landwirtsch. nutztiere vor ansteckenden krankheiten, die durchfuehrung gemeinsamer massnahmen zur bekaempfung von tierkrankheiten und die erhoehung der qualitaet tier. erzeugnisse. bei den jaehrlich stattfindenden sitzungen (bis 1973 arbeitsgruppen, seitdem leieter der vet.-dienste) werden fragen der organisation der veter.-med. betreuung, der erarbeitung von mitteln und methoden der diagnose, der verhuetung und bekaempfung bes. gefaehrl. tierkrankheiten sowie des handels mit tieren, tier. produkten und rohstoffen tier. ursprungs behandelt. - p. g. schoop.

v709 - 0249 a hatosagi allategeszseguegy helyzete es feladatai (hun)
glozik, a. - in: tudomany es mezoegazdasag. - budapest 23(1985)4. - s. 13 - 17. - nach zus.. - aus: ung. agrar-rdsch. (1986). - b14=zb 1159
der gegenwaertige stand und die aufgaben der veterinaerverwaltung in der uvr
60.50.05.20.; 60.50.45.; 60.50.05.10.09.
vet med einrichtung; rechtsnorm; verwaltung; lebensmittelhygiene; export; + veterinaerwesen;
in der uvr ist die veterinaerverwaltung ein integrierter teil der staatsverwaltung. fuer den export muessen die in den abnehmerlaendern geltenden tier- und lebensmittelhyg. forderungen in betracht gezogen werden. die dem min. fuer landwirschaft und ernaehrung unterstehende zentralstelle fuer veterinaermedizin u. lebenmittelkontrolle koordiniert und leitet die taetigkeit

entspr. komitats-stationen.fachleute dieser stationen (lebensmittelchemiker, tieraerzte, technologen) sind in der inspektion, kontrolle und fachberatung von tier. produkte erzeugenden betrieben taetig. ein zentrales und 5 regionale diagnost. inst. fuer veter.-med. sowie das inst. fuer veter.-med. impfstoffkontrolle sind ebenfalls wichtige fachorgane.

60.50.10. physiologie und pathologie der fortpflanzung

v709 - 0250 die luteinzellkultur als modell zur untersuchung der progesteronsekretion von corpora lutea und corpus luteum-"zysten" beim rind
stock, angelika. - 1984. - 133 s.. - muenchen, univ., tieraerztk. fak., diss.. - b14=diss. 28481
60.50.10.; 60.30.30.30.
gelbkoerper; zellkultur; progesteron;

v709 - 0251 uterine and vaginal glycogen dynamics under the control of female sex steroids - a brief review (eng)
tripathi, g. - in: zool. jahrb., abt. allg. zool. u. physiol. tiere. - jena 90(1986)4. - s. 421 - 428 : 1 tab., 35 lit. - arb.st:varanasi, banaras hindu univ. dep. of zoology. - b14=za 3943
uterine und vaginale glykogendynamik unter der kontrolle der weiblichen sexualsteroide - ein kurzer ueberblick
60.50.10.; 60.10.15.10.10.; 60.10.25.50.10.
geschlechtsorgan; glykogen; keimdruesenhormon;
bei den saeugetieren wird die vaginale und uterine glykogenproduktion durch oestrogene und progesteron gesteuert. die histophysiol. manifeststation der gewebe bestimmt den glykogengehalt. progesteron zeigt einen dosisabhaengigen glykogenolyt. effekt bzw. hat einen antagonist. effekt auf die glykogene wirkung der oestrogene. es sind weitere untersuchungen noetig, um die interaktionen der sexualsteroide und die energet. erfordernisse des reproduktionstraktes naeher zu erforschen. - g. w. buchholz.

v709 - 0252 semen collection efficiency using an artificial vagina plastic liner (eng)
flick, d. l.; merilan, c. p. - in: theriogenology. - los altos, calif. 25(1986)6. - s. 821 - 825 : 1 tab., 19 lit. - arb.st:columbia, univ. of missouri, dep. of dairy sci.. - b14=za 6007
einsatz eines plastikfuehrungsstueckes an der kuenstlichen vagina zur erhoehung der effizienz der spermagewinnung
60.50.10.; 60.45.05.05.03.02.
kuenstliche besamung; spermagewinnung; methode;
durch ersatz des standardfuehrungsstueckes aus gummi durch entsprechendes einwegmaterial aus plaste konnte erreicht werden, dass die spermienzahl im sammelgefaess wesentlich erhoeht werden konnte. die effizienz stieg durchschnittlich um 3...5 % bei verwendung von plastmaterial an. verluste an zellen, die besonders bei kleinen ejakulatvolumina zu beobachten sind, lassen sich so gering halten. - g. tegeler.

v709 - 0253 the hormonal response of patients with polycystic ovarian disease to subcutaneous low frequency pulsatile adminstration of luteinizing hormone-releasing hormone (eng)
hurwitz, a.; rosenn, b.; palti, z. - in: fertility and sterility. - birmingham, ala. 46(1986)3/4. - s. 378 - 384 : 4 abb.,1 tab., 19 lit. - arb.st:hadassah univ. hospital, mount scopus, jerusalem israel. - b14=zb 3021
die hormonelle reaktion von patienten mit einem polyzystischen ovardefekt auf die stossfoermige verabreichung von gnrh bei niedriger frequenz auf subkutanem wege
60.50.10.; 60.10.25.50.10.
ovarium; zyste; fsh; blutplasma; frau; +gnrh;
das auftreten zahlreicher zysten an den ovarien geht mit einem hohen gehalt an lh und an androgenen sowie nit einem niedrigen bis mittleren gehalt an fsh im blutplasma einher. bei 4 frauen mit polyzyst. ovarveraenderung wurden 20 mygg gnrh subkutan mittels eines katheters in das subkutane fettgewebe im bauchbereich im abstand von 180 min eingefuehrt. bei

ungenuegender zunahme des gehaltes an oestradiol im blutplasma wurde die dosis auf 40 myg erhoeht bzw. das intervall zwischen den pulsen vergroessert. die applikation des gnrh im abstand von 180...240 min fuehrte zu einer senkung des gehaltes an lh und zu einer zunahme des an ffs im blutplasma, der gehalt an testosteron und an androstendion verminderte sich und der an keimdruesenhormonbindendem globulin stieg an. eine ovulation erfolgte nicht. - e. kolb.

v709 - 0254 melatonin directly stimulates the secretion of progesterone by human and bovine granulosa cells in vitro (eng)
webley, g. e.; luck, m. r. - in: j. reprod. fertility. - cambridge 78(1986)2. - s. 711 - 717 : 3 abb., 1 tab., 20 lit. - arb.st:institute hormone & fertility disorders osterstrasse 86, 2000 hamburg 20. - b14=za 3732
melatonin stimuliert unmittelbar die sekretion von progesteron in granulosazellen von der frau und vom rind in vitro
60.50.10.; 60.45.05.05.03.01.01.01.
ovarium; progesteron; regelung; frau; rind;
von praeovulat. follikeln der frau wurden granulosazellen gewonnen und in naehrloesung ohne bzw. mit unterschiedl. zusatz von melatonin (m) inkubiert. ein zusatz von m in einer konz. von 20 pg/ml war ohne einfluss auf die synthese von progesteron (p), ein solcher von 200 pg/ml erhoehte sie bei unterschiedl. inkubationsbedingungen. bei folgender inkubation ohne zusatz von m verminderte sich die bildung von p wieder. das m war auf die aromataseaktivitaet in den zellen ohne einfluss.bei granulosazellen vom rind war das m in einer konz. von 100...400 pg/ml auf die synthese von p gleichfalls von stimulierendem einfluss. ein anstieg auf solche werte findet bei rindern im blutplasma physiologischerweise waehrend der nacht statt. - e. kolb.

v709 - 0255 analysis of deoxyribonucleic acid distribution in noncleaving oocytes from patients undergoing in vitro fertilization (eng)
o"rand, m. g.; herman, b.; diguiseppi, j. - in: fertility and sterility. - birminham, ala 46(1986) no. 3/4 - s. 452 - 460 : 9 abb., 22 lit. - arb.st:univ. of north carolina, chapel hill, north carolona usa. - b14=zb 3021
die analyse der verteilung der desoxyribonukleinsaeuren in sich nichtteilenden eizellen von patienten nach einer in vitro befruchtung
60.50.10.; 60.30.30.30.
eizelle; gonadotropin; frau; dna; zellkern; +polarkoerperchen; +in-vitro-technik;
nach verabreichung von menopause-gonadotropin (hmg) und von chorion-gonadotropin (hcg) wurden durchschnittlich 4,2 +- 0,2 eizellen je frau gewonnen, wovon 51 % befruchtungsfaehig waren. davon gingen 84 % in teilung ueber.bei den sich nicht teilenden eizellen waren folgende veraenderungen vorhanden: eizellen ohne polarkoerperchen und zellkern (69 %), ohne polarkoerpchen mit zellkern (2 %), mit polarkoerperchen ohne vorkerne (4 %), zellen mit einem fragmentierten polarkoerperchen (11 %) bzw. mit einem polarkoerperchen (8 %). hauptdefekte in der dna-ausruestung waren abweichungen in der organisation der dna nach eindringen eines spermiums, defekte in der verpackung der dna sowie maengel in der dna-replikation. - e. kolb.

v709 - 0256 actividad acetilcolinesterasa del semen bovino (spa)
aguirre, silvia m.; capaul, e. g.; de luca, l. - in: veter. argentina. - buenos aires 3(1986)25. - s. 442 - 446 : 12 lit., zus. in engl. - arb.st:buenos aires, faculdad de ciencias veterinarias,catedra de fisiologia animal. - b14=za 6195
azetylcholinesterase-aktivitaet im bullensperma
60.50.10.; 60.45.05.05.03.02.; 60.45.05.05.03.02.02.
bulle; sperma; enzym;
mit einer modifkation von ellmans kolorimetr. methode wurde die azetylcholinesterase-aktivitaet (a) im frischen gesamtsperma sowie bei in stickstoff gelagerten pellets bestimmt und die korrelation zwischen a und motilitaet berechnet. die enzymaktivitaet im frischen samen betrug 2,4 x 10 exp - 18 mol hydrolisiertes azetylthiocholin/min pro samenzelle (0,5...7 x 10 exp - 18), die aufgetauten pellets rangierten zwischen 0,4...14 x 10 exp - 18mol mit einem mittelwert von 3,9 x 10 exp - 18mol. die motilitaet und die konz. betrugen 67 %bzw. 10 exp6/ml im frischen, und 41 % bzw.490 x 10 exp 6 in aufgetauten pellets. die korrelationen

beliefen sich bei frischem sperma auf -0,37 und fuer aufgetautes -0,02. - f. schaetz.

v709 - 0257 a koca- es tehentartas szaporodazbiologiai problemai (hun)
becze, j. - in: tudomany es mezoegazdasag. - budapest 23(1985)4. - s. 27 - 33. - nach zus.. - aus: ung. agrar-rdsch. (1986). - b14=zb 1159
fortpflanzungsbiologische probleme bei sauen und kuehen
60.50.10.; 60.50.10.25.
schwein; rind; fortpflanzung; industriemaess produktionsmethode; fortpflanzungsstoerung;
in der intensiv. schweinezucht erreichen laeufer eine km von 90...95 kg bereits im 6. bis 7. lebensmonat, sie werden gewoehnlich jedoch noch nicht bruenstig. vorzeitige zuchtbenutzung kann fruchttod, schwergeburt usw. bewirken. bei fleischrindern kam es bei der 1. zuchtbenutzung in vielen faellen zu anoestrus, niedrigen befruchtungsraten und zu schwergeburten. bei milchkuehen dominieren hingegen postpartale uterus- und ovarienprobleme, haeufiges vorkommen von anoestrus, zyklusstoerungen, blut. brunst, symptomloser sterilitaet (repeat breeder syndrome),ovarienzysten, uterusveraenderungen und fruchthuellenretention. beim schwein sind zootechn. eingriffe gewoehnlich befriedigend wirksam, beim rind machen sich aber auch zusaetzl. biotechn. behandlungen erforderlich.

v709 - 0258 bestimmung der aktivitaet der sauren phosphatase im eileitergewebe von spontanoestrischen sowie ovulationssynchronisierten jungsauen
wollenhaupt, k.; bruessow, k.-p. - in: arch. exper. veter.-med.. - leipzig 41(1987)1. - s. 51 - 56 : 2 abb., zahlr. lit., zus. in russ., engl. - nach zus.. - b14=z 192
60.50.10.; 60.45.05.05.03.01.01.02.
sau; eileiter; ovulation; enzym;
es wurde die dynamik der aktivitaet der sauren phosphatase im ampullen- und isthmusgewebe des ovidukts von spontanoestr. und ovulationssynchronisierten jungsauen im brunstnahen zeitraum untersucht und ein vergleich der entsprechenden werte durchgefuehrt. es wurden sowohl veraenderungen der aktivitaeten der sauren phosphatase in abhaengigkeit vom oestrusstadium als auch signifikante differenzen zwischen den werten des ampullen- und isthmusgewebes festgestellt. die enzymaktivitaeten von spontanbruenstigen und ovulationssynchronisierten jungsauen unterschieden sich in beiden gewebeabschnitten an den vergleichstagen ebenfalls signifikant.

v709 - 0259 surface transformation of ram spermatozoa in uterine, oviduct and cauda epididymal fluids in vitro (eng)
voglmayr, j. k.; sawyer, r. f. - in: j. reprod. fertility. - cambridge 78(1986)2. - s. 315 - 325 : 6 abb., 38 lit. - arb.st:div. reprod. biol., 150 w. univ. boulev., melbourne, florida 32901, usa. - b14=3732
oberflaechenveraenderungen an schafspermien in sekreten des uterus, der eileiter und des nebenhodenschwanzes in vitro
60.50.10.; 60.45.05.05.03.01.02.02.
schafbock; sperma; physiologie; eileiter; uterus;
von schafboecken wurden spermien (sp) aus dem nebenhodenschwanz (ns) gewonnen und mit sekreten (s) des uterus und des eileiters in vitro inkubiert. bei der inkubation der sp fand eine teilweise freisetzung eines oberflaechlich gelegenen proteins mit einer molekuelmasse von 97 kda statt. bei inkubation in ringer-loesung ueber 1 und 4 h aenderte sich die zusammensetzung der oberflaechenproteine nicht. bei inkubation mit dem uterus-s wurde ein protein mit einer mm von 16 kda an der oberflaeche angereichert, das im s nur in geringer menge vorhanden war. aus dem s des eileiters wurden proteine mit einer mm von 140, 95, 78 und 53 kda an die oberflaeche der sp angelagert. nach einwirkung der s des uterus und der eileiter wurden bei folgender inkubation mit dem s aus dem ns mehrere proteine in die membran eingebaut. - e. kolb.

v709 - 0260 variations in patterns of follicle development in prolific breeds of sheep (spa)
driancourt, m. a.; gauld, i. k.; terqui, m. - in: j. reprod. fertility. - cambridge 78(1986)2. - s. 565

- 572 : 3 abb., 2 tab., 27 lit. - arb.st:reprod. physiol., 37380 nouzilly, france. - b14=za 3732
unterschiede im verhalten der follikelentwicklung bei fruchtbaren rassen von schafen
60.50.10.; 60.45.15.10.01.04.01.
schaf; follikel; rasse;
bei schafen (s) verschiedener rassen wurde das verhalten der tertiaerfollikel vor der ovulation untersucht. bei keiner rasse war eine beziehung zwischen der anzahl der tertiaerfollikel und der der ovulierten follikel vorhanden. bei den s der rasse romanov (r) und der kreuzung von r mit booroola (b) lag die groesste zahl der follikel mit einem drm. von ueber 2mm vor. bei den s der rasser gelangte eine groess. zahl von follikeln zur atresie als bei dens der rasse ile-de-france. die groessere zahl von ovulierenden follikeln bei den s der finn-rasse ist durch die kleinere zahl der atret.follikel bedingt. die s der kreuzung mit b wiesen zum teil ein besonderes b-gen auf, solche s hatten eine groessere menge an ausreifungsfaehigen follikeln als die s ohne ein solches b-gen. - e. kolb.

v709 - 0261 zur fortfplanzungsphysiologie bei silberfuchs (vulpes vulva argentata) und blaufuchs (alopex lagopus) unter besonderer beruecksichtigung histologischer ovarbefunde vor und waehrend der paarungssaison
koivisto, marion. - 1986. - 70 s.. - hannover, tieraerztl. hochsch., diss.. - b14=diss. 28755
60.50.10.; 60.45.35.10.04.
fortpflanzung; physiologie; fuchs; histologie; ovarium; anpaarung; +silberfuchs; +blaufuchs;

v709 - 0262 a need for sterilization, contraceptives, and abortifacients: abandoned and unwanted pets : 4. potential methods of controlling reproduction (eng)
olson, p. n.; nett, t. m.; bowen, r. a. - in: compendium continuing educ. pract. veter.. - princeton junction, n. j. 8(1986)5. - s. 303 - 308 : 1 tab., 33 lit. - arb.st:fort collins, colorado, colorado state univ., college of veter. med.. - b14=zb 4266
der einsatz von sterilisation, kontrazeptiva und abortiva zur minderung ausgesetzter bzw.unerwuenschter schosstiere. teil 4. eventuell moegliche verfahren der steuerung der rep ro duktion
60.50.10.; 60.50.10.30.
hund; katze; traechtigkeit; prophylaxe; endokrinologie; immunologie; +kontrazeptiva;
ausser den bislang gebraeuchlichen und im grossen wenig wirsamen methoden der minderung unerwuenschter reproduktion haben folgende wirkungskomplexe eine eventuelle perspektive und stehen zur ueberpruefung an: antigonadotropin-releasing-hormone, antiluteinizing hormone, antizona pellucida, antiriboflavin-carrier-protein, gonadotropin-releasing-hormon-antagonist, antiandrogene, gossypol (baumwollpigment), antiestrogene, prolactin-inhibitor, triazol -derivate, spez. toxine bzw. antikoerper gegen spezif. hormonrezeotoren. da derzeit etwa 20 % der kaninen und felinen population in den usa als ueberfluessig zugrunde geht (euthanasie, aussetzen, verhungern, rohe toetung durch trauma usf.), ist eine beschleunigte inangriffnahme der prakt. forschung aeusserst dringlich. - f. schaetz.

v709 - 0263 a need for sterilization, contraceptives, and abortifacients: abandoned and unwanted pets : 3. abortifacients (eng)
olson, p. n.; nett, t. m.; bowen, r. a. - in: compendium continuing educ. pract. veter.. - princeton junction, n.j. 8(1986)4. - s. 235 - 237, 240 : 1 tab., 23 lit. - arb.st:fort collins, colorado, colorado state univ. college of veter.-med.. - b14=zb 4266
der einsatz von sterilisation, kontrazeptiva und abortiva zur minderung ausgesetzter bzw. unerwuenschter schosstiere. teil 3. abortiva
60.50.10.; 60.50.10.30.
hund; traechtigkeit; abort; medikament; +kontrazeptiva;
zuverlaessige pharmakol. methoden der verhinderung oder des abbruchs der traechchtigkeit bei schosstieren gibt es kaum. bei huendinnen wirkt estradiol-cypionat, aber unsicher. im hinblick auf das hohe risiko einer pyometra oder aplast. anaemie ist von der verwendung von estrogenen zur herbeifuehrung von aborten ueberhaupt abzuraten. obwohl waehrend der spaeten traechtigkeit wirksam, ist das prostaglandin nicht fuer die gesamte dauer der graviditaet

bei hunden und katzen gutzuheissen. aus diesem grund ist dem besitzer die alternative zwischen operation oder austragen lassen anheim zu stellen. immerhin werden wohl in naher zukunft brauchbare abortiva zur verfuegung stehen. - f. schaetz.

v709 - 0264 influence of adrenergic receptors on ovarian progesterone secretion in the pseudopregnant cat and oestradiol secretion in the oestrous cat. (eng)
wheeler, a. g.; walker, m.; lean, j. - in: j. reprod. and fertility. - cambridge 79(1987)1. - s. 195 - 205 : 4 abb., 3 tab., 50 lit. - arb.st:dep. of physiology and pharmacology, univ., st.lucia, queensland 4067, australia. - b14=za 3732
der einfluss adrenerger rezeptoren auf die progesteronsekretion durch das ovar bei scheintraechtigen katzen und auf die oestradiolsekretion von bruenstigen katzen
60.50.10.; 60.10.25.50.10.
brunst; katze; rezeptor; brunststimulation; progesteron; ovarium;
brunstlose katzen wurden 3 d mit je 50 ie pmsg und dann mit 100 ie hcg behandelt, worauf die ovulation eintrat. im abstand von 7...21 d danach wurde isoprenalin (2,9 - 11,8 myg/min) bzw. propanolol (1,2...3,0 myg/min) i.v. infundiert. die infusion von isoprenalin fuehrte bei den scheintraechtigen katzen zu einer erhoehung und die von propanolol zu einer senkung der sekretion von progesteron. vor der infusion belief sich die groesse der sekretion auf 1078 +- 75 ng/min. nach infusion beider verbindungen verminderte sich die durchblutung des ovars. eine erhoehung der sekretion von progesteron kann offenbar auch durch stress und dadurch bedingter erhoehung der abgabe von adrenalin und noradrenalin ausgeloest werden. die beeinflussung der sekretion von oestradiol bei bruenstigen katzen durch beide verbindungen war gering. - e. kolb.

v709 - 0265 clearance of bacteria and non-antigenic markers following intra-uterine inoculation into maiden mares. effect of steroid hormone environment (eng)
evans, m. j.; hammer, j. m.; gason, l. m. - in: theriogenology. - los altos 26(1986)1. - s. 37 - 50 : 3 tab., 30 lit. - arb.st:lincoln college, new zealand, dep. veter. sci.. - b14=za 6007
reinigung von bakterien und nichtantigenen markern nach intrauteriner inokulation bei maidenstuten.effekt des steroidhormonmilieus
60.50.10.05.; 60.50.20.05.24.
uterus; enzym; infektion; immunglobulin; stute;
es wurde die uterine reaktion auf die inokulation von streptococcus zooepidemicus (antigener marker) und mikrosphaeren sowie holzkohle (nichtantigene marker) bei saisonal azykl. maidenstuten ermittelt, die entweder mit progesteron (p), estradiol (e) oder oel (oe) behandelt wurden. an den d 3, 7 und 15 nach der inokulation der genannten marker wurden der uterus gespuelt und die weissen blutkoerperchen und die immunglobulinkonz. bestimmt. p-behandelte stuten hatten hoehere zahlen von bakterien und iga sowie ein groesseres eitriges vol. als e-oder o-behandlte tiere am d 7 nach der inokulation. die reinigung vom eingebrachten material begann bei e-behandelten tieren innerhalb von 2 h und die nichtantigenen marker wurden von den e- und c-, aber nicht von den p-behandelten stuten komplett eliminiert. - f. schaetz.

v709 - 0266 identification of bovine trophoblast protein-1, a secretory protein immunologically related to ovine trophoblast protein-1 (eng)
helmer, s. d.; hansen, p. j.; anthony, r. v. - in: j. reprod. and fertility. - cambridge 79(1987)1.- s. 83 - 91 : 7 abb., 29 lit. - arb.st:dep. of dairy science, univ. of florida, gainesville, florida 32611, usa. - b14=za 3732
die identifizierung des trophoblastenproteins 1 vom rind, das immunologisch dem trophoblastenprotein 1 vom schaf nahe steht
60.50.10.05.; 60.10.25.05.10.; 60.30.30.30.
rind; schaf; traechtigkeit; embryo; immunologie; +trophoblastenprotein; +in-vitro-technik;
im falle der entwicklung eines keimes wird beim rind das muttertier am 15. bis 16. d und beim schaf am 12. bis 13 d durch chem. signale darueber informiert. dabei sind extrakte aus dem trophoblasten wirksam. beim schaf spielt das trophoblastenprotein 1 (tp1) die hauptrolle, das nur bis zum 23. d der entwicklung des keimes gebildet wird. keime vom rind im alter von 17...18 d geben bei zuechtung in naehrloesung mehrere dem tp1 des schafes immunologisch aehnliche,

aber nicht ident. proteine ab. ein antiserum gegen das tp1 vom schaf reagierte mit 6...8 proteinen in der naehrloesung von keimen des rindes. die proteine haben eine molekuelmasse von 22 bzw. von 24 kda, der isoelektr. punkt liegt bei 6,5 bzw. 6,7. die molekuelmasse des tp1 vom schaf belaeuft sich auf 18 kda, der isoelektr. punkt liegt bei 5,4...5,7. - e. kolb.

v709 - 0267 vorkommen und wachstumsdynamik von gelbkoerpern mit hohlraum waehrend des ovarialzyklus bei rindern und deren hormonprofile
kaehn, w. - in: dt. tieraerztl. wochenschr.. - hannover 93(1986)10. - s. 475 - 480 : 16 abb., 2 tab., 26 lit. - arb.st:gynaekol. u. ambulat. tirklinik univ. muenchen. - b14, eb16
60.50.10.05.; 60.45.05.05.03.01.01.04.
faerse; gelbkoerper; gestagen; ovarium; zyste;
an 6 fleckviehfaersen wurden waehrend insges. 24 ovarialzyklen die gelbkoerperentwicklung mittels ultraschallechografie und durch hormonuntersuchungen (progesteron, oestradiol-17 beta, lh, fsh) verfolgt. dabei wurde zwischen zyst. (z) und kompakten (k) gelbkoerpern unterschieden. die zyklusdauer bei z- (hohlraum groesser als 7 mm) und k- gelbkoerpern war nahezu gleich lang und unterschiede in den hormonprofilen traten nicht auf. z-gelbkoerper traten bei allen tieren in wenigstens einem zyklus sowie auch bei fruehgraviden tieren auf. - u. buenger.

v709 - 0268 zyto- und histomorphologische veraenderungen im luteingewebe des rindes waehrend der traechtigkeit
lommetz, christa. - 1986. - 69 s.. - hannover, tieraerztl. hochsch., diss.. - b14=diss. 28754
60.50.10.05.; 60.10.15.05.20.; 60.45.10.10.04.07.
zytologie; morphologie; lh; rind; traechtigkeit; +luteingewebe;

v709 - 0269 length of pseudopregnancy and pattern of uterine protein release as influenced by time and duration of oestrogen administration in the pig (eng)
geisert, r. d.; zavy, m. t.; wettemann, r. p. - in: j. reprod. and fertility. - cambridge 79(1987)1. - s. 163 - 172 : 3 abb., 3 tab., 29 lit. - arb.st:animal science dep., oklahoma agricult. exp. station, stillwater, oklahoma 74078, usa. - b14=za 3732
die laenge der scheintraechtigkeit und das verhalten der proteinsekretion im uterus in ihrer beeinflussbarkeit durch den zeitpunkt und die dauer der anwendung von oestrogenen bei schweinen
60.50.10.05.
sau; traechtigkeit; oestrogen; brunst; gelbkoerper; +scheintraechtigkeit;
bei sauen beginnt die sicherung der traechtigkeit am 11. bis 12. d nach beginn der letzten brunst. dabei spielen die von den keimen sezernierten oestrogene eine rolle. nach verabreichung von 5 mg oestradiol an nichttraechtige jungsauen im abstand von 9,5, 11, 12,5 14 und 15 d nach der brunst erhoehte sich der zeitraum bis zum auftreten der naechsten brunst auf etwa 30 d. wenn die gleiche dosis taeglich vom 11. bis zum 15. d bzw. am 11., 14. und 15. d nach der brunst angewendet wurde, dann verlaengerte sich die lebenszeit der gelbkoerper auf 60 d. die reaktionsfaehigkeit des endometriums gegenueber oestradiol bildete sich 10 d nach der brunst aus und fuehrte zu einer sekretion von ca-ionen und von proteinen. die blastozysten geben am 11. und 14. d der entwicklung verstaerkt oestrogene ab. - e. kolb.

v709 - 0270 seasonal variations in serum progesterone levels in pregnant sows (eng)
warthall, a. e.; wells, d. e.; jones, p. c. - in: veter. rec.. - london 118(1986)25. - s. 685 - 687 : 2 tab., 34 lit. - arb.st:new haw, weybridge, surrey, central veter. labor.. - b14, gr61
jahreszeitliche schwankungen des serum-progesteronspiegels bei tragenden sauen
60.50.10.05.
sau; traechtigkeit; serum; progesteron; jahreszeit;
obwohl die sau polyestrisch ist und das ganze jahr ueber gezuechtet werden kann, fallen doch schlechtere zuchtergebnisse in den heissen monaten auf. in eigenen untersuchungen wurden in den 4 jahreszeiten von 20 sauen zwischen 40...80 d traechtigkeit blutproben genommen und auf serumprogesteronspiegel (sp) getestet. bei den meisten herden fiel sp im herbst unter die der 3 anderen jahreszeiten. in einer weiteren herde von 250 tieren wurden am d 25...30 sowie 70...91

proben untersucht und ebenfalls eine adaequate titerbewegung festgestellt. insges. hob sich der sp vom tiefsten stand im aug. zu einer spitze im maerz. es ist zu schliessen, dass die corpora lutea der heissen monate offensichtlich durch eine verminderte luteotrope stimulation anteil am herbst-abortsyndrom und anderen jahreszeitlich gelagerten reproduktiven problemen haben. - f. schaetz.

v709 - 0271 erste ergebnisse der bestimmung des luteinisierenden hormons waehrend der fruehen traechtigkeit beim schwein
kanitz, e.; spitschaak, k.; schneider, f. - in: arch. exper. veter.-med.. - leipzig 41(1987)1. - s. 114 - 120 : 3 abb., zahrl. lit., zus. in russ., engl. - nach zus.. - b14=z 192
60.50.10.05.; 60.10.25.50.10.; 60.45.20.10.04.07.
hormon; lh; blutplasma; radioimmunassay; schwein; traechtigkeit;
3 tragenden jungsauen wurde vom 11. bis 21. traechtigkeitstag ueber dauerkatheter taeglich 2.00, 8.00 14.00 und 20.00 uhr blut entnommen und die hormone progesteron, oestradiol-17 beta und luteinisierendes hormon (lh) radioimmunologisch bestimmt. zur lh-bestimmung wird ein radioimmunassay vorgestellt, der auf der grundlage einer lh-ddr-praeparation aufgebaut wurde. die hormonprofile in der fruehen graviditaet sind gekennzeichnet durch einen episodischen charakter der lh- und progesteronsekretion. es werden amplituden der lh-ausschuettung von 0,5...3,0 ng/ml gemessen, wobei etwa 37 % der aufgetretenen lh-impulse eine dauer von mehr als 6 h aufweisen. die verlaufsuntersuchungen zeigen ebenfalls die engen wechselbeziehungen zwischen den gonadotropinen und den steroidhormonen im peripheren blutplasma.

v709 - 0272 postparturient pectoral abscess in a mare (eng)
west, j. e.; whitford, h. w.; weaver, c. d. - in: mod. veter. pract.. - santa barbara, calif. 67(1986)6. - s. 531 - 532 : 2 abb., 3 lit.. - arb.st:college station, texas veter. med. diagnost. labor.. - b14=z 333
pektoralisabszess bei einer stute nach der geburt
60.50.10.10.; 60.50.20.05.20.
pferd; stute; abort; infektionskrankheit; staphylococcus; penicillin; therapie;
bei einer 7 a alten vollblutstute entwickelte sich 3 d nach der geburt eines toten fohlens fieber und eine fluktuierende schwellung im pektoralisbereich, zytologisch wurde ein eitriges exsudat ermittelt. es wurde staph.aureus, empfindlich gegenueber penicillin, festgestellt. es wurde eine langzeitpenicillintherapie durchgefuehrt. - o. dietz.

v709 - 0273 the control of parturition in the bovine (eng)
sachs, m. - in: the reproductive potential of cattle and sheep. joint israeli-french symp. rehovot (israel), 21.-23. febr. 1984. - paris : inst. nat. rech. agronom., 1984. - s. 327 - 337. - b14=1986 a 313
geburtskontrolle beim rind
60.50.10.15.
geburt; rind; geburtsinduktion; fetus;
der reife fetus gibt das signal fuer das ingangkommen der geburt durch die stimulation der hypothalamus-, hypophysen-, nebennieren-uterusachse. die geburtsstunde laesst sich beeinflussen durch maternale katecholamine, beta-mimetika und die fuetterung. allgemein uebl. pharmaka fuer die geburtseinleitung sind kortikosteroide wie dexamethason und flumethason bei lebenden feten sowie prostaglandine. um das auftreten von nachgeburtsverhaltungen moeglichst niedrig zu halten hat es sich als vorteilhaft erwiesen, die geburtseinleitung erst 10...12 d vor dem errechneten geburtstermin durchzufuehren. die medikamentelle geburtseinleitung sollte bei dieser spezies nur nach sorgfaeltiger diagnosestellung und medizin. indikation vorgenommen werden. - huehn / dummerstorf-rostock.

v709 - 0274 untersuchungen zur dauer des nachgeburtsabgangs beim rind
heuwieser, w.; offeney, f.; hartig, u. - in: dt. tieraerztl. wochenschr.. - hannover 93(1986)10. - s. 467 - 469 : 2 abb., 3 tab., 17 lit. - arb.st:klin. geburtshilfe u. gynaekol. rindes, tieraerztl. hochsch. hannover. - b14, eb16

60.50.10.15.05.
kuh; plazenta; +nachgeburt;
in plazentahomogenaten von 74 klin. gesunden schwarzbunten rindern wurde unmittelbar und 3 h post partum die chemotakt. aktivitaet bestimmt und mit der zeitdauer des nachgeburtsabgangs in beziehung gesetzt. bei kuehen mit hoher chemotakt. aktivitaet unmittelbar p.p. erfolgte der nachgeburtsabgang nach 4,7 h und bei solchen mit mittlerer chemotakt. aktivitaet (kuehe wurden sub partu transportiert) erst nach 6,1 h. bei kuehen mit nachgeburtsverhaltung war die chemotakt. aktivitaet sowohl unmittelbar als auch 3 h p.p. niedrig. chemotakt. aktivitaet und dauer des nachgeburtsabgangs waren korreliert. - u. buenger.

v709 - 0275 thyroidal and prolactin secretion in agalactic mares (eng)
thompson, f. n.; caudle, a. b.; kemppainen, r. j. - in: theriogenology. - los altos, calif. 25(1986)4. - s. 575 - 580 : 1 abb., 1 tab., 18 lit. - arb.st:athens, ga., coll. veter. med.. - b14=za 6007
thyreoidale und prolaktinsekretion bei stuten mit agalaktie
60.50.10.16.; 60.50.32.05.; 60.10.25.50.10.
stute; laktation; mangel; milch; blutserum; prolaktin;
bei stuten mit agalaktie (1) und gesunden tieren (2) wurde das verhalten von t4 und t3 sowie prolaktin im blutserum nach thr-gaben (2,0 mg i.m./ tier) am tag des fohlens sowie am 5. d p.p. geprueft. waehrend der basale t3-spiegel zwischen 1 und 2 keine signifikanz aufwies (60,1 bzw. 77,1 ng/l), war der basale t4-spiegel bei 1 mit 1,37 myg/dl gegenueber 1,87 myg/dl erniedrigt. beide gruppen reagierten auf die trh-gaben positiv. die prolaktinserumkonz. war bei 1 erniedrigt (1,0 ng/ml gegenueber 1,5 ng/ml). trh-gaben bewirkten einen 50%igen prolaktinanstieg. - r. koerber.

v709 - 0276 untersuchungen zum verlauf der chemotaktischen aktivitaet von plazentomen beim rind unter beruecksichtigung der dauer des nachgeburtsabgangs
offeney, frank. - 1986. - 61 s.. - hannover, tieraerztl. hochsch., diss.. - b14=diss 28731
60.50.10.16.
kuh; plazenta; biochemie; puerperium;

v709 - 0277 vlijanie poslerodovykh zabolevanijj korov na kachestvo moloka (rus)
ivashkevich, o. p.; baranovskijj, m. v. - in: beloruss. nauch.-issl. inst. zhivotnovodstva, mezhved. sb.. - minsk (1986)16. - s. 129 - 131. - b14=za 5680
der einfluss von nachgeburtsstoerungen von kuehen auf die qualitaet der milch
60.50.10.16.; 60.45.10.10.06.02.; 61.15.20.15.
uterus; euter; korrelation; milch; milchprodukt; qualitaet; +puerperalstoerung;
hochleistungskuehe leiden besonders haeufig unter nachgeburtsstoerungen. zwischen den geburtsorganen und der milchdruese bestehen physiol. zusammenhaenge. in der periode der klin. zeichen der subinvolution des uterus verringert sich der gehalt an kasein und laktose. die dichte nimmt ab. solche milch ist fuer die herstellung von milchkonserven und kaese nicht geeignet. - w. plaschke.

v709 - 0278 the significance of leptospiral titres associated with bovine abortion (eng)
elder, j. k.; pepper, p. m.; hill, m. w. m. - in: austral. veter. j.. - north melbourne 62(1985)8. - s. 258 - 262 - arb.st:yeerongpilly, queensland dep. of primary ind., animal res. inst.. - b14=z 200
die bedeutung von leptospirosetitern, die mit rinderaborten verbunden sind
60.50.10.20.01.; 60.50.20.05.04.
leptospira; abort; rind; titer; serologisch;
es wurde die beziehung zwischen den serol. titern zweier serovare, pomona (l. pomona) und hardjo (l.hardjo) von leprospira interrogans und aborten untersucht, log linear und logit modelle wurden an die herdendaten und einzeldaten von rindern aus brucellosefreien bestaenden angepasst. serol. titer waren signifikant verbunden mit aborten bei einzeltieren, mit l.pomona mehr als mit l.hardjo. es gab unterschiede zwischen milch- und mastrindern, wahrscheinlich durch unterschiedl. management bedingt. da es keine titer ueber 3000 und mehr gab, ist es

unwahrscheinlich, dass l.pomona mit den abortproblemen in den herden verbunden war. - m. krueger.

v709 - 0279 steroid production and hcg binding by raminduced ovarian follicles in seasonally anoestrous ewes (eng)
atkinson, s.; williamson, p.; kang, c. l. - in: j. reprod. fertility. - cambridge 78(1986)2. - s. 403 - 412 : 5 tab., 25 lit. - arb.st:school veter. studies, univ., murdoch, western australia 6150. - b14=za 3732
die steroidproduktion und die hcg-bindung in tertiaerfollikeln des ovars von saisonbedingt brunstlosen schafen in gegenwart von schafboecken
60.50.10.20.01.; 60.45.15.10.01.04.05.
schaf; ovulation; stimulierung; schafbock;
anoestr. schafe (s) wurden fuer 24 und 40 h bzw. fuer 3,10 und 20 d zusammen mit schafboecken gehalten. die ovarien wurden auf den gehalt an tertiaerfollikeln, auf die bildung von oestrogenen sowie auf die bindungsfaehigkeit fuer hcg hin untersucht. die gemeinsame haltung mit den boecken ueber 40 h fuehrte bei 4 von 6 s zur ovulation. die bildung von oestradiol in den follikeln nahm zu, die zahl der rezeptoren fuer das hcg aenderte sich nicht. der gehalt an oestradiol in den ausgereiften follikeln war nicht so gross wie der waehrend der zuchtsaison. nach 40 h bzw. 10 d des kontaktes mit boecken synthetisierten die gelbkoerper groessere mengen an progesteron, die umwandlung der follikel in gelbkoerper war unvollstaendig, die gelbkoerper bildeten sich vorzeitig zurueck. - e. kolb.

v709 - 0280 fruchtbarkeitsstoerungen beim weiblichen rind : 5. teil. umrindern infolge von entzuendungen der geschlechtsorgane
ahlers, d.; heuwieser, w.; zaremba, w. - in: milch-praxis. - gelsenkirchen-buer 24(1986)3. - s. 116 - 118 : 5 abb. - arb.st:hannover, tieraerztl. hochschule, richard-goetze-haus. - b14=zb 3637
60.50.10.20.01.05.; 60.50.20.
fruchtbarkeit; sterilitaet; entzuendung; geschlechtsorgan; kuh; campylobacter; trichomonas;
entzuendungen der geschlechtsorgane sind immer noch von grosser bedeutung im sterilitaetsgeschehen. an spezif. seuchen kommen weltweit vor: blaeschenausschlag (ipv), campylobacteriosis (vibriosis genitalis) und trichomoniasis. haeufig treten auch unspezif. infektionen auf, deren erreger entweder aus dem milieu stammen oder im organismus anderweitig eine rolle spielen. rel. haeufig kommt es zu mischinfektionen, die schwierig zu erkennen und zu beherrschen sind. bei entzuendl. veraenderungen des genitales ist es daher wesentlich, mikrobiol. untersuchungen von probematerial durchfuehren zu lassen, um die optimale medikation bestimmen zu koennen. nicht selten genuegt die lokale therapie nicht, da noch extragenitale faktoren wie z.b. resistenzfragen eine beigeordnete rolle spielen. - f. schaetz.

v709 - 0281 epidemiology and control of vaginal discharges in the sow after service (eng)
muirhead, m. r. - in: veter. rec.. - london 119(1986)10. - s. 233 - 235 : 5 tab., 8 lit. - arb.st:beeford, driffield, garth veter. group. - b14, gr61
epidemiologie und ueberwachung vaginalen ausflusses bei sauen nach dem decken
60.50.10.20.01.05.
epidemiologie; sau; endometritis; eber; penis; desinfektion;
es handelte sich um ein syndrom mit vaginalem ausfluss, endometritis und reproduktionsabfall. in einigen herden betrug der konzeptionsausfall 15 % bei gehaeuftem umlaufen. ursachen konnten hohes alter, schlechte hygiene und unzutraegl. praktiken in der zeit zwischen absetzen und decken bzw. ueber die naechsten 3 wo. sein. in frage kommende keime wurden nicht gefunden, doch waren vener. uebertragungen nicht grundsaetzlich ausgeschlossen. es wurden 110 herden ueberwacht und 26 besonders betreut. u.a. wurde jeweils das praeputium desinfiziert u. die sau bis 21 d nach dem decken medikamentell versorgt. in 22 herden gelang dadurch und mit einer verbesserung des managements eine sanierung. in 4 von 7 herden erfolgten rueckschlaege nach unterlassung der prophylaxe beim eber. - f. schaetz.

v709 - 0282 wystepowanie chorob narzadu rozrodczego u kaczek i gesi w chowie wielkostadnym oraz analiza uzyskanych efektow w zakresie resprodukcji (pol)
gajdzis, krystyna. - in: zeszyty nauk. wyzszej szkoly rolniczej, weter.. - wroclaw 42(1985)157. - s. 7 - 27 : 6 tab., 65 lit., zus. in engl.. - b14=za 1032
vorkommen von krankheiten der reproduktionsorgane bei enten und gaensen in grossen zuchtbestaenden und eine analyse der produktionsergebnisse
60.50.10.20.01.05.; 60.50.10.20.01.
ente; gans; tierkrankheit; geschlechtsorgan; fuetterung; parasitose;
in 2 poln. enten- und gaensefarmen wurde der einfluss von haltung, fuetterung und tiergesundheit auf das reproduktionssystem analysiert: 9,1 bzw. 13,2 % der untersuchten enten bzw. gaense wiesen veraenderungen hauptsaechlich in form der salpingo-oophoritis (75,3 bzw. 76,7 %) auf. seltener befund - unterentwicklung der organe, ovarialzysten, keine neoplasmen. leistung niedrig: enten im 2. ...7. legemonat, 76,4 bzw. 54,1 eier/tier, gaense 6,8 ... 27 eier/tier/gesamtergebnis. ursache: unzureichende fuetterung, a. anseris-befall und nilvermtherapie. - ch. v. d. ahe.

v709 - 0283 der einfluss von beta-karotin auf zyklus und traechtigkeit der stute sowie auf die gesundheit der fohlen
enbergs, h.; klemt, p. w. - in: prakt. tierarzt. - hannover 68(1987)2. - s. 52, 54, 56 - 60 : 9 abb. - nach zus.. - b14=zb 210
60.50.10.20.01.15.; 60.50.31.05.; 60.10.25.30.10.
stute; fruchtbarkeit; karotin; progesteron; fohlen; diarrhoe;
die auswirkung einer beta-karotin(k)-zulage von 1000 mg/tier/d auf die fruchtbarkeit von vollblutstuten wurde an hand von klin. daten und progesteronprofilen aus der milch untersucht: 1. k-spiegel im blut, stallhaltung bis april durchschnittl. k.-spiegel im blut von 60...138,3 myg/l. unter einer taegl. zulage von 1000 mg schwanken die durchschnittl. blutkonz. von 300...900 myg beta-karotin/l. 2. fohlendurchfaelle. fohlen, deren muetter eine k.-zulage erhielten, hatten eine kuerzere durchfalldauer. 3. progesteronprofile. die karotinzulage zeigte keinen einfluss auf die laengen der endokrinologisch erfassten zyklusphasen wie anlaufzeit des zyklus post partum, follikel- und gelbkoerperphase, fuer die corpora lutea graviditatis zeigte sich in bezug auf alle untersuchungsparameter eine deutl. verbesserung der progesteronsynthese in der gruppe der zugefuetterten stuten.

v709 - 0284 effect of energy and protein intake on ovarian activity in postpartum high-producing holstein cows (eng)
yoshimeki, shosaku; nakao, toshihiko; moriyoshi, masaharu. - in: jap. j. zootechn. sci.. - tokyo 57(1986)7. - s. 553 - 560 : 5 abb., 1 tab., 40 lit., zus. in engl. - arb.st:ebetsu-shi, rakunogakuen univ., school veter.-med., dep. veter. obstet. and gynecol.. - b14=zb 4276
die wirkung der energie- und proteinversorgung auf die ovaraktivitaet post partum bei holstein-kuehen mit hoher milchleistung
60.50.10.20.01.15.; 60.45.10.10.06.02.; 60.45.10.10.04.03.
kuh; laktation; milchleistung; fuetterung; naehrstoffgehalt; ovulation;
als versuchstiere dienten 22 kuehe mit einer 305 - d - leistung von 8672 +- 259 kg in der letzten laktation. der milchprogesteronwert wurde durch enzymimmunassay bestimmt, untersucht wurde waehrend der ersten 70 d p.p.. die hoechste milchleistung wurde ca. 30 d nach dem abkalben erreicht. 20 versuchstiere erreichten innerhalb der 70 d p.p. einen stabilen zyklus, die erste ovulation p.p. trat nach 26 +- 2 d auf und stand in beziehung zu den ermittelten hormonwerten und dem km-verlust in den ersten 6 wo. p.p., die erste ovulation wurde nicht von der milchleistung in den ersten 3 wo. p.p. beeinflusst, die naehrstoffversorgung korreliert signifikant. - h. oswald.

v709 - 0285 influence of season and estradiol on secretion of luteinizing hormone in ovariectomized cows (eng)
day, m. l.; imakawa, k.; pennel, p. l. - in: biol. reprod.. - champaign,ill. 35(1986)3. - s. 549 - 553 : 2 abb., 33 lit. - arb.st:animal science dep., univ., lincoln, nebraska 68583, usa. - b14=za

5702
der einfluss der jahreszeit und des oestradiols auf die sekretion von luteinisierendem hormon bei ovarektomierten rindern
60.50.10.20.01.15.; 60.10.25.50.10.; 60.45.05.05.03.01.01.01.
rind; oestrogen; lh; blutplasma; gehalt; jahreszeit; +ovarektomie;
bei 7 rindern (r) wurde eine ovarektomie vorgenommen, bei 3 r gelangte ein implantat von oestradiol (oe) zur anwendung. im verlaufe von 2 a wurde am tag der sonnenwende im sommer und im winter bzw. der tag- und nachtgleiche ueber 6 h im abstand von 10 min eine analyse des gehalts an lh im blutplasma vorgenommen. der gehalt an lh und die amplitude der lh-pulse waren bei den r mit bzw. ohne behandlung mit oe waehrend des tages der tag- und nachtgleiche im fruehjahr am groessten. danach fand bis zum tag der tag- und nachtgleiche im herbst ein abfall statt, dem sich ein anstieg bis zum fruehjahr anschloss. die haeufigkeit der stossweisen sekretion von lh war jehreszeitlich nicht verschieden, ebenso nicht der gehalt an oe im blutplasma. bei den mit oe behandelten r bestand eine tendenz zu einem hoeheren gehalt an lh im blutplasma. - e. kolb.

v709 - 0286 effect of cold and hot ambient temperatures on plasma progesterone concentrations in ewes with intact and denervated ovaries containing experimentally maintained corpora lutea (eng)
wheller, a. g.; blackshaw, a. w. - in: j. reprod. fertility. - cambridge 78(1986)2. - s. 353 - 360 : 3 tab., 37 lit. - arb.st:dep. physiol. pharmacol., univ., st. lucia, queensland 4067, australia. - b14=za 3732
die wirkung einer niedrigen und hohen umgebungstemperatur auf den gehalt des blutplasmas bei schafen an progesteron mit normal funktionierenden bzw. mit denervierten ovarien nach experimenteller ausloesung der gelbkoerperbildung
60.50.10.20.01.15.; 60.10.15.10.05.
schaf; progesteron; blutplasma; temperatur; ovarium; nerv;
bei 20 schafen wurden nach behandlung mit pmsg und mit hcg die nach der ovulation gebildeten gelbkoerper experimentell durch abbinden der im bereich des uterus und der eileiter gelegenen venen (mit ausschaltung des pgf2 alpha) erhalten. bei 2 gruppen wurde durch starke unterkuehlung bzw. durch anwendung eines katecholamin-antagonisten eine ausschaltung der nerven des ovars vorgenommen. die schafe wurden dann jeweils fuer 7 d bei 24,5, bei 10,1, bei 23,8, bei 39,4 und bei 24,6 cel gehalten. der gehalt an progesteron (p) im blutplasma war bei der haltung bei hoher umgebungstemp. am groessten, besonders nach denervierung des ovars. bei den kontrollschafen lag der gehalt an p im blutplasma mit 3,38 ng/ml hoeher als bei den denervierten schafen mit 2,86 bzw. 2,73 ng/ml. - e. kolb.

v709 - 0287 ul"trastruktura jajjcevoda i nekotorykh ehndokrinnykh zhelez u kur-nesushek v period prinuditel"nojj lin"ki (rus)
manukhina, a. i.; stoljarova, a. g.; donchenko, n. p. - in: tr. vses. nauch.-issl. inst. fiziol. i biokhim. sel"skokhoz. zhivotnykh : sb. nauch. tr.. - borovsk 27(1983). - s. 108 - 120 : 10 abb., 17 lit., zus. in engl.. - b14=za 4645
ultrastruktur des eileiters und einiger endokriner druesen bei legehennen waehrend erzwungener mauser
60.50.10.20.01.15.; 60.45.25.05.05.06.01.; 60.10.15.10.
eileiter; legehenne; zwangsmauser; druese; elektronenmikroskop;
elektronenmikroskop. untersuchungen von hypothalamus, hypophyse, schilddruese, nebennieren und eileiter bei huehnern mit durch entsprechendes lichtregime induzierter mauser zeigen, dass die gleichen neuroendokrinen mechanismen in gang gesetzt werden wie bei natuerl. federwechsel, wenn auch mit anderer intensitaet. die hypothal.-hypophys. strukturen erreichen nicht wie normalerweise kontinuierlich ein hohes sekretionsniveau, sondern sprungfoermig. gleichzeitig ist der zyklus der erhoehten aktivitaet wesentlich verkuerzt. das betrifft auch die schilddruese. die mit diesem schema erreichte zwangsmauser wird von geringeren veraenderungen der endokrinen druesen begleitet als das bei hunger oder voelliger dunkelheit der fall ist. - g. pose.

v709 - 0288 effects of intravulvo-submucosal cloprostenol injections on hormonal profiles and fertility in subestrous cattle (eng)
chauhan, f. s.; mgongo, f. o. k.; kessy, b. m. - in: theriogenology. - los altos, calif. 26(1986)1. - s. 69 - 75 : 1 abb., 2 tab., 11 lit. - arb.st:morogoro, tanzania, univ. agric., dep. veter. surg., obstet. and reprod.. - b14=za 6007
wirkungen von intravulvaeren submukoesen injektionen mit cloprostenol auf das hormonale profil und die fruchtbarkeit bei subestrischen rindern
60.50.10.20.01.20.; 60.50.35.16.
medikament; hormon; progesteron; oestrogen; rind; brunststimulation; brunst;
bei 82 subestrischen rindern kamen derartig lokalisierte injektionen unterschiedl. dosen von cloprostenol (c) zur anwendung, um die wirkung auf progesteron (p) und estradiol (e) zu testen. p fiel innerhalb von 72 h abrupt ab, waehrend e 24 h fraktioniert anstieg. je nach der dosierung des c waren unterschiedl. profilbewegungen zwischen p und e feststellbar. im 2. versuch wurden 69 kuehe mit von 500 myg absteigenden dosen von c behandelt, wobei die erfolgsziffer fuer brunstausloesung von ca. 80 % rasch bei 62 myg auf 18 % absank. von 29 kuehen konzipierten 41,3 %. zusammenfassend ergab sich, dass c in einer dosierung von 125 myg und darueber bei suboestr. tieren geeignet ist, luteolytisch zu wirken, den zyklus herbeizufuehren und die fruchtbarkeit zu stabilisieren. - f. schaetz.

v709 - 0289 ovarian response to active immunization against luteinizing hormone in the cow (eng)
silva, m. de; tjoelker, l.; chang, c. f. - in: theriogenology. - los altos, calif. 26(1986)1. - s.-89 - 100 : 4 abb., 2 tab., 15 lit. - arb.st:pullman, washington state univ., dep. animal sci.. - b14=za 6007
ovarielle reaktion auf die aktive immunisierung gegen das luteinisierungshormon bei der kuh
60.50.10.20.01.20.
lh; ovarium; immunisierung; antikoerper; kuh;
in 2 versuchen wurden untersucht, welche aktive immunisierung zur bildung von ovarzysten fuehren kann. 1. zykl. fleischrindfaersen erhielten bovines lh kombiniert mit immunisiertem ovalbumin und wurden monatlich auf antikoerper und taeglich 2x visuell auf brunst getestet sowie nach 4 mon. geschlachtet. 2. aeltere kuehe wurden ebenfalls immunisiert und von diesen 26 wo. blutproben entnommen und rektal kontrolliert. alle lh-immunisierten faersen und kuehe hatten antikoerper zu lh, und alle immunisierten tiere stoppten den zyklus 1 mon. nach der immunisierung. obwohl der fsh-spiegel unbeeinflusst blieb, konnten in keinem fall zysten entdeckt werden. darueber hinaus wurde bei applikationen von exogenem fsh follikelwachstum und steroidogenesis bei den lh-immunisierten tieren nicht unterbrochen. - f. schaetz.

v709 - 0290 induced puberty in prepuberal zebu heifers treated with norgestomet and pregnant mare serum gonadotropin (eng)
narasimha rao, a. v.; narasimha rao, a.; venkatramaiah, p. - in: theriogenology. - los altos, calif. 26(1986)1. - s. 27 - 36 : 3 tab., 25 lit. - arb.st:visakhapatnam, andra pradesh, indo-swiss project. - b14=za 6007
induzierte pubertaet bei praepubertalen zebufaersen durch behandlung mit norgestomet und pmsg
60.50.10.20.01.20.
pms; pubertaet; traechtigkeit; faerse;
1. 21 mon. alte faersen wurden im okt. 9 d mit dem norgestomet-implantat zusaetzlich einer abschliessenden injektion mit 400 ie pmsg behandelt. sie wurden 12 h nach auftreten einer zykl. brunst sooft besamt, bis sie tragend waren. 2. 22 mon. alte faersen wurden im febr. der gleichen behandlung unterzogen und 48 sowie 72 h nach entfernung des implantates besamt. alle wurden bruenstig und 63 % tragend. 3. diese gruppe zeigte auf die behandlung im mai hin zu 88 % brunst, 75 % ovulierten und 25 % konzipierten bei der fixe-time-besamung. insges. ist zu ersehen, dass die traechtigkeitsergebnisse in den kuehlen monaten am guenstigsten waren, jedoch die behandlung in den heissen monaten bessere ergebnisse hinsichtlich alter und gewicht brachte. - f. schaetz.

v709 - 0291 caracteristicas macroscopicas y microscopicas de los foliculos terciarios del ovario bovino con cuerpo luteo persistente y en regresion (spa)
fuentealba, i.; hebel, p. - in: veter. argentina. - buenos aires 2(1985)16. - s. 534 - 541 : 3 tab., 22 lit., zus. in engl.. - b14=za 6195
makroskopische und mikroskopische charakteristiken von tertiaerfollikeln bei kuehen mit persistierenden und sich zurueckbildenden gelbkoerpern
60.50.10.20.01.20.; 60.50.10.20.01.05.
follikel; kuh; gelbkoerper; geschlechtszyklus; mikroskopie; endometritis;
zur untersuchung standen jeweils 10 kuehe, deren uteri und ovarien makroskopisch und mikroskopisch analysiert wurden.es war eine signifikant geringere zahl von tertiaerfollikeln bei ovarien mit persistenten gelbkoerpern (clp) zu finden, wie auch eine hoehere proportion atret. follikel gemeinsam mit gelbkoerpern in rueckbildung auftrat. die dmr. betrugen nie mehr als 16 mm. alles deutet auf eine verminderte follikulaere aktivitaet bei clp hin. die uteri wiesen beim clp eine normale struktur auf, hatten aber einige mikroskop. besonderheiten (u.a. lymphohistiozytaere endometritis). - f. schaetz.

v709 - 0292 effect of frequent ejaculation of west african dwarf goat on semen characteristics (eng)
okere, c.; chiboka, o.; montsma, g. - in: animal reprod. sci.. - amsterdam 11(1986)4. - s. 249 - 258 : 6 tab., 17 lit. - arb.st:ile-ife, nigeria, univ., dep. of animal sci.. - b14=za 6016
einfluss unterschiedlicher entnahmefrequenzen auf die spermacharakteristik bei westafrikanischen zwergziegen
60.50.10.20.02.; 60.45.15.10.02.04.05.
ziege; ejakulation; sperma; qualitaet;
verschiedenartige versuchskombinationen wurden in holland unter klimatisch veraenderbaren bedingungen und hoher belastung durchgefuehrt, die sich z.b. auf eine 5 mon. dauernde taeglich 2malige samenentnahme erstreckten. wenn auch u.a. zwischen der 1. und 2. wo. ein scheinbarer abfall des ejakulatvol.und der spermienkonz. eintrat, so waren dies lediglich ausgleichsvorgaenge in den nebenhodenreserven, die sich alsbald wieder messbar verbesserten. die untersuchungen bestaetigten die ergebnisse frueherer analysen, die die hohe spermaproduktionskapazitaet diser zwergrasse und die lange produktionsbereitschaft fuer sperma unter hoher belastung herausstellten. - f. schaetz.

v709 - 0293 ultrastructural changes in sperm from rams with epididymitis (eng)
afzal, m. - in: austral. veter. j.. - north melbourne 62(1985)11. - s. 391 - 392 : 2 abb., 6 lit. - arb.st:fort collins, colorado state univ., dep. microbiol.. - b14=z 200
ultrastrukturelle veraenderungen an spermien bei schafboecken mit epididymitis
60.50.10.20.02.05.; 60.45.05.05.03.01.02.02.; 60.50.20.05.40.
schafbock; brucella; spermium; morphologie; nebenhoden; +epididymitis;
elektronenmikroskop. untersuchungen an material von 1 gesunden und 2 erkrankten tieren. bei infizierten (brucella ovis) traten zahlreiche strukturelle veraenderungen an spermien auf. abloesung u. verlust der plasmamembran im akrosombereich, geschaedigtes akrosom,veraendertes kernmaterial,verlust der aeusseren plasmamembran im schwanzbereich, zerstoerung der mitochondrialen scheide. auftretende laesionen sind folgen vielfaeltiger pathogener mechanismen, wahrscheinlich sind immunolog. vorgaenge verantw.. - g. tegeler.

v709 - 0294 photoperiodic regulation of seasonal testicular regression in the wild european rabbit (oryctolagus cuniculus) (eng)
boyd, i. l. - in: j. reprod. and fertility. - cambridge 77(1986)2. - s. 463 - 470 : 1 abb., 1 tab., 22 lit. - arb.st:inst. terr. ecol., monk"s wood eper. stat., abbots ripton, huntingdon, cambs., pe17 2ls, england. - b14=za 3732
regulatorischer einfluss der photoperiode auf d. jahreszeitlich bedingte hodenrueckbildung beim europaeischen wildkaninchen (oryctolagus cuniculus)
60.50.10.20.02.15.; 60.10.25.50.10.; 60.80.30.15.

umweltfaktor; licht; hoden; wachstumsregulation; lh; fsh; + wildkaninchen;
tiere unter kuenstl. tageslicht verschiedener dauer gehalten, 8l:16 d, 13l:11 d, 20l:4 d, eigefangen im sept.zur zeit der geringsten hodengroesse.unter 20l:4 d hodenwachstum am intensivsten.plasmatestosteron- und lh-konz. zeigten bei allen untersuchungen keine veaenderung, plasma-fsh-konz. stieg zu beginn der exp. an und blieb waehrend der initialperiode des hodenwachstums erhoeht. durch reduktion der tageslaenge kann bei dieser tierart eine reprod.regression herbeigefuehrt werden. verhaltensmuster typisch fuer saeuger, welche in fruehling und sommer zuchtsaison haben. - s. tegeler.

v709 - 0295 comparative studies on the superovulatory effect of pmsg and fsh n water buffalo (bubalus bubalis) (eng)
karaivanov, ch. - in: theriogenology. - los altos, calif. 26(1986)1. - s. 51 - 59 : 3 tab., 4 lit. - arb.st:sofia, bulgar. acad. sci., inst.biol. and immunol. reprod. and devel. organisms. - b14=za 6007
vergleichende studien ueber den superovulatorischen effekt von pmsg und fsh beim wasserbueffel
60.50.10.20.02.20.; 60.50.10.25.
pms; fsh; superovulation; bueffel;
von 38 laktierenden wasserbueffelkuehen erhielt die 1. gruppe (1) 4 d in 12stuendiger folge je 40 mg fsh, die 2. guppe (2) einmalig 3000 ie pmsg.48 stunden spaeter bekamen alle tiere cloprostenol. 15 (78,9 %) tiere der 1 und 17 (89,5 %) der 2 wurden 42,8...44,8 h spaeter bruenstig. die superovulat.wirkung betrug im schnitt bei 1 4,3 und bei 2 1,9 corpora lutea. 25 eier wurden durch unblutiges vorgehen mit spuelen gewonnen und alle bis auf eines befruchtet und als gut befunden.12 eier brachte die spuelung der 2, wovon 11 befruchtet waren und 10 als gut klassifiziert werden konnten. - f. schaetz.

v709 - 0296 day of embryo collection, quality and pregnancy rates in cattle (eng)
donaldson, l. e. - in: veter. rec.. - london 118(1986)24. - s. 661 - 663 : 1 abb., 4 tab., 7 lit. - arb.st:san antonio, texas, rio vista internat. inc.. - b14, gr61
tag der entnahme der embryonen, qualitaet und traechtigkeitsraten beim rind
60.50.10.25.; 60.45.10.10.04.07.
kuh; embryonentransplantation; traechtigkeit; embryo; qualitaet; zeit;
durch vergleichende untersuchungen bei 1300 spenderkuehen und unblutiger eigewinnung war zu klaeren, welche beziehungen sich zwischen dem zyklustag bei der eientnahme, dem entwicklungsstand der fruehembryonen und dem zeitpunkt des transfers ergaben. aus der fuelle der feststellungen ragt hervor, dass die traechtigkeitsrate jeweils stark von dem zeit- und entwicklungsfaktor beeinflusst wurde und dass das problem der fitness des embryo sich mehr m stadium der blastozyste als der morula bewegt. es besteht ursache darauf hinzweisen, dass die bewertung einzelner fakten durch verschiedene untersucher oft uneinheitlich ausfaellt. - f. schaetz.

v709 - 0297 pituitary response to lhrh, lh pulsatility and plasma melatonin and prolactin changes in ewe lambs treated with melatonin implants to delay puberty (eng)
kennaway, d. j.; peek, j. c.; gilmore, t. a.- in: j. reprod. and fertility. - cambridge 78(1986)no. 1 - s.
137 - 148 : 6 abb., 2 tab., 27 lit. - arb.st:dep of obstetrics and gynaecol., univ. adelaide, south australia. - b14=za 3732
die reaktionsfaehigkeit der hypophyse gegenueber lhrh, die stossweise lh-abgabe, das plasma-melatonin und prolactin-veraenderungen bei laemmern nach behandlung mit melatonin-implantaten zur verzoegerung der pubertaet
60.50.10.25.; 60.10.15.10.05.; 60.45.05.05.03.01.02.
lamm; implantation; praeparat; geschlechtsreife; lh; sekretion;
bei neugeborenen soe bei 13 wo. alten laemmern wurden subcutan implantate an melatonin (m), vorgenommen. im vgl. zu kontrolltieren erfolgte der eintritt der geschlechtsreife 4 wo. spaeter. m alter von 10, 19, 28, 36 und 45 wo. fuehrte die injektion von lhrh in einer dosis von 0,20 2 bzw. 20 ng/kg lm bei den mit m behandelten laemmern zu einer gleichgrossen steigerung der

lh-sekretion wie bei den kontrolltieren. bei den nicht behandelten bzw. bei den mit m behandelten laemmern war die steigerung des lh-gehaltes im blutplasma nach anwendung von lhrh waehrend der dunkelheit kleiner als waehrend des tages. in der stossweisen abgabe von lh bestand kein unterschied. - e. kolb.

v709 - 0298 ergebnisse von kostenkalkulationen zum embryotransfer beim rind (etr)
harpke, elisabeth. - in: arch. tierzucht. - berlin 30(1987)2. - s. : 6 tab., 15 lit., zus. in russ., engl. - nach zus.. - b14=za 2286
60.50.10.25.; 60.01.30.11.05.11.
edv-programm; embryonentransplantation; kostenrechnung; modell; simulation;
mit hilfe eines edv-programms "etr/oek" wurden modellsimulationen zu den aufwendungen und kosten fuer die erzeugung von embryonen durchgefuehrt. bei anwendung frischer embryonen werden unter gegenwaertig erreichbaren biotechn. parametern mit 60 % traechtigkeitsrate u. 4 uebertragbaren embryonen pro spuelung kosten von etwa 1 600,- m pro embryotransfer-kalb und 600,- m pro frischem embryo ausgewiesen. ein embryo aus tiefgefrierung laesst etwa 760,- m kosten erwarten. wesentl. einflussfaktoren fuer die kostensenkung sind u.a. die erhoehung der anzahl transfertaugl. embryonen pro spuelung, die erhoehung der traechtigkeitsrate, die verbesserung des anteils geeigneter donoren und rezipienten sowie die bessere gestaltung produktionsorganisator. massnahmen.

v709 - 0299 culture systems for mammlian oocyte development. progress and prospects (eng)
eppig, john j.; schroeder, allen c. - in: theriogenology. - los altos, calif. 25(1986)1. - s. 97 - 106 : 2 tab., 43 lit. - arb.st:bar harbar, me., jackson labor. : gettysburg, pa., coll., biol. dep.. - b14=za 6007
kultivierungssysteme fuer die entwicklung von saeugetierzellen. fortschritte und ausblicke
60.50.10.25.
eizelle; wachstum; befruchtung; kulturverf; mammalia; +in-vitro-technik;
bei der entwicklung von systemen zur beeinflussung des eizellwachstums u. der befruchtung in vitro sind fortschritte erreicht worden. es lassen sich bereits ergebnisse erzielen, wenn die eizellen aus dem graaf"schen follikel gewonnen werden, in vitro kultiviert u. befruchtet werden, die denen einer in vivo entwicklung nach der exogenen applikationen von gonadotropinen annaehernd entsprechen. fuer das normale zellwachstum in vitro sind keine gonadotropine erforderlich, jedoch bestehen enge beziehungen zwischen der eizelle, ihrer entwicklung u. ihrem stoffwechsel zu ihren somat. zellen. es wurde stets ein hoeherer prozentsatz fertiler zellen beobachtet, wenn waehrend der zellentwicklung cumulus-zellen anwesend waren. - g. w. buchholz.

v709 - 0300 grundlagen zur neuroendokrinen steuerung der reproduktion und hormonsekretion
parvizi, n.; ellendorff, f.; elsaesser, f. - in: bundesforschungsanstalt landwirtsch., jahresber.. - braunschweig-voelkenrode (1985). - s. g 76. - b14=zb 1277
60.50.10.25.; 60.10.15.10.05.
reproduktion; steuerung; hormon; sekretion; endokrinologie;

v709 - 0301 moeglichkeiten und grenzen des embryotransfers bei landwirtschaftlichen nutztieren
niemann, h. - in: tieraerztl. umschau. - konstanz 41(1986)9. - s. 625 - 630, 632 - 633 : 2 abb., 3 tab., 19 lit., zus. in engl. - nach zus.. - b14=z 375
60.50.10.25.; 60.45.10.10.04.06.
embryonentransplantation; nutztier; superovulation; fruchtbarkeit; rind; +gentechnik;
den limitierenden faktor beim embryotransfer stellt z.z. die superovulation dar. die ovarreaktion zeigt besonders beim rind eine aeusserst starke variabilitaet, und der anteil unbefruchteter eizellen u. fruehzeitig degenerierte embryonen ist erheblich. die traechtigkeitsraten liegen bei allen landwirtsch. nutztieren zwischen 50 und 65 %. die tiefgefrierkonservierung und die zwillingsproduktion durch mikrochirurg. teilung der embryonen sind bereits wesentl.

biotechniken zur steigerung der effizienz von embryotransferprogrammen. weitere biotechniken, wie die geschlechtsbestimmung, die in-vitro-befruchtung, das klonen, der gentransfer oder die chimaerenproduktion werden in der zukuenftigen tierzucht von bedeutung sein.

v709 - 0302 biotechnologia reprodukcie holstajnsko-friszkeho dobytka v usa (sze)
bulla, jozef. - in: veterinastvi. - praha 36(1986)8. - s. 358 - 360 : 7 tab. - arb.st:nitra. - b14=zb 429
biotechnologie der reproduktion des holstein-friesian-rindes in den usa
60.50.10.25.
kuh; embryonentransplantation; eizelle; behandlung; virusfrei; veterinaerhygiene; zuchthygiene;
seit dem ersten embryotransfer (etr) in der us-holstein-association-zentrale i brattleboro 1974 hat sich das verfahren so entwickelt, dass jaehrlic ueber 4000 faersen- und ca. 3000 bullenkaelber nach etr geboren werden. die embryonen werden am 6. bis 8. zyklustag unblutig mit einer mittleren ausbeute von 16, davon 1,5...6,8 uebertragungswuerdig, gewonnen. der uebertragungserfolg frischer embryonen betraegt 65...70 %, der tiefgefrorener 39...43 %. embryonen virusinfizierter donoren werden nach einer speziellen waschprozedur ohne uebertragungsrisiko zum etr verwendet. das problem der geschlechtsdetermination von embryonen wird mittels zytogenet. u. immunogenet. methoden intensiv bearbeitet, wobei anwendungsreife ergebnisse noch nicht vorliegen. - h. schnapperelle.

v709 - 0303 predizvikvane na superovulacija na kravi donori pri metoda transplantacija na embrioni (bul)
kostov, ljubomir; vasilev, georgi; colov, svetoslav. - in: veter.-med. nauki. - sofija 23(1986)5. - s. 79 - 85 : 3 tab., 14 lit., zus. in russ., engl. - arb.st:stara zagora, regionales veterinaermed. forsch.-inst.. - b14=za 4614
die ausloesung der superovulation bei donorkuehen bei anwendug der embryotransplantation
60.50.10.25.
superovulation; kuh; brunstsynchronisation; medikament; hormon;
an 24 kuehen wurde die behandlung zur ausloesung der superovulation folgendermassen vorgenommen: brunstsynchronisierung durch implantate (3 mg norgestomet, synchromate b), 8 d spaeter 3000 ie pmsg, am 10. tag entfernung der implantate und injektion von 22 mg prostaglandin f-3-alpha, 24 h nach oestrusbeginn injektion von anti-pmsg. die kuehe regieren individuell mit superovulation und erhoeht die anzahl der fertilen eizellen. in abhaengigkeit vom funktionellen und morphol. zustand der ovarien und des geschlechtsapparates sind die hormontherapie und die praeventiven massnahmen zu gestalten, um den zeitraum bis zur weiteren befruchtung der donoren zu verkuerzen. - h.-j. kubsch.

v709 - 0304 follicular development after administration of adrenocorticotropin to nonlactating holstein cows (eng)
de silva, m.; brown, j. l.; reeves, j. j. - in: j. dairy sci.. - champaign, ill. 69(1986)3. - s. 812 - 817 : 2 abb., 2 tab., 22 lit. - arb.st:pullman, washington state univ., dep. of animal sci.. - b14, or1
follikelentwicklung nach der verabreichung von adrenocorticotropin an nicht laktierende holstein-kuehe
60.50.10.25.; 60.45.10.10.04.01.; 60.50.10.30.
kuh; applikation; acth; gehalt; hormon; follikel; rezeptor;
12 kuehe erhielten in 12stuendigen intervallen 100 ie adrenocorticotropin bzw. physiol. kochsalzloesung beginnend am 16. tag bis zum tag 23 eines induzierten oestrus. am tag 24 wurden die tiere geschlachtet, aus der follikelfluessigkeit hormonbestimmungen vorgenommen, im follikelgewebe die fsh-rezeptoren bestimmt und die zahl der follikel festgehalten. eine der mit adrenocorticotropin behandelten kuehe hatte ovuliert, dagegen keine der kontrollkuehe. weder die follikelzahl, noch der follikel-dmr. und -inhalt unterschieden sich bei versuchs- und kontrolltieren, woraus geschlossen wird, dass die art und weise der verabreichung von adrenocorticotropin keinen signifikanten einfluss auf die follikelentwicklung bei nichtlaktierenden kuehen hat. - g. w. buchholz.

v709 - 0305 gonadotropin-releasing hormone and prostaglandin f2 alpha for postpartum dairy cows : estrous, ovulation, and fertility traits (eng)
benmrad, moncef; stevenson, jeffrey s. - in: j. dairy sci.. - champaign, ill. 69(1986)3. - s. 800 - 811 : 5 tab., 34 lit. - arb.st:manhattan, kansas state univ., dep. of animal sci. and ind.. - b14, or1
gonadotropin-releasing-hormon und prostaglandin f2 alpha fuer postpartale milchkuehe : oestrus, ovulation und fruchtbarkeitskennziffern
60.50.10.25.; 60.45.10.10.04.06.; 60.50.10.30.
kuh; puerperium; prostaglandin; gonadotropin; ovulation; brunst;
an 234 kuehen wird die wirkung von gonadotropin-releasing-hormon (gnrh) u. prostaglandin f2 alpha (pg) im puerperium geprueft. gnrh wird zwischen dem 10. und 14. tag p.p., bei einem teil der tiere zusaetzlich 25 mg pg zwischen dem 20. u. 24. tag gegeben. die kontrolltiere erhalten physiol. kochsalzloesung. die behandlung mit gnrh reduziert das intervall bis zur ersten ovulation und dem auftreten des ersten klin. oestrus. die pg-behandlung verkuerzt das intervall zwischen erster und zweiter ovulation und den ersten zyklus. die therapie mit gnrh oder pg bei kuehen im puerperium, bes. solchen mit puerperalstoerungen, wirkt sich guenstig auf die fertilitaet aus. die kombination beider praeparate zeigte dagegen nicht derartige positive effekte. - g. w. buchholz.

v709 - 0306 uso de la prostaglandina f2alpha, para el amonotonamiento de celos, en condiciones de campo (por)
lamberti, j. c. - in: veter. argentina. - buenos aires 2(1985)14. - s. 392 - 394 : 1 abb., 2 lit., zus. in engl.. - b14=za 6195
anwendung von prostaglandin f2alpha zur brunstausloesung unter feldbedingungen
60.50.10.25.
biotechnik; brunst; prostaglandin;

v709 - 0307 pregnancy rate of cows given synthetic gonadotropin-releasing hormone at the time of service (eng)
anderson, g. a.; malmo, j. - in: austral. veter. j.. - north melbourne 62(1985)7. - s. 222 - 224 : 1 tab., 13 lit. - arb.st:werribee, vict., univ. melbourne, dep. veter. clin. sci.. - b14=z 200
traechtigkeitsrate bei kuehen nach gnrh-applikation waehrend der service-periode
60.50.10.25.; 60.45.10.10.04.06.; 60.50.10.16.
kuh; brunst; besamung; brunstsynchronisation; puerperium; hormon; therapie; +gnrh;
aus einem stapel von 3500 kuehen wurden 674 bei der ersten brunst p.p. vom tierhalter mit einem synthet. gnrh behandelt, waehrend die uebrigen als kontrollen dienten. die erstraechtigkeitsrate betrug bei den behandelten 58,8 %, bei den kontrollen 54,1 %. jedoch reduzierte sich die gereinigte zuwachsrate auf nur 1 %, und es blieb die erfolgsziffer beim 2. oder 3. service unterhalb der kontrollen, so dass letzten endes die gnrh-medikation nur einen geringen positiven effekt aufwies. - f. schaetz.

v709 - 0308 the effects of gonadotrophin releasing hormone administration four days after insemination of first-service conception rates and corpus luteum function in dairy cows (eng)
leslie, k. e.; bosu, w. t. k.; lissemore, k. - in: canad. j. comp. med.. - ottawa 50(1986)2. - s. 184 - 187 : 5 tab., 23 lit. - arb.st:guelph, univ., ontario veter. coll.. - b14=za 4414
die wirkung einer verabreichung von gnrh 4 d nach der insemination auf die erstbesamungkonzeptionsraten und die gelbkoerperfunktion bei milchkuehen
60.50.10.25.
kuh; besamung; gonadotropin; konzentration; gelbkoerper;
185 holstein-friesian erhielten am d 4 nach der ersten insemination post partum entweder steriles wasser oder 250 myg gnrh. vor der behandlung am d 4 und am d 8 wurden blutproben entnommen. die traechtigkeitsdiagnose wurde palpatorisch am d 42 und d 60 durchgefuehrt. die traechtigkeitsraten nach der 1., 2. oder 3. kb waren mit und ohne gnrh gleich. bei tragenden tieren war die plasmakonz. an progesteron am d 8 post inseminationem signifikant hoeher und

der wechsel der progesteronkonz. zwischen d 4 und d 8 gegenueber den nichttragenden erheblich massiver.- f. schaetz.

v709 - 0309 micromanipulaton of embryos of the large domestiv species (eng)
willadsen, s. m. - in: j. royal agric. soc. england. - london 146(1985). - s. 160 - 171 : 9 abb., 27 lit. - arb.st:cambridge, afrc inst. of animal physiol.. - b14=z 302
mikromanipulation von embryonen der grossen haustierarten
60.50.10.25.
embryonentransplantation; superovulation; schaf;
zunaechst wird auf die fruehe embryonalentwicklung bei den haustieren eingegangen. zur mikromanipulation der blastomeren wird eine methode in 6 aufeinanderfolg. schritten beschrieben, wobei die manipulierten embryonen in agar-chips verbracht werden, die dann in den ligierten eileiter eines an- oder dioestr. schafes transferiert werden. im weiteren werden exper. zur erzeugung ident. zwillinge durch die separation von blastomeren sowie aggregationsversuche dargestellt. auf die ergebnisse von versuchen zur produktion von chimaeren aus schaf- und ziegenembryonen wird eingegangen. - g. w. buchholz.

v709 - 0310 co-culture of sheep ova and cells from sheep oviduct (eng)
rexroad jun., caird e.; powell, anna m. - in: theriogenology. - los altos, calif. 25(1986)1. - s. 187 : 1 tab. - arb.st:beltsville, md., us dep. agric. ars, reprod. labor.. - b14=za 6007
gemeinsame kultur von schaf-eizellen und zellen des eileiters von schafen
60.50.10.25.; 60.30.30.30.
eizelle; schaf; embryonentransplantation; zellkultur;
nach der gewinnung der eizellen werden 5 kultivierungsgruppen gebildet. dabei werden verglichen: unmittelbarer transfer in den eileiter, lagerung in ham"s medium, kultivierung in ham"s medium gemeinsam mit monolayer von epithelzellen eines schafeileiters, kultivierung in ham"s medium in mikrodrops sowie in einem konditionierten medium. die zellzahl wird 24 h nach der kultivierung ausgewertet, ebenso der zellindex. die ergebnisse der gemeinsamen kultur mit den eileiterzellen reichen zwar nicht an die der unmittelbaren uebertragung heran, sind aber den anderen kultivierungsmethoden ueberlegen, woraus sich eine moegliche technik der kultivierung frueher schaf-eizellen abzeichnet. - g. w. buchholz.

v709 - 0311 kratkovremennoe kul"tivirovanie i transplantacija rannikh ehmbrionov ovec (rus)
tojjshibekov, m. m.; daminov, b. - in: izvest. akad. nauk kaz. ssr, ser. biol.. - alma ata 2(1986). - s. 83 - 87. - b14=zb 854
kurzzeitige kultivierung und transplantation frueher embryonen beim schaf
60.50.10.25.; 60.45.15.10.01.04.
schaf; eizelle; kulturverf; ueberlebensrate; embryonentransplantation;
schafeizellen (1-, 2...4-, 5...8-zeller) wurden 24 h in vitro (tcm 199 + 20 % schafserum) sowie 24 und 48 h in vivo (in diffuionskammern im uterus von zwischenrezipienten) kultiviert. nach in-vitro-kultur bzw. nach transfer betrug die ueberlebensrate der 1-zeller 42 bzw. 35 %, der 2...4-zeller 53 zbd 53 %, der 5...8-zeller 71 und 65 %. nach 24stuendiger in-vivo-kultur waren 64, 53 und 82 % der embryonen normal entwickelt, die ueberlebensraten fuer die einzelnen eizellstadien waren 29, 66 und 67 %. nach 48-stundenkultur entspr. 55, 73 und 75 bzw. 33, 63 und 67 %. - k.-p. bruessow / dummerstorf-rostock.

v709 - 0312 delayed puberty in lambs chronically treated with oestradiol (eng)
foster, d. l.; ryan, k. d.; goodman, r. l. - in: j. reprod. and fertility. - cambridge 78(1986)no. 1 - s. 111 - 117 : 2 abb., 19 lit. - arb.st:dep. of obstetrics and gynaecol., univ. of michigan, ann arbor, michigan usa. - b14=za 3732
verzoegerte geschlechtsreife bei laemmern nach chronischer behandlung mit oestradiol
60.50.10.25.; 60.10.15.10.05.; 60.45.05.05.03.01.01.01.
lamm; implantation; oestrogen; geschlechtsreife; lh; sekretion;
bei 14 weibl. laemmern (l) wurden im alter von 20 wo. kapseln mit 17beta-estradiol (e) subcutan implantiert, 14 l dienten zur kontrolle. im alter von 45 wo. war bei den mit e behandelten l nur

bei 33 % die geschlechtsreife (g) ausgebildet, dagegen bei 80 % der kontrolltiere. bei 3 mit e behandelten l. trat die g erst mit durchschnittl. 37 wo. ein, bei den kontrolltieren dagegen mit 34 wochen. die chron. einwirkung von e in der fruehphase hemmt die lh-sekretion, von der 32. wo. an setzt dann die ton. lh-sekretion verzoegert ein, und der gehalt an lh im blutplasma steigt an. diese beeinflussung im ablauf des programmes der sexuellen ausreifung veraendert offenbar die ansprechbarkeit des ovars. - e. kolb.

v709 - 0313 superovulation and embryo transfer in the dairy goat (eng)
kiessling, ann. a.; zughes, william h.; balnkevoort, mary r. - in: j. amer. veter. med. assoc.. - schaumburg, ill. 188 (1986)8. - s. 829 - 832 - arb.st:portland, oregon health sci. univ., dep. of cell. biol./anat. and obstet./gynecol.. - b14, gr61
superovulation und embryotransfer bei der hausziege
60.50.10.25.
ziege; superovulation; embryonentransplantation;

v709 - 0314 attivita sessuale ciclica dopo induzione artificiale dell"estro extra stagionale nella capra (ita)
cairoli, f.; nava, g. a.; oliva, o. - in: rev. zootecn. e veter.. - milano 13(1985)2. - s. 88 - 92 - arb.st:milano, univ., ist. di clin. obstet. e ginecol. veter.. - b14=z 353
zyklische geschlechtsaktivitaet nach kuenstlicher induktion des oestrus ausserhalb der saison bei der ziege
60.50.10.25.; 60.50.35.16.
brunst; medikament; ziege; biotechnik; fortpflanzungsverf;

v709 - 0315 inhibitory activity of lectins on in vitro fertilization of porcine eggs (eng)
ivanova, m. d.; surneva-nakova, t. n.; mollova, m. v. - in: doklady bolg. akad. nauk. - sofija 39(1986)5. - s. 133 - 136. - b14=za 1421
die hemmende wirkung von lectinen bei der in-vitro-befruchtung von eizellen des schweines
60.50.10.25.
sau; embryonentransplantation; lektin;
bei der versuchsdurchfuehrung wurden die lectine verschiedener pflanzen getestet, die eizellen stammten von schlachttieren. bei einem teil der lectine konnten keine befruchtungen festgestellt werden, die spermien drangen nicht in die eizellen ein und bewegten sich ungezielt. lectin von arachis hypogaea verhinderte die befruchtung einiger eizellen nicht. die lektine bewirken eine veraenderung der rezeptoren an spermium und eizelle. die ergebnisse der testung der verschiedenen lectine sind dargestellt, die reaktionen der makromolekuele werden angesprochen und sidkutiert. die wirkung von pronase auf die mit lectin behandelten eizellen ist von der herkunft bzw. zusammensetzung des verwendeten lectins abhaengig. - h. oswald.

v709 - 0316 ucinky luteolytickeho pripravku pro klisny na bazi fluprostenolu, alestrum inj. spofa (sze)
kral, josef; borovicka, antonin; bilek, petr. - in: biol. a chem. zivocisne vyroby, veter.. - praha 22(1986)3. - s. 249 - 258 : 2 abb., 22 lit., zus. in russ., engl., dt., franz., ital. - arb.st:pohori chotoun, prag. - b14=za 5041
wirkungen eines luteolytischen medikaments fuer stuten auf der grundlage von fluprostenol, alestrum inj. spofa
60.50.10.25.; 60.50.10.30.
stute; ovulation; stimulierung; medikament; +fluprostenol;
nach i.m. applikation von 250 myg fluprostenol (alestrum inj. 2 ml) bei 8 stuten sank der progesteronspiegel innerhalb von 48 h unter 1 myg/ml. zur rosse kam es bei 1 stute am 4. tag, bei den anderen stuten am 5. und 6. tag nach applikation. follikel waren bei allen stuten ab 6. tag palpierbar. zur ovulation kam es bei 3 stuten bis zum 10. tag, bei 4 stuten zwischen 10. und 12. tag, 1 stute ovulierte nach dem 12. tag. von 8 stuten wurden 6 gedeckt, davon 4 erfolgreich. die nicht tragend gewordenen 2 stuten kamen zyklusgerecht und spontan zur folg. rosse. keine klinisch fassbaren nebenwirkungen selbst bei 3facher ueberdosierung. indikationen: anoestrus, stille rosse, persist. dioestrus endometritiden. - h. schnapperelle.

v709 - 0317 postpartum ovarian activity in dairy cows.correlation beetwen behavioral estrus, pedometer measurements and ovulations (eng)
peter, a. t.; bosu, w. t. k. - in: theriogenology. - los altos, calif. 26(1986)1. - s. 111 - 115 : 1 tab., 14 lit. - arb.st:madison, univ. wisconsin, school veter. med., dep. med. sci.. - b14=za 6007
die ovarielle post-partum-aktivitaet bei milchkuehen. beziehungen zwischen brunstverhalten, schrittzahlmessungen und ovulationn
60.50.10.30.; 60.45.10.10.04.03.; 60.50.40.21.
brunst; kuh; diagnose; kuh; messgeraet; ovulation;
fuer die feststellung der brunst wurde u.a. das pedimeter bei 47kuehen heangezogen.beginnend mit dem anlegen des geraetes nach der geburt wurde 60 d 2mal taeglich abgelesen. ebenso erfolgten taegl.blutabnahmen zur progesteronbestimmung und alle 4 d eine rektale exploration. bei 42 kuehen kamen 91 ovulationen (76 %) pedimetrisch zur feststellung, wogegen nur in 35 % das aeussere brunstverhalten sicher anzeigte. 5 tiere blieben azyklisch.bei der ersten brunst p.p. wurden 57 % der ovulationen pedimetrisch ermittelt,durch die beobachtung des verhaltens hingegen nur 19 %. auf grund der ergebnisse koennen pedimetr. messungen eine wertvolle hilfe bei der brunstdetektion sein, insbes. aber im unmittelbaren postpartum. - f. schaetz.

v709 - 0318 ocena przydatnosci wybranych wskaznikow biochemicznych krwo u krow ciezarnych do prognozowania zaburzen poporodowych w chowie wielkotowarowym (pol)
dembinski, zygmunt; wieckowski, wincenty; mroz-dembinska, stanislawa. - in: med. weter.. - warszawa 2(1986)6. - s. 157 - 361. - b14=z 635
bewertung der eignung ausgewaehlter biochemischer kennziffern des blutes bei traechtigen kuehen zur prognostierung von nachgeburtsstoerungen in der haltung in grossanlagen
60.50.10.30.; 60.50.30.19.; 60.50.10.20.01.15.
traechtigkeit; kuh; biochemie; blut; vitamin a; vitamin e; zink;
die eignung ausgewaehlter biochem. kennziffern des blutes bei tragenden kuehen zur frueherkennung von nachgeburtsstoerungen unter beruecksichtigung der ernaehrungsbedingungen in grossanlagen wurden geprueft.in aufeinander folgenden jahren wurden die biochem.untersuchungen an 158 hochtragenden kuehen durchgefuehrt. das blut wurde 2mal - 60 d a.p. und 12 d p.p. entnommen. es wurde festgestellt, dass das niveau an karotin, vit.a, tokopherol und zn einen prognost. wert fuer die diagnose von nachgeburtsstoerungen hat, dagegen haben das niveau an glukose, gesamtcholesterol,gesamtprotein, kalk, anorgan. phosphor, mg und cu sowie die phosphataseaktivitaet keine prognost. bedeutung.die vollwertigkeit der futterration hat einen einfluss auf den prognost. wert der untersuchten biochem. bestandteile. - o. jurack.

v709 - 0319 fertility in the afrikaner cow : 3.once a day suckling and its effect on the pattern of resumption of ovarian activity and conception rate in early lactation (eng)
wells, p. l.; holness, d. h.; mccabe, c. t. - in: animal reprod. sci.. - amsterdam 12(1986)1. - s. 1 - 12 : 1 abb., 4 tab., 42 lit. - arb.st: mazowe, zimbabwe, livestock res. centre, res. stat.. - b14=za 6016
fruchtbarkeit bei der afrikaner-kuh : 3. mitt. taeglich einmaliges saugenlassen u. sein effekt auf das wiedereinlaufen der ovaraktivitaet und die konzeptionsrate in der fruehen laktation
60.50.10.30.; 60.45.05.05.03.01.01.03.
fruchtbarkeit; kuh; kalb; ovarium; saugperiode;
28 d p.p. wurden die kuehe einer normal saugenden (ns) oder einer teilabgesetzten (ta) gruppe zugeteilt. die ns-kaelber hatten immer zugang zum muttertier, die ta-kaelber kamen jeweils bis 42 d 2mal fuer 30 min, u. ab 42 d bis 100 d nur einmal zu ihren muettern, und waren sonst in einer schmalen box untergebracht.unter verschiedenen beobachtungen interessiert vor allem,dass d.konzeptionsrate in den ta-kaelbern sich bis um 40 % verbesserte, sonst aber keine bemerkenswerten aenderungen der lutealfunktionen zwischen beiden gruppen auftraten.zum andern schien der wiedereintritt der ovaraktivitaet beim verbleiben der kaelber beim muttertier durch die konstante aufmerksamkeit auf das saugende kalb unterdrueckt zu werden. im uebrigen war der anovulator. status der hauptgrund fuer konzeptionsausfaelle. - f. schaetz.

v709 - 0320 cortisol response in heifers to artificial insemination, natural mating, and no mating at estrus (eng)
macaulay, a. s.; roussel, j. d.; seybt, s. h. - in: theriogenology. - los altos, calif. 26(1986)1. - s. 117 - 123 : 1 abb., 5 lit. - arb.st:baton rouge, louisiana agric. exper. stat., dep. dairy sci.. - b14=za 6007
kortisonausschuettung bei faersen bei der kuenstlichen besamung,beim natuerlichen deckakt und beim estrus ohne paarung
60.50.10.30.; 60.45.10.10.04.05.; 60.45.05.05.06.02.03.
dehydrokortikosteron; stress; anpaarung; faerse; milchrind; blut;
um den stressproduzierenden effekt der paarungsarten zu definieren,wurden 8 milchrindfaersen getestet.der grad des stress kann durch messungen des kortisons im stroemenden blut zur bestimmung. benutzt wurde 60 und 30 min vor, und bis 180 min nach der prozedur ein katheter in der jugularis. die gefundenen werte betrugen fuer die kb 5,36, den deckakt 8,05 und bei unterlassener paarung 5,56 ng/ml kortison.die befunde sagen aus,dass die durchfuehrung oder die unterlassung der verschiedenen paarungsarten keinerlei bemerkenswerten stress fuer das tier darstellt. - f. schaetz.

v709 - 0321 diagnostico precoz de prenez po palpacion rectal y su posible asociacion con mortalidad embrinonaria/fetal en la hembra bovina (revision bibliografica) (spa)
fortin, m. r. - in: veter. argentina. - buenos aires 3(1986)24. - s. 380 - 390 : 2 tab., zus. in engl.. - b14=za 6195
die fruehzeitige traechtigkeitsdiagnose durch die rektale palpation und ihr moeglicher zusammenhang mit der embryonalen mortalitaet beim rind. eine uebersicht
60.50.10.30.; 60.50.15.10.
traechtigkeit; diagnose; kuh; sterblichkeit; embryo;
die fruehzeitige rektaldiagnose ist eine wertvolle hilfe im herdenmanagement und bedeutet auch eine moeglichkeit,die faelle von postkonzeptionellem anoestrus aufzudecken. die mehrzahl der embryonalen verluste ereignet sich vor dem 35. d. jedoch stellt sich zw. 35...50 d nochmals auffallend mehr umrindern ein, wovon insbes. labile und aeltere kuehe betroffen sind. weiterhin ist nicht ausgeschlossen,dass durch die palpation ein fruchttod herbeigefuehrt wird, doch ist das risiko gering, so dass der nur selten sich ereignende iatrogene fruchtverlust durch die erhob. klaerenden befunde aufgewogen wird. auch durch die mehrmalige oder eventuell von 2 oder mehr personen durchgefuehrte untersuchung wird das risiko des provozierten aborts nicht erhoeht. - f. schaetz.

v709 - 0322 accuracy of rectal palpation in the diagnosis of corpora lutea in zebu cows (eng)
pathiraja, n.; oyedipe, e. o.; voh jun., a. a. - in: brit. veter. j.. - london 142(1986)5. - s. 467 - 471 : 2 tab., 17 lit. - arb.st:zaria, nigeria, univ., nat. animal prod. res. inst.. - b14=z 217
genauigkeit der rektalen palpation in der diagnose der gelbkoerper bei zebukuehen
60.50.10.30.; 60.45.05.05.03.01.01.01.; 60.40.10.
gelbkoerper; kuh; blutplasma; progesteron; untersuchungsmethode; vergleich;
75 weisse zebukuehe mit palpablen gelbkoerpern (cl) standen in bezug auf rektalen befund u. plasmaprogesteronwert zum vergleich. als krit. drm. fuer die eventuelle funktionstauglichkeit galt ein wert ueber oder unter 1,5 cm. von den 75 tieren hatten 55(77 %) gemaess dem progesteronwert funktionelle cl. die genauigkeit der rektalen diagnose war bei der gruppe mit groesseren cl hoeher.die befunde der untersucher untereinander waren nahezu deckungsgleich.die spiegel des plasmaprogesterons bei beiden gelbkoerpergruppen zeigten nur wenig unterschied. die ergebnisse besagten, dass die rektale diagnosestellung rel. treffsicher war.doch erschien die groesse des cl (ueber oder unter 1,5 cm) als ein nicht sehr nuetzl. kriterium fuer die entwicklungsstufe u. die funktionelle kapazitaet. - f. schaetz.

v709 - 0323 pedometer detection of prostaglandin f2 alpha-induced luteolysis and estrus in the egyptian buffalo (eng)
williams, w. f.; osman, a. m.; shehata, s. h. m. - in: animal reprod. sci.. - amsterdam 11(1986)4.

- s. 237 - 241 : 1 tab., 12 abb. - arb.st:college park, univ. of maryland, animal sci. dep. : assiut univ., fac. veter. med.. - b14=za 6016

feststellung der durch prostaglandin f2 alpha induzierten luteolysis und brunst beim aegyptischen bueffel mit dem pedometer

60.50.10.30.

bueffel; brunst; diagnose; methode;

nichttragende bueffelkuehe wurden mit einem pedometer ausgestattet, um die motor. aktivitaet bei applikation von prostaglandin (p) zu kontrollieren. zu vergleichszwecken kamen evtl. corpora lutea palpatorisch u. die blutprogesteronkonz. mittels ria zur feststellung.der progesteronspiegel betrug vor der medikation 1,4 ng/ml und 0,3 ng/ml nach der applikation von p. visuell konnte nur in 14 % die brunst festgestellt werden, mit dem pedometer jedoch in 85 %. die rekt. exploration ergab mit dem 85 d eine konzeptionsziffer von 70 %. die mit dem pedometer bei brunst ermittelte erhoehung der bewegungsaktivitaet betrug 0,25...0,93 einheiten, waehrend bei den kontrollen keine frequenzaender. erfolgte. die leistungen des pedometers sind hoch zu bewerten, da bei bueffelkuehen die brunst an sich nur schwache anzeichenbringt. - f. schaetz.

v709 - 0324 an evaluation of pregnancy testing in sheep using a real-time ultrasound scanner (eng)

davey, c. g. - in: austral. veter. j.. - north melbourne 63(1986)10. - s. 347 - 348 : 2 tab., 5 lit. - arb.st:albany, w. a., veter. hospital. - b14=z 200

eine einschaetzung der traechtigkeitsuntersuchung beim schaf mit einem real-time-geraet

60.50.10.30.; 60.50.40.21.

traechtigkeit; diagnose; schaf; messgeraet;

vom technisch-oekonom. standpunkt aus ergaben sich einige interessante zahlen. einfruechtigkeit wurde in 10 s, mehrfruechtigkeit in 20...30 s festgestellt.nichttraechtigkeit erforderte 20...30 s. im herdenmassstab liessen sich 150 tiere/h (1200/d) mit hilfe von 2 gehilfen untersuchen. die kosten beliefen sich auf 25 austral. cents pro tier. in der getesteten herde wurden 473 schafe als tragend, 43 als guest ermittelt. 118 tiere hatten mehrere fuechte, 355 nur eine. aborte ereigneten sich nicht. von den abgerechneten 516 schafen lammten 479 u. 130 hatten zwillinge.die treffsicherheit bewegte sich von 97...100 %. - f. schaetz.

v709 - 0325 field evaluation of a pregnancy immunoassay for the detection of oestrone sulphate in goats (eng)

mcarthur, c. p.; geary, a. - in: j. endocrinol.. - colchester, essex 110(1986)1. - s. 133 - 136 : 2 abb., 11 lit. - arb.st:east lansing, michigan state univ., dep. microbiol. and public health. - b14=zb 3969

feldversuche mit einem traechtigkeits-ria zur feststellung von estronsulfat bei ziegen

60.50.10.30.; 60.45.15.10.02.04.07.

ziege; traechtigkeit; diagnose; radioimmunassay;

waehrend der fruehtraechtigkeit wird nachweisbar estronsulfat (e) vom graviden uterus produziert und ausgeschieden. bei einem wert ueber 1,06 nmol/l liegt traechtigkeit vor. in der eigenen versuchsserie wurde das gemelk von 130 nichttragenden ziegen getestet. es egaben sich werte zwischen 37 pmol/l und 0,96 nmol/l,(durchschnittl. 167 pmol/l). bei tragenden ziegen wurden positive werte vom 29...54. d ermittelt (durchschnittl. 41 d), die dann extrem steil anstiegen. je frueher hoehere erste werte erschienen,desto wahrscheinlicher handelte es sich um mehrlinge. der test hatte eine genauigkeit von 95,6 %. er ist darueber hinaus geeignet, scheintraechtigkeit und aborte zu klaeren. - f. schaetz.

v709 - 0326 use of echography in rabbits for pregnancy diagnosis (eng)

inaba, toshio; mori, junichi; torii, ryuzo. - in: jap. j. veter. sci.. - tokyo 48(1986)5. - s. 1003 - 1006 : 3 abb., 2 tab., 6 lit. - arb.st:sakai, osaka, univ. coll. agric., dep. animal reprod.. - b14=zb 2974

anwendung der echographie zur feststellung der traechtigkeit bei kaninchen

60.50.10.30.; 60.45.36.05.04.; 60.55.45.05.

traechtigkeit; kaninchen; diagnose; ultraschallmethode; veterinaerinstrument;

fuer die graviditaetsdiagnose wurde ein realtime-ultraschallgeraet (b-verfahren, 2dimensional bewegtes bild) verwendet. die ersten konturen der fluessigkeitsgefuellten uteri waren am tag 6 nach der kopulation zu sehen. 100%ige genauigkeit war ab tag 9 die ganze tragezeit ueber vorhanden. nach dem tag 18 kontrastierten sich die wirbelsaeule und das schlagende herz, wie auch lebende und abgestorbene junge differenzierbar waren, u. die tragedauer durch messungen des uterusdurchmessers ermittel werden konnte. das genannte geraet arbeitet sicher, schnell und ist leicht zu handhaben. - f. schaetz.

v709 - 0327 use of echography in guinea pigs for pregnancy diagnosis (eng)
inaba, toshio; mori, junichi. - in: jap. j. veter. sci.. - tokyo 48(1986)3. - s. 615 - 618 : 3 abb., 2 tab., 5 lit., zus. in japan. - arb.st:sakai, osaka, univ., coll. agric., dep. animal reprod.. - b14=zb 2974
anwendung der echographie zur traechtigkeitsfeststellung bei meerschweinchen
60.50.10.30.; 60.50.40.21.
traechtigkeit; ultraschallmethode; cavioidae; uterus;
zur verwendung kommt ein realtime-ultraschallgeraet. die fluessigkeitsgefuellten uterushoerner sind bereits ab d 16 zu sehen, und ab d 21 ist die diagnose 100%ig und bleibt es bis zur geburt. ab d 34 sind die wirbelsaeule und das schlagende herz zu differenzieren, wie auch abgestorbene feten praezisiert werden koennen. die traechtigkeitsdauer laesst sich mit hilfe der dickenmessung des uterus,die wurfgroesse zu etwa 80 % bestimmen. - f. schaetz.

v709 - 0328 laeufigkeitsueberwachung und samenuebertragung beim hund
guenzel, anne-rose; krause, d. - in: tieraerztl. umschau. - konstanz 41(1986)8. - s. 564 - 569 : 6 abb., 41 lit. - arb.st:hannover, tieraerztl. hochsch., klinik androl. u. besam. haustiere. - b14=z 375
60.50.10.30.; 60.45.05.05.03.02.
hund; brunst; kuenstliche besamung;
die sehr konzentrierten ausfuehrungen befassen sich im ersten teil mit der brunst und deren erkennung, wobei auch die hormonalen und feingewebl. vorgaenge chronologisch und verstaendlich zur darstellung kommen.im abschnitt ueber die kuenstl. besamung kommen hauptsaechlich die praktisch interessierenden probleme zur diskussion. so z.b. spermagewinnung und konservierung, wahl des besamungszeitpunktes, methodik des vorgehens bei frisch- und gefriersperma usf. bes. herausgestellt werden die sekretwiderstandsmessungen als methode der ermittlung des optimalen inseminationszeitpunktes. darueber hinaus werden die besamungstechniken kritisch erlaeutert. - f. schaetz.

60.50.15. tierhygiene

v709 - 0329 aktuelle probleme aus der tieraerztlichen fuetterungsberatung : 6. mitt. schadensfaelle beim pferd durch futtermittel
meyer, h.; heckoetter, e.; merkt, m. - in: dt. tieraerztl. wochenschr.. - hannover 93(1986)10. - s. 486 - 490 : 7 tab., 26 lit. - arb.st:inst. tierernaehr. : inst. mikrobiol. u. tierseuchen, tieraerztl. hochsch. hannover. - b14, eb16
60.50.15.05.; 60.10.25.65.15.; 60.45.37.10.07.
tierernaehrung; pferd; futtermittel (pflanze); schadstoff; claviceps purpurea; quecksilber;
insges. 515 proben von futtermitteln fuer pferde, die in den letzten 10 a an das inst. fuer tierernaehrung zur ueberpruefung geschickt worden waren,wurden grobsinnlich, chemisch und mikrobiologisch untersucht. die haeufigsten maengel waren erhoehte pilz-, hefe- und bakteriengehalte. unguenstige physikal. eigenschaften (zu kurze haeckselung, erhoehter abrieb,staubgehalt, erhoehte klebfaehigkeit) bewirkten ebenfalls gesundheitl. probleme. an spezif. kontaminationen wurden mutterkorn, quecksilber, duengemittel, waschmittelrueckstaende und monensin festgestellt. in weidegrasproben waren die ca-, na-, mg- und zn-gehalte haeufig nicht bedarfdeckend. - u. buenger / eberswalde.

v709 - 0330 management of infertility in the cow (eng)

youngquist, r. s.; braun jun., w. f. - in: j. amer. veter. med. assoc.. - schaumburg, ill. 189(1986)4. - s. 411 - 414 : 60 lit. - arb.st:columbia, univ. of missouri, coll. of veter. med., dep. of veter. med. and surgery. - b14, gr61
management der unfruchtbarkeit bei der kuh
60.50.15.10.; 60.50.10.20.01.; 60.45.10.10.04.
kuh; fortpflanzungsstoerung; behandlung; traechtigkeit; diagnose;
eine bedeutende rolle spielt der unbeobachtete oestrus, da selbst bei 2mal. brunstbeobacht.am tage nur etwa 50 % der rindernden tiere gefunden werden. durch den einsatz von prostaglandin f2-alpha (pg), die anwend. von hormonbestimmungen, vor allem des milchprogesteronstests, kann die traechtigkeitsrate erhoeht werden. bei zysten, die relativ haeufig auftreten, hat es sich bewaehrt, eine regelmaess. untersuchung p.p. und eine behandlung mit gnrh 12...14 d nach der abkalbung vorzunehmen. bei ovulationsstoerungen sollten bei der insemination hcg oder gnrh verabreicht werden.postpartale infektionen der gebaermutter, die zumeist im anschluss an nachgeburtsverhaltungen auftreten, muessen rechtzeitig u. intensiv behandelt werden. eine elektron. traechtigkeitsdiagnose ist zwischen dem 28...33. d p.i. moeglich. - g. w. buchholz.

v709 - 0331 mikrobiologisch-hygienische bewertung eines thermospeichers zur waermerueckgewinnung aus der stallabluft
paar, g.; bocklisch, h. - in: monatsh. veter.-med.. - jena 42(1987)1. - s. 10 - 14 : 6 abb., 2 tab., 9 lit., zus. in russ., engl. - arb.st:bezirksinst. veter.-wesen. erfurt in bad langensalza. - b14, eb16
60.50.15.15.; 60.55.05.45.; 60.50.20.
tierproduktion; waermerueckgewinnung; stalluft; mikroorganismus; tierhygiene;
an in kaelber-, absetzferkel- und putenstaellen installierten thermospeicheranlagen wurde die mikrobielle kontamination der luft untersucht. die untersuchungen ergaben, dass eine keimrueckfuehrung erfolgt, die waehrend der betriebsphase der waermerueckgewinnungsanlage kontinuierlich ansteigt. in abhaengigkeit vom staubgehalt der stalluft betrug die hoehe der keimrueckfuehrung 8...40 %.regenerative waermerueckgewinnungseinheiten, bei denen eine vermischung der zuluft mit der abluft nicht ausgeschlossen werden kann, duerfen nur fuer je eine hygieneeinheit eingesetzt werden.die mikrobielle kontamination sowie die staubbelastung auf der speicheroberflaeche erfordern waehrend der serviceperiode eine reinigung und desinfektion mittels feinspruehverfahren.

v709 - 0332 digitalisiertes bewegungsverhalten von kuehen als grundlage zur verbesserung der stalleinrichtung
boxberger, j.; kempkens, k.; ludwig, karin. - in: tieraerztl. umschau. - konstanz 41(1986)12. - s. 926 - 930, 932 : 7 abb., 2 tab., 3 lit., zus. in engl. - nach zus.. - b14=z 375
60.50.15.15.; 60.45.10.10.08.; 60.45.05.05.07.
rind; tierhaltung; verhalten;
durch eine analyse unbehinderter aufstehvorgaenge auf der weide sollte ermittelt werden, welchen raum der fuer den aufstehvorgang von rindern essentielle kopfschwung in anspruch nimmt. messungen an 2 versch. herden (fleckvieh und schwarzbuntes rind) brachten nur geringe rassenunterschiede, so dass die vorgeschlagenen verbesserungen fuer kurzstaende und liegeboxen keiner weiteren differenzierung beduerfen. die untersuchung des lokomotionsverhaltens in liegeboxenlaufstaellen verfolgt das ziel, einflussfaktoren auf die taeglich zurueckgelegten wegstrecken zu ermitteln u. nach massnahmen zu suchen, verhaltensstoerende einfluesse zu verhindern.die untersuchungen haben gezeigt, dass der individuelle bewegungsdrang gering ist u. die tiere sich offensichtlich versorgungsorientiert bewegen.

v709 - 0333 beitrag zur bekaempfung der stallfliegen mit asuntol(r)-puder 1 %
hollmann, p.; michiel, g. - in: prakt. tierarzt. - hannover 67(1986)11. - s. 952 - 957 : 13 abb., 14 lit. - nach zus.. - b14=zb 210
60.50.15.15.; 60.50.25.04.05.10.
rind; bekaempfung; insektizid; brachycera; therapie;
es werden die zusammenhaenge zwischen modernen aufstallungsformen in der rinderhaltung u. der starken zunahme der stallfliegen aufgezeigt. verschiedene moeglichkeiten der fliegenbekaempfung werden einander gegenuebergestellt. als ein risikoloses, gut wirksames u.

wirtschaftl. ektoparasitizid zur saisonalen eindaemmung der fliegenplage wird asuntol(r)-puder 1 % beschrieben. das praeparat ist vor allem zur einzeltierbehandlung in kleineren und mittleren rinderbestaenden sehr gut geeignet.

v709 - 0334 o vremeni vyrashhivanija teljat v profilaktorijakh (rus)
dragomir, e. a. - in: veterinarija. - moskva (1986)9. - s. 27 - 29 : 3 tab.. - b14=z 492
ueber die dauer der aufzucht von kaelbern in prophylaktorien
60.50.15.15.; 60.50.31.10.; 60.45.10.10.06.01.
kalb; fuetterung; aufzucht; vergleich; umstallung; blut; protein;
bei vergleichbaren stallklima- und fuetterungsbedingungen wurden kaelber von 2 farmen (insges. 325) nach 10/15/20/25/30/35 d in einen spezialisierten jungrinderaufzuchtbetrieb umgesetzt.bei den im alter von 25...30 d umgesetzten kaelbern erreichte der gehalt an gesamteiweiss im blutserum 6,15/6,54, an albuminen 2,46/3,00 und an gammaglobulinen 1,54/1,59 %, waehrend er bei im alter von 10 d umgesetzten kaelbern 5,95, 2,14 bzw. 1,39 g % betrug.auch die tages-zunahmen lagen mit 305...397 g i. vgl. zu den bereits im alter von 10 d umgesetzten kaelbern (250 g) hoeher. - h. rauch.

v709 - 0335 rol" tekhnologii soderzhanija svinejj v obespechenii vysokojj rezistentnosti k zabolevanijam (rus)
karelin, a. i.; sirotinina, n. d. - in: bjull. vses. nauch.-issl. inst. ehksper. veter.. - moskva (1985)60. - s. 6 - 10. - b14=zb 3643
die rolle der haltungstechnologie von schweinen zur gewaehrleistung einer hohen resistenz gegen krankheiten
60.50.15.15.; 60.50.30.19.
sau; haltung; resistenz; blutbild; stoffwechsel;
die schaffung grosser industriemaessig arbeitender schweinezuchtanlagen kann nur erfolgreich sein, wenn bestimmte zoohyg. parameter beachtet werden. 2 a industriemaessig gehaltene sauen (ohne auslauf, fixierte haltung) wiesen im blut einen geringen haemoglobingehalt auf, hatten weniger erythrozyten, einen geringen kalzium- u. nicht organischen phosphorgehalt als traditionell gehaltene sauen. die kompensator. faehigkeiten des herz-kreislauf-systems verschlechtern sich (gemessen an atem- und pulsfrequenz nach belastung). die bewegungsarmut der sauen wirkt sich auch negativ auf die gesundheit der ferkel aus. von diesen sauen wurden 5mal mehr lebensschwache und 14mal mehr tote ferkel geboren. - w. plaschke.

v709 - 0336 az oesszetett koroktanu sertesbetegsegek jelentoesege es a vedekezes anapelvei (hun)
rafei, p. - in: tudomany es mezoegazdasag. - budapest 23(1985)4. - s. 39 - 47 - nach zus.. - aus: ung. agrar-rdsch. (1986). - b14=zb 1159
schweinekrankheiten mit komplexer aetiologie. bedeutung und schutzmassnahmen
60.50.15.15.; 60.50.05.10.07.; 60.45.05.05.06.02.02.
schwein; tierhaltung; umweltfaktor; immunologie; antikoerper; +faktorenkrankheit;
unguenstige umwelteinfluesse belasten die tiere und setzen die abwehrmechanismen stark herab. die acth-behandlung steigerte die antikoerperproduktion signifikant, das mengenverhaeltnis an rosettenzellen war aber dem in den unbehandelten kontrollen gleich u. die zahl an blastzellen verringerte sich. ein durch niedr. umwelttemp. und reduzierte futterrationen herbeigefuehrter stresszustand hatte keinen einfluss auf die humorale immunantwort bei jungschweinen. in industriemaess. anlagen zeigte sich ein signifikanter unterschied in der humoralen immunantwort zwischen im winter und im sommer abgesetzten ferkeln bzw. zwischen im winter und sommer aus dem aufzuchtstall in den mastschweinestall verlegten laeufern zugunsten der sommer-gruppen.

v709 - 0337 ist das wohlbefinden von legehennen messbar? ein beitrag zur suche nach einer artgerechten haltung von legehennen
renner-gorlas, a.; bayer, a. k. - in: tieraerztl. umschau. - konstanz 41(1986)10. - s. 766 - 768 : 8 abb., 2 lit., zus. in engl. - arb.st:berlin (west), univ., inst. veter.-physiol.. - b14=z 375

60.50.15.15.; 60.45.25.05.05.08.
tierhaltung; fitness; legehenne;

v709 - 0338 vlijanie proizvodstvennykh akusticheskikh shumov na gematologicheskie pokazateli i rost krolikov (rus)
abaeva, l. l. - in: funkcional"nye osobennosti sel"skokhoz. zhivotnykh v rannem ontogeneze, sb. nauch. tr.. - kazan" (1985). - s. 44 - 47 : 1 tab.. - b14=1986 a 240
der einfluss von betriebslaerm auf den haematologischen status und das wachstum von kaninchen
60.50.15.15.; 60.45.05.05.06.02.; 60.45.36.05.08.
laerm; kaninchen; wachstum; blut; physiol status;
3 gruppen von jeweils 15 kaninchen wurden mit hilfe eines magnetophons einem laermpegel von 75...78 db, 57...60 db und 44...47 db ausgesetzt. taeglich wurden 3 laermfreie zeiten von 1,5 h eingefuegt, die gesamte versuchsdauer betrug 60 d. betriebslaerm mit einer intensitaet von ueber 75 db fuehrte bei den tieren zu einer senkung der erythrozytenzahl, der haemoglobinwerte und der wachstumsintensitaet gegenueber der versuchsgruppe mit 44...47 db. die unterschiede in der leukozytenzahl waren nicht signifikant. - r. buehring.

v709 - 0339 vyrashhivanie teljat rannego vozrasta pri raznykh svetovykh rezhimakh (rus)
shukanov, a. a. - in: funkcional"nye osobennosti sel"skokhoz. zhivotnykh v rannem ontogeneze, sb. nauch. tr.. - kazan" (1985). - s. 3 - 6. - b14=1986 a 240
die aufzucht von absetzkaelbern unter verschiedenen lichtregimen
60.50.15.15.01.; 60.50.15.12.; 60.45.10.10.08.
aufzucht; kalb; absetzen; beleuchtung; wachstum; resistenz;
in die untersuchungen wurden 3 gruppen von 4 mon. alten kaelbern zu jeweils 10 tieren einbezogen. gr. 1 erhielt ausschliesslich natuerl. licht (30...35 lux), gr. 2 natuerl. und kunstlicht (30...35 lux) und gr. 3 natuerl. (30...35 lux) sowie kunstlicht (60...70 lux) bei einer beleuchtungsdauer von taeglich 14 h. bei gr. 3 konnte eine stimulierung des wachstums, der natuerl. resistenz und der immunolog. reaktivitaet festgestellt werden. keine unterschiede konnten zwischen gr. 1 und 2 sowie bei physiol. parametern ermittelt werden. - r. buehring.

v709 - 0340 obosnovanie rezhima ul"trafioletovogo obluchenija dlja teljat rannego vozrasta (rus)
shukanov, a. a. - in: funkcional"nye osobennosti sel"skokhoz. zhivotnykh v rannem ontogeneze, sb. nauch. tr.. - kazan" (1985). - s. 6 - 8. - b14=1986 a 240
die anwendung der uv-bestrahlung bei kaelbern
60.50.15.15.01.; 60.50.15.12.; 60.45.10.10.08.
uv-strahlen; kalb; wachstum; tiergesundheit; immunreaktion;
bei den untersuchungen wurde der einfluss einer temporaeren uv-bestrahlung auf die gesundheit und leistung von kaelbern im zeitraum von der geburt bis zum 4. lebensmonat geprueft. mittels mobiler uv-lampen wurden die tiere der 1. versuchsgruppe taegl. 10 min, die der 2. gruppe an jedem 3. d insg. 25 min behandelt. gegenueber der kontrollgruppe wurde nach 120 d neben einer hoeheren lebendmasse von 4,1 % eine aktivierung der natuerl. resistenz und der immunabwehr nachgewiesen. dagegen waren die unterschiede zwischen den beiden versuchsgruppen relativ unbedeutend. - r. buehring.

v709 - 0341 amelioration des conditions de ventilation naturelle dans une etable pour veaux (fre)
nicks, b.; canart, b.; dechamps, p. - in: ann. med. veter.. - bruxelles 130(1986)3. - s. 215 - 220 : 2 abb., 1 tab., 7 lit. - arb.st:bruxelles, univ., fac. de med. veter., serv. hyg. et bioclimatol.. - b14=za 4400
verbesserung der natuerlichen luftumwaelzung in einem kaelberstall
60.50.15.15.01.; 60.45.10.10.08.
kalb; respirationskrankheit; mikroklima; stall; lueftung;
in einem neu errichteten kaelberstall traten respirator. erkrankungen auffallend haeufig auf. es

bestand die tatsache, dass die neugeborenen kaelber einer zugluft von mehr als 0,5...1,0 m/s ausgesetzt waren. dies war auf 2 fehler in der luftzirkulation zurueckzufuehren. 1. der lufteinlass war nicht gegen das zustroemen von windaktionen geschuetzt und 2. war die oeffnung am first zu schmal, um einen ausreichenden, selbsttaetigen und vorschriftsmaessig gelenkten abzug der verbrauchten stalluft (schornsteineffekt) zu gewaehrleisten. - veraenderungen wurden diskutiert. - f. schaetz.

v709 - 0342 what"s up in the air? (eng)
curtis, s. e. - in: pigs. - doetinchem 2(1986)3. - s. 22 - 23 : 1 abb. - arb.st:urbana, univ. illinois, coll. agric., dep. animal sci.. - b14=zb 4224
was ist los in der luft?
60.50.15.15.01.; 60.45.20.10.08.
schweinestall; mikroklima; stalluft; keimgehalt; staub; gas;
die veraenderten haltungsbedingungen bei schweinen haben auch zu einer veraenderung der luftzusammensetzung gefuehrt. waehrend bei der freilandhaltung der luftkeimgehalt bei 150 kbe/m3 liegt, schwankt dieser bei kommerzieller haltung von 1.000...700.000 kbe/me. durch modifizierung eines geschloss. stalles konnte der keimgehalt von 144.000 auf 21.000 kbe/m3(offener stall) gesenkt werden. 1/4...1/3 der staubpartikel sind mit einer groesse von unter 5 mym lungengaengig. auf die bedeutung der schadgase wird kurz eingegangen. - r. buehring.

v709 - 0343 prevent ventilation errors (eng)
gadd, john. - in: pigs. - doetinchem 2(1986)2. - s. 6 - 9 : 8 abb. - arb.st:shaftesbury, uk, swine managem. consultant. - b14=zb 4224
lueftungsfehler verhindern
60.50.15.15.01.; 60.55.55.25.
schweinestall; mikroklima; lueftung;
40 % aller erkrankungen in der schweineproduktion werden auf fehler bei der stallklimagestaltung zurueckgefuehrt. allg. forderungen an belueftungssysteme sind: bedienungsfreundlichkeit, automat. steuerung und kontrolle, schutz der technik vor staubeinwirkung und monatl. reinigungsservice. es werden die international verbreitetsten belueftungssysteme (freie lueftung, zwangslueftung, kombinierte lueftung) der schweineproduktion dargestellt und vor- und nachteile aufgefuehrt. abschliessend folgt ein ueberblick ueber stallklimat. kontrollverfahren und geraete. - r. buehring.

v709 - 0344 die gestaltung des lichtregimes zur steuerung des fortpflanzungsgeschehens bei sauen
dorn, w.; mehlhorn, g. - in: 17. wiss. tag., univ., sekt. tierprod. u. veter.-med.. - leipzig (1986)t. 2. - s. 453 - 458 : 1 tab., 5 lit., zus. in russ., engl. - nach zus.. - b14=za 5228
60.50.15.15.01.; 60.50.10.; 60.45.05.05.03.01.01.02.
schwein; tierhaltung; umweltfaktor; licht; fortpflanzung; +lichtregime;
eine der aktuellen aufgabenstellung der schweineproduktion besteht in der weiteren optimierung spezieller zoo- und biotechn. verfahrenselemente der fortpflanzungslenkung, was die notwendigkeit begruendet, den einsatz abiot. umweltfaktoren zur leistungsstimulierung zu pruefen. in der vorliegenden arbeit werden die tierhygien. normen des abiot. umweltfaktors licht hinsichtlich der beeinflussung des fortpflanzungsgeschehens bei sauen dargestellt und begruendet.

v709 - 0345 izmenenie rezistentnosti organizma porosjat pod vlijaniem svetovogo faktora (rus)
jurkov, v. m. - in: bjull. vses. nauch.-issl. inst. ehksper. veter.. - moskva (1985)60. - s. 57 - 61. - b14=zb 3643
die veraenderungen der widerstandsfaehigkeit von ferkeln unter dem einfluss des lichtes
60.50.15.15.01.; 60.45.20.10.08.
ferkel; resistenz; licht; immunitaet;
an 62 sauen mit insges. 690 ferkeln wurde der einfluss des lichtes geprueft, wobei die luxzahl,

die dauer der belichtung und die wellenlaenge variiert wurden. die auswirkungen auf wachstum, ueberlebensrate und immunstatus wurden untersucht. ergebnis: in schweinezuchten mit boxenhaltung ohne natuerl. auslauf sollte durch kuenstl. beleuchtung das licht 18 h mit einer intensitaet von 100 lux einwirken, wobei das sonnenlicht weitgehend zu imitieren ist (anteil an infrarot- u. ultraviolettstrahlen). von der geburt bis zum alter von 4 mon. wirkt sich dieses regime positiv auf ueberlebensrate, stoffwechsel, widerstandsfaehigkeit, wachstum und entwicklung der ferkel aus. - w. plaschke.

v709 - 0346 gematologicheskie pokazateli u porosjat-sosunov pri infrakrasnom i ul"trafioletovom obluchenii (rus)
gabanova, i. kh.; baroev, t. r.; sokhieva, a. a. - in: veterinarija. - moskva (1986)10. - s. 25 - 26. - b14=z 492
haematologische kennziffern von saugferkeln bei infrarot- und ultraviolettbestrahlung
60.50.15.15.01.; 60.45.20.10.08.
ferkel; tierhaltung; uv-strahlen;
die kombination von infrarot- und ultraviolettbestrahlung ergibt einen dem sonnenlicht aehnl. effekt. saugferkel wurden unter genau definierten stallbedingungen kombiniert bestrahlt. in abhaengigkeit vom lebensalter wurde das bestrahlungsregime abgewandelt. infrarot wurde fast den ganzen tag, ultraviolett nur minutenlang in intervallen gestrahlt. die steuerung erfolgte mittels schaltuhr. blutwerte, km-zunahme und die widerstandsfaehigkeit verbesserten sich. das fuehrte insg. zu besseren aufzuchtergebnissen. das ausgearbeitete bestrahlungsregime wird zur anwendung in der ferkelaufzucht empfohlen. - w. plaschke.

v709 - 0347 zachowanie sie mikroflory powietrza w brojlerniach o zroznicowanych warunkach zoohigienicznych (pol)
rudy, andrzej. - in: zeszyty nauk. wyzszej szkoly rolniczej, weter.. - wroclaw 42(1985)157. - s. 29 - 46 : 1 abb., 3 tab., 76 lit., zus. in engl.. - b14=za 1032
das verhalten der luftmikroflora in broilerhaltungen mit unterschiedlichen zoohygienischen bedingungen
60.50.15.15.01.; 60.45.25.05.05.08.
broiler; stalluft; keimgehalt; tierhygiene; mikroklima; +morbiditaet;
untersuchungen erfolgten in 4 betrieben des bezirkes opole. in jedem objekt wurden 4 aufeinanderfolgende serien heranwachsender broiler in ganzjaehr. zyklen analysiert. die studien waren auf eine bestimmung des verhaltens der luftmikroflora in der entwicklung der voegel gerichtet. es zeigte sich, dass die gesamtkeimzahl der luft jahreszeitlich schwankt und auch von den entwicklungsstadien der broiler abhaengt. den groessten einfluss haben: temp. rel. luftfeuchte, kuehlung, luftaustausch und ventilation. co2 und nh3 in der luft, lichtintensitaet und luftbewegung hatten keinen einfluss. luftkeimzahlen beeinflussten die haeufigkeit des auftretens von colibakteriose, aspergillose, mykoplasmose sowie die produktionskennziffern in der broilerproduktion. - t. bergann.

v709 - 0348 wplyw zroznicowanych warunkow srodowiskowych w brojlerniach na stan mikroflory sciolki (pol)
pietrzkiewicz, teresa. - in: zeszyty nauk. wyzszej szkoly rolniczej, weter.. - wroclaw 42(1985)157. - s. 47 - 65 : 6 tab., 35 lit., zus. in engl.. - b14=za 1032
einfluss verschiedener umweltfaktoren in broilerstaellen auf die mikroflora der einstreu
60.50.15.15.01.; 60.45.25.05.05.08.
broiler; einstreu; keimgehalt; tierhygiene; +morbiditaet;
untersuchungen erfolgten in 6 broiler(b.)-staellen, von denen 4 mit stroh u. 2 mit saegemehl eingestreut waren. generell wurden 24 mastzyklen analysiert. lufttemp. rel. luftfeuchte, kuehlung, gaszusaetze, ventilation und luftmikroflora hatten bei strohhaltung (sh) einen grossen einfluss auf die mikroflora. bei saegemehlhaltung (smh) waren die keimzahlen (kz) wesentlich niedriger. waehrend die kz bei sh waehrend der mastperiode zunahmen, verringerten sie sich bei smh nach 3 wo. ploetzl. b. subtilis, e. coli und enterococcus sp. waren vorherrschend, staph. aureus kam in geringer zahl ausschliesslich bei sh vor, pilze waren ein zufallsbefund. die smh war effektiver als sh, die b. aus smh-betrieben schwerer, die futterverwertung besser und

die verluste geringer. - t. bergann.

v709 - 0349 effects of stable dust on farm animals - a review (eng)
collins, mark; algers, bo. - in: veter. res. commun.. - amsterdam 10(1986)6. - s. 415 - 428 : 1 abb., 64 lit. - arb.st:skara, swed. univ. agric. sci., fac. veter.-med., dep. anim. hyg.. - b14=za 6021
einfluesse von stallstaub auf nutztiere. eine uebersicht
60.50.15.15.02.; 60.50.15.15.01.
stalluft; staub; keimgehalt;
die stalluftqualitaet wird mit durch den staubgehalt bestimmt. staub stammt von den tieren selbst, vom futter, von der einstreu und den exkrementen. der staubgehalt in der luft variiert so in abhaengigkeit von der tierart, der art des futters, der fuetterung, der art der bewirtschaftung sowie dem technol. ablauf und der aktivitaetsrhythmik der tiere. staub wirkt als vektor fuer mikroben, als allergen und als reizmittel. die zukuenftige forschung sollte sich sowohl mit den gesundheitl. auswirkungen des staubes als auch mit den massnahmen zur beseitigung des staubes beschaeftigen. - u. buenger.

v709 - 0350 tiergesundheit und aufzuchtleistung bei der haltung von kaelbern auf ebenerdigen rosten mit einstreu
seng, w.; goersch, g.; hilbig, w.. - in: monatsh. veter.-med.. - jena 42(1987)1. - s. 29 - 31 : 4 abb., 3 lit., zus. in russ., engl. - nach zus. - arb.st:bezirksinst. veterinaerw. gera in jena : staatl. tieraerztl. gemeinschaftspraxis stadtroda. - b14, eb16
60.50.15.15.02.; 60.45.10.10.08.; 60.60.15.10.
kalb; tierhaltung; spaltenboden; einstreu;
es wird ueber eine variante der anbindehalt
ung von k0- und k1-kaelbern auf eingestreuten ebenerd. rosten berichtet. bei dieser haltungsform wird hinter der 600 mm tiefen trennwand (neuerdings trennbuegel) ebenerdig der 650 mm breite spaltenboden 2 aus der abferkelbucht 044 (ferkelrost) ueber einem 150...250 mm tiefen jauchekanal verlegt. die wesentl. vorteile dieser aufstallungsvariante sind weitgehend trockene einstreu und einsparung von heizenergie. am beispiel einer lpg wird dargestellt, wie sich tiergesundheit und aufzuchtergebnisse nach dem umbau der k1-kaelberabteile von einstreuloser haltung auf guellerosten zur anbindehalt. auf eingestreuten ebenerd. rosten verbesserten.

v709 - 0351 the effect of floor type in farrowing pens on pig injury : 1. leg and teat damage of suckling piglets (eng)
furniss, s. j.; edwards, s. a.; lightfoot, a. l. - in: brit. veter. j.. - london 142(1986)5. - s. 434 - 440 : 2 tab. - arb.st:king"s lynn, norfolk, minist. of agric., fisheries and food, adas, terrington exper. husbandry farm. - b14=z 217
der einfluss des fussbodentyps in abferkelbuchten auf verletzungen des schweines : 1. mitt. bein- und zitzenverletzungen bei saugferkeln
60.50.15.15.02.; 60.45.20.10.08.; 60.60.15.10.
schwein; ferkel; tierhaltung; fussboden; verletzung;
1376 saugferkel wurden untersucht. die haltung erfolgte in abferkelbuchten mit 6 fussbodenvarianten: 4 planbefestigte mit stroheinstreu (alter und neuer betonfussboden sowie betonfussboden mit glasfiber- oder latexbeschichtung) u. 2 perforierte (plasteummantelter draht sowie gestanztes metall). insg. waren die bein- (41 % der ferkel hatten keine, 11 % staerkere verletzungen) und zitzenverletzungen (92 % der maennl. und 76 % der weibl. ferkel hatten keine) gering. der alte betonfussboden verursachte die meisten, der fussboden aus plasteummanteltem draht die geringste zahl an verletzungen. der einfluss der verletzungen auf die lebenstagszunahmen war unbedeutend. - g. schlenker.

v709 - 0352 the effect of floor type in farrowing pens on pig injury : 2. leg and teat damage of sows (eng)
edwards, s. a.; lightfoot, a. l. - in: brit. veter. j.. - london 142(1986)5. - s. 441 - 445 : 3 tab. - arb.st:king"s lynn, norfolk, adas, terrington exper. husbandry farm. - b14=z 217

der einfluss des fussbodentyps in abferkelbuchten auf verletzungen des schweines : 2. mitt. bein- und zitzenverletzungen bei sauen
60.50.15.15.02.; 60.45.20.10.08.; 60.60.15.10.
sau; tierhaltung; fussboden; verletzung;
383 laktierende sauen wurden in abferkelbuchten mit 5 verschiedenen fussbodentypen gehalten. bein- und zitzenverletzungen waren gering auf planbefestigten fussboeden mit stroheinstreu (betonfussboden, betonfussboden mit glasfiber- oder latexbeschichtung). auf perforiertem fussboden (plasteummantelter draht oder gestanztes metall) traten haeufig bein- und zitzenverletzungen auf, am haeufigsten bei plasteummanteltem draht. verletzungen an den hinterbeinen waren haeufiger als an den vorderbeinen. zitzenverletzungen betreffen hauptsaechlich das 5., 6. und 7. paar. - g. schlenker.

v709 - 0353 vlijanie mikrobnojj zagrjaznennosti pochvy i vozdukha na organizm porosjat (rus)
androsov, v. a. - in: veterinarija. - moskva (1986)7. - s. 25 - 26. - b14=z 492
der einfluss der mikrobiellen verunreinigung des bodens und der luft auf den organismus von ferkeln
60.50.15.15.03.; 60.45.20.10.08.
schwein; ferkel; boden; keimgehalt; jahreszeit; +morbiditaet;
die mikrobielle verunreinigung des bodens in sommerlagern steigt, je laenger sich die tiere auf ihm befinden. sie erreicht einen hoehepunkt etwa zur zeit der aufzucht der 2. wuerfe in der saison. die bakterielle verunreinigung der luft ueber diesen freilandhaltungen korreliert mit der des bodens positiv. daher leiden die ferkel der 2. wuerfe im sommerlager staerker an magen-darm-erkrankungen. diese lager sollten daher nur fuer einen 1mal. abferkelzyklus pro saison genutzt werden. - w. plaschke.

v709 - 0354 hygiene im stall sichert den wirtschaftlichen erfolg
hebestedt, m. - in: lohmann inform.. - cuxhaven (1985)nov./dez. - s. 11 - 13. - b14=zb 3610
60.50.15.15.03.
desinfiziens; desinfektion; tierhygiene; stall;
seit 1970 werden von der deutschen veterinaermedizinischen gesellschaft der brd desinfektionsmittelpruefungen vorgenommen und geeignete mittel in die dvg-liste aufgenommen. die anwendung sollte nach hygieneprogrammen fuer gefluegel und grosstiere erfolgen. - w. ebendorff.

v709 - 0355 bekaempfungsstrategien von tierseuchen und ihr einfluss auf den produktionsablauf
burckhardt, a. - in: 17. wiss. tag., univ., sekt. tierprod. u. veter.-med.. - leipzig (1986)5. 1. - s. 162 - 169 : 2 schemata, zus. in russ., engl. - nach zus.. - b14=za 5228
60.50.15.20.; 60.50.20.10.70.
herpesvirus suis; schwein; herpesvirus; schaf; lunge; diagnose; bekaempfung;
bei einer guenstigen tierseuchensituation der ddr muessen noch vorhandene risiken,welche die verbreitung von tierseuchen beguenstigen, systematisch zurueckgedraengt werden. probleme, die mit der umsetzung von tieren waehrend der diagnost. inkubationszeit entstehen,werden am beispiel der aujeszkyschen krankheit der schweine und der lungenadenomatose der schafe besprochen. schlussfolgerungen sind vor allem hinsichtlich der weiteren verbesserung der diagnostik und der konsequenten veterinaerhygien. ueberwachung des tierverkehrs zu ziehen.

60.50.20. infektionskrankheiten

v709 - 0356 proposition de titrage elisa en unites applicable a toute pathologie par reference a un serum etalon international (fre)
calamel, m.; lambert, m. - in: rev. med. veter.. - lyon 137(1986)8/9. - s. 603 - 609 : 3 abb., 7 lit., zus. in engl., span., dt. - arb.st:nice cedex, minist. de l"agric., direct. de la qualite, labor. nat. de pathol.. - b14=za 1497

vorschlag zur elisa-titration in einheiten, die durch vergleich mit einem internationalen serumstandard fuer jedes pathologische system anwendbar ist
60.50.20.05.; 60.50.05.10.07.
bacteriophyta; diagnose; serologisch; elisa-test; standardisierung;
um unterschiedl. seren gegen verschiedene krankheitserreger mit dem elisa-test im vergleich zueinander titrieren zu koennen,wird vorgeschlagen, unter ident. bedingungen die saettigungsebene der zu jedem serum gehoerenden antigene durch titration von antigenverduennungen mit gleichbleibender serumkonz. zu ermitteln und mit der noch auf dieser ebene liegenden hoechsten antigenverduennung eine titration der seren mit schrittweiser verduennung der letzteren vorzunehmen. auf diese weise wird es moeglich, die ergebnisse nach einem einzigen internat. standard anzugeben. - d. schmidt.

v709 - 0357 flore bacterienne aerobie des cavites nasales du lapin d"elevage (fre)
duclos, p.; caillet, j.; javelot, p. - in: ann. rech. veter.. - beaumont 17(1986)2. - s. 185 - 190 : 1 tab., 23 lit., zus. in engl.. - b14=za 5327
die aerobe bakterienflora der nasenhoehlen des zuchtkaninchens
60.50.20.05.
kaninchen; nase; kontamination; bacteriophyta; typ; myxomvirus;
aus 60 intranasalen abstrichen von kaninchen von unterschiedl. zuchten gehoerten zur bakterienflora, unabhaengig von bestehenden oder fehlenden respirat. symptomen, die 14 verschied. spezies bordetella bronchiseptica, staph. epidermidis,strept. faecalis, pasteurella multocida, staph. aureus, bacillus sp., branhamella catarrhalis, mikrococcus sp., enterobacter agglomerans, proteus mirabilis, pseudomonas paucimobilis, pseudomonas diminuta, alcaligenes faecalis und e.coli. haeufiger waren bei erwachsenen tieren die pasteurellakeime nachweisbar als bei jungtieren. in diesem zusammenhang sollten untersuchungen auf das myxomatosevirus beruecksichtigt werden. - c. eichwald.

v709 - 0358 volume and nature of pus in canine pyometra and their relationships to bacteria isolated (eng)
nomura, koichi. - in: j. japan veter. med. assoc.. - 39(1986)6. - s. 359 - 363 : 2 abb., 4 tab., 14 lit., zus. in engl. - arb.st:sakai, univ. of osaka, coll. of agric.. - b14=zb 2976
volumen und art des eiters der hundepyometra sowie seine beziehungen zu den isolierten bakterien
60.50.20.05.; 60.50.10.20.01.05.
hund; uterus; infektion; bacteriophyta; befund; +pyometra;
die menge des eiters betrug bei huendinnen von 10 kg km im durchschnitt 266 ml und war bei 51 % der tiere weniger als 100 ml. er hatte entweder eine roetlichbraune (79 %) oder gelbgruene bzw. auch weisse faerbung. die viskositaet schwankte zwischen waessrig und pastoes, und war in 28 % dick-suppig. bei tieren mit gramnegativen erregern (einschl. e.coli) war das eitervolumen groesser und die viskositaet hoeher als bei grampositiven keimen. - f. schaetz.

v709 - 0359 bacterial penetration of the recently oviposited shell of hens" eggs (eng)
sparks, n. h. c.; board, r. g. - in: austral. veter. j.. - north melbourne 62(1985)5. - s. 169 - 170 - arb.st:avon, u. k., bath univ., school biol. sci.. - b14=z 200
bakterienpenetration auf schalen frisch abgelegter huehnereier
60.50.20.05.; 61.10.15.55.
ei; huhn; schale; bacteriophyta; elektronenmikroskop; +penetrieren;
18 h nach experimenteller verschmutzung von eiern mit huehnerkot bei 15 min liegezeit und nachfolgendem eintauchen in 0,2 m glutaraldehyd (in 0,5 m cacodylat-ph 7) wurden diese und frisch abgelegte eier gewaschen und stuecke der schalen elektronenmikroskopisch untersucht. die ergebnisse zeigen, dass die unmittelbar nach dem ablegen entstehende von der durch das waschen verursachten bakt. kontamination unterschieden werden muss. die eikutikula ist nach dem trocknen eine effektive barriere fuer die bakterien. - chr. v. d. ahe.

v709 - 0360 efficacite de desinfectants sur la contamination des oeufs (fre)
maris, p. (unter techn. mitarb. von ribouchon, j. l.). - in: ann. rech. veter.. - beaumont

17(1986)2. - s. 123 - 128. - b14=za 5327
effektivitaet von desinfektionsmitteln gegen kontamination von eiern
60.50.20.05.; 60.50.20.05.16.; 60.50.15.15.03.
desinfektion; bacteriophyta; ei; gefluegel; pseudomonas;
es wurden 3 methoden der desinfektion von eierschalen erprobt. es kamen 2300 huehner- und puteneier in die auswertung: fumigation mit formaldehyd sowie zerstaeubung von ionophorem und synthet. phenol. mittels waschung der eier zum nachweis der bakteriellen kontamination vor und ihrer verminderung nach der desinfektion wurde festgestellt, dass formaldehyd (5 min bei 20 cel) am besten, ionophores phenol am geringsten wirkte. als wichtigste kontaminanten wurden pseudomonas spp. identifiziert, die sehr schwer zu zerstoeren waren. - ch. v. d. ahe.

v709 - 0361 der nachweis von salmonellen in milchtrockenprodukten als teil der betriebsinternen produktionskontrolle
jatistienr, chaiwat. - 1985. - 95 s.. - muenchen, techn. univ., fak. fuer landwirtsch. u. gartenbau, diss.. - b14=diss. 28373
60.50.20.05.04.; 61.15.20.25.
salmonella; milcherzeugnis; nachweis; produktionskontrolle (vet med);

v709 - 0362 relationship between environment spread and presence in hosts of escherichia coli strains resistant to antibiotics and metals (eng)
morozzi, g.; cenci, g.; caldini, g. - in: zbl. bakteriol., mikrobiol. u. hyg., serie b. - stuttgart 182(1986)4. - s. 393 - 400 : 5 tab., 20 lit., zus. in dt. - nach zus.. - b14=za 5769
beziehungen zwischen umweltverbreitung und vorkommen bei wirtsorganismen von gegen antibiotika und metalle resistenten escherichia-coli-staemmen
60.50.20.05.08.; 60.50.05.10.07.; 60.50.35.17.
epidemiologie; umwelt; escherichia coli; stamm; resistenz; antibiotikum; metall;
die prozentanteile der antibiotika(ab) und metall-resistenz von 315 e. coli-staemmen, isoliert aus nicht ab-exponierten personen, hospitalisierten patienten und zuchttieren, wurden verglichen mit dem resistenz-prozentanteil von 217 umweltisolaten (abwasser- und flussisolate). die hoechsten resistenz- und multiresistenzquoten wurden bei klin. und flussisolaten gefunden. die groessere anzahl von resistenzen bei umweltisolaten gegenueber isolaten von mensch und tier laesst es moeglich erscheinen, dass die resistenten staemme selektivvorteile besitzen, welche ihr ueberleben in der umwelt beguenstigen. uebereinstimmung von ab- und metallresistenz wurde bei allen isolaten gezeigt, aber sie ist nur teilweise evident bei umwelt- und klinikisolaten.

v709 - 0363 sravnitel"noe opredelenie immunogennosti ehsherikhijj metodom agregacii lejjkocitov (rus)
fedotov, v. b.; laskavijj, v. n. - in: bjull. vses. nauch.-issl. inst. ehksper. veter.. - moskva (1985)59. - s. 24 - 26 : 1 tab.. - b14=zb 3643
die vergleichende bestimmung der immunogenitaet von escherichien mit hilfe der leukozytenaggregation
60.50.20.05.08.; 60.50.05.10.07.
escherichia; lymphozyt; immunreaktion; + immunogenitaet;
verschiedene e.-coli-staemme wurden hinsichtlich ihrer immunogenitaet getestet. es wurde nachgewiesen, dass eine abhaengigkeit zwischen der immunogenitaet und der reaktion der leukozytenaggregation (bei verwendung der entsprechenden antigene) besteht. der ermittelte index der aggregation der leukozyten kann als vergleichskriterium bei der untersuchung der immunogenen eigenschaften von e. coli-staemmen verwendet werden. - m. westendorff.

v709 - 0364 eigenschaften von aus diarrhoeischen saugkaelbern isolierten e.-coli-staemmen
al-dabbas, a. h. m.; willinger, h. - in: wiener tieraerztl. monatsschr.. - wien 73(1986)7. - s. 217 - 222 : 4 tab., 46 lit., zus. in engl. - nach zus. - arb.st:wien, veter.-med. univ., inst. fuer bakteriol. u. tierhyg.. - b14=z 823
60.50.20.05.08.; 60.50.31.10.
kalb; escherichia coli; diarrhoe; chemoresistenz; stamm;
es wurde versucht, e.-coli-staemme, die aus an diarrhoe erkrankten saugkaelbern isoliert

worden waren, serol. einzuordnen und hinsichtlich ihrer virulenzfaktoren (adhaesionsantigene und enterotoxinogenitaet), chemoresistenz und colicinogenitaet zu charakterisieren. von insges. 274 untersuchten staemmen konnten 85 % 4 serogruppen zugeordnet werden: 0101 (59,1 %), 09 (25,9 %), 08 (6,6 %) und 035*(2,6 %). k99 wurde nur bei 2 staemmen, b-material dagegen bei 98 staemmen (35,8 %) nachgewiesen. 14 % von 76 untersuchten staemmen erwiesen sich im darmligaturtest als toxinogen und 21,5 % als colicinogen. 200 staemme (72,9 %) zeigten in vitro mehrfachresistenz gegen versch. chemotherapeutika, 26,6 % der gegen tetracycline resistenten staemme uebertrugen in vitro ihre resistenzinformation auf e. coli k12nx+r-.

v709 - 0365 vaccine development against enterotoxigenic escherichia coli (eng)
myers, lyle l. - in: veter. microbiol. : molecular and clin. perspectives. - basel : s. karger, 1986. - s. 145 - 157 : 84 lit.(progress in veter. microbiol. and immunol. ; 2) - arb.st:bozeman, montana state univ., veter. res. labor.. - b14=sr 4709,2
die entwicklung von vakzinen gegen enterotoxische escherichia coli
60.50.20.05.08.; 60.50.35.40.; 60.50.31.
kalb; lamm; ferkel; produktion; impfstoff; escherichia coli;
uebersicht ueber die forschung zur enterotox. kolibazillose bei kaelbern, ferkeln und laemmern mit besond. beruecksichtigung der entwicklung wirksamer e.-coli-vakzinen. es sind in den letzten 5 a eine anzahl entsprechender handelsvakzinen entwickelt worden, die kolostrale antikoerper gegen pilusantigene von e. coli stimulieren. bei der produktion dieser vakzinen kann es zu erhebl. schwankungen im gehalt der pilusantigene zwischen den einzelnen chargen kommen, die auch durch die uebl. methoden der kontrolle nicht aufgedeckt werden. gegen die enterotox. kolibazillose der laemmer gibt es wegen des offenbar nicht haeufigen auftretens dieser krankheit in den usa keine handelsvakzine. - w. wittig.

v709 - 0366 septicaemic escherichia coli and experimental infection of calves (eng)
contrepois, m.; dubourguier, h. c.; parodi, a. l. - in: veter. microbiol.. - amsterdam 12(1986)2. - s. 109 - 118 : 2 abb., 2 tab., 31 lit. - arb.st:ceyrat, france, inra - crzv de theix, labor. microbiol.. - b14=za 6167
septikaemische escherichia coli und experimentelle infektion von kaelbern
60.50.20.05.08.
escherichia coli; kalb; pathogenese; symptom;
3 e.-coli-staemme mit dem gemeinsamen oberflaechenantigen 31a besassen die faehigkeit zur adhaesion an kaelbererythrozyten in vitro. die orale infektion von kaelbern, die kein kolostrum erhalten hatten, mit e. coli 31a fuehrte zu septikaemie und tod innerhalb 48 h. bei oraler verabreichung dieses erregers an kaelber, die kolostrum erhalten hatten, kam es nicht zu klin. erscheinungen, aber i.v.-verabreichung fuehrte innerhalb 15 d zu arthritis. es wird vermutet, dass das antigen 31a wie colv und vir fuer gewisse septikaem. e. coli-staemme des rindes ein virulenzmarker ist.das 31a-antigen scheint durch ein plasmid kodiert zu werden. - w. wittig.

v709 - 0367 pathophysiological effects of endotoxin infusion in young pigs (eng)
schrauwen, e.; thoonen, h.; hoorens, j. - in: brit. veter. j.. - london 142(1986)4. - s. 364 - 370 - arb.st:antwerp, univ., labor. veter. physiol.. - b14=z 217
pathophysiologische auswirkungen von endotoxin-infusionen bei jungen schweinen
60.50.20.05.08.; 60.50.05.10.05.10.
escherichia coli; toxin; symptom; schwein; pathologie;
die auswirkungen einer i.v.-infusion von e.-coli-endotoxin (2,5 mg/kg) waehrend 1 h auf verschiedene klin. und haemodynam. parameter, ueberlebenszeit und krankheitsverlauf wurden bei schweinen geprueft. auf nausea, vomitus, dyspnoe, zyanose und mittelgradige erregung folgte schwere depression. abfall des arteriellen und anstieg des blutdruckes in der arteria pulmonalis und der herzfrequenz wurden registriert. koerpertemp. und arterieller blut-ph aenderten sich nicht signifikant. post mortem waren oedeme und haemorrhagien in verschiedenen organen, histopathologisch leukozyten-migration, kapillar-kongestion und -haemorrhagien, oedeme, herdnekrosen und hyaline thromben zu ermitteln. die letalitaet nach 30 h betrug 67 %. - w. schoenherr.

v709 – 0368 nachweis von coliphagen im staub eines schweinemaststalles
hartung, j. - in: berliner u. muenchener tieraerztl. wochenschr.. - berlin(west) 99(1986)12. - s. 408 - 411 : 3 abb., 17 lit. - arb.st:inst. tierhyg. tieraerztl. hochsch. hannover. - b14, eb16
60.50.20.05.08.; 60.50.20.10.95.; 60.50.15.15.01.
bakteriophage; coli-phage; staub; schweinestall;
orientierende untersuchungen zum vorkommen von coliphagen im sedimentationsstaub eines schweinemaststalles wurden an 12 waehrend des winterhalbjahres genommenen staubproben durchgefuehrt. als wirtsorganismus diente e. coli atcc 11229. die befunde zeigen, dass coliphagen offenbar regelmaessig im staub des untersuchten stalles vorhanden sind, und lassen vermuten, dass coliphagen mit dem staub ueber die stallabluft emittiert werden. moeglicherweise koennten coliphagen eine hilfe bei der charakterisierung der von tierstaellen ueber die abluft ausgehenden viralen kontamination der stallumgebung sein.

v709 - 0369 survey of disc diffusion antimicrobial sensitivity testing in avian bacteriology laboratories and the evaluation of a standardised method (eng)
whithear, k. g.; htwe, tin; sulaiman, i. - in: austral. veter. j.. - north melbourne 63(1986)4. - s. 113 - 117 - arb.st:parkville. vict., univ. melbourne, dep. veter. paraclin. sci.. - b14=z 200
versuche zur anwendung des plattendiffusionstests zur antimikrobiellen sensitaetspruefung in bakteriologischen gefluegellaboratorien und die ermittlung einer standardmethode
60.50.20.05.08.; 60.50.20.05.20.; 60.50.35.18.
staphylococcus; escherichia coli; gefluegel; antibiotikum; resistenz; pruefverf;
als referenzkulturen wurden staphylococcus (s.) aureus nctc 6571 und e. coli nctc 10418 fuer den plattendiffusionssensitaetstest (pds-test) benutzt. es wurden s. aureus cc1, s. epidermidis cc6, alcaligenes faecalis cc21, s. typhimurium cc30 und e. coli cc36 getestet. 15 laboratorien waren in den pds-test einbezogen. die uebereinstimmung der befunde betrug 85,1 %. der pds-test nach bell (1975, 1984) ist als standardmethode zur resistenzpruefung von bakterienkulturen aus gefluegelbestaenden geeignet. - chr. v. d. ahe.

v709 - 0370 immunogenicity and antigenicity of synthetic escherichia coli lipid a (eng)
brade, lore; rietschel, ernst t.; kusumoto, shoichi. - in: infect. and immunity. - washington 51(1986)1. - s. 110 - 114 : 1 abb., 4 tab., 10 lit. - arb.st:forsch.-inst. borstel, brd : dep. chem., fak. sci., osaka, japan. - b14=zb 3988
immunogenitaet und antigenitaet von synthetischem escherichia coli-lipid a
60.50.20.05.08.; 60.50.05.10.07.
escherichia coli; lipid; synthese; impfen (tier); kaninchen; antikoerper;
es wurden synthet. lipid a (506) u. 2. phosphorylierte (505 und 504) sowie ein nichtphosphoryliertes derivat (503) und natuerlich vorkommendes lipid a von e. coli vergleichend geprueft, indem kaninchen mit den verschiedenen praeparationen immunisiert wurden. die so gewonnenen antiseren reagierten in jedem fall mit dem homologen antigen, unterschiede zwischen synthet. und natuerlich vorkommendem lipid a hinsichtlich reaktionsstaerke traten nicht auf. 504 und 505 zeigten eine komplette kreuzreaktion zu 506, zwischen 504 und 505 bestand keine kreuzreaktion. - ch. rudolph.

v709 - 0371 the use of mice in the sereny test as a virulence assay of shigellae and enteroinvasive escherichia coli (eng)
murayama, somay yamagata; sakai, takashi; makino, souichi. - in: infect. and immunity. - washington 51(1986)2. - s. 696 - 698 : 2 abb., 1 tab., 8 lit. - arb.st:inst. med. sci., univ. tokyo, minato-ku, japan. - b14=zb 3988
die verwendung von maeusen im sereny-test als virulenztest fuer shigellen und enteroinvasive escherichia coli
60.50.20.05.08.
untersuchungsmethode; pathogenitaet; escherichia coli; shigella; mus;
der sereny-test (provokation einer keratokonjunktivitis) als virulenztest wurde fuer meerschweinchen bzw. kaninchen entwickelt. vff. prueften die anwendbarkeit des tests bei verwendung von maeusen. obwohl die reaktion von maeusen weniger ausgepraegt war als das

bei meerschweinchen und kaninchen der fall war, kann die verwendung von maeusen im sereny-test empfohlen werden, besonders wenn eine vielzahl von proben getestet werden soll. - chr. rudolph.

v709 - 0372 lechenie infekcii, obuslovlennojj vnutribrjushinnym zarazheniem myshejj pseudomonas aeruginosa, tobramicinom i giperimmunnojj sinegnojjnojj plazmojj, primenennykh per se i v sochetanii (rus)
minukhin, v. v.; cyganenko, a. ja. - in: antibiotiki i med. biotekhnol.. - moskva (1986)10. - s. 778 - 781 : 3 tab., 9 lit., zus. in engl.. - b14=zb 1144
therapieversuche bei maeusen nach intraperitonaler infektion mit pseudomonas aeruginosa mit tobramycin und hyperimmunserum in form getrennter oder kombinierter gabe
60.50.20.05.16.; 60.50.35.02.
mus; pseudomonas aeruginosa; infektion; tierversuch; therapie; befund;
es wurden therapievarianten bei einer pseudomonas-aeruginosa-infektion der maeuse erprobt. die verabreichung von 5 mg/kg tobramycin schuetzt 72,9 % der tiere vor dem exitus. hyperimmunserum mit einem titer von 1:320...1:160 verleiht einen 100 %igen schutz ohne alle keime zu eliminieren. die kombinierte anwendung von tobramycin und hyperimmunserum(ed50) verleiht einen schutz zu 97,23 % gegen eine toedl. infektion, die ergebnisse sind statistisch signifikant. - h. trolldenier.

v709 - 0373 immunogenic properties of staphylococcus aureus and streptococcus agalactiae administered separately and in combination to lactating cows (eng)
opdebeeck, . p.; norcross, n. l. - in: austral. veter. j.. - north melbourne 62(1985)4. - s. 114 - 116 : 2 abb., 1 tab., 14 lit. - arb.st:ithaca, univ., new york state coll. veter. med.. - b14=z 200
immunogene eigenschaften von staphylococcus aureus- und streptococcus agalactiae-vakzinen, die einzeln oder kombiniert laktierenden kuehen appliziert wurden
60.50.20.05.20.; 60.50.35.16.; 60.50.35.02.
kuh; applikation; impfstoff; staphylococcus; streptococcus; antikoerper; elisa-test;
die untersuchungen wurden mit staph.aur., stamm 305, und sc.agalactiae, typ 3, an 34 laktierenden holstein-kuehen durchgefuehrt. 9 tiere dienten als kontrollen. jeder versuchsgruppe wurden 2x5 ml abgetoetete bakteriensuspension im abstand von 3 wo. in die region der externen inguinallymphknoten, rechts und links alternierend, appliziert. der ak-nachweis in der milch erfolgte mit dem elisa. die simultane applikation von staph.aur.- und sc.agalactiae-vakzine beeinflusste nicht die ak-reaktion gegen die einzelnen bakt. komponenten. die verschiedenen antigene verursachten weder kreuzreaktionen noch eine potenzierung der ak-bildung. die immunogene wirkung der vakzinen wurde nicht geprueft. - e. kunter.

v709 - 0374 vydelenie stafilokokkov, vyzyvajushhikh ehnterotoksikozy novorozhdennykh teljat (rus)
podkopaev, v. m. - in: teoret. osnovy profilakt. infekc. i invazionnykh boleznejj zhivotnykh, sb. nauch. tr.. - moskva, 1985. - s. 41 - 42. - b14=1986 a 221
isolierung der die enterotoxikose neugeborener kaelber verursachenden staphylokokken
60.50.20.05.20.; 60.50.35.16.
staphylococcus; isolierung; toxin; darm; kalb; serologie; antibiotikum; therapie;
unter verwendung spezif. antiseren wurden die zentrifugate von kotproben, die von an enterotoxikose erkrankten kaelbern stammten, mittels praezipitationsreaktion untersucht. von 42 proben aus einem kolchos reagierten 34 positiv mit d-antiserum. von diesen wurde bei 32 staphylococcus aureus und bei 2 st. intermedius nachgewiesen. von 56 kotproben aus einer milchviehanlage zeigten 48 ein positives ergebnis (42 proben st. aureus, 6 proben st. sciuri). waehrend der klin. auspraegung der enterotoxikose war d- und e-enterotoxin in den faezes in konz. 10,62 und 9,32 myg/ml enthalten. das antibiogramm ergab hohe empfindlichkeit gegen tetracyclin. die orale behandlung von 10 kaelbern fuehrte binnen 2 d zur heilung. - w. beulig.

v709 - 0375 outbreaks of pyogenic arthritis in new-born piglets and stillbirth caused by

staphylococcus hyicus subsp. hyicus (eng)
noda, kazutomi; fukui, tokumaro. - in: j. japan veter. med. assoc.. - 39(1986)5. - s. 305 - 310 : 4 abb., 5 tab., 9 lit., zus. in engl. - arb.st:kurayoshi, tottori, veter. diagn. labor.. - b14=zb 2976
ein ausbruch eitriger arthritis bei neugeborenen ferkeln sowie totgeburten, verursacht durch staphylococcus hyicus subsp. hyicus
60.50.20.05.20.; 60.50.31.15.
staphylococcus; ferkel; arthritis; laborverf; + staphylococcus hyicus;
staph. hyicus wurde in reinkultur aus den gelenken von 2 neugeborenen ferkeln mit arthritis sowie aus der lunge und dem magen von totgeburten isoliert. die arthritiden traten bei 2...3 d alten ferkeln gleicher wuerfe in 2 bestaenden auf, waehrend die totgeburten bei einer sau in einem weiteren bestand beobachtet wurden. in diesen bestaenden konnte ausserdem aus 17 von 21 tupferproben von der haut der sauen staph.hyicus isoliert werden. saemtliche 23 isolierten staph.staemme sowie der referenzstamm atcc 11249 ergaben im immunodiffusionstest im agar-gel eine ident. praezipitationslinie. - e. kunter.

v709 - 0376 affinity purification of staphylococcal toxic shock syndrome toxin 1 and its pathologic effects in rabbits (eng)
reeves, michael w.; arko, robert j.; chandler, francis w. - in: infect. and immunity. - washington 51(1986)2. - s. 431 - 439 - arb.st:zentrum infekt. krankh. atlanta, georgia, usa. - b14=zb 3988
affinitaets-reinigung von staphylokokken-toxin und seine pathologische wirkung bei kaninchen
60.50.20.05.20.; 60.50.05.10.07.
staphylococcus; toxin; kaninchen; chromatographie; symptom; + schocksyndrom; + ld 50;
ein toxin, das tox. schocksyndrom auszuloesen vermag, wurde mit hilfe der affinitaets-chromatographie gereinigt und an kaninchen geprueft. die ld 50 fuer versuchstiere (aelter als 12 mon.) betrug bei s.c. applikation 50...60 myg/kg km und 20...30 myg/kg km bei intravenoeser verabreichung. die einzelnen, unterschiedl. klin. symptome muessen dem original entnommen werden . - w. schoenherr.

v709 - 0377 czynniki determinujace zdolnosc adhezji s. agalactiae do komorek nablonkowych (pol)
lawrynowicz, jan; tylewska, stanislawa; hryniewicz, waleria. - in: med. doswiadczalna i mikrobiol.. - warszawa 38(1986)3. - s. 134 - 140 : 2 abb., 2 tab., 13 lit., zus. in russ., engl.. - b14=zd 213
faktoren, welche die faehigkeit der streptococcus agalactiae-staemme zur adhaesion an epithelzellen beeinflussen
60.50.20.05.24.
steptococcus; epithel; differenzierung; ovulation; oestrogen; mensch; bindung;
epithelzellen der mund- und rachenschleimhaut: nicht oder kaum mit streptococcus agalactiae (st.a.) infiziert, keine differenzen in der adhaesionsfaehigkeit der serologisch unterschiedlichen st.a.-staemme zu diesen zellen. epithelzellen der scheidenschleimhaut: am haeufigsten mit st.a. besiedelt, signifikante differenzen in der adhaesionsfaehigkeit der st.a.-staemme zu diesen zellen, adhaesionsfaehigkeit wird beeinflusst durch elektrostat. und hydrophobe faktoren, sie ist am hoechsten am ende der 2. wo. des menstruationszyklus (zeitpunkt der ovulation, maximale oestrogenproduktion). - w. brade.

v709 - 0378 pituitary abscess syndrome (eng)
perdrizet, john a.; dinsmore, page. - in: compendium continuing educ. pract. veter.. - princeton junction, n. j. 8(1986)6. - s. s311 - s318 : 2 abb., 4 tab., 27 lit. - arb.st:ithaca, univ., new york state coll. veter. med., dep. clin. sci.. - b14=zb 4266
hypophysen-abszess-syndrom
60.50.20.05.24.; 60.50.20.05.20.; 60.50.05.10.05.10.
hypophyse; abszess; mensch; wiederkaeuer; schwein; diagnose; symptom; krankheit;
hypophysen-abszess-syndrom tritt selten, nur sporadisch auf und ist bei menschen, rindern, ziegen, schafen und schweinen beschrieben worden. stets letaler ausgang. antemortem

diagnose wegen vielzahl der klin. symptome sehr schwierig. bei zentralnervoesen erkrankungen der wiederkaeuer in diff.-diagnose mit einbeziehen. klinik: u. a. anorexie, ataxie, depression, festliegen, dysphagie, blindheit,strabismus, nystagmus,abnormale pupillenreflexe, bradykardie. haemat.: neutrophylie, lymphopenie, erhoehter fibrinogenspiegel. liquor: erhoehung des eiweissspiegels und der zellzahl, kulturell neg. krankheitsdauer 1...8 d. pathol.: nekrose der hypophyse mit z. t. befall des hirnparenchyms und ventrikel. mikrobiol.: isolierung von c. pyogenes und streptokokken. pathogenese unbekannt. - p. g. schoop.

v709 - 0379 novie poznatky o streptokokoze osipanych (sze)
mraz, albin; kalafa, stefan. - in: veterinarstvi. - praha 36(1986)11. - s. 486 - 487. - b14=zb 429
neuere erkenntnisse zur streptokokkeninfektion bei schweinen
60.50.20.05.24.
schwein; streptococcus; infektion; prophylaxe; therapie; diagnose;
in letzter zeit wird auch in der slowakei ein ansteigen der streptokokkeninfektionen bei 3...6 wo. alten saugferkeln beobachtet. in dem vorliegenden uebersichtsreferat werden aspekte der klin., pathologisch-morphol. und bakteriol. diagnostik sowie der therapie und prophylaxe dieser infektion dargestellt. - h. schnapperelle.

v709 - 0380 streptokokkoz kur (rus)
kadymov, r. a.; dunjamaliev, g. eh. - in: veterinarija. - moskva (1986)9. - s. 39 - 42. - b14=z 492
die streptokokkose der huehner
60.50.20.05.24.; 60.45.25.05.05.08.
streptococcus; huhn; epidemiologie; therapie; prophylaxe; impfen (tier);
ein wichtiger faktor im epidemiol. geschehen der streptokokkose der huehner ist die infektionsquelle. unter natuerl. bedingungen wird der erreger durch direkten kontakt oder alimentaer uebertragen,die eintrittspforten sind verschiedenartige traumen der haut und schleimhaut. als wirksames mittel in der heilung und zur prophylaxe hat sich die einmalige i.m. injektion von 78 000 einheiten/kg km von bizillin 3 erwiesen, wenn 4 d danach sulfadimezin in einer dosis von 0,1 g pro tier 2...6 d verabfolgt wird. - w. plaschke.

v709 - 0381 an unusual outbreak of a streptococcal infection in a colony of guinea pigs (eng)
adams, m. r.; hawkins, pauline; schrire, l. - in: animal technol.. - london 37(1986)2. - s. 105 - 108 : 3 lit. - arb.st:rietfontein, transvaal, south african inst. med. res.. - b14=za 5693
ungewoehnlicher ausbruch einer streptokokkeninfektion in einem meerschweinchen-versuchstierbestand
60.50.20.05.24.; 60.45.40.; 60.50.35.16.
cavioidae; population; infektion; streptococcus; pathologie; organ (tier);
in einem konventionellen versuchstierbestand mit 3000 meerschw. trat eine infektion durch beta-haemolyt. streptokokken der gruppe c (sc.equisimilis) auf und verursachte den verlust von etwa 300 tieren. nach kurzer krankheit traten unmittelbar vor dem tode blutungen aus nase und mund auf, zuweilen zusaetzlich vaginale blutungen. in vielen faellen wurde eine ausgepraegte blaesse der netzhaut beobachtet. die sektion ergab eine lobaere pneumonie mit massiven verdichtungen meist zweier lungenlappen. typisch war die ansammlung haemolyt. blutes in der pleurahoehle. viele tiere wiesen ausserdem blutungen des magens, duenndarms, uterus und der blase auf. durch die 2malige behandlung des gesamten bestandes mit trimethoprim-sulfadoxin konnte die infektion unter kontrolle gebracht werden. - e. kunter.

v709 - 0382 ecology of rhodococcus (corynebacterium) equi in soil on a horse-breeding farm (eng)
takai, shinji; narita, kazuko; ando, kimiko. - in: veter. microbiol.. - amsterdam 12(1986)2. - s. 169 - 177 : 3 abb., 2 tab., 19 lit. - arb.st:towada, aomori, japan, univ., school veter. med. and animal sci.. - b14=za 6167
die oekologie von rhodococcus (corynebacterium) equi im erdboden eines gestuetes
60.50.20.05.28.

corynebacterium; oekologie; boden; pferdestall;
r. equi wurde aus dem erdboden an der oberflaeche und aus einer tiefe von 10 und 20 cm an 6 stellen eines gestuetes in monatl. zwischenraeumen von maerz/dez. 1983 isoliert. die hoechste keimzahl wurde an der bodenoberflaeche und mitte april nachgewiesen. danach sank keimzahl langsam ab. die verteilung der serotypen von r. ewui im erdboden war der aehnlich, wie sie auch bei pferden des gestuets festgestellt wurde. die untersuchungen zeigen, dass sich r. equi im erdboden vermehrt u. dass ein erregerkreislauf zwischen den tieren und dem erdboden in der tierumgebung besteht. - w. fritzsch.

v709 - 0383 a listeriosis hazai elofordulasa hazityukban (hun)
ivanics, e.; glavits, r.; szabo, e. - in: magyar allatorvosok lapja. - budapest 41(1986)1. - s. 41 - 46. - ung. agrar-rdsch., budapest. - b14=zb 1159
listeriose des haushuhns in ungarn
60.50.20.05.32.
listeria; huhn; epidemiologie; pathologie; diagnose; serologisch;
in einem 11420 tiere zaehlenden bestand wurde 5 mon. hindurch eine im alter von 12 wo. ausgebrochene listeriose-epidemie beobachtet. in den ersten 3 mon. waren in jedem 2., im 4. bis 5. mon. hingegen nur in einigen verendeten tieren listerien nachzuweisen. die erkrankung verlief in 1...2 d toedlich. sektionsbefund: anhaeufung transparenter, strohgelber fluessigkeit im perikard, nekrosen im myokard, in manchen faellen stecknadelgrosse grauweisse herde in leber, milz und knochenmark. die aus 25 tieren isolierten erreger erwiesen sich als listeria monocytogenes.

v709 - 0384 zur virulenz von listeria welshimeri
kluge, r.; hof, h. - in: zbl. bakteriol., mikrobiol. u. hyg., ser. a. - stuttgart 262(1986)3. - s. 403 - 411 : 2 abb., 4 tab., 21 lit., zus. in engl. - nach zus.. - b14=z 410
60.50.20.05.32.; 60.50.05.10.07.; 60.50.20.25.01.
mus; infektion; listeria; typ; milz; pathogenitaet;
bakterien der art l. welshimeri sind offensichtlich ebenso apathogen wie l. innocua. alle 16 verschiedene staemme von l. welshimeri, die nach biochem. typisierung im tierversuch untersucht wurden, waren nicht in der lage, sich in der erwachsenen nmri-maus zu vermehren. trotz hoher infektionsdosen von ca. 10 exp 7 keimen nahmen die keimzahlen pro milz innerhalb kuerzester zeit deutlich ab, waehrend l. monocytogenes sogar nach niedrigen infektionsdosen von 10 exp 3 keimen sich innerhalb der ersten 3 d nach infektion stark vermehrte. selbst nach blockade der makrophagen, die fuer den widerstand gegen l. monocytogenes grosse bedeutung hatten, fand keine vermehrung von l. welshimeri und von l. innocua statt. auch 5 d alte baby-maeuse erwiesen sich gegen l. welshimeri wie gegen l. innocua resistent.

v709 - 0385 release of 5"-guanosine monophosphate and adenine by brucella abortus and their role in the intracellular survival of the bacteria (eng)
canning, peter c.; roth, james a.; deyoe, billy l. - in: j. infectious diseases. - chicago, ill. 154(1986)3. - s. 464 - 470 : 5 abb., 10 lit. - arb.st:ames, iowa, us dep. of agric., nat. animal disease center, immunol. res. labor.. - b14=zb 3974
die freisetzung von 5"-guanosinmonophosphat und adenin durch brucella abortus und ihre bedeutung fuer das intrazellulaere ueberleben der bakterien
60.50.20.05.40.; 60.50.05.10.07.
brucella; produkt; granulozyt; immunreaktion;
die von b.abortus freigesetzten 2 komponenten (fraktion 3b und 10) hemmen das myeloperoxidase-h2o2-halid-antibakterielle system der bovinen neutrophilen durch hemmung der degranulation. die analyse der beiden komponenten mittels hochleistungs-fluessigchromatographie und duennschicht-chromatographie ergab, dass die fraktion 3b dem 5"-guanosinmonophosphat (gmp) und die fraktion 10 dem ademin entspricht. die jodaufnahmeaktivitaet der neutrophilen wurde zu etwa 65 % durch gmp und durch die fraktion 3b gehemmt, waehrend durch adenin und die fraktion 10 diese aktivitaet bis zu 80 % unterdrueckt worden war. die untersuchungsergebnisse lassen annehmen, dass b.abortus gmp und adenin bildet und diese substanzen an dem intrazellulaeren ueberleben der bakterien beteiligt sind. - e. kunter.

v709 - 0386 use of an enzyme-linked immunosorbent assay in a bovine brucellosis eradication program (eng)
cargill, c.; lee, k.; clarke, i. - in: austral. veter. j.. - north melbourne 62(1985)2. - s. 49 - 52 - arb.st:adelaide, s. a., dep. agric., veter. sci. div.. - b14=z 200
verwendung eines elisa in einem brucellosesanierungsprogramm
60.50.20.05.40.
brucella; rind; bekaempfung; elisa-test; diagnose; impfen (tier);
elisa und kbr wurden in einem bekaempfungsprogramm fuer bovine brucellose verglichen. der elisa entdeckte signifikant mehr reagenten als die kbr bei mit stamm 19 vakzinierten infizierten herden (1,79 % gegen 1,14 %) und nichtvakzinierten infizierten herden (4,2 gegen 3,59) aber nicht bei entweder vakzinierten oder unvakzinierten freien herden. die spezifitaet beider tests war in freien herden groesser als 0.998. die spezifitaet des elisa und seine sensitivitaet wurde mit der kbr, dem bengalrosettentest und dem indirekten haemolysetest iht verglichen.die spezifitaet des elisa war gegen kbr und iht geringer (0.58 gegen 0.67 gegen 0.75). die sensitivitaet dagegen war groesser (1.0 gegen 0.67 gegen 0.75). der elisa ist besonders fuer screeningtests geeignet. - m. krueger.

v709 - 0387 detection of brucella abortus in the cervical mucus of nulliparous heifers (eng)
sparling, p. h.; stringfellow, d. a. - in: theriogenology. - los altos, calif. 25(1986)5. - s. 721 - 732 : 1 abb., 3 tab., 19 lit. - arb.st:auburn, ala., univ., coll. veter. med., dep. microbiol.. - b14=za 6007
nachweis von brucella abortus im cervixschleim von nichttragenden faersen
60.50.20.05.40.; 60.50.10.20.01.05.; 60.50.10.25.
faerse; geschlechtsorgan; euter; isolierung; brucella; embryonentransplantation;
16 nicht traechtigen, nicht vakzinierten holstein-faersen im alter von 12...24 mon. wurde konjunktival b.abortus, biotyp 1, stamm 2308 (1,1x10 exp 8 keime) inokuliert. die blutkulturen waren 2...4 wo. p.i. positiv. aus einem oder mehreren euterviertelh von 11 tieren konnte b.abortus isoliert werden. im cervixschleim einer faerse wurde am 18. d. p.i. b.abortus nachgewiesen. saemtl. faersen waren innerhalb von 5 wo. serologisch positiv. die anwesenheit von b.abortus im nicht graviden uterus ist transient und begleitet von der bakteriaem. phase, die bei den meisten faersen durch die wirkung des oestrus begrenzt oder verhindert wird. nichttragende faersen sind geeignete kandidaten fuer spender von brucellose-freien embryos, sogar wenn der bestand brucelloseinfiziert ist. - e. kunter.

v709 - 0388 vyjavlenie antitel i krovi immunizirovannykh protiv brucelleza telok (rus)
kas"janov, a. n.; mamatova, z. v.; romakhov, v. a. - in: veterinarija. - moskva (1986)7. - s. 29 - 31. - b14=z 492
der nachweis von antikoerpern im blut von gegen brucellose geimpften kaelbern
60.50.20.05.40.
brucellaceae; antikoerper; impfen (tier); kalb;
das serum von 722 rindern aus brucellosefreien bestaenden und 28 4...6monatigen vakzinierten kaelbern wurde vergleichend mit den uebl. methoden und der immunfermentanalyse (ifa) untersucht. die technik wird beschrieben. alle rinder reagierten negativ. bei den ueber mehrere wochen nach der vakzination durchgefuehrten untersuchungen zeigten alle verfahren einen aehnl. kurvenverlauf. ifa ist hochempfindlich und spezifisch, oekonomisch und schnell. ifa hat bei der massenhaften blutserol. untersuchung von rindern auf brucellose eine gute perspektive. - w. plaschke.

v709 - 0389 evaluation of an enzyme linked-immunosorbent assay for the diagnosis of brucella ovis infektion in rams (eng)
lee, k.; cargill, c.; aktinson, h. - in: austral. veter. j.. - north melbourne 62(1985)3. - s. 91 - 93 : 2 tab., 18 lit. - arb.st:adelaide, s. a., dep. agric., veter. sci. div., inst. med. and veter. sci.. - b14=z 200
bewertung eines elisa fuer die diagnose der brucella ovis-infektion von boecken

60.50.20.05.40.; 60.10.25.70.10.
schafbock; diagnose; blutserum; brucella; elisa-test; vergleich; sperma;
380 serumproben aus 6 anerkannt brucellosefreien herden sowie 350 seren aus 10 mit b.ovis infizierten bestaenden wurden vergleichend mit dem elisa und der mikro-komplementbindungsreaktion (kbr) untersucht. zusaetzlich wurden spermaproben bakteriologisch untersucht. die ergebnisse des elisa korrelierten mit denen der kbr und der bakteriol. spermauntersuchung. sowohl der elisa als auch die kbr ergaben 0,5 % falsch positive befunde. mit dem elisa konnten jedoch signifikant mehr positive reagenten in infizierten herden ermittelt werden als mit der kbr. ausserdem fuehrte die kbr zu falsch negativen ergebnissen bei einigen boecken, die b.ovis ausschieden. - e. kunter.

v709 - 0390 the prevalence of ovine brucellosis in cull merino rams in western australia (eng)
mercy, a. r.; robertson, g. m.; goulder, r. k. - in: austral. veter. j.. - north melbourne 62(1985)4. - s. 137 - 138 : 1 tab., 3 lit. - arb.st:south perth, w. a., dep. agric.. - b14=z 200
die verbreitung der schafbrucellose bei fuer die schlachtung ausgewaehlten merinoschafboecken in west-australien
60.50.20.05.40.
merinoschaf; schlachten; serologie; blut; brucella; epidemiologie;
juli/nov. 1983 wurden von 3537 merinoschafboecken bei der schlachtung blutproben entnommen und serologisch mittels komplementbindungsreaktion (kbr) auf schafbrucellose untersucht. titer von 1:8 (50%ige haemolysehemmung) und hoeher wurden als positiv bewertet. es reagierten lediglich die seren von 30 (0,85 %) schafboecken in der kbr positiv. demgegenueber ist die schafbrucellose in den bestaenden brit. schafrassen in west-australien weiter verbreitet. von 247 untersuchten seren von gemerzten schafboecken reagierten 16 (6,5 %) in der kbr positiv. - e. kunter.

v709 - 0391 experimental infection of goats with brucella ovis (eng)
burgess, g. w.; spencer, t. l.; norris, m. j. - in: austral. veter. j.. - north melbourne 62(1985)8. - s. 262 - 264 : 1 abb., 7 lit. - arb.st:benalla, vict., dep. agric., reg. veter. labor.. - b14=z 200
die experimentelle infektion von ziegen mit brucella ovis
60.50.20.05.40.; 60.45.15.10.02.08.
tierversuch; infektion; ziege; brucella; antikoerper; nachweis; +brucella ovis;
6 ziegenboecken im alter von 6 mon. wurde b.ovis inokuliert. das inokulum bestand aus gepooltem sperma von einem ziegenbock, das zahlreiche b.ovis-keime enthielt und mit physiol. nacl-loesung auf 12 ml verduennt wurde. jedes tier erhielt 2 ml der spermaverduennung: 2 boecke in intratestikulaer, 2 intranasal und 2 intrapraeputial. alle tiere bildeten antikoerper gegen b.ovis, die mit dem elisa nachgewiesen wurden.ausserdem reagierten 5 boecke in der kbr positiv. die 2 intratestikulaer infizierten boecke sowie ein ziegenbock,dem das sperma intranasal instilliert worden war, schieden in der folge b.ovis mit dem sperma aus. - e. kunter.

v709 - 0392 detection of antibodies against brucella canis in dogs (eng)
pue, howard l.; gordon, john c.; bech-nielsen, steen. - in: mod. veter. pract.. - santa barbara, calif. 67(1986)7. - s. 612 - 614 : 1 tab., 9 lit. - arb.st:columbus, ohio state univ., coll. veter. med.. - b14=z 333
nachweis von antikoerpern gegen brucella canis bei hunden
60.50.20.05.40.; 60.50.05.10.07.
hund; blutserum; blutplasma; nachweis; antikoerper; brucella;
die vergleichende untersuchung von serum-, blut- und plasmaproben von 669 hunden aus zentral-ohio mit einem kommerziellen objekttraeger-agglutinations-schnelltest (rsat), dem 2-merkaptoethanol-roehrchenagglutinations-standardtest sowie dem immunodiffusionstest im agar-gel ergab eine relativ gute uebereinstimmung der resultate. der rsat wies zwar 14 % falsch positive reaktionen auf, diese konnten jedoch durch die anwendung von 2-merkaptoethanol reduziert werden. der rsat wird als geeignet bezeichnet fuer uebersichtsuntersuchungen. zur bestaetigung positiver oder verdaechtiger serol. reaktionen sollte versucht werden, b.canis zu isolieren. - e. kunter.

v709 - 0393 dinamika subpopuljacijj limfocitov, immunoglobulinov i specificheskikh antitel pri ostrom brucelleze (rus)
mukovozova, l. a. - in: zh. mikrobiol., ehpidemiol. i immunobiol.. - moskva (1986)10. - s. 85 - 89 : 3 tab., 14 lit., zus. in engl.. - b14=z 828
zur dynamik der lymphozytensubpopulationen, immunglobuline und spezifischen antikoerper bei akuter brucellose
60.50.20.05.40.; 60.50.05.10.07.; 60.50.33.
mensch; brucella; immunreaktion; lymphozyt; immunglobulin; antikoerper;
bei an brucellose erkrankten patienten wurden die immunbiol. veraenderungen im verlauf der krankheit erfasst. zum zeitpunkt des niedrigsten gehalts an lymphozyten im peripheren blut war die konz. der immunglobuline sowie der spezif. antikoerper maximal. die zahl der t-lymphozyten, insbesondere der tmy- und l-lymphozyten war generell erniedrigt, waehrend die zahl der tgamma-zellen erst zur 3. bis 4. krankheitswoche abfiel. in der 3. wo. war der gehalt an immunglobulinen im serum maximal. demgegenueber stieg der antikoerpergehalt nur waehrend der ersten 3 wo. an. eine ausnahme bildeten die komplementbindenden antikoerper, die erst im 3. krankheitsmonat ihren hoechsten wert erreichten. - m. westendorff.

v709 - 0394 erfahrungen mit der prophylaxe und der bekaempfung der rhinitis atrophicans in der cssr
ulmann, l.; madr, v.; jurak, e. - in: prophylaxe u. bekaempf. infekt.-krankh. landwirtsch. nutztiere. - berlin : akad. landwirtsh.-wiss. ddr, 1987. - zus. in russ., engl. - nach zus.(tag.-ber. ; 256). - b14=sr 2054,256
60.50.20.05.44.; 60.50.20.05.12.
rhinitis atrophicans; schwein; pasteurella; bordetella; impfen (tier); immunitaet; kolostrum;
in der cssr gehoert die rhinitis atrophicans zu den oekon. bedeutsamen erkrankungen der schweine. es wurde eine vakzine entwickelt, die aus toxinogenen p. multocida und bordetella bronchiseptica-staemmen zusammengestellt ist. den wichtigsten bestandteil der neuen vakzine bilden die nekrotoxine. diese vakzine wird sowohl bei muttertieren als auch bei ferkeln angewendet. der wirkungsmechanismus ist bedingt durch entwicklung einer kolostralen und einer aktiven immunitaet. da nachgewiesen ist, dass auch bei ferkeln im alter von 6...8 wo. die atroph. rhinitis auftreten kann, spielt die entwicklung einer aktiven immunitaet bei der bekaempfung der krankheit eine wichtige rolle.

v709 - 0395 isolation of bordetella avium from poultry (eng)
blackall, p. j.; farrah, j. g. - in: austral. veter. j.. - north melbourne 62(1985)11. - s. 370 - 372 - arb.st:yeerongpilly, queensland dep. primary ind., animal res. inst.. - b14=z 200
isolierung von bordetella avium von gefluegel
60.50.20.05.44.
bordetella; gefluegel; diagnose; epidemiologie;
die erstisolierung der 4 staemme von gramneg. nicht fermentativen bakterien gelang in australien aus gesundem gefluegel bei der routinediagnostik auf schafblut- und mac conkey-agar. es wurde ein vergleich mit referenzstaemmen von bordetella (b) avium, b. bronchiseptica und alcaligenes faecalis angestellt und damit die identifizierung der austral. isolate herbeigefuehrt: alle isolate produzierten alkali von propionat und zitrat, und alle wuchsen auf mac conkey- und salmonella-shigella-agar. - chr. v. d. ahe.

v709 - 0396 how to control canine infectious tracheobronchitis through vaccination (eng)
lynn, randy c. - in: veter. med.. - edwardsville, kans. 81(1986)6. - s. 544, 546, 549 - 550 : 32 lit.. - b14=zb 104
wie die infektioese tracheobronchitis des hundes durch vakzination unter kontrolle gebracht werden kann
60.50.20.05.44.; 60.50.20.10.20.10.; 60.50.35.40.
hund; bronchien; infektionskrankheit; bordetella; paramyxovirus; impfen;
obwohl die tracheobronchitis nur eine geringe mortalitaet aufweist, ist - insbesondere in

tierheimen mit einer sehr hohen morbiditaet (rund 80 %) zu rechnen. die inkubationszeit schwankt - je nach erreger - zwischen 5...10 d.nach intranasaler applikation einer bordetella-bronchiseptica-vakzine kann die seuche sofort unter kontrolle gebracht werden. auch zur eliminierung des durch parainfluenzaviren induzierten zwingerhustens empfiehlt sich die lokale immunisierung. dagegen sollten zur bekaempfung der caninen adenoviren typ 2 oder fcc-viren injektionsimpfungen vorgenommen werden. die intranasale impfung ist sehr vorteilhaft, da weder erreger ausgeschieden werden noch interferenz mit maternalen antikoerpern besteht. - a. kuntze.

v709 - 0397 presence of zoonotic campylobacters in cattle and swine for consumption in argentina (eng)
piazza, d.; lasta, j. a. - in: veter. res. commun.. - amsterdam 10(1986)4. - s. 303 - 308 : 1 tab., 23 lit.. - b14=za 6021
das vorkommen zoonotischer campylobacter-keime bei rind und schwein und seine bedeutung fuer die konsumption in argentinien
60.50.20.05.48.; 60.50.45.05.15.
campylobacter; rind; schwein; kontamination; darm; lebensmittel; nachweis;
ueber untersuchungen zum vorkommen von c. bei fuer die schlachtung vorgesehenen, klinisch gesunden rindern und schweinen wird berichtet. jeweils 58 proben von darminhalt (d) beider tierarten, sowie 31 bzw. 20 proben der tierkoerperoberflaechen (o) von rind bzw. schwein wurden untersucht. 1,7 % der d.-proben und 3,2 % der o.-proben vom rind waren c.jejuni (c.j.) positiv. c.sputorum wurde in 6,9 % der d-proben, nicht jedoch in o-proben nachgewiesen. bei schweinen wurde c.j. bei 6,9 % der d-proben gefunden, auf der o gelang kein c.j.-nachweis. c.sputorum wurde nicht isoliert. es wird aus den ergebnissen auf eine beteiligung von tieren und vom tier stammender lebensmittel bei der verbreitung der c-keime geschlossen. - t. bergann.

v709 - 0398 zum vorkommen und zur verbreitung von campylobacter jejuni/coli in der jungmastgefluegel-produktion : 2. mitt. untersuchung zur charakterisierung, zum resistenzverhalten und zur pathogenitaet von campylobacter jejuni/coli vom gefluegel
altmeyer, a.; krabisch, p.; dorn, p. - in: dt. tieraerztl. wochenschr.. - hannover 93(1986)10. - s. 469 - 472 : 10 tab., 20 lit. - arb.st:tiergesundheitsdienst bayern. - b14, eb16
60.50.20.05.48.
campylobacter;pathogenitaet; resistenz; gefluegel;
60 von broilern isolierte c.-staemme wurden nach hippuratspaltung, h2s-bildung und verhalten gegenueber nalidixinsaeure entsprechend dem schema von skirrow u. benjamin (1980) typisiert. 33,3 % der isolate gehoerten zu c. jejuni biotyp 2 und 38,3 % liessen sich nicht zuordnen. 50 isolate wurden im agardiffusionstest auf empfindlichkeit gegenueber 13 antibiotika geprueft. die c.-staemme waren empfindlich gegenueber chloramphenicol, neomyzin, gentamyzin, furazolidon, nalidixinsaeure und polymyxin b. in 2 versuchen mit je 100 3 bzw. 11 d alten mastkueken wurden pathogenitaetspruefungen von c. jejuni/coli durchgefuehrt (insgesamt 3 infektionsdosen). die infektion zeigte unabhaengig von der dosis eine schnelle ausbreitung. klin. erscheinungen traten jedoch nicht auf. - u. buenger.

v709 - 0399 pripady cholery v chovech drubeze (sze)
rachac, vladimir; vladik, petr; dvorak, frantisek. - in: veterinarstvi. - praha 36(1986)9. - s. 419 - 421 : 6 abb. - arb.st:ceske budejovice, strakonice. - b14=zb 429
cholerafaelle in gefluegelhaltungen
60.50.20.05.48.; 60.50.15.15.
gefluegel; aetiologie; diagnose; symptom; vibrio; + cholera;
es wird ueber ein akutes cholerageschehen in einem 44 huehner, enten und gaense umfassenden individuellen gefluegelbestand und ueber ein chron. geschehen bei 10500 broilerelterntieren berichtet. klin. verlauf, pathol.- anatom., histol. und bakteriol. ergebnisse werden im einzelnen dargelegt sowie diaetet. maengel (verpilztes futter), ueberbelegung, mangelhafte hygiene, unterkuehlung u.a. als ausloesende faktoren diskutiert. das risiko des auftretens der fast vergessenen gefluegelcholera bleibt vor allem im zusammenhang mit unhyg., resistenzmindernden haltungsbedingungen weiterhin aktuell. - h. schnapperelle.

v709 - 0400 distribution of campylobacter jejuni in wild birds and serogroup of isolates by slide agglutination technique (eng)
fukuyama, masafumi; kamimura, tomoo; itoh, takeshi. - in: jap. j. veter. sci.. - tokyo 48(1986)3. - s. 487 - 493 : 4 tab., 25 lit., zus. in engl., japan. - arb.st:fuchinobe, sagamihara-shi, kanagawa, univ., dep. environm. microbiol.. - b14=zb 2974
verbreitung von campylobacter jejuni bei wildvoegeln und serogruppen der isolate mittels objekttraegeragglutination
60.50.20.05.48.; 60.80.30.15.
campylobacter; aves; wildtier; diagnose; epidemiologie;
untersucht wurde das vorkommen von thermophilen campylobacterstaemmen bei 700 wildvoegeln aus staedten in japan und aus gebirgsgegenden um den mt. fuji herum. insgesamt wurden bei 55 wildvoegeln (7,9 %) campylobacterstaemme isoliert.sie wurden bei 51 (13,5 %) von 378 tauben, bei 2(2,4 %) der 82 spiessenten bei 3 (60,0 %) von 5 sperlingen nachgewiesen. campylobacter wurden nicht festgestellt bei 235 wildvoegeln (schwalben, sperlingen aus sagamihara, schwarzschwanzmoewen, spiessenten aus tokio, turteltauben aus ebina sowie grauen staren und braunen drosseln) die am mt. fuji gefangen wurden. - w. fritzsch.

v709 - 0401 absence of mycoplasma bovis in unprocessed frozen bull semen from canadian artificial insemination centres (eng)
garcia, m. m.; truscott, r. b.; mclaren, j. - in: veter. rec.. - london 119(1986)1. - s. 11 - 12 : 1 tab., 27 lit. - arb.st:nepean, ont., agric. canada, animal dis. res. inst.. - b14, gr61
zum fehlen von mycoplasma bovis in nicht behandeltem gefrorenem bullensperma aus kanadischen besamungsstationen
60.50.20.05.72.; 60.50.10.20.02.05.; 60.45.05.05.03.01.02.02.
bulle; sperma; mycoplasma; epidemiologie;
1979/84 wurden 2950 nicht behandelte spermaproben mit uebl. verfahrensweise auf vorkommen von mykoplasmen untersucht. in keiner der geprueften proben konnte m. bovis nachgewiesen werden. es wurde rohsperma und jede charge untersucht. andere mykoplasmaspezies konnten in einer haeufigkeit von 23...56 % je nach besamungsstation isoliert werden, eine spezieszuordnung erfolgte nicht. - d. schimmel.

v709 - 0402 isolation of mycoplasmas from the external ear canal of a cow (eng)
hazell, s. l.; greenwood, p. e.; adams, b. s. - in: austral. veter. j.. - north melbourne 63(1986)4. - s. 129 - 130 - arb.st:glenfield, n. s. w., dep. agric., central veter. labor.. - b14=z 200
mykoplasmenisolierung aus aeusserem gehoergang einer kuh
60.50.20.05.72.; 60.50.32.10.
mycoplasma; kuh; ohr; diagnose; epidemiologie; +klonierung;
in einer kuhherde traten vereinzelt mykoplasmenmastitiden, hervorgerufen durch mykoplasmastaemme der gruppe 7 (leach), auf. nach selektion der mykoplasmenausscheider werden von den verbleibenden 18 kuehen tupferproben aus dem aeusseren gehoergang entnommen und auf mykoplasmen untersucht, wobei bei 1 kuh mykoplasmen isoliert wurden. die klonierung des isolates ergab 2 verschiedene mykoplasmaspezies, die biochemisch und mittels des wachstumshemmungstests als staemme der gruppe 7 (leach) und mycoplasma alkalescens typisiert wurden. der aeussere gehoergang der kuh wird als moegl. erregerreservoir diskutiert. - h. pfuetzner.

v709 - 0403 ergebnisse experimenteller infektionen von kaelbern mit mycoplasma bovis (kurzmitteilung)
brys, annette. - in: monatsh. veter.-med.. - jena 42(1987)1. - s. 18 - 19 : 1 abb., 2 tab. - arb.st:akad. landwirtschaftswiss. ddr, inst. bakterielle tierseuchenforschung jena-zwaetzen. - b14, eb16
60.50.20.05.72.; 60.50.31.10.
kalb; mycoplasma; infektion; versuch;

v709 - 0404 poluchenie mutantov mikoplazm i akholeplazm dlja izgotovlenija vakciny protiv infekcionnojj pnevmonii svinejj (rus)
berdnik, v. p.; nastenko, v. d.; shimmel", d. - in: probl. veter. immunol.. - moskva : agropromizdat, 1985. - s. 118 - 121. - b14=1986 a 672
gewinnung von mutanten von mykoplasmen und axoleplasmen zur herstellung einer vakzine gegen die infektioese pneumonie der schweine
60.50.20.05.72.; 60.50.05.10.07.; 60.50.35.40.
schwein; bakt krankheit; pneumonie; impfstoff; mycoplasma; streptomycin; +mutante;
die in zusammenarbeit zwischen der udssr und der ddr (jena) erzielten ergebnisse bei der gewinnung von streptomycindependenten und thermosensiblen mutanten von mykoplasmen und axoleplasmen unter verwendung der staemme a.laidlawii und a.granularum (aus dem naseninhalt von ferkeln) sowie m. arginini und 407 m.suiviev (aus ferkellungen, schimmel bzw. berdnik) werden bei detaillierter behandlung der methodik dargelegt. das merkmal der streptomycin-abhaengigkeit erwies sich dabei zur mutantenauswahl als nicht geeignet (von 22 a. laidlawii-staemmen nur 4 empfindlich). auch bei temp. ueber 39 cel. verringerten z.b. nur 10 von 172 aus dem stamm 407 isolierten klonen ihre wachstumsintensitaet. weitere untersuchungen werden fuer erforderlich gehalten. - h. rauch.

v709 - 0405 sostojanie kletochnogo i gumoral"nogo immuniteta u porosjat, inficirovannykh mikoplazmami (rus)
androsik, n. n. - in: probl. veter. immunol.. - moskva : agropromizdat, 1985. - s. 116 - 118. - b14=1986 a 672
zustand der zellulaeren und humoralen immunitaet bei mit mykoplasmen infizierten ferkeln
60.50.20.05.72.; 60.50.05.10.07.
ferkel; infektion; mycoplasma; immunitaet; lymphozyt; antikoerper;
bei 6 mit m. hyorrhinis infizierten ferkeln im alter von 1 mon. kam es bereits am 7. d nach versuchsbeginn zu einer signifikanten erhoehung der zahl der lymphozyten (17,12 +- 1,61 tsd./ml).die rosettenbildenden t-zellen erreichten am 15. d das niedrigste niveau mit nachfolgendem anstieg bis zum 50. d (50,4 +- 4,25 %). die absolute menge an lymphozyten im blut der versuchstiere lag ueber der bei den 5 kontrolltieren. der gehalt an b-lymphozyten ging ab 7. d zurueck und lag am 15. d bei 35 +- 1,34 % (p unter 0,05), stieg aber im weiteren wieder leicht an. der antikoerpergehalt erhoehte sich von 4,5 +- 0,92 log 2 am 7. d auf 5,5 +- 1,06 log 2 am 15. d (30. d = 4,0 +- 0,48). - h. rauch.

v709 - 0406 evidence of immunosuppression in turkey poults affected by rhinotracheitis (eng)
timms, l. m.; jahans, k. l.; marshall, r. n. - in: veter. rec.. - london 119(1986)4. - s. 91 - 92 - arb.st:weybridge, surrey, central veter. labor.. - b14, gr61
nachweis der immundepression bei puten mit rhinotracheitis
60.50.20.05.72.; 60.50.05.10.07.
mycoplasma; pute; antikoerper; immunologie; impfen (tier); +immundepression;
an mykoplasma-neg. puten mit rhinitis, tracheitis und aersacculitis (3 erkrankungsgrade) wurden die humorale immunitaet (i) (1. u. 2. antwort) mittels applikation von schaferythrozyten und die zellvermittelte i. mittels intradermaltest mit phytohaemagglutinin (wingweb-methode) geprueft. ausserdem erfolgten waegungen der tierkoerper und des thymus. ergebnis: mit hoher signifikanz war die beeintraechtigung der b- und t-zellfunktion, verbunden mit einer senkung der thymusmasse, bei puten mit dem krankheitsgrad 2 und 3 nachweisbar. die immundepression war temporaer und sank mit dem verschwinden der krankheitssymptome. der km-verlust trat erst in der rekonvaleszenz (19...28 bzw. 49 lt) ein. fazit: nicht impfen waehrend der krankheit und der rekonvaleszenz. - chr. v. d. ahe.

v709 - 0407 mycoplasmosis in racing pigeons (eng)
reece, r. l.; ireland, l.; scott, p. c. - in: austral. veter. j.. - north melbourne 63(1986)5. - s. 166 - 167 : 11 lit. - arb.st:parkville, vict., dep. agric. and rural affairs, veter. res. inst.. - b14=z 200
mykoplasmose bei sporttauben

60.50.20.05.72.; 60.45.25.25.
mycoplasma; taube; histologie; aetiologie; diagnose;
20 tauben aus 12 bestaenden mit respirat. symptomen und konjunktivitis, verursacht durch mycoplasma spp., wurden untersucht. histol. befunde in der trachea: lymphoide hyperplasie in der lamnia propria, mit hyperplasie und metaplasie des mukosaepithels. bakteriol. isolate von den luftsaecken: e. coli, pasteurella gallinarum, staphylococcus epidermidis und enterococci. mittels direktem nachweis auf spezialnaehrboeden, indirekter immunfluoreszenz, wachstumshemmtest wurden m columbinum, m. columborale, m. synoviae und m. gallinarum nachgewiesen. - chr. v. d. ahe.

v709 - 0408 infectious sinusitis associated with mycoplasma gallisepticum in game-birds (eng)
reece, r. l.; ireland, l.; barr, d. a. - in: austral. veter. j.. - north melbourne 63(1986)5. - s. 167 - 168 : 6 lit. - arb.st:parkville, vict., dep. agric. and rural affairs, veter. res. inst.. - b14=z 200
infektioese sinusitis verbunden mit mycoplasma gallisepticum bei wildvoegeln
60.50.20.05.72.; 60.80.30.15.
wachtel; mycoplasma; symptom; pathologie; federwild;
bei wachteln kam es nach einigen wochen der kaefighaltung zu konjunktivitis (10 % der tiere), gefolgt von allgemeinstoerungen und todesfaellen. path.-anatom. befund: purulentes material im infraorbitalsinus und luftsackentzuendung, atresie der ovarien. ein aehnl. krankheitsbild trat bei japan. wachteln, rebhuehnern und goldfasanen bei kaefighaltung auf: mukopurulente sinusitis, konjunktivitis, mukoide tracheitis und aerosacculitis, inaktive ovarien. - chr. v. d. ahe.

v709 - 0409 diagnosis of equine monocytic ehrlichiosis (potomac horse fever) by indirect immunofluorescence (eng)
ristic, miodrag; holland, cynthia j.; dawson, jacqueline e. - in: j. amer. veter. med. assoc.. - schaumburg, ill. 189(1986)1. - s. 39 - 46 : 6 abb., 2 tab., 20 lit. - arb.st:coll. veter.-med., univ. illinois, urbana : veter clinic, potomac. - b14, gr61
diagnose der equinen monozytaeren ehrlichiose (potomac horse fever) durch indirekte immunfluoreszenz
60.50.20.05.76.
pferd; rickettsiales; diagnose; fluoreszenz; blut;
mit der entwicklung eines indirekten antikoerper-fluoreszenz-testes ist es gelungen, den nachweis einer infektion mit ehrlichia risticii unter labor- und feldbedingungen zu fuehren. 2 experimentell infizierte tiere waren nach 9...12 d positiv u. hatten bis zum 294. d titer von 1:80. von 333 pferdeblutproben aus 28 staaten der usa und 2 provinzen kanadas waren 111 (33 %) positiv. in einem distrikt mit enzoot. ehrlichiose wurden die tiere von 5 bestaenden wiederholt untersucht..2 farmen mit negativer anamnese waren immer negativ. unter den 84 pferden der uebrigen 3 farmen befanden sich anfangs 15 reagenten. im verlaufe eines sommers kamen 6 neuinfektionen hinzu, von denen 2 subklinisch blieben. - m. schaefer.

v709 - 0410 fievre q ovine. sondage serologique (fre)
davoust, b.; raoult, d.; toulze, m. - in: rev. med. veter.. - lyon 137(1986)7. - s. 521 - 524 : 1 tab., 7 lit., zus. in engl., dt., span. - arb.st:marseille armees, serv. veter. des garnisons. - b14=za 1497
q-fieber beim schaf. serologische untersuchung
60.50.20.05.76.
coxiella burnetti; serologie; schaf;
es wurden 242 seren von schafherden (4 militaerflugplaetze) im suedosten frankreichs serologisch getestet. im gegensatz zur komplementbindungsreaktion (14 von 100 positiven seren bei 1:100 verduennung) konnte die immunperoxysasereaktion (39 von 100 bei 1:128 verduennung) die infektion bei verschiedenen herden feststellen. alle positiven seren der kbr verliefen auch mit der immunperoxydase positiv. direkte kontakte zwischen mensch und schaf auf militaerflugbasen sind zwar sehr selten, aber virulente materialien (faezes, verunreinigter staub, abfall) koennen die uebertragung der infektion hervorrufen. diese serol. sondierung bildet die grundlage fuer weitere epidemiol. forschungen. - c. eichwald.

v709 - 0411 characterization of the subclinical phase of ehrlichiosis in dogs (eng)
codner, ellen, c.; farris-smith, linda l. - in: j. amer. veter. med. assoc.. - schaumburg, ill. 189(1986)1. - s. 47 - 50 : 1 abb., 27 lit.. - b14, gr61
charakterisierung der subklinischen phase der ehrlichiose beim hund
60.50.20.05.76.; 60.50.05.10.08.10.
hund; infektionskrankheit; diagnose; befund; rickettsiales; +ehrlichia;
in einem hundezwinger des staates mississippi verendeten oder erkrankten in den letzten jahren einige insassen. von 19 serologisch untersuchten tieren hatten 10 hochpositive titerwerte (9 x 1:5120, 1x 1:640) waehrend klin. oder urol. hinweise auf die seit mindestens 4 a bestehende ehrlichiose fehlten, wurden bei 9 der seropositiven hunde hyperglobulinaemie, 5x thrombozytopenie, 4 absolute lymphozytose und in 3 faellen absolute neutropenie nachgewiesen. die absolute lymphozytose wird als typischstes indiz einer subklin. ehrlichiose gewertet. da die chron., mit schweren nephropathien einhergehende ehrlichiose relativ schwer zu behandeln ist, sollte die behandlung bereits bei allen als ehrlichioseinfiziert erkannten hunden vorgenommen werden. - a. kuntze.

v709 - 0412 use of a modified 7h-11 agar to increase growth rate of mycobacterium bovis from bovine tissues (eng)
veerman, g. m.; pike, j. g.; fox, j. l. - in: austral. veter. j.. - north melbourne 63(1986)10. - s. 348 - 349 - arb.st:yeerongpilly, queensland dep. of primary ind., animal res. inst.. - b14=z 200
verwendung eines modifizierten 7h-11-agars, um die wachstumsrate von mycobakterium bovis aus rindergeweben zu steigern
60.50.20.05.80.
rind; tuberkulose; mycobacterium; nachweis; naehrmedium;
in australien spielt fuer die tilgung der tuberkulose des rindes der erregernachweis eine grosse rolle. durch verwendung von modifiziertem 7h-11-agar konnten bereits nach 3 wo. in 82,5 % der untersuchten proben erreger nachgewiesen werden. middlebrooks 7h-11-medium besteht aus oeligem saeure-albumin-komplex + na-pyruvat(4,1 mg/l) unter zusatz von 10 % rinderserum, 0,5 lysierten hammelerythrozyten und 0,0035 % malachitgruen. - m. krueger.

v709 - 0413 profilaktika i likvidacija tuberkuleza krupnogo rogatogo skota (rus)
ovidienko, n. p. - in: veterinarija. - moskva (1986)9. - s. 15 - 20. - b14=z 492
prophylaxe und liquidierung der tuberkulose des rindes
60.50.20.05.80.
rind; tuberkulose; infektion; aetiologie; prophylaxe; bekaempfung;
schwerpunktmaessig werden die ursachen von reinfektionen nach abgeschlossener sanierung der bestaende, insbesondere die rolle latenter erregertraeger, anerg. tiere, verfuetterung von nicht erhitzten milchabfaellen, der ausserachtlassung anderer tierarten bei der sanierung sowie fragen der komplexen diagnostik (allerg., bakteriol., pathologisch-anatom.) abgehandelt. die epizootiol. situation jedes betriebes und jeder gemeinde wird nach dem ausbreitungsgrad der tbc klassifiziert und der komplex der jeweiligen massnahmen zu ihrer bekaempfung und prophylaxe erarbeitet. - h. rauch.

v709 - 0414 pathogenesis of mycobacterium bovis infection (eng)
thoen, charles o.; himes, elmer m. - in: veter. microbiol. : molecular and clin. perspectives. - basel : s. karger, 196. - s. 198 - 214(progress in veter. microbiol. and immunol. ; 2) - arb.st:ames, iowa state univ., coll. veter. med., dep. veter. microbiol. and prevent. med.. - b14=sr 4709,2
die pathogenese der infektion mit mycobacterium bovis
60.50.20.05.80.; 60.50.05.10.07.
rind; mycobacterium; tuberkulose; immunologie; pathogenese;
die arbeit enthaelt nach einer histor. einfuehrung neueste erkenntnisse zur aetiologie der rindertuberkulose, beschreibungen der zusammensetzung virulenter erreger, insbesondere der chem. struktur des cord-faktors und eines schwefelhaltigen glykolipids, die darstellung der immunmechanismen gegen m. bovis und eine eingehende beschreibung der entwicklung der

pathologisch-histol. veraenderungen bei der tuberkuloesen infektion. - w. schoenherr.

v709 - 0415 aspectos sobre tuberculosis porcine en la provincia de la pampa (spa)
ottavianoni, l. a.; bernardelli, a.; dubarry, r. j. - in: veter. argentina. - buenos aires 3(1986)25. - s. 456 - 462 : 1 abb., 2 tab., 10 lit., zus. in engl. - arb.st:santa rosa, argentina, laboratoria regional, area bacteriologia. - b14=za 6195
aspekte der schweinetuberkulose in der provinz la pampa
60.50.20.05.80.; 60.50.45.05.05.; 60.50.45.05.15.
schwein; kombinat fleischirtschaft; schlachtkoerper; tuberkulose; mycobacterium;
die ergebnisse erstrecken sich auf die feststellung bezueglich der schweinetuberkulose bei schlachtungen an mehreren grossen schlachthoefen der provinz pampa in den monaten maerz/nov. bei den tgl. schlachtungen fanden sich bei 2855 schlachtkoerpern 269 x makroskopisch sichtbare tbc der lymphknoten. von diesen 269 faellen wurden 58 (21,5 %) mikroskopisch und histopathologisch sowie 7 kulturell identifiziert bzw. gesichert. bei diesen wurde das mycobacterium bovis 4 x , das m. gordonse 2 x und das m. avium 1 x differenziert. - f. schaetz.

v709 - 0416 tubrculosi en visones (spa)
martino, p. e.; martino, j. j.; villar, j. a. - in: veter. argentina. - buenos aires 3(1986)24.- s. 374 - 379 : 3 abb., zus. in engl.. - b14=za 6195
tuberkulose bei nerzen
60.50.20.05.80.
nerz; tuberkulose; mycobacterium; infektion;
1981/83 wurde bei 93 verendeten nerzen tuberkulose durch mycobacterium bovis festgestellt. 76 % waren faehen im alter von 3 a. die rueden waren in der regel nur 5...7 mon. alt. die hauptinfektionsquelle waren infizierte rinderorgane, die mit dem futter aufgenommen wurden. bei 68 % der verendeten nerze wurde starke kachexie beobachtet. die tuberkuloesen veraenderungen waren in lunge, leber, milz, den nieren und lymphknoten nachweisbar. haeufig war die nebenniere mit erkrankt. - u. d. wenzel.

v709 - 0417 experimental trials on the use of radioimmunassay for the detection of leptospiral antigens in urine (eng)
bahaman, a. r.; marshall, r. b.; moriarty, k. m. - in: veter. microbiol.. - amsterdam 12(1986)2.- 2. 161 - 167 : 1 abb., 10 lit. - arb.st:palmerston north, new zealand, univ., dep. veter. pathol. and public health. - b14=za 6167
versuche zum einsatz des radioimmunassay zum nachweis von leptospirenantigenen im harn
60.50.20.05.84.
antigen; leptospira; radioimmunassay; harn;
die untersuchungen an simulierten urinproben waren einfach durchzufuehren und schienen fuer den nachweis einer bestimmten anzahl von leptospiren oder ihren antigenen spezifisch zu sein. es ist moeglich, dass mit dieser technik einzelne harnproben oder sammelproben innerhalb von 12 h auf leptospiren zu untersuchen. die empfindlichkeit dieser methode muss noch verbessert werden. - w. fritzsch.

v709 - 0418 a serological survey of leptospiral infection in horse in the republic of ireland (eng)
egan, j.; yearsley, d. - in: veter. rec.. - london 119(1986)12. - s. 306 : 1 tab., 7 lit. - arb.st:abbotstown, castleknock, dublin, veter. res. labor.. - b14, gr61
ein serologischer ueberblick ueber pferdeleptospirose in der republik irland
60.50.20.05.84.
pferd; leptospira; serologie;
530 pferde wurden serologisch untersucht. beginnend mit 1:100 wurde in einem 4fachen verduennungssystem untersucht. titer gegen bratislava, copenhageni, pyrogenes dominierten mit 23,3 %. die titer gegen ballum,hardjo und canicola lagen zwischen 10,8 und 15,7 %. - m. krueger.

v709 - 0419 leptospirosis. anticuerpos y serovariedades infectante en equinos de tres provinias del nordeste argentino (spa)
bordoy, ana m. r. de. - in: veter. argentina. - buenos aires 2(1985)20. - s. 978 - 981 : 2 tab., 13 lit., zus. in engl.. - b14=za 6195
leptospirose:antikoerper und infektioese serovars bei pferden der 3 nordostprovinzen von argentinien
60.50.20.05.84.
pferd; leptospira; serologie;
561 tiere wurden untersucht, 321 (57,2 %) waren positiv, die vorherrschenden serovare waren l.bratislava (54,8 %), l.pomona (45,4 %), l.tarassovi (19 %), l.icterohaemorragia (14,6 %), l.wolffii (14,3 %) und l.ballum (11,2 %). - . krueger.

v709 - 0420 serological and bacteriological study of leptospiral infection in a cattle herd in malaysia (eng)
bahaman, a. r.; ibraim, a. l. - in: veter. rec.. - london 119(1986)13. - s. 325 - 326 : 1 tab., 22 lit. - arb.st:serdang, selngor, malaysia, univ., fac. of veter med. and animal sci.. - b14, gr61
serologische und bakteriologische untersuchungen der leptospiroseinfektion in einem rinderbestand in malaysia
60.50.20.05.84.; 60.80.30.15.
haustier; wildtier; mensch; leptospira; infektion; nachweis;
die leptospirose ist bei menschen und wildtieren in malaysia weit verbreitet. bisherige untersuchungen deuten auch auf eine hohe verseuchung der haustiere hin. in einer jersey-herde (alter 8 mon./2 a) wurden aus 14 von 29 urinproben pathogene leptospiren isoliert, hauptsaechlich serovar canicola, gefolgt von australis und javanica. im gegensatz dazu ergab die serol. untersuchung bei 22,7 % der tiere positive pomona-titer, 13,6 % reagierten positiv mit serovar canicola, 11,3 % mit pyrogenes und 9,1 % mit australis. nur ein rind hatte einen titer mit serovar hardjo. saemtl. untersuchten tiere des bestandes waren klinisch gesund und zeigten keine anzeichen einer letospiroseinfektion. - e. kunter.

v709 - 0421 bakteriologische untersuchungen ueber die verbreitung von haemophilus somnus im genitaltrakt von rindern
rauth, s.; bisping, w.; kirpal, g. - in: berliner u. muenchener tieraerztl. wochenschr.. - berlin(west) 99(1986)12. - s. 405 - 408 : 5 tab., 40 lit. - arb.st:inst. mikrobol. u. tierseuchen tieraerztl. hochsch. hannover. - b14, eb16
60.50.20.05.92.
mikrobiologie; geschlechtsorgan; rind; haemophilus;
insgesamt wurden bei 105 (32,4 %) von 324 untersuchten proben aus dem genitaltrakt von rindern, die bis auf 2 faelle geschechtsgesund waren, haemophilus (h.) somnus nachgewiesen. 29 (27,6 %) der 105 isolierten staemme zeigten haemolyse. alle staemme reagierten in der oxidasereaktion positiv, verwerteten glukose, reduzierten nitrat und spalteten aesculin. sie waren ausserdem unbeweglich, zeigten keine abhaengigkeit von x- und/oder v-faktor und reagierten katalasenegativ. es wurde weder indol noch h2s gebildet, harnstoff gespalten oder zitrat verwertet. die indirekte immunfluoreszenz unter anendung von h. somnus-antiseren gegen 2 referenzstaemme erwies sich als schnell durchfuehrbares verfahren, mit dem alle 105 isolate als h. somnus identifiziert werden konnten.

v709 - 0422 isolation of bacteria of the haemophilus-histophilus (hh) group from the genital tracts of cattle (eng)
corbel, m. j.; brewer, r. a.; smith, r. a. - in: veter. rec.. - london 118(1986)25. - s. 695 - 696 : 9 lit. - arb.st:weybridge, surrey, central veter. labor.. - b14, gr61
die isolierung von bakterien der haemophilus-histophilus (hh)-gruppe aus dem genitaltrakt des rindes
60.50.20.05.92.; 60.50.10.20.01.05.
kuh; geschlechtsorgan; haemophilus; faerse; bulle; sperma;

266 spermaproben aus 3 zuchtzentren, 183 praeputialspuelproben, 6 vaginalspuelproben sowie 10 vaginal-tupferproben von faersen wurden auf das vorkommen von keimen der hh-gruppe untersucht. saemtl. rinder wiesen keine krankheitserscheinungen im bereich des genitaltraktes auf. aus 2 sperma- und 2 praeputialspuelproben konnte h. somnus isoliert werden. die vaginalspiel- und tupferproben waren negativ. die isolierungsversuche wurden durch das ueberwuchern der kulturen durch proteus-arten (48 %) erheblich beeintraechtigt, so dass die wirkl. infektionsrate wahrscheinlich hoeher liegt. jedoch konnte die isolierungsrate auch bei kulturen mit zusatz von chloralhydrat zur unterdrueckung des wachstums von proteus nicht wesentlich gesteigert werden. - e. kunter.

v709 - 0423 dreaded haemophilus bug causes stir over testing vaccination (eng)
pijoan, c. - in: national hog farmer. - minnesota 1(196)13. - s. 76 - 78, 80 : 2 abb., 1 tab.. - b14, r48
gefuerchtete haemophilus-krankheit verursacht aufsehen von anfang bis ende der ueberpruefung, impfung
60.50.20.05.92.; 60.50.20.05.72.; 60.45.20.10.08.
schwein; haemophilus; pneumonie; immunserum; impfen (tier); therapie;

v709 - 0424 an outbreak of fibrinous pleuropneumonia in pigs by infection with haemophilus pleuropneumonia serotype 5 (eng)
iwamatsu, shigeru. - in: j. japan. veter. med. assoc.. - 39(1986)6. - s. 374 - 377 : 2 abb., 3 tab. 22 lit., zus. in engl. - arb.st:osahaya, nagasaki, chuo livestock hyg. serv. center. - b14=zb 2976
ein ausbruch einer fibrinoesen pleuropneumonie bei schweinen durch infektion mit haemophilus pleuropneumoniae serotyp 5
60.50.20.05.92.
schwein; lunge; pneumonie; haemophilus; + haemophilus pleuropneumoniae;
ploetzl. todesfaelle infolge einer fibrinoesen pleuropneumonie wurden bei 4...5 mon. alten mastschweinen festgestellt. pathologisch-anatomisch wurden hepatisation der lunge, fibrinoese entzuendung der pleura festgestellt. von lunge und herz wurde h.pleuropneumoniae serotyp 5 ermittelt. von 57 in nagasaki 1982/85 isolierten staemmen gehoerten 6 zum serotyp 5, der rest zum serotyp 2. - m. krueger.

v709 - 0425 electron microscopic observations on sporulation of tyzzer"s organism, "bacills piliformis" (eng)
okada, nobuhiko; midoro, katsuo; fujiwara, kosaku. - in: jap. j. veter. sci.. - tokyo 48(1986)3. - s. 605 - 609 : 6 abb., 20 lit., zus. in engl., japan. - arb.st:yayoi, bunkyo-ku, univ. tokyo, fac. agric., dep. veter. pathol.. - b14=zb 2974
elektronenmikroskopische beobachtungen der sporenbildung von bacillus piliformis, dem erreger der tyzzerschen krankheit
60.50.20.05.96.
struktur; resistenz; spore; bacillaceae; infektion; elektronenmikroskopie; + bacillus piliformis;
an 3 staemmen von bacillus piliformis wurde der prozess der sporenbildung elektronenmikroskopisch untersucht. die sporenbildung dieses keimes erfolgt sehr schnell und aehnelt morphologisch er anderer bacillus-spezies, untescheidet sich aber vn der bildung der sporen bei costridien. i. vergl. zu den reifen sporen anderer bakerienarten sind die sporen von b. piliformis verhaeltnismaessig empfindlich gegen hitze und werden bei 65...80 cel abgetoetet. ausserhalb der infizierten wirtszelle kommen freie reife sporen nicht vor. - w. fritzsch.

v709 - 0426 reakcija neprjamojj gemaggljutinacii dlja diagnostiki kopytnojj gnili ovec (rus)
semenova i. n. - in: bjull. vses. nauch.-issl. inst. ehksper. veter.. - moskva (1985)59. - s. 26 - 29. - b14=zb 3643
die methode der indirekten haemagglutination zur diagnostik der moderhinke beim schaf
60.50.20.05.96.; 60.50.05.10.07.; 60.50.40.16.
schaf; diagnose; immunstatus; infektion; klaue; + bacteroides;

zur diagnostik der von bacteroides nodosus hervorgerufenen emoderhinke wird eine indirekte haemagglutinationsreaktion vorgestellt. s wurden mit formalin bzw. tannin vorbehandelte erythrozyten sensibilisert und als reaktionspartner fuer die selbst hergestellten antigene verwendet. bei immunisierten schafen konnten ansteigende titer spezif. antikoerper gefunden wurden. demgegenueber waren die titer bei gesunden, klinisch gesunden und erkrankten tieren nicht erhoeht. deshalb kann die indirekte haemagglutinationsreaktion nur zur bewertung des immunstatus verwendet werden. - m. westendorff.

v709 - 0427 differences between breeds of sheep in their responses to bacteroides nodosus vaccines (eng)
stewart, d. j.; emerly, d. l.; clark, b. l. - in: austrl. veter. j.. - north melbourne 62(1985)4. - s. 116 - 120 : 4 abb., 2 tab., 10 lit. - arb.st:parksville, vict., csiro div. animal health, animal health res. labor.. - b14=z 200
unterschiedliche reaktionen verschiedener schafrassen auf bacteroides nodosus-vakzinen
60.50.20.05.96.; 60.50.35.02.
schaf; weidehaltung; bacteriodaceae; rasse; klaue; pathologie; immunisierung;
in einem feldversuch auf bewaeserten weiden wurden schafe verschiedener rassen 2mal s.c. mit bacteroides nodosus-vakzinen aus depilierten zellen (dc-vakzine) oder ganzen zellen (wc-vakzine) geimpft. bei maessiger infektionsbelastung erwies sich die dc-vakzine ebenso protektiv wie die wc-vakzine. bei den vakzinierten merinoschafen trat die moderhinke signifikant haeufiger auf als bei den schafen der rassen border leicester, romney marsh oder dorset horn. die titer agglutinierender ak waren in den ersten 6 wo. nach der wc-vakzination signifikant niedriger bei den peppin merino als bei den uebrigen schafen, waehrend nach der dc-vakzinzation die iter laenger bei den border leicester und saxon merino persistierten un ab 6 wo. p.v. hoeher waren. - e. kunter.

v709 - 0428 the role of international research institutes in the control of animal virus diseases (eng)
henderson, william m. - in: rev. sci. techn. off. int. epizooties. - paris 5(1986)2. - s. 513 - 523. - b14=za 6110
die bedeutung der internationalen forschungsinstitute fuer die bekaempfung von viruskrankheiten der tiere
60.50.20.10.; 60.50.05.25.
viruskrankheit; nutztier bekaempfung; institut; forschungseinrichtung; diagnose;
die als "international" klassifizierten institute fuer tier. viruskrankheiten werden in 5 kategorien eingeteilt: in institute, die von einer gruppe von laendern gegruendet wurden, wie z.b. das panamerik. mks-zentrum in rio de janeiro (1), in internat. institute, die internat.aufgaben als referenzzentrum uebernommen haben, wie z.b. das virusforscungsinstitut in pirbright (2), in internat. institute, die fuer die diagnostik von bestimmten krankheiten kompetent sind (3), in nat. institute, die fuer die diagnostik exot. krankheiten zustaendig sind und damit anderen laendern unterstuetzung geben (4) und schliesslich in nat. institute, die in einer bestimmten region auch fuer benachbarte laender best. aufgaben uebernehmen (5). vff. stellt aufgaben und taetigkeit einiger dieser "internat." institute dar. - p. felfe.

v709 - 0429 bedeuten viren eine gefahr fuer den embryotransfer beim rind?
straub, o. c. - in: tieraerztl. umschau. - konstanz 41(1986)12.- s. 937 - 938, 940, 945 - 946 : 3 tab., 48 lit., zus. in engl. - nach zus.. - b14=z 375
60.50.20.10.; 60.50.10.25.
embryonentransplantation; viruskrankheit; uebertragung; rind;
die potentiellen viralen exogenen erreger, welche beim embryotransfer (et) eine rolle spielen koennen, werden dargelegt. daraus ergibt sich, dass bisher dann kein gefahr einer uebertragung beim rind besteht, wenn die gewinnung und behandlung der embryonen sowie die uebertragung nach den festgelegten regeln der internat. embryo transfer gesellschaft durchgefuehrt werden. bei den geprueften viren handelt es sich um das mks-virus, das rinderleukosevirus, das bhv1, das bvd(md)-virus, das akabanevirus sowie um das virus der blauzungenkrankheit. weitere virale erreger werden derzeit in versch. institutionen untersucht.

es wird darauf verwiesen, dass die bei bovinen viren gewonnenen erkenntnisse nicht auf andere spezies uebertragbar sind. die uebertragung endogener viren kann nicht verhindert werden.

v709 - 0430 la fievre aphteuse n"est pas morte (fre)
bekkum, j. g. van. - in: ann. med. veter.. - bruxelles 130(1986)4. - s. 267 - 275 - arb.st:lelystad, centraal diergeneeskd. inst., afd. virol.. - b14=za 4400
die maul- und klauenseuche ist nicht tot
60.50.20.10.10.; 60.50.15.20.
mks-virus; poliovirus; infektionskrankheit; impfen (tier); sanierung;
das mks-virus hat fuer die veterinaermedizin dieselbe bedeutung wie das poliovirus fuer die humanmedizin. beide viren rufen ernste krankheitsbilder hervor, die durch systemat. vakzinationen der populationen verhindert werden. sie bilden gleichermassen modelle fuer die molekularbiologie. in westeuropa, ausgenommen italien, wird die mks durch vet.-hyg. massnahmen, die von land zu land variieren, vollstaendig kontrolliert. andere laender u. kontinente sind stark infiziert, sie bilden eine permanente gefahr fuer europa. forschungen zur gewinnung neuer impfstoffe auf der grundlage moderner molekularbiol. techniken haben noch nicht zu entscheidenden ergebnissen gefuehrt. - c. eichwald.

v709 - 0431 epidemiology of foot-and-mouth disease in europe (fre)
mowat, g. n. - in: rev. sci. techn. off. int. epizooties. - paris 5(1986)2. - s. 271 - 277 - arb.st:pirbright, woking, u. k., animal virus res. inst.. - b14=za 6110
die epidemiologie der maul- und klauenseuche in europa
60.50.20.10.10.; 60.50.15.20.
mks-virus; rind; epidemiologie; bekaempfung; impfen (tier);
seit dem letzten grossen mks-seuchenzug auf den brit. inseln 1967/68, als insgesamt 2397 seuchenherde zu verzeichnen waren, ist grossbritannien, abgesehen von vereinzelten ausbruechen auf den kanalinseln 1974 und 1981, praktisch frei von mks. in den anderen europ. laendern zeigt die zahl der mks-ausbrueche eine sinkende tendenz. lediglich in italien ist seit 1984 mit 152 ausbruechen ein umfangreiches seuchengeschehen vom typ a zu verzeichnen. von besonderer bedeutung fuer europa waren 1984 2 ausbrueche vom typ asia 1 in griechenland durch impfaktionen in einer pufferzone zwischen der tuerkei, griechenland und bulgarien, die von der fao und dem oie unterstuetzt wurden, konnte diese gefahr fuer europa abgewendet werden. - p. felfe.

v709 - 0432 control of virus diseases in bulls in artificial insemination centres in britain (eng)
lucas, m. h. - in: veter. rec.. - london 119(196)1. - s. 15 - 16 : 8 lit. - arb.st:new haw, waybridge, surrey, central veter. labor.. - b14, gr61
bekaempfung von viruskrankheiten bei bullen in zentren der kuenstlichen besamung in grossbritannien
60.50.20.10.10.; 60.50.20.10.45.; 60.45.05.05.03.02.
mks-virus; vd/md-virus; ibr/ipv-virus; bovines leukosevirus; bulle;sperma; epidemiologie;
obwohl grossbritannen seit langem von maul- und klauenseuche (mks) frei ist, wird zur verhinderung einer verbreitung von mks-virus der samen von zuchtbullen mindesens 28 d gelagert und danach nur dann verwendet, wenn die spendertiere gesund geblieben sind. seit 1976 werden in zentren der kuenstl. besamung (bz) regelmaessige serol. untersuchungen auf das vorkommen von bovinem herpesvirus 1 sowie seit 1978 von bovinem leukosevirus und 1984/85 des virus der bovien virusdiarrhoe ausgefuehrt. als ergebnis der nachfolgenden bekaempfungsmassnahmen sind jetzt alle kbz auch von den letztgenannten erregern frei. - d. schmidt.

v709 - 0433 malignant foot-and-mouth disease in mountain gazelles (eng)
shimshony, a.; orgad, u.; baharav, d. - in: veter. rec.. - london 11(1986)8. - s. 175 - 176 : 3 abb., 5 lit. - arb.st:beit dagan, veter. serv. and animal health. - b14, gr61
boesartige maul- und klauenseuche bei berggazellen
60.50.20.10.10.; 60.50.34.

maul- und klauenseuche; typ; epidemiologie; zootier; haustier; + berggazelle;
im april 1985 begann ein mks-ausbruch bei berggazellen in einem israel. naturreservat, der anfang mai 1985 abflaute. typ. mks laesionen wurden beobachtet. ausschuhen und hornverlust waren haeufig. der meist gute ernaehrungszustand der verendeten tiere wies auf den perakuten verlauf hin. es wird geschaetzt, dass mindestens 1500 tiere aller altersgruppen verendeten (morbiditaet mindestens 50 %). da die erkrankung bei haustieren mild und ohne todesfaelle verlief wird geschlussfolgert, dass die ungewoehnlich boesartige mks-form aus der verbindung der virulenz eines bestimmten virusstammes (mks-typ o,isr1/85) mit einem hochempfaengl. wirt und einer hohen populationsdichte folgte. - p. blankenstein.

v709 - 0434 aerobiology of foot-and-mouth disease (fmd) : an outline and recent advances (eng)
donaldson, a. i. - in: rev. sci. techn. off. int. epizooties. - paris 5(1986)2. - s. 15 - 31 : 30 lit. - arb.st:pirbright, u. k., animalvirus res. inst.. - b14=za 6110
aerobiologie der maul- und klauenseuche (mks) : uebersicht und kuerzliche fortschritte
60.50.20.10.10.; 60.50.15.15.01.; 60.01.30.29.13.
mks-virus; rind; schwein; epidemiologie; luft; meteorologie; edva;
vf. zeigt, wie aus der kombination epidemiol. u. meteorol.analysedaten brauchbare modelle fuer die vorhersage der mks-verbreitung durch luftstroemungen erstellt werden koennen. wichtige biol. voraussetzungen solcher modelle sind kenntnisse 1. der erregerquellen und der quantitativen virusemission, 2. der ueberlebensfaehigkeit des virus unter verschiedenen atmosphaer. bedingungen, insbes. wechselnde luftfeuchtigkeit, 3. der unterschiedl. empfaenglichkeit der klauentiere fuer respiratorisch aufgenommenes virus. diese beobachtungen werden mit meteorol.daten, wie windrichtung, windgeschwindigkeit u. rel. luftfeuchtigkeit kombiniert. fuer die mks-virusverbreitung durch die luft ueber kurze distanzen gibt es computer-gestuetzte vorhersageprogramme. - w. latzke.

v709 - 0435 foot-and-mouth disease virus (fmdv) experimental infectio. susceptibility and immune response of adult mice (eng)
fernandez, f. m.; borca, m. v.; sadir, a. m. - in: veter. microbiol.. - amsterdam 12(1986)1. - s. 15 - 24 : 1 abb., 2 tab., 20 lit. - arb.st:castelar, argentina, centro de investigac. en cienc. veter., dep. di virol.. - b14=za 6167
experimentelle infektion mit maul- und klauenseuche-(mks)virus: empfaenglichkeit und immunantwort adulter maeuse.
60.50.20.10.10.
mks-virus; mus; vermehren; virusnachweis; organ (tier); antikoerper; bestrahlen;
adulte maeuse 4 unterschiedl. staemme (cf, c3h, nih-nude, balb c/j) wurden mit kloniertem und nichtkloniertem o1-campes-- virus i.p. infiziert. bei subklin. verlauf war mks-virusapplikation in allen staemmen nachweisbar, wenn mit 10.000 smld50 infiziert wurde. groesste viruskonz. waren 12...24 h p.i. im pankreas und im blut, geringee viruskonz. gelegentlich in anderen organen nachweisbar (immunfluoreszenz. 72...96 h p.i. traten neutralisierende antikoerper auf, die zur schnellen elimination des zirkulierenden mks-virus fuehrten. bei bestrahlten maeusen persistierte die viraemie wesentlich laenger als bei unbehandelten tieren. die art des applizierten virus hatte keinen einfluss auf den infektionsverlauf. stammspezif. reaktionen waren gering. - w. latzke.

v709 - 0436 mks-vakzine fuer rinder - bedeutung und entwicklungstendenzen
felfe, p.; thalmann, g.; dahms, m. - in: prophylaxe u. bekaempf. infekt.-krankh. landwirtsch. nutztiere. - berlin : akad. landwirtsch.-wiss. ddr, 1987. - s. 19 - 23. -zus. in russ., engl. -nach zus.(tag.-ber. ; 256). - b14=sr 2054,256
60.50.20.10.10.; 60.50.35.40.
mks-virus; rind; schwein; impfstoff; produktion; bekaempfung;
die weltweite bedeutung der mks-vakzine fuer die bekampfung der maul- und klauenseuche wird dargestellt. es wird besonders eingegangen auf entwicklungstendenzen in der produktion inaktivierter mks-impfstoffe, die auf die erhoehung von sicherheit und wirksamkeit der vakzinen sowie auf die senkung der produktionskosten gerichtet sind.

v709 - 0437 cell mediated immune response following foot-and-mouth disease vaccination in buffalo calves (eng)
sharma, r.; prasad, s.; ahuja, k. l. - in: acta virol.. - praha 29(1985)6. - s. 509 - 513 : 2 tab., 17 lit.. - b14=za 1880
zellulaere immunantwort bei bueffelkaelbern nach maul- und klauenseuchevakzinierung
60.50.20.10.10.; 60.50.05.10.07.
mks-virus; bueffel; kalb; impfen (tier); immunitaet; zelle; allergie; + t-zelle;
2 gruppen von je 5 bueffelkaelbern, die frei von mks-antikoerpern waren,wurden mit monovalenter o-vakzine bzw. polyvalenter o, a, c, asia1-vakzine immunisiert. die zellvermittelte immunreaktion wurde mittels erythrozyten-rosettentechnik und messung der hautreaktion (delayed type hypersensitivity) bestimmt.die zahl rossettenbildender t-lymphozyten stieg nach impfung signifikant an u. erreichte das maximum 35 d nach impfung. sie fiel dann rasch auf normalwerte ab, zeigte aber erneut starken anstieg nach belastungsinfektion. hautreaktionen stellten sich als signifikante verdickungen mit infiltration mononukleaerer zellen in der dermis dar. - w. latzke.

v709 - 0438 mks-oelemulsionsvakzinen fuer schweine - ihre rolle fuer mks-prophylaxe und -bekaempfung
thalmann, g.; noeckler, a. - in: prophylaxe u. bekaempf. infekt.-krankh. landwirtsch. nutztiere. - berlin : akad. landwirtsch.-wiss. ddr, 1987. - s. 25 - 34 - zus. in russ., engl. - nach zus.(tag.-ber. ; 256). - b14=sr 2054,256
60.50.20.10.10.; 60.50.35.40.
mks-virus; schwein; adjuvans; oel; impfen (tier); epidemiologie; bekaempfung;
gegenueber der beim schwein in der vergangenheit eingesetzten inaktivierten adsorbatvakzinen gegen maul- und klauenseuche (mks) erwiesen sich oelemulsionsvakzinen hinsichtlich der durch sie induzierten hoehe und dauer des schutzes ueberlegen. die ergebnisse eigener untersuchungen, in denen ein adjuvans bestehend aus einem mineraloel der ddr-produktion und importemulgatoren sowohl in stabilen oel- als auch in einfachen schuettelemulsionen zum einsatz kam, belegen dies eindeutig. da in der ddr nur besonders exponierte schweinebestaende in die mks-immunprophylaxe einbezogen werden, stellen die dargelegten befunde eine wesentl. voraussetzung dar, um, vor allem in den immunologisch problemat. subtypen o1 und a5, im gefahrenfalle kurzfristig eine stabile immunitaetslage in den bedrohten bestaenden zu garantieren.

v709 - 0439 lejjkozy krupnogo rogatogo skota : sbornik nauchnykh trudov (mezhvedomstvennyjj) (rus)
... - moskva : veter. akad., 1985. - 100 s. : zahlr. tab., lit.. - b14=1986 a 811
rinderleukosen : sammlung wissenschaftlicher arbeiten (interdisziplinaer)
60.50.20.10.15.05.
leukose; rind;

v709 - 0440 izucavanje horizontalne transmisije leukoze goveda (ser)
stamatovic, s.; javanovic, m. j.; stojicevic, s. - in: veter. glasnik. - beograd 40(1986)7/8. - s. 531 - 534 : 1 tab., 24 lit., zus. in russ., engl.. - b14=za 1542
eine untersuchung zur horizontalen uebertragung der rinderleukose
60.50.20.10.15.05.
bovines leukosevirus; rind; epidemiologie;
bei insgesamt 28 maennl. versuchskaelbern, die durch skarifikation der haut, intrakutan, subkutan, intravenoes oder pernasal infiziert wurden, traten bis zum 74. d p.i. serologisch positive reaktionen (immundiffusionstest) auf. die in kontakt mit diesen tieren gehaltenen versuchskaelber waren in diesem zeitraum ohne zeichen einer infektion. - w. wittmann.

v709 - 0441 inficirovannost" i gematologicheskie pokazateli u potomstva zdorovykh i bol"nykh lejjkozom korov (rus)
moskalik, r. s.; makarshina, a. i.; nikolaeva, a. v. - in: veterinarija. - moskva (1986)7. - s. 34 -

35 : 1 tab., 17 lit.. - b14=z 492
ansteckungsgrad und haematologische werte bei der nachzucht gesunder und leukosekranker kuehe
60.50.20.10.15.05.
bovines leukosevirus; kuh; kalb; epidemiologie; kolostrum;
analysen in 2 leukoseverseuchten bestaenden ergaben, dass von gesunden mutterkuehen 2,1...2,7 mal mehr virusinfizierte oder ansteckungsverdaechtige kaelber erhalten werden als von leukosekranken muettern. in den verschiedenen altersstufen betrug das verhaeltnis leukoseverdaechtig : virusinfiziert 1:3...1:6, leukosekrank : virusinfiziert 1:10. diese ergebnisse unterstreichen die rolle des kolostrums als schutz bei kaelbern von virusinfizierten kuehen und gleichzeitig als ansteckungsquelle fuer kaelber von gesunden kuehen. - o. werner.

v709 - 0442 megakaryoblastic leukemia in a dog (eng)
shull, r. m.; denovo, r. c.; mccracken, m. d. - in: veter. pathol.. - washington 23(1986)4. - s. 533 - 536 : 4 abb., 10 lit. - arb.st:knoxville, univ. of tennessee, coll. of veter. med., dep. of pathobiol. and urban pract.. - b14=zb 3353
megakaryoblastische leukaemie bei einem hund
60.50.20.10.15.05.
leukose; symptom; blutbild; histologie; hund;
betroffen war ein 3jaehr. schaeferhundruede, der seit 3 wo. an inappetenz, masseverlust, fieber und anaemie erkrankt war (temp.40,2 cel). das blutbild ergab eine anaemie, leukopenie, neutropenie und thrombozytopenie. blutbefunde und histol. befunde der organe des getoeteten tieres werden detailliert beschrieben. - w. fritzsch.

v709 - 0443 trzy przpadki erytroleukozy u psow (pol)
hejlasz, zbigniew. - in: med. weter.. - warszawa 42(1986)6. - s. 346 - 349. - b14=z 635
drei faelle von erythroleukose bei hunden
60.50.20.10.15.05.
leukose; hund; diagnose; erythrozyt; blutbild; urin; pathologie;
es werden 3 faelle von erythroleukose beschrieben, deren diagnose auf klin. und haematol. untersuchungen basiert. es wurden folg. hauptsymptome festgestellt: apathie, dehydratation, bleiche schleimhaeute, bluterguesse unter der haut, schwellungen der lymphknoten. im kreislaufblut wurden erythroblasten (104000 zellen/mm3) festgestellt, die erythrozytenzahl betrug 1,24...6,25 t/l und das haemoglobinniveau 1,24....6,24 mmol/l. die diagnost. werte wurden durch chem. untersuchungen des blutes und des urins bestaetigt. die bisher beschriebenen faelle einer erythroleukose, die exper. provozierte erythroleukose bei hunden und die 3 dargelegten faelle sind ein beweis fuer das auftreten dieser krankheit bei fleischfressern. sie sollte deshalb einen entspr. platz in der veterinaerpathologie einnehmen. - o. jurack.

v709 - 0444 immunye kompleksy syvorotki krovi krupnogo rogatogo skota pri lejjkoze (rus)
peshkus, ju. k.; zhilajjtis, v. i.; tamoshjunas, v. i. - in: probl. veter. immunol.. - moskva : agropromizdat, 1985. - s. 67 - 70. - b14=1986 a 672
immunkomplexe des serums von rindern mit leukose
60.50.20.10.15.05.
bovines leukosevirus; rind; immunglobulin; immunologie; biochemie;
aus der vielzahl von methoden zur isolierung zirkulierender immunkomplexe (zik) wurden einige ausgesucht und erprobt. die zik des gesunden und leukosekranken rindes praezipitierten bei 3,75 % polyaethylenglykol und einer verduennung des serums von 1 : 30. die zik enthalten igm und igg2. die bei der charakterisierung von gesunden und leukosekranken rindern ermittelten unterschiede sind unbedeutend, so dass letztlich differenzen nicht auftreten. - w. wittmann.

v709 - 0445 ispol"zovanie tekhniki gibridom dlja poluchenija antitel k virusu ptich"ego mieloblastoza (rus)
galakhar", n. l.; d"jachenko, s. n. - in: sibirskijj vestnik sel"skokhoz. nauki. - novosibirsk

(1986)2. - s. 58 - 62 : 5 abb., 9 lit.. - b14=za 5723
nutzung der hybridomtechnik fuer die gewinnung von antikoerpern gegen das virus der aviaeren myeloblastose
60.50.20.10.15.05.; 60.30.30.30.
aviaeres leukosevirus; mus; antikoerper; zellkultur; produktion; +aviaeres myeloblastosevirus; +hybridom;
balb/c-maeuse wurden mit gereinigtem aviaerem myeloblastosevirus (amv) immunisiert und deren milzzellen mit maeusemyelomzellen hybridisiert. es wurden 149 klone gewonnen und mittels doppelter immundiffusion auf immunglobulinsynthese getestet. 17 waren positiv, aber nur 1 klon produzierte praezipitierende antikoerper g egen amv. mit hilfe d.indirekten immunfluorenszenztechnik wurden bei 1 6 von den 17 untersuchten klonen antikoerper gegen amv nachgewiesen. aus diesen primaerhybridomen wurden 8 stabile hybridom-zellinien gezuechtet. - o. werner.

v709 - 0446 durch slow viruses hervorgerufene viruskrankheiten der schafe : diagnose- und bekaempfungsschwierigkeiten
savey, m. - in: veterinario. - bruessel (1986)2. - s. 5, 8 - arb.st:maisons-alford cedex, ecole nat. veter., chaire pathol. de betail. - b14=zc 175
60.50.20.10.15.10.
schaf; viruskrankheit; maedivirus; visnavirus; diagnose; bekaempfung;

v709 - 0447 avian influenza on a multi-age chicken farm (eng)
barr, d. a.; kelly, a. p.; badman, r. t. - in: austral. veter. j.. - north melbourne 63(1986)6. - s. 195 - 196 - arb.st:parkville, vict., veter. res. inst.. - b14=z 200
aviaere influenza in einem bestand mit huehnern unterschiedlicher altersklassen
60.50.20.10.20.05.
influenzavirus gefluegel; huhn; symptom; pathologie; therapie;
in australien trat 1985 ein virulentes h7n7-influenza-virus in einem huenherbestand mit 120000 tieren, davon 4000 broilerelterntiere (bet), 27000 lh, 69000 broiler, auf. beginn der lin. symptome: allgemeinstoerung, sinusitis, niesen bei 30 % der bet (30...66. lw). erstbefund: haemophilus paragallinarum, ekto- und endoparasiten. therapie mit oxytetrazyklin, levamisol, spray mit maldison, tylosin und streptomycin bei den bet in der 30. lw. folge: in den naechsten 3 d anstieg der todesfaelle unter bevorzugung der haehne auf 75 % der erkrankten tiere mit zyanose. dann traten respirat. symptome in den vordergrund. bei der sektion auffaellig: u. a. aersacculitis, peritonitis, milzvergroesserung, hyperaemie der trachea, oedeme der augenlider. - chr. v. d. ahe.

v709 - 0448 osobennosti profilaktiki i bor"by sn"jukaslskojj bolezn"ju v uslovijakh promyshlennogo pticevodstva. skhemy i metody vakcinacii pticy protiv n"jukasleskojj bolezni (rus)
skutar", i. g. - in: profilaktika naibolee opasnykh virusnykh boleznejj ptic. - kisinev : kartja moldovenjaskeh, 1985. - s. 35 - 97 : 18 tab.. - b14=1986 a 298
besonderheiten der prophylaxe und bekaempfung der newcastle disease unter den bedingungen der industriemaessigen gefluegelhaltung
60.50.20.10.20.10.
newcastle disease virus; gefluegel; bekaempfung; impfen (tier); industriemaess produktionsmethode; hygiene;
in einer uebersicht werden programme und methoden der vakzination beschrieben, wie sie in verschiedenen laendern angewendet werden. ausfuehrlich wird dann auf faktoren eingegangen, die die effektivitaet der vakzination negativ beeinflussen. in dieser hinsicht sind bei der ausarbeitung von impfprogrammen die maternale immunitaet gegen nd sowie die vakzination gegen ilt und ib von besonderer bedeutung. im komplex der massnahmen zur prophylaxe und bekaempfung der nd wird ausfuehrlich auf die aerogene immuisierung, die gegenwaertig in der udssr angewendeten vakzinationsprogramme, allgemeine veterinaerhyg. massnahmen und massnahmen bei seuchenausbruch eingegangen. - o. werner.

v709 - 0449 the effect of parainfluenza virus type 3 and pasteurella haemolytica on oxygen-dependent and oxygen-independent bactericidal mechanisms of ovine pulmonary phagocytic cells (eng)
davies, d. h.; mccarthy, a. r.; keen, d. l. - in: veter. microbiol.. - amsterdam 12(1986)2. - s. 147 - 159 - arb.st:upper hutt, new zealand, wallaceville animal res. centre, res. div.. - b14=za 6167
die wirkung von parainfluenza-3-virus und pasteurella haemolytica auf sauerstoffabhaengige und sauerstoffunabhaengige bakterizide mechanismen von ovinen lungenphagozyten
60.50.20.10.20.10.; 60.50.20.05.12.; 60.50.05.10.07.
parainfluenzavirus typ 3; pasteurella; schaf; lunge; sauerstoff; pathogenese;
eine pasteurellapneumonie bei schafen kann durch eine aufeinanderfolgende infektion mit parainfluenza-3 (pi-3)-virus und pasteurella haemolytica experimentell erzeugt werden. die hoechste clearancereduktion der lunge wurde 6 d nach der virusinfektion beobachtet, obwohl zu diesem zeitpunkt die zahl der phagozytierenden zellen in der lunge (aleveolarmakrophagen und neutrophile) am hoechsten war. die bakterizide aktivitaet der lungenmakrophagen und neutrophilen wurde mit hilfe der chemilumineszenz gemessen. fuer die effektivitaet der phagozytierenden zellen der lunge scheint die o2-unabhaengige bakterizide aktivitaet ausschlaggebend zu sein. - h. bergmann.

v709 - 0450 epidemiology and control of rinderpest (eng)
taylor, w. p. - in: rev.. sci. techn. off. int. epizooties. - paris 5(1986)2. - s. 407 - 410 - arb.st:pirbright, u. k., animal virus res. inst., dep. of epidemiol.. - b14=za 6110
epidemiologie und bekaempfung der rinderpest
60.50.20.10.20.15.
rinderpestvirus; rind; epidemiologie; bekaempfung; impfen (tier);
obwohl die rinderpest durch strenge vet.-hyg. massnahmen, kontrollierte tierbewegungen, effektive diagnostik und prophylakt. impfungen in gefaehrdeten gebieten prinzipiell leicht kontrollierbar ist, ist eine ausbreitung in afrika und im mittleren osten zu verzeichnen. neuausbrueche sind ausnahmslos auf den transport infizierter tiere aus versuchten gebieten bzw. staaten bei weitgehender nichtbeachtung einfacher vet.-hyg. massnahmmen zurueckzufuehren. deshalb sind aufklaerungsarbeit und koordiniertes zusammenwirken zwischen tierhaltern und veterinaerwesen wesentlichste voraussetzungen, mittels effektiver diagnostik und dem gezielten impfstoffeinsatz die rinderpest wirksam zu bekaempfen. auf die komplizierung der diagnostik durch das auftreten genetisch stabiler, schwach virulenter virusstaemme wird eingegangen. - h. schirrmeier.

v709 - 0451 schmelz- und wurzelhypoplasien nach staupe
arnbjerg, j. - in: kleintier-praxis. - hannover 31(1986)7. - s. 323 - 326 : 6 abb., 1 tab., 16 lit., zus. in engl., franz., ital. - nach zus.. - b14=zb 2978
60.50.20.10.20.15.; 60.50.30.20.
hund; viruskrankheit; staupevirus; pathologie; zahn; roentgen;
es wurden 22 hunde mit schmelzhypoplasien nach staupe oder staupeaehnl. erkrankungen (5...16 wo. untersucht. es handelt sich hauptsaechlich um groessere hunderassen. neben den roenthenol. untersuchungen wurde einer der hunde histologisch auf formveraenderungen an den zahnwurzeln ueberprueft. die wurzelveraenderungen haben anscheinend nur morphol. bedeutung, nur bei schweren schaeden duerften sie zum zahnverlust fuehren. die ursache des zahnfehlens ist auf virusinfektionen waehrend der zahnentwicklung im alter von 5...16 wo. zurueckzufuehren. die lokalisation der veraenderungen variiert augenscheinlich mit dem zeitpunkt des eintretens der erkrankung, die veraenderungen sind proportional der intensitaet des leidens. dieses ist wichtig fuer die forens. beurteilung, wenn hunde im alter von 2...4 mon. verkauft worden sind.

v709 - 0452 complement activation by respiratory syncytial virus-infected cells (eng)
edwards, kathryn m.; snyder, paula n.; wright, p. f. - in: arch. virol.. - wien 88(1986)1/2. - s. 49 - 56 - arb.st:nashville, tenn., univ., school of med., dep. of pediatrics. - b14=z 643
komplementaktivierung durch respiratory-synzytial-virus-infizierte zellen

60.50.20.10.20.20.; 60.30.30.30.
rs-virus; rind; pathogenese; komplement; zellkultur;
durch respiratory-synzytial-virus (rsv)-infizierte hela-zellen wird klass. u. alternatives komplement aktiviert. die anwesenheit spezif. anitikoerper erhoeht die komplementaktivierung. die bedeutung dieser in-vitro-befunde wird im hinblick auf die pathogenese der rsv-infektion diskutiert. - h. bergmann.

v709 - 0453 study on the etiologic role of bovine respiratory syncytial virus in pneumonia of dairy calves (eng)
baker, john c.; werdin, ronald e.; ames, trevor r. - in: j. amer. veter. med. assoc.. - schaumburg, ill. 189(1986)1. - s. 66 - 70. - b14, gr61
studium der aetiologischen rolle des bovinen respiratory-synzytial-virus bei pneumonie von milchkaelbern
60.50.20.10.20.20.; 60.50.31.10.
rs-virus; kalb; pneumonie; virusisolierung; diagnose; fat; epidemiologie;
im zusammenhang mit 14 pneumonieepizootien bei milchkkaelbern wurde bovines respiratoty-syncytial-virus durch virusanzuechtung in nasenschleimhautzellen und anschliessender immunfluoreszenztechnik nachgewiesen. in 10 faellen bestand auch eine entsprechende serokonversion mit titeranstieg von mehr als 2 zweierpotenzen. eine gleiche nachweisfrequenz besassen mykoplasmen u. ureoplasmen. unter den potentiellen bakteriellen spezies besass pasteurella multocida hoechste ausbreitungstendenz. eine unbedeutende rolle spielten ibr/ipv-, pi-3-. und adenoviren typ 3 sowie pasteurella haemolytica. - h. bergmann.

v709 - 0454 application of a modified indirect flourescent antibody test to the detection of antibodies to bovine respiratory syncytial virus in ontario cattle (eng)
lynch, j. a.; derbyshire, j. b. - in: canad. j. comp. med.. - ottawa 50(1986)3. - s. 384 - 389 - arb.st:guelph, univ., ontario veter. coll., depp. of veter. microbiol. and immunol.. - b14=za 4414
anwendung eines modifizierten indirekten fluoreszenz-antikoerper-testes fuer die feststellung von antikoerpern gegen das bovine respiratory syncytial virus bei rindern in ontario
60.50.20.10.20.20.; 60.30.30.30.
bovines syncytial virus; rind; diagnose; antikoerper; fat;
es wurden 986 rinderseren in der indirekten immunfluoreszenz unter verwendung von in mikrotiterplatten gezuechteten virusinfizierten zellkulturen untersucht. die durchfuehrung des modifizierten testes ist im detail beschrieben. 95 % der seren reagierten positiv, wobei eine enge korrelation zum mikro-snt bestand (r=0,97). der test weist wegen seiner einfachen durchfuehrbarkeit und problemlosen auswertung zahlreiche vorteile gegenueber anderen verfahren (auch dem elisa) auf. fixiertes antigen ist 1 mon. bei -70 cel haltbar, nach 4 mon. wurde bei der untersuchung hochtitriger seren ein titerabfall festgestellt, waehrend die titer schwach positiver seren (bis 1:8) unveraendert blieben. - h. schirrmeier.

v709 - 0455 uproshhenyjj metod reakcii nejjtralizacii dlja diagnostiki transmissivnogo gastroehnterita svinejj (rus)
varganov, v. i. - in: bjull. vses. nauch.-issl. inst. ehksper. veter.. - moskva (1985)59. - s. 39 - 41 : 1 tab.. - b14=zb 3643
eine einfache methode der neutralisationsreaktion fuer die tge- diagnostik beim schwein
60.50.20.10.25.
schwein; tge-virus; diagnose;
es wird eine vereinfachte neutralisationsreaktion vorgestellt, bei der zunaechst die serumverduennung mit den gegenueber dem virus empfindl. zellen inkubiert werden und erst anschliessend das virus zugegeben wird. damit werden die in vivo- verhaeltnisse besser beruecksichtigt. die vorgeschlagene methodik sollte reaktion des passiven schutzes der zellen genannt werden. sie ist auch zum nachweis anderer viruserkrankungen geeignet. - m. westendorff.

v709 - 0456 kul"tural"nye svojjstva virusa (transmissivnogo) gastroehnterita svinejj (tgs) (rus)

federova, e. s.; nepoklonov, e. a.; gal"nbek, t. v. - in: bjull. vses. nauch.-issl. inst. ehksper. veter.. - moskva (1985)60. - s. 29 - 32. - b14=zb 3643
kultivierungseigenschaften des virus der transmissiblen gastroenteritis der schweine
60.50.20.10.25.; 60.30.30.30.
tge-virus; schwein; vermehren; zellkultur;
tge-virus to36sd192 wurde auf primaeren zellkulturen von schweineschilddruesen, embryonalen ferkelnieren, embryonalem ferkeldarm sowie auf permanenten zellinien spev, pki rie 19, hrt und fbg sowie sekundaeren schweineschilddruesen (ssd) vermehrt und nach ernte auf ssd bzw. spev auf virusgehalt titriert. die zellinien hrt und fbg vermehrten kein tge-virus. die hoechsten titer wurden auf ssd (7,835 +-0,165 kid50/ml) erreicht. als guenstigste animpfdosis erwiesen sich 10x exp5 kid50/ml und eine ernte nach 48 h bei einer kultivierungstemp. von 37 cel. bei einsatz von fetalem kaelberserum und anwendung der rollkulturtechnologie liessen sich auf der linie spev gegenueber stationaerer kultivierung (5,25 +- 0,25) die titer um 1,0...1,2 lg kid50/ml (7,875 +- 0,275) steigern. - d. leopoldt.

v709 - 0457 gemaggljutinirujushhie svojjstva koronavirusa krupnogo rogatogo skota (rus)
sattorov, i. t.; sokolova, n. l.; avilov, v. s. - in: bjull. vses. nauch.-issl. inst. ehksper. veter.. - moskva (1985)59. - s. 37 - 39. - b14=zb 3643
haemagglut i nierende eigenschaften des rindercoronavirus
60.50.20.10.25.
coronavirus; rind; virusnachweis; serologisch; agglutination; erythrozyt;
3 gepruefte coronavirusstaemme agglutinierten erythrozyten von maeusen, ratten und hamstern, aber nicht von kaelbern, schafen, schweinen, kaninchen, huehnern und menschen. durch eine erhoehung der reaktionstemp. (4 cel, 22 cel, 37 cel) verringerte sich die reaktionszeit, die agglutinationstiter blieben unbeeinflusst. die haemagglutinine blieben bei 56 cel ueber 90 min stabil, waehrend eine temp. von 65 cel fuer 30 min sie voellig zerstoerte. die haemagglutinierende aktivitaet verringerte sich bei -20 cel, 4 cel und 22 cel im verlauf von 23 mon. auf 1/4 des ausgangswertes, waehrend nach lyophilisation das virus ueber 3 a bei -20 cel stabil blieb. - h. schirrmeier.

v709 - 0458 die verbreitung serumneutralisierender antikoerper gegen verschiedene variantstaemme des virus der infektioesen bronchitis des huhnes in sued-wuerttemberg
lohr, j. e. - in: berliner u. muenchener tieraeztl. wochenschr.. - berlin(west) 99(1986)12. - s. 411 - 414 : 2 tab., 8 lit. - arb.st:staatl. tieraeztl. untersuchungsamt aulendorf. - b14, eb16
60.50.20.10.25.; 60.30.30.30.
ibv; huhn; antikoerper; infektion; blutserum;
es wurden insgesamt 219 serumproben von 27 huehnerbestaenden, durchschnittlich 8 seren pro bestand, in trachealkulturen auf serumneutralisierende antikoerper gegen die serotypen d-207, d-212, d-3128, d-3896, aulendarf 82, h52 und connecticut des virus der infektioesen bronchitis (ib) untersucht. serumtiter unterhalb 1:30 wurden als negativ, von 1:30...1:60 als fraglich und 1:100 oder darueber als positiv angesehen. mit einer ausnahme wiesen alle mit dem h52 virus geimpften jung- und legeherden auch entsprechende serumtiter auf, nicht jedoch die erst einmal mit dem h120 virus geimpften kueken. bei 50 % der legeherden wurden ausserdem neutralisierende antikoerper gegen einen oder mehrere der anderen ib virus serotypen nachgewiesen, nicht jedoch bei junghennen.

v709 - 0459 coronavirus antibody detection in cats by computer-assisted kinetics-bases enzyme-linked immunosorbent assay (kela) : field studies (eng)
barlough, j. e.; jacobson, r. h.; sorresso, g. p. - in: cornell veterinarian. - ithaca, n. y. 76(1986)3. - s. 227 - 235 - arb.st:ithaca, univ., new york state coll. veter. med., dep. prevent med.. - b14=z 227
coronavirus-antikoerpernachweis bei katzen durch den computer-gestuetzten kinet. enzym-linked-immunosorbent-assay (kela) :feldstudien
60.50.20.10.25.
cornavirus; katze; diagnose; serologisch; elisa-test; epidemiologie;

mittels kela wurde eine umfangreiche analyse ueber die verbreitung von coronavirus-ak bei katzen verschiedenen alters und unterschiedl. haltungsbedingungen vorgenommen. als antigen diente ein stamm der transmissiblen gastroenteritis. wie erwartet,besassen katzen mit infektioeser feliner peritonitis die hoechsten durchschnittstiter. eine umgekehrte relation bestand zum alter der tiere, d.h. juengere tiere wiesen durchschnittlich hoehere titer auf. keine differenzen waren zwischen maennl. und weibl. tieren feststellbar. der kela wird als effektive methode fuer die serol. routinediagnostik zum nachweis von coronavirus-ak bei katzen empfohlen. - h. bergmann.

v709 - 0460 reakcija neprjamojj gemaggljutinacii dlja retrospektivnojj diagnostiki virusnogo gepatita laboratornykh myshejj (rus)
lebedev, a. i.; romakhova, m. a. - in: bjull. vses. nauch.-issl. inst. ehksper. veter.. - moskva (1985)59. - s. 44 - 46. - b14=zb 3643
indirekte haemagglutinationsreaktion zur retrospektiven diagnostik der virushepatitis von laboratoriumsmaeusen
60.50.20.10.25.
coronavirus; mus; maeusehepatitisvirus; diagnose; serologisch;
zum nachweis von antikoerpern gegen coronovirus bei maeusen kam die indirekte haemagglutinationsreaktion zum einsatz. diese methode ist von bedeutung bei der diagnostik von erkrankungen, deren erreger nicht in der lage sind, agglutinationen von animalen erythrozyten ohne vorherige aufarbeitung herbeizufuehren. als antigen diente das virus der maeusehepatitis stamm, mhv-3". der test erwies sich bei verwendung von vorbereiteten erythrozyten-diagnostika als leicht durchfuehrbar und geeignet als verfahren zur expressdiagnostik der infektioesen hapatitis der maeuse. anwendung der mikrotechniken beschleunigt den ablauf der reaktion und fuehrt zu einsparungen bei den eingesetzten ingredienzien. - u. holl.

v709 - 0461 isolation of bluetongue virus from sheep in india (eng)
jain, n. c.; sharman, r.; prasad, g. - in: veter. rec.. - london 119(1986)1. - s. 17 - 18 : 6 lit. - arb.st:hisar, haryana, agric. univ., coll. of veter. sci. dep. of veter. microbiol.. - b14, gr61
isolierung von bluetongue-virus von einem schaf in indien
60.50.20.10.25.
bluetongue virus; schaf; virusisolierung; diagnose; serologisch;
obwohl in indien und pakistan seit 1980 das vorkommen des bluetongue(bt)-virus serologisch nachgewiesen worden war, gelang es erst jetzt,in indien bt-virus zu isolieren. die isolierung erfolgte aus blut, das klinisch erkrankten schafen durch venenpunktion entnommen worden war und auf bkk-21-zellkulturen verbracht wurde. diese schafe waren 2 mon. zuvor aus den usa importiert worden. die identifizierung des virus erfolgte im tierversuch sowie serologisch. - d. schmidt.

v709 - 0462 the epidemiology of bluetongue (eng)
taylor, w. p. - in: rev. sci. techn. off. inst. epizooties. - paris 5(1986)2. - s. 351 - 356 - arb.st:pirbright, u. k., animal virus res. inst., dep. of epidemiol.. - b14=za 6110
epidemiologie der bluetongue
60.50.20.10.35.
bluetongue virus; schaf; epidemiologie; nematocera; vektor;
serol. studien haben die globale verbreitung des bluetonguevirus zwischen 40 grad nbr und 35 grad sbr gezeigt. innerhalb dieses gebietes kommen die meisten serotypen kosmopolitisch vor. gelegentl.virusverschleppungen in freie gebiete sind ueber infizierte tiere sowie durch besondere meterol. verhaeltnisse, die zum vektortransport ueber grosse distanzen fuehren koennen, moeglich. die noerdl. grenze fuer das vorkommen der infektion ist mit der noerdl. grenze des vorkommens von culicoides imicola identisch, andere culicoidesspezies scheinen eine untergeordnete rolle zu spielen. - h. schirrmeier.

v709 - 0463 review of the immune response to bluetongue virus (eng)
jeggo, m. h. - in: rev. sci. techn. off. int. epzizooties. - paris 5(1986)2. - s. 357 - 362 -

arb.st:pirbright, u. k., animal virus res. inst., dep. of immunol.. - b14=za 6110
eine uebersicht ueber die immunantwort gegen bluetonguevirus
60.50.20.10.35.; 60.50.05.10.07.
bluetongue virus; schaf; immunologie; antikoerper; zelle; impfen(tier); + immuntoleranz;
basierend auf 5jaehrigen immunol. studien werden zusammenfassende ergebnisse zur rolle humoraler und zellulaerer komponenten der immunabwehr bei bluetongue mitgeteilt. humorale antikoerper koennen vor einer reinfektion schuetzen, wobei titerhoehe und schutzwert nicht miteinander korrelieren. eine kreuzimmunitaet ist in erster linie auf kurzlebige (ca. 14 d) zytotox. lymphozyten zurueckzufuehren, ist jedoch auch erreichbar, wenn monovalente vakzinen im abstand von 4 wo. verabreicht werden. diese impfstrategie wird der anwendung multivalenter vakzinen vorgezogen. bei infektion des fetus in der phase des sich entwickelnden immunsystems ist eine immuntoleranz bei persistierender viraemie induzierbar (risiko fuer den tierhandel). - h. schirrmeier.

v709 - 0464 infekcionnaja bursal"naja bolezn" (bolezn" gamboro) (rus)
kudravcev, f. s. - in: profilaktika naibolee opasnykh virusnykh boleznejj ptic. - kisinev : kartja moldovenjaskeh, 1985. - s. 98 - 122 : 1 tab.. - b14=1986 a 298
infektioese bursitis (gumboro disease)
60.50.20.10.35.
virus inf bursitis huhn; epidemiologie; biol eigenschaft; pathologie; diagnose; bekaempfung;
in form einer uebersichtsarbeit werden aetiologie, eigenschaften des erregers (tenazitaet, antigenstruktur und antigene eigenschaften, zuechtungsmoeglichkeiten, epizootiologie, klin. bild und pathomorphol. veraenderungen beschrieben. ausfuehrlich wird die diagnostik dargestellt und dabei eingegangen auf labordiagnostik, anzuechtung des erregers in zellkulturen und kueken, retrospektive diagnostik, serolog. identifikation des virus, neutralisationstest, immundiffusionstest einschliesslich der herstellung geeigneter antigene, gewinnung praezipitierender oder virusneutralisierender seren, immunfluoreszenztest. weniger ausfuehrlich werden behandlung, veterinhyg. massnahmen und die spezif. prophylaxe abgehandelt. - o. werner.

v709 - 0465 cirkuljacija rotavirusa sredi loshadejj (rus)
comaja, d. g.; gogolev, m. m.; matojugina, n. i. - in: bjull. vses. nauch.-issl. inst. ehksper. veter.. - moskva (1985)59. - s. 35 - 36. - b14=zb 3643
zirkulation von rotaviren bei pferden
60.50.20.10.40.
rotavirus; pferd; diarrhoe; epidemiologie; diagnose; serologisch;
die mittels rid und elisa durchgefuehrten untersuchungen in 4 pferdezuchtbetrieben fuehrten zum nachweis von rotavirusantigenen u. spezif. antikoerpern. die befunde sprechen fuer die zirkulation der rotaviren im pferdebestand der betriebe und lassen einen schluss auf die moegl. beteiligung der viren am auftreten einer erkrankung mit diarrhoe-symptomen bei fohlen zu. antigengemeinsamkeiten bei rindern und pferden ermoeglichen die verwendung von spezif. rotavirusantigen und seren von rindern zum rotavirusnachweiss sowie zum nachweis von rotavirusantikoerpern bei pferden. - u. holl.

v709 - 0466 rotavirus svinejj (obzor literatury) (rus)
rukhadze, g. g.; orljankin, b. g.; sergeev, v. a. - in: veterinarija. - moskva (1986)9. - s. 36 - 39. - b14=z 492
rotaviren des schweines (literaturuebersicht)
60.50.20.10.40.; 60.30.30.30.; 60.50.05.10.07.
rotavirus; schwein; biol eigenschaft; morphologie; physikal eigenschaft; zellkultur; diagnose; serologisch;
die rotaviren (rv) der tiere und des menschen gehoeren zur familie reoviridae. von den beim schwein vorkommenden rv werden die typ. rv in die gruppe a, die rota-like-viren in die gruppe b und die pararotaviren in die gruppe c eingeordnet. zur charakterisierung der rv erfolgen angaben zur morphologie, zu physikalisch-chem. parametern, zum antigenen verhalten, zur struktur des genoms bzw. virions sowie zur anzuechtbarkeit in verschied. zellkulturen. als methoden zur diagnose durch direktnachweis bzw. antikoerperbestimmung wird auf die

elektronenmikroskopie (em) einschliesslich immun-em, auf den fluoreszenz-antikoerper-test, auf die enzym-immun-technik, auf den agar-gel-praezipitations-test, auf den plaque-reduktions-test, auf die immun-elektrophorese sowie auf die kbr verwiesen. - d. fichtner.

v709 - 0467 persistent bovine virus diarrhoea virus infection in a bull (eng)
barlow, r. m.; nettleton, p. f.; gardiner, a. c. - in: veter. rec.. - london 118(1986)12. - s. 321 - 324 - arb.st:edinburgh, moredun res. inst.. - b14, gr61
persistierende bovine virusdiarrhoe-virus-infektion bei einem bullen
60.50.20.10.45.; 60.50.10.25.
vd/md-virus; rind; virusnachweis; persistenz; diagnose; epidemiologie;
bei einem jaehrlingsbullen, der nach kuenstl. besamung und ovartransplantation geboren wurde, ist nichtzytopathogenes bovines virusdiarrhoe(bvd) -virus aus blut, nasensekret, konjunktivalsekret und sperma mit hohem titer nachgewiesen worden. nach autopsie waren darueber hinaus tonsillen, milz, ileum, zaekum, mesenteriallymphknoten, testes, pankreas nieren und kleinhirn bvd-virus-positiv. die potentiellen gefahren einer nichterkannten bvd-virusinfektion in sperma und ovartransplantat werden diskutiert. - h. bergmann.

v709 - 0468 preliminary serological characterization of bovine viral diarrhoea virus strains using monoclonal antibodies (eng)
peters, w.; greiser-wilke, i.; moenning, v. - in: veter. microbiol.. - amsterdam 12(1986)3. - s. 195 - 200 - arb.st:hannover, veter. school, inst. virol.. - b14=za 6167
vorlaeufige serologische charakterisierung von bovinen virusdiarrhoe-virusstaemmen unter verwendung monoklonaler antikoerper
60.50.20.10.45.
vd/md-virus; rind; diagnose; serologisch; schweinepestvirus; antikoerper; +monoklonal;
gegen den zytopathogenen virusdiarrhoe/mucosaldisease-virus-stamm (vd/md) nadl wurden 5 monoklonale ak isoliert und unter verwendung von 12 vd/md-staemmen und 4 schweinepest (sp)-staemmen naeher charakterisiert. 2 ak reagierten ausschliesslich gegen die zytopathogenen homologen staemme. ein weiterer ak reagierte darueber hinaus mit 2 sp-staemmen, nicht dagegen mit den nichtzytopathogenen vd/md-staemmen. nur ein ak zeigte gegen alle 16 geprueften virusstaemme eine positive reaktion. die ergebnisse weisen auf eine uebereinstimmung bestimmter strukturproteine innerhalb der vertreter der pestviren hin. - h. bergmann.

v709 - 0469 opredelenie stepeni inficirovannosti vzroslykh iksodovykh kleshhejj virusnom kleshhevogo ehncefalita (rus)
korenberg, eh. i.; bannova, g. g.; kovalevskijj, ju. v. - in: vopr. virusol.. - moskva 31(1986)3. - s. 319 - 321. - b14=zb 733
bestimmung des infizierungsgrades adulter schildzecken mit dem virus der zeckenenzephalitis
60.50.20.10.45.; 60.50.25.04.05.05.
ze-virus; zecke; virusnachweis; epidemiologie;
mittels virol. untersuchungen von adulten zecken bestimmter territorien in der fruehjahrs-sommerperiode wurde festgestellt, dass infizierte vertreter unterschiedl. mengen an zeckenenzephalitisvirus enthielten. im mittel enthielt jede infizierte zecke eine dosis von 2,9 lg tcd50/ml. die begonnenen arbeiten werden unter beruecksichtigung der moeglichkeiten horizontaler und vertikaler uebertragung des virus sowie der analyse der saisonbedingten und mehrjaehrigen dynamik der virusvermehrung fortgesetzt. - u. holl.

v709 - 0470 rabies in anambra state, nigeria (eng)
okolo, m. i. o. - in: veter. rec.. - london 119(1986)1. - s. 18 : 1 tab., 3 lit. - arb.st:nsukka, univ. of nigeria, fac. of veter. med.. - b14, gr61
tollwut im staat anambra, nigeria
60.50.20.10.50.
tollwutvirus; hund; diagnose; epidemiologie; impfen(tier); virusnachweis;
von 118 1976/84 untersuchten tollwut(t)-verdaechtigen tieren, darunter 109 hunden, erwiesen

sich 49 als t-positiv. in einigen faellen, bei denen keine negrikoerperchen gefunden wurden, gelang der virusnachweis erst im maeuseinfektionsversuch. umherstreunende infizierte hunde stellen eine besondere gefahr dar, weil sie oft in wohnungen eindringen und dort befindl. personen beissen. es wird angenommen, dass ein teil der an t erkrankten hunde von der bevoelkerung erschlagen wird und der feststellung der infektion entgeht. die mangelnde bereitschaft der hundebesitzer zur vakzinierung ihrer tiere behindert die bekaempfung der t. - d. schmidt.

v709 - 0471 rabies - the pirbright connection (eng)
crick, j. - in: rev. sci. techn. off. int. epizooties. - paris 5(1986)2. - s. 443 - 453 : 6 tab., 23 lit., zus. in engl., franz., span. - arb.st:pirbright, u. k., animal virus res. inst., dep. of biochem.. - b14=za 6110
untersuchungen in pirbright zur tollwut
60.50.20.10.50.; 60.50.35.40.; 60.80.30.15.
tollwutvirus; haustier; fuchs; epidemiologie; antikoerper; serologisch; impfstoff; +monoklonal; +biotechnologie;
im pirbright-virusforschungsinst. bemueht man sich seit vielen jahren, die wirksamkeit von tollwutvakzinen fuer tiere zu erhoehen. wesentl. probleme entstehen durch die antigenen unterschiede zwischen verschiedenen virusstaemmen in der vakzineproduktion und den feldstaemmen, die durch verwendung monoklonaler antikoerper bei der identifizierung dieser virusstaemme besser erkannt werden als es mit herkoemml. diagnost. verfahren bisher moeglich war. obwohl die ausbreitung der tollwut des fuchses in einigen laendern durch orale immunisierung gestoppt werden konnte, wurde die moeglichkeit geprueft, die hierfuer verwendeten nicht unbedenkl. lebendvirusvakzinen durch inaktivierte vakzinen, isoliertes virusglykoprotein oder zukuenftig durch biotechnologisch gewonnene impfstoffe zu ersetzen. - d. schmidt.

v709 - 0472 virusnyjj ehnterit gusjat (rus)
malushko, v. v.; trefilov, b. b. - in: profilaktika naibolee opsnykh virusnykh boleznejj ptic. - kisinev : kartja moldovenjaskeh, 1985. - s. 139 - 154 : 15 lit.. - b14=1986 a 298
virusenteritis der gaense
60.50.20.10.55.
parvovirus; gans; epidemiologie; symptom; diagnose; pathologie; bekaempfung; impfen (tier);
in einer uebersicht ueber den gegenwaertigen kenntnisstand werden verbreitung der krankheit in der udssr, die aetiologie, eigenschaften und tenazitaet des erregers, epizootiologie, pathogenese, krankheitssymptome, pathologisch-anat. u. histol. veraenderungen, diagnose und differentialdiagnose, immunitaet und bekaempfungsmassnahmen und prophylaxe beschrieben. besonders gut aufbereitet fuer die prakt. umsetzung sind die abschnitte diagnose, differentialdiagnose und bekaempfung, wobei letztere veterinaerhyg. massnahmen, serumprophylaxe und vakzinationsprogramme umfasst. - o. werner.

v709 - 0473 molekuljarnoe klonirovanie fragmenta genoma parvovirusa svinejj (rus)
koromyslov, g. f.; zaberezhnyjj, a. d.; artjushin, s. k. - in: doklady vses. akad. sel"skokhoz. nauk. - moskva (1986)5. - s. 28 - 29 : 2 abb., 5 lit. - arb.st:vivii exper. veter. im. ja. r. kovalenko. - b14=z 247
molekulare klonierung des fragments des parvo-virus der schweine
60.50.20.10.55.; 60.10.25.15.10.
parvovirus; schwein; porcine parvovirus; klon; molekularbiologie; +klonierung; +kapsid-protein;
die untersuchung der molekularen charakteristik des parvo-virus der schweine zeigt, dass das grundlegende kapsid-eiweiss eine molekularmasse von 60000 d hat. in mit virus infizierten zellen existiert dna des parvo-virus der schweine in monomeren und dimaeren replikativen formen. ein grosses fragment (65 %) des genoms ist im plasmiden sektor pbr 322 kloniert. die groesse der insertion sind 3170 basenpaare. dies fragment enthaelt vermutlich informationen ueber die struktureiweisse des kapsids des parvo-virus der schweine. - k. witt.

v709 - 0474 obnaruzhenie antitel k parvovirusu svinejj v reakcii diffuzionnojj precipitacii (rus)
orljankin, b. g.; kosheleva, l. v.; sologub, v. k. - in: bjull. vses. nauch.-issl. inst. ehksper. veter.. - moskva (1985)59. - s. 41 - 43. - b14=zb 3643
nachweis von antikoerpern gegen parvovirus der schweine mittels idt
60.50.20.10.55.
porcine parvovirus; schwein; diagnose; serologisch; antikoerper;
zum nachweis von parvovirusantikoerpern bei schweinen kam auf fn-kulturen gezuechtetes und 100fach konzentriertes parvovirusantigen vom schwein im idt zur anwendung. parallele untersuchungen mittels hht erfolgten zu vergleichszwecken. der idt erwies sich als einfache, hochspezif. und ausreichend empfindl. methode zum nachweis und zur quantitativen beurteilung von antikoerpern gegen parvovirus der schweine in blutseren von saeuen. die vergleichende einschaetzung der diagnost. wertigkeit von idt und hht wies gute uebereinstimmung der ergebnisse beider methoden aus. - u. holl.

v709 - 0475 african swine fever : a retrospective view (eng)
plowright, w. - in: rev. sci. techn. off. int. epizooties. - paris 5(1986)2. - s. 455 - 468 : 1 abb., 8 tab., 32 lit.. - b14=za 6110
afrikanische schweinepest: eine retrospektive betrachtung
60.50.20.10.60.; 60.50.25.04.05.05.; 60.80.30.15.
afrik schweinepestvirus; schwein; epidemiologie; wildtier; zecke; virusisolierung; diagnose; serologisch;
vom vf. werden die forschungsergebnisse anlaesslich einer epizootiol. studie (1966/72) an warzenschweinen und zecken ostafrikas mitgeteilt. antigene u. immunol. varianten der von zecken und warzenschweinen isolierten asp-virusstaemme wurden untersucht und mehr als 300 isolate mit dem haemadsorptionshemmungstest klassifiziert. die ueberprueften asp-virusisolate aus westuganda scheinen alle zu einer virusgruppe zu gehoeren. die isolierten viren aus anderen geograph. regionen waren weniger einheitlich. in nordtansania zeigten sich in zeckenpopulationen innerhalb von 2 a antigene veraenderungen. 10...15 % der warzenschweinseren hatten haemsorptionshemmende wirkung. - v. kaden.

v709 - 0476 epidemiology of african swine fever (eng)
wilkinson, p. j. - in: rev. sci. techn. off. int. epizooties. - paris 5(1986)2. - s. 487 - 493 : 1 abb., 1 tab., 12 lit. - arb.st:pirbright, u. k., animal virus res. inst., dep. exper. pathol.. - b14=za 6110
epizootiologie der afrikanischen schweinepest
60.50.20.10.60.; 60.50.25.04.05.05.; 60.80.30.15.
afrik schweinepestvirus; schwein; epidemiologie; wildtier; zecke; vektor;
es wird ueber die epizootiologie der afrikanischen schweinepest (asp) in afrika berichtet. hauptreservoir fuer das virus der asp sind warzenschweine und zecken (ornithodoros moubata). die naturherdinfektion wird durch einen infektionszyklus zwischen den zecken, neugeborenen warzenschweinen sowie durch transovarielle u. horizontale uebertragung in der zeckenpopulation, einschliesslich uebertragung innerhalb der entwicklungsstadien, aufrechterhalten. der mechanismus der virusuebertragung von den zecken auf das warzen- und hausschwein wird diskutiert. im vgl. zu afrika (perakuter und akuter verlauf mit hoher mortalitaet) verlaeuft die asp auf der enzootisch verseuchten iber. halbinsel und auf sardinien mit geringer mortalitaet. ueberlebende schweine beherbergen das virus. die asp-ausbrueche 1985 in belgien werden besprochen. - v. kaden.

v709 - 0477 african swine fever. current concepts on its pathogenesis and immunology (eng)
anderson, e. c. - in: rev. sci. techn. off. int. epizooties. - paris 5(1986)2. - s. 477 - 486 : 5 abb., 18 lit. - arb.st:pirbright, u. k., animal virus res. inst., dep. exper. pathol.. - b14=za 6110
afrikanische schweinepest: aktuelle gedanken zu ihrer pathogenese und immunologie
60.50.20.10.60.
afrik schweinepestvirus; schwein; pathogenese; immunologie;

afrikanische schweinepest (asp) wurde von montgomery (1921) als perakut oder akut verlaufende infektionskrankheit mit nahezu 100 % mortalitaet charakterisiert, bei der zirkulationsstoerungen in form von haemorrhagien, oedemen und koagulationsstoerung auftreten. in der pathogenese der akuten erkrankung nimmt die herausbildung einer thrombopenie eine zentrale stellung ein. die moegl. rolle der metaboliten des arachidonsaeurestoffwechsels und der immunkomplexe bei der entstehung der thrombopenie werden diskutiert. die zellen des retikuloendothelialen systems sind die primaeren targetzellen fuer die virusreplikation. - v. kaden.

v709 - 0478 antigennye determinanty geksona adenovirusa krupnogo rogatogo skota vida 3 (rus)
tarasishin, l. a.; khil"ko, s. n.; djachenko, n. s. - in: vopr. virusol.. - moskva 31(1986)5. - s. 620 - 623. - b14=zb 733
antigene determinanten des hexons von adenovirus typ 3 des rindes
60.50.20.10.65.
adenovirus; rind; antigen; diagnose; radioimmunassay;
mittels radioimmunpraezipitation wurden auf dem hexonantigen des bovinen adenovirus typ 3 sowohl typ- als auch subgruppenspezif. antigene determinanten nachgewiesen. ebenso existieren uebergreifende antigene strukturen fuer alle saeugeradenoviren sowie fuer mast- und aviadenoviren. auf die moeglichkeit der entwicklung universell einsetzbarer diagnostika auf der grundlage der vorgestellten ergebnisse wird verwiesen. - h. schirrmeier.

v709 - 0479 ispol"zovanie nekotorykh dannykh patogeneza adenovirusnojj infekcii krupnogo rogatogo skota dlja ocenki immunogennykh svojjstv inaktivirovannojj vakciny (rus)
burceva, i. a.; belousova, r. v.; kolenkova, l. m. - in: probl. veter. immunol.. - moskva : agropromizdat, 1985. - s. 154 - 157. - b14=1986 a 672
ausnutzung einiger pathogenetischer daten bei der adenovirusinfektion des rindes fuer die einschaetzung der immunogenen eigenschaften einer inaktivierten vakzine
60.50.20.10.65.
adenovirus; rind; impfen (tier); immunitaet; pathogenese; virusnachweis;
da die einschaetzung des vakzinierungseffektes bei bav-infektionen auch nach infektion mit virulentem virus auf grund der wenig auffaelligen klinik und des auftretens bakterieller sekundaerinfekt. bei kontrolltieren schwierig ist, empfehlen vff., die ausbreitung des testvirus im organismus heranzuziehen, nach testinfektion von immunisierten kaelbern ueber einen zeitraum von 8...10 d war keine virusausscheidung im nasensekret und im kot feststellbar, sondern nur bei empfaengl. kontrollen ab dem 5. d in nasensekret u. blut sowie ab 8.d im kot. nach toetung der tiere zwischen dem 8. und 10. d p.i. liess sich nur bei den kontrollen in lunge, milz, nieren, leber sowie verschiedenen lymphknoten virus nachweisen. - h. schirrmeier.

v709 - 0480 haemagglutinating adenovirus in victorian chicken flocks 1980-83 (eng)
reece, r. l.; o"rourke, m. d.; barr, d. a. - in: austral. veter. j.. - north melbourne 62(1985)5. - s. 174 - 175 - arb.st:parkville, victorian dep. agric., veter. res. inst.. - b14=z 200
haemagglutinierendes adenovirus in huehnerbestaenden 1980/83 in victoria
60.50.20.10.65.
adenovirus; egg-drop-syndrom; epidemiologie; virusisolierung; gefluegel; antikoerper;
das hav, der erreger des eggdrop-syndroms, seit 1976 in den niederlanden sowie in den usa und in grossbritannien bekannt, wurde 1979 in australien isoliert. um die praevalenz des virus in gefluegelbestaenden zu testen, wurden seren von broilerelterntieren (bet) aelter als 30 wo. und zuchthennen (lh) bei legedepression, ausserdem von enten, gaensen und puten untersucht. nachweis von antikoerpern bei bet, lh sowie enten (13 von 15 bestaenden) und gaensen (2 von 2 bestaenden). 37 legehennenbestaende waren negativ. - chr. v. d. ahe.

v709 - 0481 observations on naturally occurring inclusion body hepatitis in victorian chickens (eng)
reece, r. l.; barr, d. a.; grix, d. c. - in: austral. veter. j.. - north melbourne 63(1986)6. - s. 201 -

202 - arb.st:parkville, vict., dep. agric. and rural affairs, veter. res. inst.. - b14=z 200
beobachtung von natuerlich vokommender einschlusskoerperchenhepatitis bei huehnern in victoria
60.50.20.10.65.
adenovirus; huhn; hepatitis; symptom; pathologie; diagnose; serologisch; + einschlusskoerper;
ekh wurde in 73 von 104 untersuchten huehnerbestaenden mit 2000...4000 tieren der region victoria nachgewiesen. alter der tiere 9...54 d, davon 1/4 der broilerbestaende. mortalitaet: 0,5 % je woche. krankheitsdauer: 7...10 d, max. 20 d. mortalitaet insgesamt bis 40 % bei assoziation mit anderen bakteriellen infektionen und der kokzidiose. die ekh verursachte eine nekrot. hepatitis mit einschlusskoerperchen in den hepatozyten. die bursa fabricius wies eine extensive fibrose mit transformierten lymphfollikeln auf. es wurde adenovirus folgender serotypen isoliert: fav 6, 7, 8 und varianten mit kreuzreaktion zu den genannten typen. - chr. v. d. ahe.

v709 - 0482 herpesprobleme aus vergleichend medizinischer sicht
kuwert, e.; marcus, i. - in: berliner u. muenchener tieraerztl. wochenschr.. - berlin(west) 99(1986)12. - s. 401 - 405 : 2 abb., 1 tab., 30 lit. - arb.st:inst. med. virol. u. immunol., univ.-klinikum essen - gesamthochsch.. - b14, eb16
60.50.20.10.70.
herpesvirus; herpersvirus varicellae; infektionskrankheit; infektion; mensch; tier;
neben einigen grundsaetzl. problemen der herpes-biologie wie die latente infektion, die klinisch-overte infektion, die onkogenitaet sowie die chemotherapie und vakzine wird nur auf einige wesentl. erkrankungen des menschen eingegangen. erwaehnt werden dabei die herpes simplex-infektionen mit typ 1 und 2, das zervix-karzinom, die varizella zoster- und zytomegalie-infektionen, die infektionen mit dem epstein-barr-virus, die infektioese mononukleose, das afrik. burkitt-lymphom und das nasopharynx-karzinom. diese ausfuehrungen sollen einen beitrag zum verstaendnis der herpesviruserkrankungen bei den haustieren leisten.

v709 - 0483 indirect hemagglutination test for detection of infectious bovine rhinotracheitis virus infection in the field (eng)
ozawa, yooko. - in: j. japan veter. med. assoc.. - 39(1986)2. - s. 91 - 95 : 4 abb., 2 tab., 4 lit., zus. in engl.. - b14=zb 2976
indirekter haemagglutinationstest zum nachweis des virus der infektioesen bovinen rhinotracheitis in der praxis
60.50.20.10.70.
ibr/ipv-virus; rind; diagnose; serologisch; antikoerper; antigen;
als antigen kommen formalinisierte,mit tannin behandelte schaferythrozyten, die mit ibr-virus sensibilisiert wurden, zur anwendung. die aufbewahrung des antigens bei -80 cel erlaubt eine verwendung bis 3 mon. die antikoerpertiter im serum infizierter rinder, die mit dem indirekten haemagglutinationstest bestimmt worden sind, korrelierten mit den neutralisationstitern. der indirekte haemagglutinationstest ist sehr empfindlich und erlaubt die feststellung frueher ibr-antikoerper. - h. bergmann.

v709 - 0484 neutralizing monoclonal antibodies directed to infectious bovine rhinotracheitis virus (eng)
chang, l. w. s.; zee, y. c.; pritchett, r. f. - in: arch. virol.. - wien 88(1986)3/4. - s. 203 - 215 - arb.st:davis, univ. california, dep. veter. microbiol. and immunol.. - b14=z 643
neutralisierende monoklonale antikoerper gegen das virus der infektioesen bovinen rhinotracheitis
60.50.20.10.70.; 60.10.30.05.
ibr/ipv-virus; rind; molekularbiologie; antikoerper; immunologie; + monoklonal;
das ibr-virus besitzt nach vorliegenden untersuchungen 33 polipeptide, von denen 10 auf der virusoberflaeche lokalisiert sind. zur bestimmung der immunologisch wirksamen proteine wurden virusspezif. monoklonale antikoerper entwickelt und hinsichtlich ihrer neutralisierenden aktivitaet ueberprueft. ein antikoerper reagierte mit den beiden glykoproteinen gp 135 und gp 78a (western blot - analyse) sowie zusaetzlich mit dem gp 54(immunpraezipitation mit markierten

zellysaten. 3 weitere monoklonale antikoerper waren ausschliesslich gegen das gp 78b gerichtet (immunpraezipitation). - h. bergmann.

v709 - 0485 ueber die eignung des immundiffusionstests zur bestimmung humoraler antikoerper gegen bovines herpesvirus (bhv 1)
straub, o. c. - in: berliner u. muenchener tieraerztl. wochenschr.. - berlin(west) 99(1986)12. - s. 424 - 427 : 3 abb., 1 tab., 6 lit. - arb.st:bundesforsch. viruskrankh. tiere, tuebingen. - b14, eb16
60.50.20.10.70.; 60.50.05.10.07.
bovines leukose-virus; ibr/ipv-virus; antikoerper; laborverf; antigen; virologie;
es wurde ein immundiffusionstestverfahren zur ermittlung humoraler antikoerper gegen bhv 1 entwickelt, wobei das antigen auf einfache weise durch ultraschallbehandlung und konz. aus infiziertem gewebekulturueberstand gewonnen wird. bei vergleichsuntersuchungen mit dem serumneutralisationstest und bei einem teil der seren auch mit dem elisa ergab sich, dass bis auf wenige ausnahmen auch verhaeltnismaessig niedrige serumneutralisations-antikoerpertiter zu einer positiven reaktion im immundiffusionstest fuehrten. die methode koennte in laboratorien von entwicklungslaendern interesse finden, waehrend sich in den industrielaendern der elisa durchsetzen duerfte.

v709 - 0486 development of specific antibodies mediating antibody-dependent cell-mediated cytotoxicity following experimental infection of cattle with bovine herpesvirus 1 and subsequent viral reactivation (eng)
hanton, g.; thiry, e.; brochier, b. - in: veter. microbiol.. - amsterdam 11(1986)1/2. - s. 51 - 59 - arb.st:brussels, univ., fac. of veter. med.. - b14=za 6167
die entwicklung spezifischer antikoerpervermittelter, antikoerperabhaengiger, zellvermittelter zytotoxizitaet nach experimenteller infektion von rindern mit bovinem herpesvirus 1 und nachfolgender virusreaktivierung
60.50.20.10.70.; 60.50.05.10.07.
ibr/ipv-virus; rind; antikoerper; zelle; immunologie; + reaktivierung; + komplement;
4...7 d nach infektion von bullen mit bhv 1 und experimenteller reaktivierung entwickelten sich antikoerper die die antikoerperabhaengige, zellvermittelte zytotoxizitaet (adcc), die komplementabhaengige zellysis und die komplementaktivierte adcc foerdern. maximale antikoerpertiterwerte werden 2 wo. p.i. beobachtet. die nach dexamethason beobachtete reduzierung der zytotox. aktivitaet wird mit der wirkung des nebennierenrinden-hormons auf die immunglobulin-produzierenden lymphozyten erklaert. - h. bergmann.

v709 - 0487 epidemiology and control of aujesky"s disease in great britain (eng)
watson, w. a. - in: rev. sci. techn. off. int. epizooties. - paris 5(1986)2. - s. 363 - 378 : 9 abb., 4 tab., 19 lit. - arb.st:weybridge, surrey, central veter. labor.. - b14=za 6110
epizootiologie und bekaempfung der aujeszkyschen krankheit in grossbritannien
60.50.20.10.70.
herpesvirus suis; schwein; epidemiologie; bekaempfung; immunitaet;
ausgehend von der internat. epizootiol. situation der aujeszkyschen krankheit (ak) wird auf die epizootiologie und bekaempfung der ak in grossbritannien eingegangen. im detail werden folgende komplexe abgehandelt: virusstaemme und ihre virulenz, wirtsspektrum, immunantwort, latente infektionen, virusuebertragung, bekaempfungsstrategien, einschliesslich bekaempfung in grossbritannien. ein einheitl. programm zur bekaempfung der ak wurde 1983 eingefuehrt. in das programm werden etwa 75 % der schweine des landes einbezogen. - v. kaden.

v709 - 0488 evaluation of immunity to aujeszky"s disease virus (eng)
martin, s.; wardley, r. c. - in: rev. sci. techn. off. int. epizooties. - paris 5(1986)2. - s. 379 - 387 : 2 abb., 11 lit. - arb.st:pirbright, u. k., animal virus res. inst., dep. immunol.. - b14=za 6110
einschaetzung der immunitaet gegenueber dem virus der aujeszkyschen krankheit
60.50.20.10.70.; 60.50.35.02.
herpervirus suis; schwein; immunitaet; impfen (tier); anitkoerper; elisatest;
zur bewertung der immunitaet gegen das virus der aujeszkyschen krankheit wurden die system.

humorale sowie die lokale humorale und zellulaere immunantwort nach vakzination ermittelt. die vakzination der tiere erfolgte intramuskulaer mit inaktivierter vakzine bzw. mit attenuierter lebendvirusvakzine (alvv). zur einschaetzung der lokalen immunitaet wurde auch intranasal (i.n.) mit alvv immunisiert. die immunantwort wurde durch den indirekten elisa, den snt, den antikoerperabhaengigen zytotoxizitaetstest sowie challengeinfektion (i.n.) ermittelt. die i.n. vakzination induzierte eine bessere immunitaet gegenueber einer experimentellen infektion als die parenterale immunisierung. die in-vitro-tests werden im zusammenhang mit dem immunschutz diskutiert. - v. kaden.

v709 - 0489 az immunfluoreszcens modszer erteke a sertes aujeszky-fele betegsegenek korjelzeseben (hun)
mocsari, e.; sueveges, t. - in: magyar allatorvosok lapja. - budapest 40(1985)12. - s. 719 - 721. - ung. agrar-rdsch., budapest. - b14=zb 1159
einsatz des immunfluoreszenztests in der diagnostik der aujeszkyschen krankheit beim schwein
60.50.20.10.70.
herpesvirus suis; ; schwein; diagnose; fat;
130 schweinekadavern wurden tonsillen- und hirngewebeproben entnommen. parallel mit der untersuchung von abklatschpraeparaten im immunfluoreszenztest (if) wurden die proben in der virusisolation und histopathologisch untersucht. in der untersuchung der an aujeszky-virus reichen tonsillen fiel der if in 31 von 33 faellen (= 94 %) deutlich positiv aus, in 94 faellen mit anderen todesursachen als ak kamen keine positiven reaktionen vor. in 2 anderen schweinen konnte nur in der pathohistol. untersuchung von hirngewebeproben und 1 schwein nur in der virusisolation aus den tonsillen die diagnose ak gestellt werden. bei 15 schweinen mit schwacher virusinfektion gelang es nur in 8 faellen (= 53 %), in den abklatschpraeparaten nach dem if ak-virus nachzuweisen.

v709 - 0490 differencialni diagnostika markovy nemoci a aviarni leukozy prukazem rnk v lamfomech (sze)
neuhybel, petr; zendulka, miloslav; jurajda, vladimir. - in: veterinarstvi. - praha 36(1986)10. - s. 464 - 465. - b14=zb 429
differentialdiagnostik der marekschen krankheit und aviaeren leukose durch rna-nachweis in lymphomen
60.50.20.10.70.; 60.50.20.10.15.05.; 60.50.05.10.05.20.
marek disease virus; aviaeres leukosevirus; diagnose; lymphozyt; rns; farbstoff;
zur morpholog. differenzierung marekscher krankheit (mk) und lymphoider gefluegelleukose (ll) kann die faerbung von tumorabklatschpraeparaten mit methylgruenpyronin zum rna-nachweis herangezogen werden. anwesenheit von rna in nukleolen und zytoplasma wird durch rotfaerbung angezeigt. bei mk sind pyroninophile zellen, d.h. solchen mit rna in nukleolen und polyribosomen deutlich in der minderheit. einige dieser zellen weisen eine grosse oder mehrere kleine vakuolen im zytoplasma auf und entsprechen den sog. md-cells. ll-tumore werden ueberwiegend von zwischen grossen lymphozyten und lymphoblasten einzuordnenden zellen mit ausgepraet pyroninophilem nukleolus und zytoplasma gebildet. - h. schnapperelle.

v709 - 0491 bolezn" mareka (rus)
skutar", i. g. - in: profilaktika naibolee opasnykh virusnykh boleznejj ptic. - kisinev : kartja moldovenjaskeh, 1985. - s. 20 - 34. - b14=1986 a 298
mareksche krankheit
60.50.20.10.70.
marek disease virus; huhn; epidemiologie; pathogenese; symptom; diagnose; bekaempfung; impfen (tier);
unter auswertung der internat. lit. bis 1980 werden in kurzer form geschichte, verbreitung und aetiologie der krankheit, tenazitaet des erregers und die oekon. verluste durch diese krankheit beschrieben. weiterhin wird auf virusausscheidung, besonderheiten der epizootiologie, pathogenese, klin. und pathologisch-anat. bild, diagnose, differentialdiagnose, immunitaet, vakzinen, prophylaxe und bekaempfungsmassnahmen eingegangen. ein weiterer abschnitt

beschaeftigt sich mit faktoren, die die ausbildung der immunitaet negativ beeinflussen koennen. - o. werner.

v709 - 0492 infekcionnyjj laringotrakheit ptic (rus)
malushko, v. v. - in: profilaktika naibolee opasnykh virusnykh boleznejj ptic. - kisinev : kartja moldovenjaskeh, 1985. - s. 123 - 138. - b14=1986 a 298
infektioese laryngotracheitis
60.50.20.10.70.
ilt-virus; gefluegel; epidemiologie; bekaempfung; impfen (tier); symptom; diagnose; pathologie;
in form einer uebersicht werden verbreitung, oekon. verluste, aetiologie, tenazitaet des virus, epizootiologie, pathogenese, klin. bild, pathologisch-anat. veraenderungen und diagnostik beschrieben. bei den bekaempfungsmassnahmen werden die in der udssr erfolgreich angewandten methoden beschrieben, wobei auch auf die allgemeine behandlung respirat. erkrankungen eingegangen wird. sehr intensiv wird auf die immunisierung und insbesondere auf die aerogene applikation des impfstoffes eingegangen. letztere methode wird ausfuehrlich fuer die anwendung in der praxis dargestellt. - o. werner.

v709 - 0493 detection of viral antigens in cerebrospinal fluid of rabbits with experimental herpes simplex virus type 1 encephalitis (eng)
bos, c. a.; wilterdink, j. b.; scheffer, a. j. - in: arch. virol.. - wien 91(1986)1/2. - s. 73 - 81. - b14=z 643
nachweis von virusantigen in zerebrospinalfluessigkeit von kaninchen mit experimenteller enzephalitis durch herpes simplex virus typ 1
60.50.20.10.70.
herpes simplex virus; kaninchen; diagnose; enzephalitis; elisa-test; antigen;
es werden verschiedene methoden zur diagnostik einer durch herpes-simplex-virus typ 1 (hsv-1) experimentell induzierten enzephalitis ueberprueft. mit dem indirekten elisa wurde das hsv-1-antigen ab 6.d p.i. in der zerebrospinalfluessigkeit (zsf) vor auftreten klinischer symptome nachgewiesen, bei 3 kaninchen bereits vor auftreten von anti-hsv-1-igm im gleichen substrat. vor der infektion verabreichtes kortison fuehrte bei den infizierten kaninchen zu niedrigeren antikoerpertitern und hoeherer letalitaet (77 % gegenueber 46 % bei kontrollen). fuer die schnelldiagnose von hsv-1-enzephalitis erwies sich der antigennachweis in der zsf mittels indirektem elisa den anderen geprueften methoden (immunfluoreszenztest, peroxydasefaerbung, igm-nachweis) ueberlegen. - h. bergmann.

v709 - 0494 physical characterization of the genome of feline herpesvirus-1 (eng)
rota, paul a.; maes, roger k.; ruyechan, william t. - in: virology. - new york 154(1986)1. - s. 168 - 179 : 6 abb., 2 tab., 30 lit. - arb.st:east lansing, michigan state univ., dep. microbiol. and public health. - b14, as1
physikalische charakteristik des genoms des felinen herpesvirus 1
60.50.20.10.70.; 60.50.05.10.07.
genom; herpesvirus felis; dna; struktur;
die physik. struktur des genoms des felinen herpesvirus-1, einem hauptkrankheitserregers im oberen respirationstrakt der katzen, wurde studiert. gereinigte fhv-1 dna wurde durch restriktionsendonuklease- und gamma 5"-exonukleaseverdauung, blot-hybridisierung und elektronenmikroskopie analysiert. die dna von neuen bakteriophagenklonen, welche 85 % des viralen genoms als sal fragmente enthielten isoliert, und zu blot-hybridisierungsexperimenten sowie als substrat fuer restriktionsverdauungsanalysen genutzt. die ergebnisse dieser studien erlaubten das aufstellen von sal1 und teilweiser hind 3 und eco ri-restriktionkarteien des viralen genoms. fhv-1 dna ist etwa 134kb lang und ist zusammengesetzt aus einem langen (104kb) und einem kurzen (30kb) segment. - p. blankenstein.

v709 - 0495 the control of sheep and goat pox (eng)
kitching, r. p. - in: rev. sci. techn. off. int. epizooties. - paris 5(1986)2. - s. 503 - 511 : 8 abb., 21 lit., zus. in franzoes., span. - arb.st:pirbright, u. k., animal virus res. inst., dep. of epidemiol.. - b14=za 6110

die bekaempfung der schaf- und ziegenpocken
60.50.20.10.75.
ziegenpockenvirus; schaf; ziege; impfstoff; bekaempfung;
waehrend europa, austral-asien sowie nord- und suedamerika frei von ziegenpocken sind, treten sie in afrika sowie dem mittleren und fernen osten in enzoot. form auf, wo sie haeufig betraechtl. verluste verursachen. da veterinaerhyg. massnahmen in den meisten betroffenen laendern nicht durchfuehrbar sind, wird hier die impfung als einzige brauchbare methode zur bekaempfung angesehen. es wurde eine sowohl bei ziegen als auch schafen anwendbare lebendvirusvakzine entwickelt, die bei feldversuchen an einheim. schaf- und ziegenrassen hohe wirksamkeit zeigte. - d. schmidt.

v709 - 0496 fowl pox in the trachea of point-of-lay hens (eng)
griffiths, g. l.; purcell, d. a. - in: austral. veter. j.. - north melbourne 63(1986)3. - s. 91 - 92 - arb.st:south perth, w. a., dep. agric.. - b14=z 200
gefluegelpocken in der trachea
60.50.20.10.75.; 60.50.20.05.12.; 60.50.20.05.20.
avipoxvirus; huhn; kaefighaltung; trachea; pathologie; bacteriophyta;
ein klin. ausbruch von gefluegelpocken mit manifestation im larynx und dem proximalen teil der trachea bei legehennen in kaefighaltung (5 tiere/kaefig) verbunden mit todesfaellen ab der 18. bis 21. lw (7, spaeter 10 von 3000 tieren) wurde beschrieben. haut- und schnabelpocken wurden nicht beobachtet. histol. befund. am staerksten ausgepraegt im larynx: epithelhyperplasie und grosse eosinophile intrazytoplasmat. einschlusse ohne hyperplasie des epithels. das gewebe war bedeckt von gelb-gruenem nekrotischem belag. die veraenderungen aehnelten denen der ilt. pockenvirus wurde neben pasteurella haemolytica, staphylococcus epidermidis und mycoplasma sp. nachgewiesen. - chr. v. d. ahe.

v709 - 0497 transcriptional mapping of early rna from regions of the shope fibroma and malignant rabbit fibroma virus genomes (eng)
cabirac, gary f.; mulloy, justin j.; strayer, david s. - in: virology. - new york 153(1986)1. - s. 53 - 69. - b14, as1
untersuchungen zur fruehen transkription von rna bestimmter abschnitte des sfv- und des mv-genoms
60.50.20.10.75.; 60.10.30.05.
fibromvirus; myxomvirus; kaninchen; molekularbiologie; analyse; rns;
das maligne kaninchen-fibrom-virus ist ein rekombinantes poxvirus, konstruiert aus dem sfv und dem kaninchen-myxom-virus. es wurden vergleichende untersuchungen zur transkription der "fruehen" rna von sfv-sequenzen im rekombinanten mv-genom und den korrespondierenden regionen im sfv durchgefuehrt. hybridisierungsversuche und s1-nuklease-analysen der rna mit hilfe viraler dna-proben wurden benutzt, um die 5"- und 3"-enden der verschiedenen transkripte zu bestimmen. die "fruehen" sfv- und mv-transkripte unterscheiden sich in ihrer laenge. 3 mv-transkripte enthielten fusionierte sequenzen resultierend aus der rekombinanten region des mv-genoms. - s. bochnig.

v709 - 0498 experimental pathogenesis of buffalo pox virus in rabbits. clinico-pathological studies (eng)
chandra, rajesh; singh, i. p.; garg, s. k. - in: acta virol.. - praha 30(1986)5. - s. 390 - 396 : 6 abb., 1 tab.. - b14=za 1880
experimentelle pathogenese des bueffelpockenvirus bei kaninchen : klinisch-pathologische studie
60.50.20.10.75.; 60.50.05.10.05.10.
kaninchen; tierversuch; pathologie; pockenvirus;
bueffelpockenvirus verursacht in der haut von kaninchen an der primaeren impfstelle 48...72 h p. inj. typ. pockenlaesionen. laesionen an inneren organen, charakterisiert durch lokale oder diffuse, nekrot. gebiete der lunge, leber und milz, waren ab dem 5. d p.inj. zu sehen. isolierte laesionen von etwa 2 mm dmr. erschienen auf haut, zahnfleisch, uterus und intestinum ab dem 7. d p.inj. histopathol. veraenderungen, z.b. intraalveolaere und intrabronchiale haemorrhagien

waren in der lunge zu sehen. starke fettinfiltrationen wurden in der leber gefunden durch elektronenmikroskopie wurden viruspartikel in den haut- und organlaesionen nachgewiesen. - p. blankenstein.

v709 - 0499 characterization of fischer rat embryo (cref) cells transformed by bovine papillomavirus type 1 (eng)
babiss, lee e.; fisher, paul b. - in: virology. - new york 154(1986)1. - s. 180 - 194 : 6 abb., 3 tab., 60 lit. - arb.st:new york, n. y., columbia univ., coll. phys. and surg., inst. cancer res.. - b14, as1
charakterisierung durch bovines papillomavirus typ 1 transformierter fischer-rattenembryo-(cref)-zellen
60.50.20.10.95.; 60.50.05.10.07.; 60.50.05.10.05.20.
rattus; embryo; adenovirus; isotop; tumor; transformation; papillomavirus;
die transformation etablierter fischer-rattenembryo-(cref)-zellinien durch bovines papillomavirus (typ 1 (bpv-1) fuehrte im gegensatz zur transformation durch typ 5 adenovirus oder t24 (ha-ras) onkogen, weder zu einem groesseren anstieg der saettigungsdichte noch zu einem abfall der bindung des 125j-markierten embryonalen wachstumsfaktor. bpv-1-transformierte cref-klone wuchsen in agarsuspensionskultur und waren tumorgen sowohl in nude-maeusen als auch in fischer-ratten. die mehrzahl der transformierten klone enthielten multiple extrachromosomale kopien der bpv-dna, deren anzahl nicht mit dem grad der auspraegung spez. transformationsabhaengiger phaenotypen korrellierten. - p. blankenstein.

v709 - 0500 adoptive transfer of immunity against virulent semliki forest virus with immune spleen cells from mice infected with avirulent semliki forest virus (eng)
kraaijeveld, c. a.; benaissa-trouw, b. j.; harmsen, m. - in: arch. virol.. - wien 91(1986)1/2. - s. 83 - 92 : 3 abb., 16 lit.. - b14=z 643
adoptivtransfer der immunitaet gegenueber virulentem semliki forest virus mit immunen milzzellen von mit avirulentem semliki forest-virus infizierten maeusen
60.50.20.10.95.; 60.50.05.10.07.; 60.45.40.
arbovirus; mus; immunitaet; uebertragung; zelle; milz; antikoerper; immunologie; +komplement;
es wird ueber minimalforderungen zum adoptiven schutz von maeusen gegenueber einer infektion mit virulentem semliki forest-virus (sfv), stamm sf/ls 10c 1/a, berichtet. ueberprueft wurde die schutzwirkung von immunserum (6 bzw. 7 d p.v. gewonnen) bzw. von milzzellen vakzinierter balb/c-maeuse. zum schutz von maeusen gegenueber einer intraperitonelaen (i.p.) testinfektion wurden mehr antikoerper (igm) benoetigt, als bei s.k. challenge. mit 30 mio. immunzellen der milz (6 d p.v. isoliert) koennen empfaengl. maeuse vor einer i.p. infektion mit 10 ld50 sfv geschuetzt werden. durch die behandlung der spendermilzzellen mit zytotox. antiserum und komplement wurden t- und b-lymphozyten entdeckt, die fuer eine optimale adoptive immunitaet gefordert wurden. - v. kaden.

v709 - 0501 monoklonal"nye immunoglobuliny k antigenam virusa japonskogo ehncefalita (rus)
novokhatskijj, a. s.; malakhova, i. v.; loginova, n. v. - in: vopr. virusol.. - moskva 31(1986)3. - s. 314 - 318. - b14=zb 733
monoklonale immunglobuline gegen antigene des virus der japanischen enzephalitis
60.50.20.10.95.; 60.50.05.10.07.
jbe-virus; diagnose; serologisch; antikoerper; produktion; +monoklonal;
ziel der durchgefuehrten arbeiten war die herstellung von hybridomlinien zur produktion von mak gegen das virus der japanischen enzephalitis (vje). von 7 gewonnenen klonen der ej-hybridome synthetisierten 3 immunglobuline der klasse m und 4 -der klasse g. der hohe anteil an igm- ak wird zurueckgefuehrt auf besonderheiten bei der ausbildung von immunreaktionen bei maeusen nach applikation des klons 3 des vje. die hybridomlinien ej- 4 (igg) und ej- 19 (igm) waren charakterisiert durch ausgepraegte und stabile produktion von ak sowie gute wachstumseigenschaften. die hoechste klon-bildende effektivitaet konnte bei der linie ej-10 gefunden werden. - u. holl.

v709 - 0502 a survey of ovine dermatophilosis in western australia (eng)
edwards , j. r.; gardner, j. j.; norris, r. t. - in: austral. veter. j.. - north melbourne 62(1985)11. - s. 361 - 365 : 4 abb., 3 tab., 16 lit. - arb.st:albany, w. a., dep. agric.. - b14=z 200
eine uebersicht ueber die dermatophilose bei schafen in westaustralien
60.50.20.15.05.
schaf; mykose; selektion; therapie; prophylaxe; + dermatophilus;
die befragung von 200 merinoschafzuechtern ergab, dass 62,3 % der farmer dermatophilose (d) im vorausgegangenen jahr in ihren herden beobachtet hatten. der befall war am hoechsten bei jaehrlingen mit durchschnittl. 2,2 %, gefolgt von laemmern mit durchschnittl. 0,8 %, muttern mit durchschnittl. 0,6 % und hammeln mit durchschnittl. 0,2 %. masse der befallenen wolle: durchschnittl. 58 kg prophylakt. massnahmen erfolgten auf 57 % der farmen, meist durch veraenderungen der dip-behandlung (23,6 %) und selektion befallener schafe (21 %). wegen d wurden -x 13,7 schafe pro farm selektiert. zur behandlung kamen auf 8,5 % der farmen antibiotika und auf 10 % andere mittel zum einsatz. das vorkommen von d und seine beziehung zu verschiedenen umwelt- und managementfaktoren variierte mit alter und geschlecht der schafe. - w. beulig.

v709 - 0503 fungal diseases of the skin of small animals (eng)
thomsett, l. r. - in: brit. veter. j.. - london 142(1986)4. - s. 317 - 325 : 13 abb., 6 lit. - arb.st:hawkshead lane, north mymms, hatfield, royal veter. coll., dep. of med.. - b14=z 217
hautpilzerkrankungen bei kleintieren
60.50.20.15.05.
trichophyton; katze; behandlung; tierhaltung;
trichophyton verursacht staerkere entzuendl. alterationen als microsporum canis.viele mikrosporiebefallene katzen bleiben symptomlose traeger und gefaehrden sowohl artgenossen als auch menschen in ihrer umgebung. das nicht immer typ. klin. bild (rundl. bis ovale alopezieherde mit rotem hof) wird bevorzugt am kopf, ohren und extremitaeten beobachtet. trichophytie wird recht haeufig sekundaer durch bakterielle besiedlung kompliziert. woodlicht-fluoreszenz ist nur bei mikrosporie zu erwarten. mikroskop. untersuchung, kulturelle anzuechtung und histol. untersuchung sind fuer die diagnostik bedeutungsvoll. erkrankte tiere muessen geschoren werden. jodpovidinloesung und s-praeparate lokal haben sich neben griseofulvin oral bewaehrt. alle kontakttiere muessen mitbehandelt werden. haare und umgebungsmaterial sind zu verbrennen. - a. kuntze.

v709 - 0504 aspergillus fumigatus antigens used in the serodiagnosis of aspergillosis (eng)
hearn, veronica m.; wilson, elaine, v.; mackenzie, d. w. r. - in: zbl. bakteriol., mikrobiol. u. hyg., ser. a. - stuttgart 261(1986)4. - s. 496 - 502 : 30 lit., zus. in dt. - nach zus.. - b14=z 410
aspergillus fumigatus antigene, die in der serodiagnose der aspergillose anwendung finden
60.50.20.15.10.
aspergillus; serologie; chromatographie; aminosaeure; untersuchungsmethode;
bei den in der aspergillus-serologie zur diagnose verwendeten antigenen handelt es sich um myzel- oder kulturfiltrat-konzentrate. zur abtrennung dienten konventionelle verfahren wie fraktionierte faellung, tensidextraktion, chromatographie und praeparative isoelektr. fokussierung. durch selektive anfaerbung der abgetrennten fraktionen wurde gezeigt, dass viele der reaktionsfaehigeren komponenten glykoproteine sind. durch affinitaetsbindung an concanavalin a wurde das vorhandensein von alpha-d-glucopyranose, alpha-d-mannopyranose bzw. endstaendigem alpha-d-n-acetylglucosamin nachgewiesen. die wichtigsten aminosaeurebestandteile sind serin und threonin neben glutamin- und asparaginsaeure.

v709 - 0505 k aspergiloze volne zijicich ptaku (sze)
otcenasek, milos; mikulica, vladimir. - in: veterinarstvi. - praha 36(1986)8. - s. 373 - 374 : 1 abb. - arb.st:hradec kralove, dvur kralove. - b14=zb 429
zur aspergillose frei lebender voegel
60.50.20.15.10.; 60.80.30.15.

symptom; histologie; aetiologie; stress; resistenz; aspergillus; federwild; +nucifraga cariocatactes;
in einer gruppe von 10 im fruehjahr gefangenen und in einen spezialtierpark ueberfuehrten tannenhaehern (nucifraga cariocatactes) kam es innerhalb 14 d zu 7 verendungen nach schlechtem ernaehrungszustand, abgeschlagenheit, dyspnoe. pathomorphologie: grauweisse, bohnengrosse knoten in lunge, zahlreiche kleine, weisse knoetchen auf serosen, gelbgraue, linsengrosse knoten in leber und eine vergroesserte, gelbgrau verfaerbte milz. aus lungengewebe wurde aspergillus kultiviert und als a. fumigatus fresenius bestimmt. als ursache wird stressbedingte resistenzminderung angesehen. - h. schnapperelle.

v709 - 0506 mycosis of commercial japanese quail, ducks and turkeys (eng)
reece, r. l.; taylor, t. k.; dickson, d. b. - in: austral. veter. j.. - north melbourne 63(1986)6. - s. 196 - 197 - arb.st:parkville, vict., dep. agric. and rural affairs, veter. res. inst.. - b14=z 200
mykose bei kommerziell gehaltenen japanischen wachteln, enten und puten
60.50.20.15.10.; 60.50.15.15.01.
gefluegel; mykose (tier);symptom; pathologie; pathogenese; belueften;
haupterreger der sog. brueterpneumonie: aspergillus fumigatus und mischinfektion mit anderen pilzarten. - klin. symptome: atembeschwerden (1) und mortalitaet bis 20 % und hoeher (alle 3 tierarten), paresen und kyphosen (2) (ausser bei entenkueken), nervoese symptome bei wachtel (3). pathologisch-anatom. befunde: bei (1) kleine, diskrete, graugelbe knoten in der lunge und den luftsaecken, bei (2) analoge knoten in den hals- und brustwirbelkoerpern, bei (3) abszesse im gehirn. hauptursache: zu geringe belueftungsintensitaet. die symptome 1...3 kamen auf aerogenem wege zustande. - chr. v. d. ahe.

v709 - 0507 nasal rhinosporidiosis in two dogs (eng)
allison, n.; willard, m. d.; bentinck-smith, j. - in: j. amer. veter. med. assoc.. - schaumburg, ill. 188(1986)8. - s. 869 - 871 : 4 abb., 18 lit. - arb.st:mississippi state, univ., coll. veter. med.. - b14, gr61
nasale rhinosporidiose bei zwei hunden
60.50.20.15.10.; 60.50.40.11.05.; 60.50.35.16.
hund; mykose (tier); nase; symptom; chirurgie; +rhinosporidium seeberi;
die rhinosporidiose wird durch rhinosporidium seeberi verursacht. dieser vorwiegend menschenpathogene pilz wurde bei einem 2- sowie einem 6jaehrigen hund isoliert. bei beiden standen klinisch nasenausfluss, dyspnoe sowie z.t. epistaxis im vordergrund. rhinoskopisch(otoskop) stellte man gestielte, multilobulaere, harte, roetl. massen im nasengang fest. so weit wie moglich wurden diese chirurgisch entfernt, die wunde wurde mit jod behandelt. diese therapie war nicht erfolgreich. eine stase erreichte man hingegen mit dapsone (1mg/kg km). auch nach absetzen dieses praeparates blieben die hunde weiterhin asymptotisch. - m. fuerll.

v709 - 0508 recherches sur le role du sulfate de zinc (zn so4) et de la vitamine a dans la prophylaxie du pietin du mouton (fre)
katitch, r. v.; katrinka, m.; jovanovitch, m. - in: bull. acad. veter. france. - paris 59(1986)2. - s. 139 - 147 : 3 abb., 16 lit.. - b14=z 672
untersuchungen ueber die funktion des zinksulfats (zn so4) und des vitamins a bei der prophylaxe der moderhinke des schafes
60.50.20.18.; 60.50.40.16.; 60.50.35.16.
schaf; klaue; entzuendung; bakt krankheit; klauenpflege; immunisierung; praeparat; +moderhinke;
aetiologisch gilt die moderhinke als eine polymikrobielle infektion, bedingt durch eine vorausgehende klauenlaesion (nagel und/oder haut), die prophylaktisch durch klauenpflege und aktive immunisierung gegen sekundaerinfektionen bekaempft wird. diese konzeption wurde durch einen feldversuch an 3352 schafen bestaetigt. dabei zeigte die anwendung einer polyvalenten vakzine (sphaerophorus necrophorus, corynbacterium pyogenes, ristella nodosa, staph. pyogenes, clostr. perfringens a) in verbindung mit einer oralen zinksulfat- und vit.a-applikation eine steigerung der spezif. immunabwehr sowie eine verbesserung

(keratinisation) der klauengewebestrukturen. - c. eichwald.

60.50.25. parasitosen und erreger parasitaerer krankheiten

v709 - 0509 vse vnimanie - profilaktike (rus)
stepanjan, a. n.; ioannisjan, i. k. - in: veterinarija. - moskva (1986)10. - s. 18. - b14=z 492
alle aufmerksamkeit der prophylaxe
60.50.25.
parasitose; bekaempfung; prophylaxe; babesia; anaplasma; zecke; +piroplasmose;
vff. weisen auf die grossen erfolge hin, die das veterinaerwesen armeniens bei der bekaempfung von parasitosen erreicht hat. so konnte die dassellarve getilgt werden. zur zeit gilt der kampf der piroplasmose, der babesiose und der anaplasmose. im vordergrund steht die planmaessige reduzierung bzw. vernichtung der zeckenpopulation im sommer und herbst, da nur ein kleiner teil der zecken auf den tieren ueberwintert. in den letzten 11 a erkrankten an der theileriose nur 28 tiere, die in der mehrzahl aus anderen landesteilen eingefuehrt wurden. - w. plaschke.

v709 - 0510 parazitozy sluzebnich psu (sze)
mahelkova, k.; hartmannova, b. - in: veterinarstvi. - praha 36(1986)11. - s. 515 : 1 tab.. - b14=zb 429
parasitosen bei diensthunden
60.50.25.
hund; parasitose; diagnose; befund;
332 parasitol. untersuchungen von diensthunden (deutscher schaeferhund) ueber einen zeitraum von 3...4 a erbrachten positive befunde in 14,1 % der faelle. es wurden taenia sp. bei 0,6 dipylidium caninum bei 0,9, toxascaris leonina bei 3,9, toxocara canis bei 5,7 und trichuris vulpius bei 3 % der untersuchten hunde gefunden. - h. schnapperelle.

v709 - 0511 nymphal pentastomiasis in a cat (eng)
moens, y.; tshamala, m. - in: veter. rec.. - london 119(1986)2. - s. 44 : 2 abb., 7 lit. - arb.st:lubumbashi, zaire, univ., fac. veter. med., surgic. dep.. - b14, gr61
nymphale pentastomiasis bei einer katze
60.50.25.
katze; parasitose; +pentastomiasis; +armillifer armillatus;
vff. konnten in lubumbashi, zaire, bei einem 7 a alten verendeten kastrierten kater in der bauchhoehle 10 12...24 mm lange aufgerollte nymphenstadien von armillifer armillatus an netz, milz und einer niere bzw. subperitoneal in der bauchmuskulatur ohne entzuendl. reaktionen des wirtsgewebes nachweisen. - e.-a. nickel.

v709 - 0512 color atlas of reptilian parasites : part 4. pseudoparasites (eng)
barnard, susan m.; keeper, senior. - in: compendium continuing educ. pract. veter.. - princeton junction, n. j. 8(1986)6. - s. 365 - 369 : 10 abb., 5 lit. - arb.st:atlanta, ga., zoolog. park., dep. of herpetol.. - b14=zb 4266
farbatlas der parasiten von reptilien. teil 4. pseudoparasiten
60.50.25.; 60.50.34.; 60.80.30.15.
reptilia; parasitose; nachweis;
der letzte teil der 4teiligen serie stellt befunde in faezes von gefangenen reptilien dar, deren abgrenzung von den eigentl. parasiten unbedingt notwendig ist. es werden parasitaere gebilde, deren wirte die beutetiere sind, sowie tier- und pflanzenteile bildlich dokumentiert. zum abschluss werden 10 entscheidungsfragen gestellt. - d. mielke.

v709 - 0513 overeni antikokcidialni ucinnosti montebanu elanco (narasin) v provoznich podminkach u brojleru v csr (sze)
hera, alfred; skaloud, jiri; malhocky, zdenek. - in: biol. a chem. zivocisne vyroby, veter.. - praha22(1986)4. - s. 349 - 357 : 7 tab., 8 lit., zus. in russ.0 engl., fraz., span., dt. - nach zus.. -

b14=za 5041
ueberpruefung der antikokzidiellen wirksamkeit von monteban elanco (narasin) unter bestandsbedingungen bei broilern in der csr
60.50.25.01.; 60.50.35.16.
kokzidiose; escherichia coli; medikament; wirkung; epidemiologie;
die oozystenzahl in der streu war in allen 3 etappen niedriger bei narasin i. vgl. zu lasalocid, und bis auf eine zeitperiode wurde keine kokzidiose nachgewiesen.die verendungen (5,2 % von 66747 tieren)waren niedriger bei narasin, waehrend sie bei lasalocid 6,4 % von 47270 tieren betrug (statistisch signifikant bei p/x 2 0,01). alle verendungen der kueken waren in allen 3 etappen auf e. coli, crd u. auf die marieksche krankheit zurueckzufuehren u. in der 3. etappe konnte ausserdem in beiden gruppen die oedemkrankheit nachgewiesen werden. die koerpermasse der tiere war praktisch adaequat.

v709 - 0514 trypanosomiasis and laryngeal paralysis in a dog (eng)
barr, stephen; baker, dale; markovits, judit. - in: j. amer. veter. med. assoc.. - schaumburg, ill. 188(1986)11. - s. 1307 - 1309 : 1 abb., 28 lit.. - b14, gr61
trypanosomiasis und kehlkopflaehmung bei einem hund
60.50.25.01.; 60.50.40.11.05.
hund; kehlkopf; paralyse; trypanosoma; diagose; behandlung;
eine 12jaehrige labrador retrieverhuendin wurde mit erschwerter atmung und belastungstoleranz vorgestellt, die wenige tage vorher kollabiert war. alle leberenzymaktivitaeten waren beachtlich erhoeht. darueberhinaus wurden eine herzvergroesserung und ventrikulaere tachykardie diagnostiziert. nach bilateraler stimmfaltenresektion und ventraler kehlkopfoeffnung eholte sich der patient schnell.wegen nachhandschwaeche erneute stationaere aufnahme, dabei wurde haematologisch und serologisch trypanosoma cruzi nachgewiesen. unter nifurtimox-(8 mg/kg)dexamethason-(0,2 mg/kg) behandlung besserten sich voruebergehend allgemeinzustand und appetit deutlich. 3 wo. spaeter verendete der hund an "gelbsucht". autoptisch wurden neben myokarddegeneration skelettmuskulatur- nd leberschaeden diagnostiziert. - a. kuntze.

v709 - 0515 zwei fallbeispiele der visceralen leishmaniose beim hund
koch, e.-u. - in: kleintier-praxis. - hannover 31(1986)7. - s. 353 - 356 : 6 tab., 18 lit., zus. in engl., franz., ital. - nach zus.. - b14=zb 2978
60.50.25.01.
hund; parasitose; leishmania; nachweis; fluoreszenz; therapie;
viszerale leishmaniose wurde bei einem 4jaehrigen boxerrueden u. einer 3jaehrigen mischlingshuendin durch den indirekten fluoreszenzantikoerpertest (ifat) nachgewiesen. beide hunde lebten unterschiedlich lange auf ibiza/spanien. die klin. befunde, pathol. untersuchungsergebnisse sowie die therapie werden eroertert.

v709 - 0516 trichomoniasis bovine (tritrichomonas foetus) : 1. diagnostico y prevelencia en la provincia de formosa (argentina) (spa)
mancebo, o. a.; monzon, c. m. - in: veter. argentina. - buenos aires 2(1985)15. - s. 436 - 439 : 1 tab., 7 lit., zus. in engl.. - b14=za 6195
bovine trichomoniasis (tritrichomonas fetus) : 1. mitt. diagnostik und vorkommen in formosa (argentinien)
60.50.25.01.
rind; bulle; trichomonas; diagnose;
948 adulte bullen (387 bos indicus und 561 bos taurus und zebukreuzungen) wurden in 15 nach dem zufallsprinzip ausgewaehlten farmen durch entnahme von praeputialfluessigkeit untersucht. in 4 farmen erfolgte der nachweis von t.fetus bei insgesamt 24 (2,5 %) tieren.sie gehoerten alle zur gruppe bos taurus/zebukreuzungen (=4,2 % befallsquote in dieser gruppe).in der bos indicus-gruppe wurde der parasit nicht gefunden. - w. beulig.

v709 - 0517 ifeccion experimental en toros con tritrichomonas foetus var. belfast (spa)
campero, c. m.; palladino, m. r. - in: veter. argentina. - buenos aires 2(1985)19. - s. 822, 824 -

827 : 24 lit., zus. in engl.. - b14=za 6195
experimentelle infektion von bullen mit tritrichomonas foetus var. belfast
60.50.25.01.
trichomonas; infektion; versuch; bulle;
die infektion gelang bei 6 5...10 a alten bullen der rasse a. angus (5) u. hereford. das isolat stammte von einem natuerlich infizierten bullen. die inokulation erfolgte intrapraeputial mit 20 ml trichomonas-medium (oxoid), das 2x10exp6/ml lebende zellen enthielt. die gleiche prozedur wurde mit 3 ml sutheriand-medium mit 5x10exp6/ml lebenden zellen 2mal im abstand von 10 d wiederholt. die waehrend eines a entnommenen 40 proben zeigten permanent positive ergebnise. - w. beulig.

v709 - 0518 dianostico de trichomoniasis en toros, propuesta de un esqueme de djagnostico (spa)
martinez, a. h.; bardon, j. c.; noseda, r. p. - in: veter. argentina. - buenos aires 2(1985)20. - s. 966 - 977 : 8 tab., zus. in engl.. - b14=za 6195
diagnose der trichomoniasis bei bullen. vorschlaege fuer ein neues schema
60.50.25.01.; 60.50.05.10.10.; 60.50.10.20.02.10.
bulle; trichomonas; diagnose; veterinaerinstrument; vet med verf; bekaempfung; sanierung;
von 8570 bullen in 24 herden wurden von 107 tieraerzten abstriche mit einem dafuer modifizierten schabgeraet, das die sofortige einleitung des materials in das kultur- u. transportmedium gestattet, genommen. bei der hohen verseuchung des rinderstapels (47 % der herden, bis 50 % der bullen) war es notwendig, einen tilgungsplan fuer die organisierte bekaempfung der trichomoniasis aufzustellen, der 26 tieraerzten zur durchfuehrung uebertragen wurde. durch diese konzentration und spezialisierung der massnahmen hofft man,einen sukzessiven rueckgang der trichomoniasis zu erreichen. - f. schaetz.

v709 - 0519 feline giardiasis and its chemotherapy (eng)
sugano, hiroyuki. - in: j. japan veter. med. assoc.. - 39(1986)8. - s. 504 - 507 : 4 abb., 2 tab., 25 lit., zus. in engl.. - b14=zb 2076
die giardiose der katzen und deren chemotherapie
60.50.25.01.; 60.50.35.16.
katze; mastigophora; chemotherapeutikum; behandlung; befund;
zur bekampfung einer giardiose, ueber deren vorkommen bei katzen in japan bislang nicht berichtet worden ist, verabreichte vf. an die parasitentraeger oral metronidazol: eine dosis von 40...60 mg/kg pro d ueber 6...7 d oder 2 dosen von 50 mg/kg pro d ueber 4...5 d. die wirkung der behandlung wurde nach klin. symptomen, wie durchfall, sowie nach dem vorhandensein des parasiten im kot bewertet. das mittel erwies sich als besonders effektiv, wenn es mit "emplastic" verabreicht wurde. nebenwirkungen der behandlung wurden nicht beobachtet. - s. nickel.

v709 - 0520 koksidiar (isospora, toxoplasma, hammondia, besnoitia, sarcocystis) hos hund og katt (nor)
gjerde, bjoern. - in: norsk veter. t.. - oslo 98(1986)10. - s. 699 - 711 : 1 abb., 13 lit., zus. in engl. - arb.st:oslo, norges veter.-hoegskole, inst. for inremed. 1. - b14=za 5398
coccidia (isospora, toxoplasma, hammondia, besnoitia, sarcocystis) von hund und katze
60.50.25.01.
coccoidea; toxoplasma; hund; katze; entwicklunsstadium; befund;
es werden angaben gemacht zum aufbai der oozysten u. sporozysten,zum lebenszyklus u. zur epidemilogie von den vertretern der coccidia, fuer die hund und katze definitive wirte sind.so parasitieren bei der katze isospora felis, i. rivolta,toxoplasma gondii, hammondia hammondi, besnoitia besnoiti, b. darlini, b. wallacei u. mehr als 10 arten von sarcocystis,beim hund isospora canis, i. obioensis, i. burrowsi, hammondia heydorni, und etwa 20 arten von sarcocystis. die coccidia ueben gewoehnlich keine oder nur geringe pathol. wirkungen auf ihre wirte waehrend der darmphase aus. einige arten jedoch,so sarcocystis spp. vom hund und toxoplasma gondii sowie besnoitia spp. von der katze, koennen hoch pathogen fuer deren zwischenwirte sein. - s. nickel.

v709 - 0521 enfoques terapeutios en coccidiosis bovina (spa)
vottero, d. a. j.; suarez, c. j. m. - in: veter. argentina. - buenos aires 2(1985)16. - s. 520 - 527 : 3 abb., 3 tab., 4 lit., zus. in engl.. - b14=za 6195
unterschiedliche aspekte zur kokzidiosetherapie bei rindern
60.50.25.01.; 60.50.35.16.; 60.50.31.10.
kokzidiose; rind; therapie; dosis; applikation; wirkung;
zur feststellung der therapeut. effizienz, ermittlung der dosis und des applikationsverfahrens wurden handelsuebl. kokzidiostatika (k) an kaelber verabreicht.der befallsgrad wurde durch koprol. oozystennachweis ermittelt. der wirksamkeitsvergleich erfolgte gegenueber unbehandelten kontrollen.vergleichsparameter waren koerpermassezuwachs und auftretende symptome. es wurde festgestellt: sobald klin. symptome der kokzidiose auftraten, kann der verlauf nicht veraendert werden,wesentlich effektiver ist,k vor dem ausbruch und prophylaktisch immer dort zu verabreichen, wo kokzidiose enzootisch herrscht. - e. rueffle.

v709 - 0522 vlianie ehjjmerijj na organizm jagnjat (rus)
litvinskijj, ja. p. - in: veterinarija. - moskva (1986)9. - . 47 - 50. - b14=z 492
der einfluss von eimeria auf den laemmerorganismus
60.50.25.01.; 60.50.20.18.; 60.50.31.20.
lamm; parasitose; eimeria; infektion; bacteriophyta; pathologie; organ (tier); haemoglobin;
in experiment. untersuchungen an 32...34 d alten laemmern wurde der einfluss von mono- und multiinfektionen auch in assoziationen mit bakterien auf die haematol. und biochem. veraenderungen des blutes geprueft. abhaengig von der eimeriaart und der assoziation und anderer parasiten und bakterien treten grundlegende veraenderungen in der haemopoese,im haemoglobingehalt und im leukogramm auf. ausserdem werden veraenderungen der eiweisstruktur u. einiger enzyme beobachtet. neben darmveraenderungen treten schaeden in leber und bauchspeicheldruese auf. - h. splisteser.

v709 - 0523 experimental coccidiosis in goats : 2. effect of parasitism on nutritional balances and some blood parameters (fre)
aumont, g.; yvore, p.; esnault a. - in: ann. rech. vete.. - beaumount 17(1986)2. - s. 191- 196 : 7 abb., 23 lit., zus. in franz.. - b14=za 5327
experimentelle kokzidiose bei ziegen : 2. mitt. einfluss des parasitismus auf die ernaehrungsablaeufe und einige blutparameter
60.50.25.01.
ziege; infektion; coccidia; typ; verdaulichkeit; trockengruenfutter;
die experimentelle infektion von ziegen mit den kokzidienarten eimeria ninakohlyakimovae, e. arloingi und e. christenseni verursachte bei den wirten deutl.veraendrungen in der verdaulichkeit von trockenfutter, organ. material und rohfaser, jedoch nur milde klin. effekte. das stickstoffgleichgewicht im harn wurde negativ.desgleichen konnten im blut eine abnahme des serumalbumins, der glukosekonz. und des haematokrits beobachtet werden. vff. versuchen, diese abweichungen z. t. durch verminderte aufnahme von trockenfutter, durch die veraenderung des trockenfutterteils im kot und durch stoerungen der darmfunktionen zu klaeren. - s. nickel.

v709 - 0524 isozymes of chicken coccidia in japan
nakamura, takashi; konishi, takao; kawaguchi, harumoto. - in: jap. j. veter. sci.. - tokyo 48(1986)3. - s. 587 - 590 : 2 abb.. 3 tab., 1 lit., zus. in engl., japan. - arb.st:shiga, japan, shionogi and co., ltd., res. labor.- b14=zb 2974
60.50.25.01.
coccidia; huhn; eimeria; diagnose; epidemiologie;
unter verwendung von laktatdehydrogenase und glukosephosphatisomerase untersuchten vff. mittels staerkegel-elektrophorese e.tenella-, e.necatrix-, e. maxima u. 6 versch. e.-tenella-staemme, die aus huehnerkuekenbestaenden in japan stammten. dabei konnten die versch. e.arten durch die zymogramme charakterisiert werden. 2 der 6 geprueften e.tenella-feldstaemme zeigten im zymogramm eine vom referenzstamm abweichende

glukosephosphatisomerase-mobilitaet. - e.-a. nickel.

v709 - 0525 development d"eimeria tenella chez un hote non-specifique : la souris (fre)
naciri, muriel; yvore, p. - in: ann. rech. veter.. - beaumount 17(1986)2. -s. 141 - 146 : 2 tab., 25 lit., zus. in engl.. - b14=za 5327
entwicklung von eimeria tenella bei einem nicht spezifischen wirt, der maus
60.50.25.01.
mus;parasitose;eimeria; darm; lunge; uebertragung; toxoplasma;
in dem nichtspezif. wirt fuer eimeria tenella, der maus, wurden extraintestinale stadien des parasiten vorwiegend im darm und lunge gefunden. uebertragunsversuche mit lungen- u. blutmaterial von infizierten maeusen, entnommen am 1. bis 14. d post infect., fuehrten zu infektionen bei kueken.es wird das infektionsgeschehen bei der maus diskutiert u. der infektionsablauf mit denen anderer vertreter der gattung verglichen.abschliessend wird auf einige uebereinstimmungen mit der entwicklung von toxoplasma verwiesen. - s. nickel.

v709 - 0526 monensin/sulfachloorpyrazine intoxicatie bij kalkoenen (dut)
braunius, w. w. - in: t. diergeneeskd.. - utrecht 111(1986)14. - s. 676 - 678 : 1 tab., 8 lit., zus. in engl. - arb.st:velp, gezondheidsdienst dieren gelderland. - b14=z 376
monensin-sulfachlorpyrazin-vergiftung bei puten
60.50.25.01.; 60.50.35.25.
coccidia; medikament; toxikose; fuetterung; symptom; sterblichkeit;
nach der anwendung von sulfachlorpyrazin (kokkzidiostatikum)in einer gefluegelfarm wurden bei 7 wo. alten puten laehmungserscheinungen beobachtet. die symptome waren bei weibl. puten allgemeinerer natur, besonders bei denen von haehnen getrennten tieren. im futter konnten bei untersuchung 122 mg/kg monensin nachgewiesen werden,wohingegen die empfohlene dosis 100 mg/kg betrug.wenn ein neues gehege mit diesem futter versorgt wurde, nahmen die symptome ab.als ergebnis einer moegl. wechselwirkung zwischen monensin u. dem gen. sulfonamid betrug die mortalitaet 1,7 % bei haehnen und 11,2 % bei hennen. - g. wilsdorf.

v709 - 0527 sahstav, biologija i razprostranenie na kokcidiite (coccidia, eimeriidae)na sahrnite (capreolus l.) v bahlgarija (bul)
golemanski, vasil g. - in: acta zool. bulg.. - sofija 32(1986). - s. 3 - 10 : 2 abb., 2 tab.,24 lt., zus. in russ., engl.. - b14=za 5689
zusammensetzung, biologie und verbreitung der kokzidien (coccidia, eimeriidae) der rehe (capreolus capreolus l.) in bulgarien
60.50.25.01.; 60.80.30.15.
coccidia; infektion; wild; +reh;
am weitesten verbreitet sind die arten e. capreoli, e. panda, e. ponderosa u. e. rotunda.als ursache der kokzidiose bei rehen unter natuerl. bedingungen wird starker befall mit e. panda und e. capreoli angesehen. die infektionsextensitaet betraegt 7,7...30,0 % und ist bei jungtieren bis 1 a fast 2mal hoeher i. vgl. zu alttieren. geschlechtsabhaeng. unterschiede koennen nicht aus den untersuchungsergenissen abgeleitet werden, da der hoehere befall bei maennl. en durch eine groessere zahl parasitierter weibl. rehe bei alttieren kompensiert wird. morphologie und biologie von 8 relevanten vertretern werden kurz beschrieben. - k. freudenberg.

v709 - 0528 sarcosporidiosis en armadillos del nordest argentino (spa)
ramirez, m. m.; resoagli, e. h.; martinez, a. r. - in: veter. argentina. - buenos aires 2(1985)16. - s 528 - 532 : 3 abb., 5 lit., zus. n engl.. - b14=za 6195
sarkosporidiose bei guerteltieren in nordost-argentinien
60.50.25.01.; 60.80.30.15.
wildtier; parasitose; protozoa; +guerteltier;
durch obduktion von 94 guerteltieren wurde ein sarcocystis-befall von 24 % ermittelt. die positiven tiere gehoerten folgenden arten an: dasypus novemcinctus (17 stueck), d. septemcinctus (8) und tolypeutes mataco (1).rangfolge der befallenen organe: skelettmuskeln,

zunge, oesophagus,herz. laenge der parasiten: 11...470 mym. die zysten differierten in der form (kreisfoermig, oval, fusiform. in der zystenumgebung verschiedene histopathol. befunde: truebe degeneration,hyalinose verlust der streifung, myositis. die guerteltiere fungieren offensichtl. als zwischenwirte. mittels koprol. untersuchung wurden sporozysten nicht gefunden.die infektion erfolgt vermutlich durch aufnahme von futter, das mit sporozysten aus den faezes von wildkarnivoren kontaminiert ist. - w. beulig.

v709 - 0529 toksoplasmose som zoonose : en litteraturoversikt (nor)
hagland, aslak. - in: norsk veter. t.. - oslo 98(1986)10. - s. 729 - 733 : 19 lit., zus. in engl.. - b14=za 5398
die toxoplasmose - eine zoonose : eine literaturuebersicht
60.50.25.01.; 60.50.33.
toxoplasma; katze; mensch; zoonoe; epidemiologie; uebersicht;
die toxoplasmose ist eine weltweit verbreitete zoonose. die krankheit wird durch intrazellulaer lebende protozoen verursacht, wichtigste endwirte sind katzen. etwa 1 % der katzenpopulation der welt muss als aktiver parasitenausscheider gewertet werden.der mensch kann sich direkt von der katze oder indirekt ueber rohes oder nicht gargekochtes fleisch infizieren. schaben und fliegen fungieren als vektoren. die infektion ueber dieplazenta von der mutter auf das kind ist beim menschen der haeufigste infektionsweg. schwangere frauen, die sich mi toxoplasma infizieren, koennen kinder mit hirn- oder augenschaeden zur welt bringen.etwa 25...45 % der weltbevoelkerung sind toxoplasma-infektionen ausgesetzt gewesen. es werden angaben gemacht ueber versuche an katzen zu wirksamen bekaempfung der zoonose. - s. nickel.

v709 - 0530 a serological survey for toxoplasma antibodies in cattle, sheep, goats and camels (camelus dromedarius) in the sudan (eng)
zain eldin, e. a.; elkhawad, s. e.; kheir, h. s. m. - in: rev. elevag et med. veter. pays trop., n.s.. - paris 38(1985)3. - s. 247 - 249 : 1 ta. 12 lit., zus. in franz., span. - arb.st:alamraat, khartoum, sudan, veter. res. admin.. - b14=z 312
ein serologischer ueberlbick ueber die toxoplasma-antikoerper bei rind, schaf, ziege und kamel (camelus dromedarius)im sudan
60.50.25.01.; 60.50.05.10.10.
toxoplasma; schaf; ziege; serologie; epidemiologie; laborverf; + kamel;
in kordofan und in der zentralregion des sudans wurden blutseren von schafen, ziegen, rindern und kamelen an den schlachthoefen nach der indirekten mikrohaemagglutinations-reaktion auf das vorhandensein von toxoplasma-antioerpern untersucht. positive befunde wurden mit seren von 63 % der ziegen, 54 % der kamele,40 % der rinder u. 34 % der schafe ermittelt. nachpruef. der antikoerper-positiven seren mittels der komplementbindungsreaktion bestaetigten die ergebnisse. - s. nickel.

v709 - 0531 ecuria e anaplazmozes ne gjedhe d he masat kunder saj (ser)
xnoi,muhamet; dashi, jetmir. - in: bul. i shkencav zootekn. e veter.. - tirana (1985)3. - s. 65 - 73 : 1 abb., 1 tab., zus. in engl., franz.. - b14=za 6130
die entwicklung der anaplasmose in rindern und bekaempfungsmassnahmen
60.50.25.01.; 60.45.10.; 60.50.35.16.
anaplasma; rind; epidemiologie; bekaempfung; medikament; befund;
innerhalb von 5 a wurden untersuchungen an 50 rindern im anaplasmoseschadgebiet durchgefuehrt. als vektor konnte boophilus calcaratus nachgewiesen werden.zu anfang ueberwog babesiose, der spaeter anaplasmose folgte. unter natuerl. bedingungen dauerte die inkubationszeit 37...77 d. eine rasseabhaengige anfaelligeit konnte beobachtet werden.staerker befallen waren traechtige tiere. zur medikamentellen therapie wurden tetrazykline empfohlen.lomydin hatte eine wirksamkeit von 75 %. suanovil war ebenfalls wirksam.- r. schuster.

v709 - 0532 profilaktika toksoplazmoza (rus)
sokolov, a. n. - in: krolikovodstvo i zverovodstvo. - moskva (1986)4. - s. 20 - 1. - b14=zb 1655
prophylaxe der toxoplasmose

60.50.25.01.
pelztier; kaninchen; parasitose; toxoplasma; prophylaxe; uebertragung;
in verseuchten betrieben ist die diagnose durch klin. untersuchungen,erregernachweis und serol. untersuchungen zu sichern.die krankheit muss von enzephalomyelitiden,pest,alimentaeren aborten ua. erkrankungen differentialdiagnostisch abgesichert werden. bei pelztieren und kaninchen muss die prophylaxe auf die sicherung gegenueber toxoplasmentraegern, wie katzen, ratten u.a., gesichert sein. zur behandlung der erkrankten tiere wird chimkokzid mit dem futter eingesetzt. - . splisteser.

v709 - 0533 ultrastructure of intra-erythrocytic stages of babesia ovata (eng)
kawai, satoru; takahashi, kiyoshi; sonoda, mitsuo. - in: jap. j. veter. sci.. - tokyo 48(1986)5. - s. 43 - 949 : 8 abb. - arb.st:ebutsu, hokkaido, univ., dep. of vet. internal med.. - b14=zb 2974
ultrastruktur intra-erythrozytaerer stadien von babesia ovata
60.50.25.01.
rind; babesia; erythrozyt; elektonenmikroskopie;
die intra-erythrozytaere struktur von babesia ovata wurde elektronenmikroskopisch untersucht und mit der anderer babesia-arten verglichen. b. ovata wurde 1980 in japan als neue art beim rind isoliert. sie unterscheidet sich von b. bigemina durch virulenz, vektoren, morphologie und durch ihre antigenwirkung. in den erythrozyten wurden 3 stadien von b. ovata gefunden: merozoiten, in teilung begriffene merozoiten und trophozoiten.die struktur dieser stadien wurde anhand der abb. beschrieben. sie aehnelt der von intra-erythrozytaeren formen von b. bigemina hinsicht. ihrer lokalisation, form u. vorhandensein von mikroorganellen. - r. sedlag.

v709 - 0534 the development of theileria sergenti in the salivary glands of the tick, haemaphysalis longicornis (eng)
higuchi, seiichi. - in: jap. j. veter. sci.. - tokyo 48(1986)4. - s. 801 - 807 : 8 abb., 9 lit., zus. in jap. - arb.st:towada, aomori, japan, unv., school of veter. med., dep. of internal med. and animal sci.. - b14=zb 2974
entwicklung von theileria sergenti in den speicheldruesen der zecke haemaphysalis longicornis
60.50.25.01.; 60.50.25.04.05.05.; 60.45.10.
rind; theileria; zecke; speicheldruese; entwicklungsstadium; untersuchungsmethode;
vf. studierten die entwicklung der in den speicheldruesen von adulten haemaphysalis longicornis-zecken lebenden protozoen der art theileria sergenti. die untersuchung der von heim. rindern isolierten zecken erfolgte waehrend der fuetterung an kaninchen. die untersuchungsmethoden werden ausfuehrlich beschrieben. von th. sergenti werden 3 formen, 1., 2.und 3. sporoblasten,gefunden im stadium der weiterentwicklung zu sporozoiten.die sporozoiten bildeten sich im verlauf von 4 d in den azinoesen zellen der druesen heran. die meisten wurden aus dem zytoplasmat. bereich dieser zellen nach 4 d entlassen.die strukturen der sporoblasten und sporozoiten werden bildlich dargestellt. - s. nickel.

v709 - 0535 theileria taurotragi in zambia (eng)
jongejan, f.; musisi, f. .; moorhouse, p. d. s. - in: veter. quart.. - the hague 8(1986)3. - s. 261 - 263 : 2 tab., 9 lit. - arb.st:utrecht, univ., dep. of trop. veter. med. and protozool.. - b14=za 42
theileria taurotragi in zambia
60.50.25.01.; 60.50.05.10.10.
isolierung; theileria; uebertragung; zecke; differenzierung; serologisch; epidemiologie;
in zambia wurden die isolation u. transmission von theileria (t.) sp. mit hilfe der zecke rhipicephalus appendiculatus durchgefuehrt. diese neue species zeigte eine geringe virulenz u. eine parasitol.,klin. und serol. uebereinstimmung mit t. taurotragi. damit konnte in zambia die 4. theileria sp. festgestellt werden. - d. mielke.

v709 - 0536 the role of parasites in colic (eng)
becht, james l. - in: proc. ann. convent. amer. assoc. equine pract.. - toronto 30(1985). - s. 301 - 311 : 46 lit. - arb.st:athens, univ. of georgia, coll. of veter. med., dep. of large animal med.. - b14z 6177
die rolle von parasiten bei der kolik

60.50.25.03.; 60.50.30.20.
parasit; kolik; diagnose; therapie; strongylus; anthelminthikum;
vf. versucht,die gegenwaertigen kenntnisse ueber parasiten als ursache v. koliken des wirtes aufzuzeigen. es wird die problematik nach den schwerpunkten: mechanismen, durch die parasiten koliken verursachen, strongylus vulgaris als verursacher von koliken - tatsachen und spekulationen, weitere parasiten - gasterophilus spp., draschia spp., parascaris equorum und anaplocephala perfoliata - u. ihr einfluss auf koliken, diagnost. und therapeut. methoden gegen die verminoese arteritis diskutiert. abschliessend werden angaben zum antelminthika-einsatz gegen strongylus vulgaris-befall gemacht. - s. nickel.

v709 - 0537 immunomorfologicheskie izmenenija pri paraztarnykh boleznjakh dikikh zhivotnykh (rus)
dvorkin, l. b.; karasev, n. f. - in: probl. veter. immunol.. - moskva : agropromizdat, 1985. - s. 175 - 177 - arb.st:veter.-inst. vitebsk udssr. - b14=1986 a 672
immunmorpholog. veraenderungen bei parasitaeren erkrankungen des wildes
60.50.25.03.; 60.50.05.10.07.; 60.80.30.15.
wild;pathologie; immunreaktion; parasitologie; nachweis; schaf; rind; schwein;
zur abklaerung immunmorphol. veraenderungen wurden histol. untersuchungen an lunge, herz, skelettmuskulatur, leber, milz, nieren, nebennieren u. lymphknoten bei 77 rehen, 3 hirschen, 10 wildschweinen, 2 rindern,3 schafen und 10 hausschweinen durchgefuehrt.die schnitte wurden zum nachweis von rna nach brasche gefaerbt. parasitol. untersuchungen ergaben bei den zerviden kapriokaulose,parafaszilopsidose und befall mit duennhalsigen finnen, bei den hauswiederkaeuern diktyokaulose und fasziolosen, bei den wild- und hausschweinen metastrongylose. die vff. schlussfolgerten, dass zellreaktionen auf parasiten beim wild heftiger verlaufen als bei analogen erkrankungen der haustiere. - r. schuster.

v709 - 0538 a sampling ring of cattle feces divised for egg counts of helminth and for determination of fecal consistency (eng)
taira, noriyuki; hazeyama, hiroshi. - in: j. japan veter. med. assoc.. - 39(1986)8. - s. 512 - 515 : 2 abb., 2 tab., 13 lit., zus. in engl. - arb.st:chuzan, kagoshima, nat. inst. of animal health. - b14=zb 2976
ein sammelring fuer rinderkot, entwickelt zur zaehlung von wurmeiern und zur bestimmung der kotkonsistenz
60.50.25.03.
rind; helminthose; diagnose; kot;
vff. entwickelten einen ring (12 mm dmr. 8,84 mm hoch) geeignet zur gewinnung von 1 g kot und zur zaehlung der wurmeier in 1 g kot. zur handhabung ist der ring mit einem griff versehen. fuer die kotkonsistenz werden 4 stufen angegeben und die methoden, nach denen die zuteilung der kotproben in die einzelnen stufen erfolgt, werden genannt. waegungen von mit dem ring entnommenen kotproben ergaben fuer festen, weichen, breiigen und fluessigen kot durchschnittsmassen von 1,11, 1,16, 1,07 und 1,06 g.vff. erachten den ring fuer ein gut geeignetes geraet zur entnahme von 1 g kot, zur feststellung der kotkonsistenz und zur ermittlung der epg-werte. - s. nickel.

v709 - 0539 parasitism in a rusa deer herd grazing irrigated pasture (eng)
gill, i. j.; overend, d. j.; barnes, l. s. - in: austral. veter. j.. - north melbourne 63(1986)3. - s. 97 - 98 : 1 abb., 1 tab., 8 lit. - arb.st:shepparton, vict., dep. agric.. - b14=z 200
parasitismus in einer hirschherde auf beregneter weide
60.50.25.03.; 60.80.30.15.
haarwild; weide; kot; nematodes; nachweis; beregnung; +hirsch;
bei einer hirschherde von 300 stueck, die in einer farm auf beregneter weide gehalten wurde, wurden kotproben systematisch auf endoparasiten untersucht. klinisch waren keine anzeichen von parasitismus vorhanden. in 8,4 % der proben wurden parasiteneier gefunden. am haeufigsten wurden diese in den monaten juni/aug. (australien)) beobachtet. alters- bzw. geschlechtsunterschiede traten nicht auf. trematodeneier waren nie zu finden. dagegen verteilten sich die befunde auf die verschiedenen magenwurmarten, der wurmbefall war immer

nur gering. - j. martin.

v709 - 0540 problemy immuniteta i allergii pri gel"mintozakh (rus)
ershov, v. s. - in: probl. veter. immunol.. - moskva : agropromizdat, 1985. - s. 17 - 22 - arb.st:moskva, allunionsinst. f. helminthol.. - b14=1986 a 672
probleme der immunitaet und allergie bei helminthosen
60.50.25.03.; 60.50.35.02.; 60.50.05.10.07.
immunitaet; allergie; helminthose; antigen;
als antigene der helminthen fungieren in erster linie extrakte, die aus stoffwechselprodukten der parasiten bestehen. diese rufen eine spezif. antikoerperbildung als somat. antigene hervor. der in-vitro-zuechtung von helminthen und der reinigung der dabei gewonnenen antigene sowie deren standardisierung kommt eine wachsende bedeutung zu. waehrend attenuierte helminthenvakzinen nicht den erwarteten erfolg brachten, konnte mit heterologen helminthen, wie z.b. freilebenden bodennematoden, eine gute schutzwirkung erzielt werden. vf. berichtet weiterhin ueber ergebnisse bei der erforschung des self-cure-phaenomens. - r. schuster.

v709 - 0541 trente ans d"experience en strategie antiparasitaire (fre)
pouplard, l. - in: ann. med. veter.. - bruxelles 130(1986)4. - s. 277 - 286 : 18 lit. - arb.st:bruxelles, univ., fac. de med veter.. - b14=za 4400
30 jahre erfahrung in der strategie der parasitenbekaempfung
60.50.25.03.; 60.50.35.16.
parasitose; bekaempfung; anthelinthikum;
nach einem ueberblick zur entwicklung der parasitenbekaempfung in den metzten 30 a werden angaben zum gegenwaerigen stand der therapiemoeglichkeiten gemacht. vf. ist der ansicht, dass zur zeit gut wirksame anthelminthika mit breitenwirkung und wirkung auf alle entwicklungsstadien der magen-darm-, lungen- und gewebewuermer zur verfuegung stehen, die auch gegen einige ektoparasiten wirksam sind. es wird auf die mitarbeit des forschungszentrums der vet. med. fakultaet von cureghem verwiesen. in diesem institut sind besonders massnahmen zur bekaempfung der lungen- und magen-darm-wuermer entwickelt worden. - s. nickel.

v709 - 0542 anthelmintic activity of triclabendazole (eng)
coles, g. c. - in: j. helminthol.. - london 60(1986)3. - s. 210 - 212 : 1 tab. - arb.st:amherst, univ. massachusetts, dep. zool.. - b14=za 5503
anthelminthische wirksamkeit von triclabendazol
60.50.25.03.; 60.50.35.16.; 60.50.35.18.
helminthe;bekaempfung; anthelminthikum; fasciola; schistosoma; finne;
die wirksamkeit von triclabendazol wurde an isolierten helminthen sowie in vivo getestet.in vitro betrug die wirksame konz. 2,5 myg/ml gegen fasciola hepatica, je 50 myg/ml gegen schistosoma mansoni,cysticercus longicollis, 0,5 myg/ml gegen hymenolepis diminuta und 40 myg/ml gegen caenorhabditis elegans.eine in-vivo-wirksamkeit konnte lediglich gegen f. hepatica festgestellt werden. sie betrug bei eimaliger oraler applikation 40 mg/kg km. - r schuster.

v709 - 0543 anthelmintic effect of milbemycin d on dogs (eng)
horie, makio; noda, syusaku. - in: j. japan veter. med. assoc.. - s.l. 39(1986)7. - s. 422 - 426 : 4 abb., 5 tab., 7 lit., zus. in engl.. - b14=zb 2976
die wirkung von milbemycin d auf wuermer bei hunden
60.50.25.03.; 60.50.35.16.
toxocara; hund; ancylostoma; trichuris; medikament; behandlung;
278 hunde, 124 mit toxocara canis, 79 mit ancylostoma caninum und 75 tiere mit trichuris vulpis infiziert, wurden oral mit milbemycin d in dosen von 0,025...1,0 mg/kg km behandelt. 188 hunde aller gruppen wurden vom. 7. bis 37. d post applic. koprologisch ueberwacht,90 hunde am 7. d nach der behandlung getoetet und auf vorhandene wuermer ausgewertet. zu versuchsende konnte bei 58 tieren (0,1 mg/kg km) von 62 mit spulwurmbefall, bei 29 hunden (0,025 mg/kg km) von 32 mit hakenwurmbefall und bei 60 tieren (1,0 mg/kg km) von tieren mit

peitschenwurmbefall keine parasiten mehr nachgewiesen werden. nebenwirkungen wurden nicht beobachtet. - s. nickel.

v709 - 0544 pruefung von modellen zur witterungsabhaengigen vorhersage des ansteckungsrisikos mit fasciola hepatica linne 1758
siegert, maria. - 1984. - 200 s.. - hannover, tieraerztl. hochsch., diss.. - b14=diss. 27319
60.50.25.03.
fasciola; infektion; witterung; modell; pruefverf;

v709 - 0545 schistosoma mansoni - vaccination with adult worm antigens (eng)
tendler, miriam; pinto, r. magalhaes; lima, a. oliveira. - in: internat. j. parasitol.. - oxford 16(1986)4. - s. 347 - 352 : 5 abb., 3 tab., 28 lit. - arb.st:rio de janeiro, brazil, inst. oswaldo cruz, dep. of helminthol.. - b14=za 5733
schistosoma mansoni. vakzination mit antigenen von adulten wuermern
60.50.25.03.; 60.45.36.; 60.50.05.10.07.
kaninchen; schistosoma; impfstoff; produktion; immunreaktion;
an maennl. kaninchen (km: 2 kg) wurde die wirksamkeit von antigenen aus adulten schistosoma mansoni gegen 90 d post inject. gesetzte belastungsinfektionen mit 700...1000 zerkarien geprueft. zum einsatz kamen ein unter bes. schonenden bedingungen hergestellt. wurmextrakt mit komplettem freudschen adjuvans bzw. corynebacterium parvum sowie eine mittels gelchromatographie gereinigte fraktion des extrakts, welche vermutlich die mehrzahl der protektiven antigene enthaelt. es konnte eine schutzwirkung von 76...99 % festgestellt werden. zur bestimmung der chem. zusammensetzung der fraktion werden weitere untersuchungen durchgefuehrt. - r. buchwalder.

v709 - 0546 a meatworks survey of bovine hydatidosis in southern queensland (eng)
baldock, f. c.; arthur, r. j.; lawrence, a. r. - in: austral. veter. j.. - north melbourne 62(1985)7. - s. 238 - 243 : 2 abb., 5 tab., 35 lit. - arb.st:yeerongpilly, queensland dep. primary ind., animal res. inst.. - b14=z 200
eine uebersichtsuntersuchung boviner hydatidose auf schlachthoefen in sued-queensland
60.50.25.03.; 60.50.45.05.05.
rind; echinococcus; parasitose; nachweis; kombinat fleischwirtschaft; + hydatidose;
hydatidenblasen wurden bei 14 % von 22916 untersuchten rindern gefunden.das endem. areal lag oestlich einer linie, die annaehernd der 500-mm-isohyete entsprach. das vorkommen stieg linear mit dem alter an,mindestens bis zu 4 a. an der ostkueste schwankte der befall von 4,3 % bei den jaehrlingen bis 52,2 % bei den 4jaehrigen, an der westgrenze des endem. areals entsprechend von 1,4 %...10,8 %. lebern allein waren befallen bei 46,5 % der infizierten rinder, lungen allein bei 17,7 %, beide organe bei 35,8 %. der befall anderer organe war selten. eine genaue untersuchung von 133 infizierten rindern zeigte, dass 3,8 % festgestellter veraenderungen irrtuemlich als hydatidenblasen angesehen worden waren. - w. beulig.

v709 - 0547 immunization against taenia taeniaeformis in mice. identification of oncospheral antigens in polyacrylamide gels by western blotting and enzyme immunoassay (eng)
lightowlers, m. w.; rickard, m. d.; mitchell, g. f. - in: internat. j. parasitol.. - oxford 16(1986)4. - s. 297 - 306 : 5 abb., 4 tab., 8 lit. - arb.st:werribee, vict., univ. of melbourne, veter. clin. centre. - b14=za 5733
immunisierung gegen taenia taeniaeformis bei maeusen. identifizierung von onkosphaeren-antigenen in polyakrylamidgel mittels western blotting und enzymimmunassay
60.50.25.03.; 60.50.05.10.07.
taenia; mus; antigen; identifizierung; immunisierung; untersuchungsmethode; + immuntechnik;
in gegenwart von natriumdeoxicholat wurden onkosphaeren-antigene von taenia taeniaeformis mittels polyakrylamidgelelektrophorese fraktioniert. eine dabeigewonnene fraktion (f2) erwies sich nach 2maliger injektion im abstand von 2 wo. bei maeusen als wirksam gegen 2 wo. spaeter gesetzte belastungsinfektion mit 800 t. taeniaeformis-eiern. die reduktion der leberzysten insgesamt lag - i. vgl. zu nicht immunisierten tieren - bei 54...73 %, die reduktion lebender

larven betrug 70...84 %. mittels radiaktiver isotope konnte festgestellt werden, dass die f2 11% des proteins ausmacht. unter verwendung der seren von maeusen, welche mit komplettem onkosphaeren-ag bzw. f2 vakziniert worden waren, wurden mittels blotting und enzymimmunassay 4 antigene in der 2-region sichtbar gemacht. - r. buchwalder.

v709 - 0548 taenia taeniaeformis in mice. passive transfer of protection with sera from infected or vacinated mice and analysis of serum antibodies to oncospheral antigens (eng)
lightowlers, m. w.; rickard, m. d.; mitchell, g. f. - in: internat. j. parasitol.. - oxford 16(1986)4. - s. 307 - 315 : 4 abb., 3 tab., 18 lit. - arb.st:werribee, vict., univ. of melbourne, veter. clin. centre. - b14=za 5733
taenia taeniaformis bei maeusen. passiver protektortransfer mit seren infizierter bzw. vakzinierter maeuse und analysierung von serumantikoerpern gegen onkosphaeren-antigene
60.50.25.03.; 60.50.35.02.
mus; taenia; infektion; tierversuch; immunserum; antikoerper;
an ch3/he-maeusen wurde die schutzwirkung eines serumtransfers v. immunen donatoren gegen belastungsinfektionen mit taenia taeniaeformis geprueft. injektionen von 2 ml serum von maeusen, die mit onkosphaeren-antigen vakziniert worden waren, erwiesen sich als wenig effektiv, bei erhoehung der serummenge auf 5 ml wurde eine reduzierung der leberzysten um 46 % erzielt. durch transfer von serum von experimentell mit t. taeniaeformis-eiern infizierten maeusen 28 d post infect. konnte dagegen bei den rezipienten eine nahezu 100 %ige schutzwirkung erreicht werden. das laesst auf unterschiedl. antikoerper nach infektion und vakzination schliessen, was durch qualitative analysen der onkosphaeren-as mittels blotting und enzymimmunassay bestaetigt werden konnte. - r. buchwalder.

v709 - 0549 continutul in acid ascorbic din ficat si suprarenale la bovine cu afectiuni hepatice de natura parazitara (rum)
curca, d.; fotache-tanasescu, coca. - in: lucrari stiintifice inst. agron. "n. balcescu" seria c. - bucuresti 28(1985). - s. 55 - 59 : 1 tab., 13 lit., zus. in engl.. - b14=za 4062
der ascorbinsaeuregehalt von lebern und nebennieren bei rindern mit leberparasiten
60.50.25.03.
parasitose; leber; vitamin c; nebenniere; rind;
der ascorbinsaeuregehalt (ag) der lebern und nebennieren von schlachtrindern wurde nach roe und knether bestimmt. bei rindern mit echinococcus hydatidosus wurde eine nichtsignifikante verminderung ($p > 0{,}005$) des ag in lebern und nieren gefunden. bei fasziolose kam es zu einer signifikanten verminderung des ag in der leber ($p < 0{,}005$) und zu einer signifikanten erhoehung in der nebenniere ($p < 0{,}001$). dieselbe tendenz zur verminderung bzw. erhoehung (nur nichtsignifikant $p > 0{,}005$) wurde bei rindern mit dikrozoeliose beobachtet. polyparasitaerer befall fuehrte zur nichtsignifikanten verminderung des ag in leber und nebennieren. - m. herold.

v709 - 0550 note on a case of generalised hydatidosis in a dromedary (eng)
abu damir, h.; tageldin, m. h.; wahbi, a. a. - in: rev. elevage et med. veter. pays trop., n.s.. - paris 38(1985)3. - s. 253 - 257 : 3 abb., 1 tab., zus. in span. - arb.st:el amarat, khartoum, sudan, veter. res. administ. - b14=z 312
angaben ueber einen fall einer generalisierten hydatidose bei einem dromedar
60.50.25.03.; 60.50.45.05.05.; 60.50.05.10.10.
echinococcus; zyste; lunge; milz; niere; + dromedar;
bei der schlachtung eines aelteren dromedars stellten vff. einen massiven befall mit echinococcus granulosus fest. so waren in lungen, nieren, milz und leber zahlreiche hydatiden-zysten vorhanden. das dominieren kleiner zysten besonders in lungen, nieren und milz laesst auf eine frische infektion schliessen. auch der etwas schwaechere befall der leber laesst diese annahme zu. durch laboruntersuchungen konnten neben biochem. veraenderungen auch veraenderungen im blut festgestellt werden. die schwere infektion bedingte keine aeusserlich sichtbaren krankheitssymptome, auch keine erkennbaren stoerungen in den befallenen organen. - s. nickel.

v709 - 0551 susceptibility of cats to the hokkaido isolate of echinococcus multilocularis (eng)
kamiya, masao; ooi, hong-kean; ohbayashi, masashi. - in: jap. j. veter. sci.. - tokyo 48(1986)4. - s. 763 - 767 : 4 tab., 22 lit., zus. in jap. - arb.st:sapporo, hokkaido univ., fac. of veter. med., dep. of parasitol.. - b14=zb 2974
empfaenglichkeit der katzen fuer das hokkaido-isolat von echinoccoccus multilocularis
60.50.25.03.
echinococcus; katze; tierversuch; infektion; isolierung; befund;
von 6 katzen, 6...12 mon. alt, die oral mit je 70 000 lebenden protoskolices von echinococcus multilocularis, isoliert aus einer grauroetelmaus (clethrionomys rufacanus bedfordiae) von hokkaido, infiziert worden waren, erwiesen sich 4 tiere 27 d post infect. als parasitentraeger. im darm der dann getoeteten katzen wurden nur 0,1...1,2 % der infektionsdosis wiedergefunden. im gegensatz dazu wurden bei einem hund 40 % der infektionsmenge isoliert. die parasiten befanden sich bei den katzen vorwiegend in der hinteren haelfte des duenndarmes. bei den katzen wiesen die meisten der gefundenen bandwuermer weniger als 2 glieder auf, bei den hunden bestand der bandwurmkoerper zumeist aus 3 gliedern. - s. nickel.

v709 - 0552 controle des strongyloses digestives des petits ruminants aux antilles francaises. developpement de resistance aux benzimidazoles et interet d"une gestion raisonnee des paturages (fre)
gruner, l. - in: rev. elevage et med. veter. pays trop., n.s.. - paris 38(1985)4. - s. 386 - 393 : 1 abb., 4 tab., 18 lit., zus. in engl., span. - arb.st:monnaie, france, inra, c. r. de tours-nouzilly, stat. de pathol. aviaire et de parasitol.. - b14=z 312
bekaempfung der magen-darm-strongyliden bei kleinen wiederkaeuern auf den franzoesischen antillen.entwicklung einer resistenz gegen benzimidazol und bedeutung des weidemanagements
60.50.25.03.; 60.45.15.; 60.50.35.16.
haemonchus; schaf; ziege; behandlung; medikament; befund;
an einer schafherde der insel martinique, die mit haemonchus contortus utkalensis infiziert war, wurden die wurmeiausscheidung, die staerke des befalls, die morphol. strukturen der weibl. wuermer sowie deren fruchtbarkeit festgestellt. eine behandlung der schafe mit fenbendazol ergab keine wesentl. veraenderung genannter parameter. auf guadeloupe, wo aehnl. resistenzerscheinungen beobachtet wurden, wurden mit magen-darm-strongyliden befallene ziegen anteilmaessig mit fenbendazol, pyrantel. levamisol und ivermectin behandelt.koprol. verfolgungsuntersuchungen ergaben eine wirksamkeit der praeparate von 61...100 % gegen haemonchus, trichostrongylus und oesophagostomum. - s. nickel.

v709 - 0553 observations sur la fertilite des strongles digestifs du mouton dans le cadre d"une etude ponctuelle aux abattoirs de dakar. remarques preliminaires et nodules parasitaires (fre)
belot. j.; pangui, j. l. - in: rev. med. veter.. - lyon 137(1986)7. - s. 533 - 536 : 3 abb., 13 lit., zus. in engl., span., dt. - arb.st:dakar, senegal, ecole inter-etats sci. et med. veter., dep. parasitol. et zool. appl.. - b14=za 1497
beobachtungen ueber die fertilitaet der magen-darm-strongyliden des schafes bei spezifischen untersuchungen am schlachthof von dakar. erste bemerkungen -parasitenknoetchen
60.50.25.03.
schaf; betrieb; schlachten; darm; analyse; strongylidae; jahreszeit;
auf dem schlachthof von dakar wurden von april/sept. bei 30 schafen, bis zu 2 a alt, die staerke der wurmeiausscheidung sowie das helinthenvorkommen im darmtrakt festgestellt. folgende arten wurden gefunden: oesophagostomum columbianum 48,8 %, gaigeria pachyscelis 34,8 %, trichostrongylus colubriformis et axei 5,8 %, nematodirus sp. 1,16 %, stilesia sp. 0,58 %, avitellina sp. 0,58 % u. moniezia sp. 1,16 %. die eiausscheidung der nematoden variierte im untersuchungszeitraum und war im sept. am staerksten. die population der wurmgattung

oesophagostomum war im mai am staerksten, die meisten durch wurmlarven dieser gattung verursachten knoetchen wurden im juni in der darmwand gefunden. - s. nickel.

v709 - 0554 vertical distribution of trichostrongylid larvae on herbage and in soil (eng)
callinan, a. p. l.;
westcott, j. m. - in: internat. j. parasitol.. - oxford 16(1986)3. - s. 241 - 244 : 3 tab., 12 lit. - arb.st:hamilton, fictorian dep. agric., reg. veter. labor.. - b14=za 5733
vertikale ausbreitung von trichostrongyliden-larven auf weidepflanzen und im erdboden
60.50.25.03.
trichostrongylidae; weide; boden;
in gefaessen mit gras und klee wurden auf die erdoberflaeche ca. 1000 larven 3 (l) von teladorsagia und trichostrongylus verstreut und unterschiedl. temperatur- und feuchtigkeitsregimes unterworfen. probenentnahme zum nachweis lebender l erfolgte 4 d lang taeglich. im erdreich wurden 8mal mehr l nachgewiesen als auf den pflanzen. der anteil von l auf den pflanzen wuchs nicht mit der zeit. waehrend 4 d wurden -x 20 % der initialpopulation zurueckgewonnen. nur 2 % befanden sich auf den pflanzen mit einem anteil von 1,3 % im unteren 2-cm-bereich. der l-nachweis auf den pflanzen war signifikant abhaengig von temperatur und feuchtigkeit. (optimum: 15 cel, 90 % relative feuchte). die migration wurde weder durch die pflanzenart und -dichte noch durch den anteil der parasitenarten in der population beeinflusst. - w. beulig.

v709 - 0555 ostertagiasis in young lambs in springs (eng)
connan, r. m. - in: veter. rec.. - london 119(1986)14. - s. 359 - 360 : 2 lit.. - arb.st:cambridge, univ., dep. of clin. veter.. - b14, gr61
ostertagiose bei jungen laemmern im fruehjahr
60.50.25.03.; 60.45.15.10.01.08.; 60.35.60.10.
ostertagia; lamm; weidehaltung; fruehjahr; symptom; therapie;
allgemein wird die ueberwinterungschance infektioeser larven von ostertagia spp. als gering eingeschaetzt, und infektionen treten deshalb zumeist erst ab mitte des sommers bei weideschafen auf. vf. schildert den verlauf der weidehaltung einer schafherde, bestehend aus 400 muttern und 700 laemmern. es werden alle parasitol. ueberwachungsmassnahmen, der weideablauf, die auftretenden symptome, besonders bei den laemmern, sowie die durchgefuehrten therapiemassnahmen angegeben. nach den gesammelten erkenntnissen haelt vf. die nutzung von weideflaechen, die im folgenden fruehjahr fuer neugeborene laemmer vorgesehen sind, durch schafe im vorhergehenden herbst und winter fuer gefaehrlich. desgleichen sollte ein starkes abweiden der flaechen durch laemmer, auch wenn diese behandelt worden sind, vermieden werden. - s. nickel.

v709 - 0556 plicni cervivost u lovne zvere v jihaceskem kraji (sze)
dvorakova, ludmila. - in: veterinarstvi. - praha 36(1986)11. - s. 509 - 510. - b14=zb 429
lungenwurmbefall bei wild im bezirk suedboehmen
60.50.25.03.; 60.80.30.15.
haarwild; parasitose; metastrongilidae; nachweis; +bicaulus sagitatus; +dictyocaulus viviparus; +protostrongylus commutatus;
bei rotwild ist bicaulus sagitatus am weitesten verbreitet,meist monoinfektion mit starker befallsintensitaet, nur vereinzelt mischinfektion mit dictyocaulus viviparus. in einigen revieren wird b. sagitatus bei allen untersuchten stuecken festgestellt. bei reh- und damwild besteht eine analoge situation. 20...30 % der untersuchten hasen weisen eine starke infektion mit protostrongylus commutatus und 10,1 % auch eine infektion mit d. viviparus auf. - h. schnapperelle.

v709 - 0557 moeglichkeiten und grenzen der immunisierung gegen diktyokaulose beim rind
laux, a. - in: prophylaxe u. bekaempfung infek.-krankh. landwirtsch. nutztiere. - berlin : akad. landwirtsch.-wiss. ddr, 1987. - s. 123 - 127 . - zus. in russ., engl. - nach zus.(tag.-ber. ; 256). - b14=sr 2054,256
60.50.25.03.; 60.50.15.15.; 60.50.35.02.

dictyocaulus; rind; weidefuetterung; bekaempfung; medikament; impfen (tier);
der verhuetung und bekaempfung dieser parasitose, welche besonders jungrinder waehrend der 1. weideperiode betrifft, kommt auf grund der zunehmenden intensivierung der weidewirtschaft eine wachsende bedeutung zu. weidehygien. massnahmen koennen wesentlich zur prophylaxe klinisch manifester diktyokauloseausbrueche beitragen. eine weitere moeglichkeit der verhuetung und bekaempfung der diktyokaulose besteht in der anwendung chemoprophylakt. massnahmen, welche aber rel. aufwendig und unsicher in ihrer wirkung sind. bei beruecksichtigung bestimmter einsatzbedingungen ist die orale vakzination aller jungrinder vor dem 1. weideauftrieb mit roenthenbestrahlen 3. dictyocaulus viviparus-larven die wirksamste methode zur verhuetung klinisch manifester diktyokauloseausbrueche. eine tilgung des lungenwurmbefalls durch die orale vakzination mit strahleninaktivierten larven ist nicht moeglich.

v709 - 0558 eosinophil responses of permissive and nonpermissive hosts to the young adult worms of angiostrongylus cantonensis (eng)
ishida, kazuto; yoshimura, kentaro. - in: z. parasitenkd.. - berlin (west) 72(1986)5. - s. 661 - 671 : 5 abb., 1 tab., 21 lit. - arb.st:hondo aktita, japan, univ., scholl med., dep. parasitol.. - b14=z 401
eosinophilenreaktionen von geeignenten und nicht geeigneten wirten auf junge geschlechtsreife angiostrongylus cantonensis-wuermer
60.50.25.03.; 60.50.05.10.07.
versuchstier; helminthose; immunreaktion; leukozyt;
vff. infizierten maennl. wistarratten mit angiostrongylus cantonensis-l3,isolierten bei ihnen 21...25 d spaeter die jungen geschlechtsreifen nematoden aus dem gehirn und injizierten diese in die lungenarterie von meerschweinchen bzw. ratten. die meerschweinchen, nicht jedoch die ratten reagieren auf die injektion der lebenden wuermer mit einer ausgepraegten bluteosinophilie.an der ausloesung der bluteosinophilie scheinen ige-antikoerper und haemagglutinierende antikoerper im serum nicht beteiligt zu sein. - e.-a. nickel.

v709 - 0559 prophylactic efficacy of ivermectin against heartworm in dogs with naturally acquired infections (eng)
fukata, tsuneo. - in: j. japan veter. med. assoc.. - 39(1986)8. - s. 494 - 496 : 1 abb., 6 tab., 9 lit., zus. in engl. - arb.st:sakai, univ. of osaka, coll of agric., dep. of veter. med.. - b14=zb 2976
die prophylaktische wirkung des ivermectins gegen natuerlich erworbenen herzwurmbefall bei hunden
60.50.25.03:; 60.50.35.16.
hund; filariidae; behandlung; medikament; befund;
zur pruefung der prophylakt. wirksamkeit des ivermectins gegen herzwurmbefall wurden von 135 hunden 76 oral mit 0,0006...0,009 g/kg km des mittels behandelt und zwar 6mal in monatl. abstaenden. die uebrigen 59 etwa gleichwertigen tiere verblieben unbehandelt zur kontrolle. blutproben von allen hunden wurden dann zeitgerecht auf das vorkommen von mikrofilarien untersucht. waehrend die behandelten versuchshunde frei von mikrofilarien waren, ergaben die untersuchungen bei den kontrolltieren positive befunde. nebenwirkungen bei der behandlung wurden nicht beobachtet. - s. nickel.

v709 - 0560 untersuchungen zur in-vitro-wirksamkeitspruefung von insektiziden an stationaer-permanenten ektoparasiten unter dem aspekt der insektizidresistenz
buelow, t.; hiepe, th. - in: monatsh. veter.-med.. - jena 42(1987)1. - s. 31 - 34 : 3 abb., 4 tab., 17 lit., zus. in russ., engl. - nach zus. - arb.st:berlin, humboldt-univ., sekt. tierprodukt. u. veterinaermed., bereich parasit.. - b14, eb16
60.50.25.04.; 60.50.35.18.
parasitose; arthropoda; insektizid; resistenz; pruefverf;
die anzahl insektizidresistenter arthropodenstaemme ist in den letzten jahren rapide angestiegen. unter den bedingungen der intensiven tierproduktion werden vor einem insektizideinsatz eine objektive pruefung auf wirksamkeit sowie die erstellung eines resistogrammes gefordert. an 2 repraesentativen stationaer-permanenten ektoparasiten, der

schweinelaus haematopinus suis u. der ohrraeude-saugmilbe psoroptes cuniculi, erfolgten unter verwendung der filterpapiertauchapplikation, der puderstreuapplikation und der filterpapierrueckstandsapplikation in-vitro-wirksamkeitspruefung mit insgesamt 7 registrierten insektizid-praeparaten. mit einem hierzu entwickelten schnelltestbesteck ist es moeglich, auf einfache weise insektizide wirksamkeit zu erfassen.

v709 - 0561 the effect of babesia bigemena infections caused by cattle ticks on nigerian economy (eng)
akinboade, o. a.; akinboade, y. - in: rev. elevage et med. veter. pays trop., n.s.. - paris 38(1985)3. - s. 250 - 252 : 1 tab., 18 lit., zus. in franz., span. - arb.st:ibadan, nigeria, univ., dep. veter. parasitol.. - b14=z 312
der einfluss von babesia bigemina-infektionen, verursacht durch rinderzecken, auf die wirtschaft nigerias
60.50.25.04.05.05.; 60.50.25.01.
rind; weide; babesia; zecke; verlust; lebendmasse;
parasitenfreie rinder, auf weideflaechen gehalten, auf denen boophiluszecken, infiziert mit babesia bigemina,leben, waren 3 d nach dem weideauftrieb mit zwecken befallen. die rinder wurden regelmaessig gewogen und der infektionsverlauf ueberwacht. die untersuchungsmethoden und deren auswertung werden beschrieben. alle mit babesien befallene rinder wiesen verluste an km auf und waren in schlechter koerperl. verafssung. nigeria hat einen bestand von 19 mio, rindern. es werden angaben gemacht ueber die hoehe der produktionsverluste, bedingt durch die babesiose und den zeckenbefall. - s. nickel.

v709 - 0562 note preliminaire sur la sensibilite d"amblyomma variegatum et boophilus decoloratus (acarida, ixodidae) aux acaricides organophosphores en republique populaire du congo (fre)
voutoulou, n. - in: rev. elevage et med. veter. pays trop., n.s.. - paris 38(1985)3. - s. 266 - 269 : 3 tab., 9 lit., zus. in engl.. - b14=z312
erste angaben ueber die sensibilitaet von amblyomma variegatum und boophilus decoloratus (acarida, ixodidae) auf organphosphatakarizide in der volksrepublik kongo
60.50.25.04.05.05.; 60.50.35.16.; 60.40.25.30.35.
rind; parasitose; ixodidae; resistenz; akarizid; wirkung;
in 2 rinderhaltungen wurden untersuchungen zur feststellung der wirksamkeit der akarizide coumaphos (asuntol) und chlorphenvinphos (supona) in form 2 %iger oeliger loesungen auf die zeckenarten amblyomma variegatum und boophilus decoloratus durchgefuehrt. es wurde festgestellt, dass die rinderzecken in dem einen betrieb empfindlicher auf die akarizide reagierten als in dem anderen.diese tatsache wird als eine gefaehrdung der tierbestaende in naher zukunft angesehen, und es werden weitere untersuchungen zur klaerung der ursachen dieser problematik fuer erforderlich gehalten. - s. nickel.

v709 - 0563 changes in cattle tick control practices in south eastern queensland from 1977 to 1982 (eng)
elder, j. k.; hass, c. r.; reid, t. j. - in: austral. veter. j.. - north melbourne 62(1985)7. - s. 218 - 222 : 6 tab., 12 lit. - arb.st:yeerongpilly, queensland dep. primary ind., animal res. inst.. - b14=z 200
veraenderungen in den rinderzecken-bekaempfungspraktiken in suedost-queensland von 1977 bis 1982
60.50.25.04.05.05.
zecke; rind; bekaempfung; chem methode; epidemiologie;
die 1982 durch befragung von 467 farmern gewonnenen informationen wurden mit den ergebnissen einer aehnl. befragung 1977/78 verglichen. in der zwischenzeit ist der anteil von fleischrind-farmen mit zeckenresistenten rindern (infolge bos indicus-einkreuzung) als hauptrasse von 47,8 % auf 60 % angestiegen. die chem. bekaempfungsmethoden gegen boophilus microplus-befall haben sich verbessert. aber viele farmer behandelten ihre rinder weiterhin oefter als notwendig. die durchschnittl. zahl der behandlungen lag 1977/78 bei 7,2, 1982 bei 6,2. im beobachtungszeitraum ist der anteil der farmen mit geringer anzahl rinder

gestiegen. 30 % der farmen hatte < 50 rinder. - w. beulig.

v709 - 0564 a severe outbreak of sarcoptic mange among goats naturally infected with a sheep strain of sarcoptes scabiei (eng)
ibrahim, k. e. e./ abu-samra, m. t. - in: rev. elevage et men. veter. pays trop., n.s.. - paris 38(1985)3. - s. 258 - 265 : 8 abb., 1 tab., 18 lit., zus. in span. - arb.st:khartoum, sudan, univ., fac. veter. sci., dep. med., pharmocol. and toxicol.. - b14=z 312
ein massives auftreten der sarcoptes-raeude bei ziegen, natuerlich infiziert mit einem sarcoptes scabiei-stamm vom schaf
60.50.25.04.05.05.
sarcoptidae; ziege; uebertragung; schaf; symptom; diagnose;
32 maennl., parasitenfreie ziegen, 6...8 mon alt und 15...20 kg schwer, in 4 gruppen fuer einen fuetterungsversuch aufgeteilt, zeigten 2...3 wo. nach versuchsbeginn klin. symptome einer sarcoptes-raeude. laboruntersuchungen bestaetigten eine infektion mit sarcoptes scabiei, uebertragen von einem schaf. bei den ziegen traten starke hautveraenderungnen besonders am kopf und an den gelenken der beine auf. die uebrige koerperoberflaeche war haeufig von einer puderartigen schicht, unterbrochen durch kleine krustenpartien, bedeckt. es werden angaben ueber den sitz der parasiten in der haut gemacht. vff. werten diesen parasitenfund als erste angabe einer unter natuerl. bedingungen erfolgten uebertragung von sarcoptes scabiei vom schaf auf die ziege. - s. nickel.

v709 - 0565 traitement par l"ivermectine d"une gale mixte (sarcoptes scabiei et chorioptes caprae)chez la chevre au senegal : observations cliniques (fre)
alogninouwa, th.; parent, r. - in: bull. mens. soc. veter. prat.. - paris 70(1986)7. - s. 399 - 400, 402 - 403 : 3 lit. - arb.st:dakar, senegal, ecole inter-etats des sci. med. veter.. - b14=za 4411
behandlung einer gemischten raeude (sarcoptes scabiei und chorioptes caprae) bei ziegen im senegal mit ivermectin. klinische beobachtungen
60.50.25.04.05.05.; 60.45.15.03.; 60.50.35.16.
sarcoptes; chorioptes; ziege; behandlung; befund; medikament;
im gebiet von dakar wurden 2 an raeude (erreger: sarcoptes scabiei u. chorioptes caprae) erkrankte ziegenherden, jede aus mehr als 40 tieren bestehend, subkutan mit 1 %iger ivermectin-loesung (ivomec nd) in der dosis 0,2 mg/kg km behandelt. aus jeder herde wurden dann 10 tiere bis zum 120. d post applic. durch entnahme von hautgeschabsel parasitologisch ueberwacht. ab 14. d nach der behandlung mit ivermectin wurden in den hauptproben keine lebenden milben mehr nachgewiesen. - s. nickel.

v709 - 0566 dispersion lineaire de ggalerie forestiere en zone soudano-guineenne (burkina-faso) (fre)
cuisance, d.; fevrier, j.; dejardin, j. - in: rev. elevage et med. veter. pays trop., n. s.. - paris 38(1985)2. - s. 153 - 172 : 12 abb., 5 tab., 31 lit., zus. in engl. - arb.st:maiso-alfort, france, i.e.m.v.t.-cirad. - b14=z 312
die linearausbreitung von glossina palpalis gambiensis und glossina tachinoides in einem galerie-wald in der sudan-guinea-zone
60.50.25.04.05.10.
trockenheit; analyse; distributio; brachycera; verhalten; wald;
waehrend der trockeeit untersuchten vff. die flaechenausbreitung der in ufernaehe lebenden tsetse-fliegenarten glossina palpalis gambien. und g. tachinoides in einem 35 km langen galerie-wald laengs des blac-vota-flusses in burkina.35 430 markierte fliegen beider arten wurden in 3 serien in woech. abstaenden am anfang des waldes ausgesetzt u. ihr verhalten entlang des waldstreifens kontrolliert.vff. stellten fest,dass dass die fliegen der 1. serie, vorwiegend maenchen,bei noch kuehlem wetter bis zu 17 km zuruecklegten. die fliegen der 2. serie flogen bei waermerem wetter bis zu 25 km weit. die ergebnisse werden diskutiert und auf die epidemiol. bedeutung des verhaltens der fliegen fuer den trypanosoma-befall wird verwiesen - s. nickel.

v709 - 0567 prouchvane na khipodermozata po divite prezhivni (bul)

petrov, dacho; nedelchev, nedelcho; meshkov, stefan. - in: veter. sbirka. - sofija 84(1986)5. - s. 26 - 28 : 1 tab.. - b14=za 4304
untersuchungen zur hypodermose bei wiederkaeuerwild
60.50.25.04.05.10.; 60.80.30.15.
hypoderma; larve; entwicklungsstadium; therapie; jungtier; wildtier;
in 13 forstwirtschaften verschiedener gebiete wurden rehe, edelhirsche u. schaufelhirsche sowie yaks untersucht. bei 47 untersuchten rehen u. hirschen wurden je stueck wild 6...150 larven v. hypoderma diana bei einer durchschnittszahl v. 87,2 gefunden. die extensitaet betrug bei rehen 48,6 % und bei hirschen 66,7 %. infolge mehrfacher invasierung wurden larven in 3 entwicklungsstadien gleichzeitig vorgefunden.die hoechste befallsextensitaet u. intensitaet wurde von jan./apt. bei jungtieren ermittelt.eine therapie mit salz-medizinalspresslingen, denen geringtox. breitband-antiparasitaria beigemischt waren, wurde erfolgreich erprobt. bei 150 yaks wurden in geringer anzahl larven von hypoderma bovis nachgewiesen. - k. freudenberg.

v709 - 0568 observations cliniques. essais de lutte contre les mouches du betail par un spray au fenvalerate (fre)
franc, m. - in: rev. med. veter.. - lyon 137(1986)6. - s. 403 - 406 : 2 abb., 1 tab., 10 lit., zus. in engl., span., dt.. - b14=za 1497
klinische beobachtungen.bekaempfungsversuch gegen die rinderfliegen mit einem fenvalerat-spray
60.50.25.04.05.10.; 60.50.35.16.
rind; weide; brachycera; bekaempfung; aerosol; +fenvalerat;
im sommer 1984 fuehrte, vf. im suedwesten frankreichs an rinern, die ganztaegig auf der weide gehalten wurden, einen versuch zur bekaempfung der bei den rindern lebenden fliegenpopulationen durch.84 rinder aus 2 bestaenden wurden im abstand von 3 wo.3mal mit einem aerosolspray mit einem 6 %igen anteil von fenvalerat (arkofly) so behandelt, dass jedes tier 0,2 g des wirkstoffs auf kopf, koerper bzw. flanken erhielt. die fliegenpopulationen setzten sich aus mehreren arten zusammen, es dominierten haematobia irritans (kopf) und musca autumnalis (koerper).durch d. behandlung konnte die befallsintensitaet der fliege am kopf von 30 auf 13,5 und am korper von 27 auf 5,5 exemplare reduziert werden. - s. nickel.

v709 - 0569 control of warble fly in great britain and the european community (eng)
wilson g. w. c. - in: veter. rec.. - london 118(1986)24. - s. 653 - 656 : 5 abb.,28 lit. - arb.st:hook rise south, tolworth, surbiton, surrey, minist. of agric., fisheries and food. - b14, gr61
rinderdasselfliegenbekaempfung in grossbritannien und der europaeischen gemeinschaft
60.50.25.04.05.10.; 60.45.10.10.08.
parasitose; brachycera; bekaempfung; rind; +hypodermose; +dasselfliege;
die hypodermose gehoert nach wie vor in vielen laendern zu den wirtschaftlich bedeutsamen tierkrankheiten, die schaeden werden fuer grossbritanen (1985) auf 35 mio pfund sterling geschaetzt. die bekaempfungsmassnahmen werden in den verschied.laendern unterschiedlich gehandhabt: laender mit nationalem bekaempfungsprogramm,wie daenemark(tilgung erreicht, ebo wie die ddr bereits 1969! a. des rezensenten), brd, niederlande, republik irland,nordirland,grossbritanien vermochten eine wesentl. senkung des befalles zu erreichen. grossb in grossbritannienbetrug die hypoderma-befallsextensitaet 1978 noch 38 %, 1985 hingegen 0,01 %, hier ist die hypodermose als importierbare krankheit zu beachten. vf. beschreibt bekaempfungsstrateg. massnahmen im detail. - th. hiepe.

v709 - 0570 observations sur le cycle annuel d"soestrus ovis en tunisie (fre)
kilani, m./ hadj kacem, h.; dorchies, ph. - in: rev. med.veter.. - lyon 137(1986)6. - s. 451 - 457 : 4 abb., 1 tab., 18 lit., zus. in engl., span., dt.. - b14=za 1497
beobachtungen ueber den jahreszyklus von oestrus ovis in tunesien
60.50.25.04.05.10.
schaf; betrieb; schlachten; kopf; larve; brachycera; entwicklungsstadium;
von aug. 1980/sept. 1981 wurden in 14taegigen abstaenden an schlachthoefen von tunesien 4...5 koepfe von schafen auf befall mit larven von oestrus ovis untersucht.es zeigte sich,dass im

genannten zeitraum etwa 94 % der untersuchten schafskoepfe, ohne wesentl. schwankungen in den einzelnen monaten, befallen waren. die groessen- und entwicklungsunterschiede der gefundenen larven bestaetigten den ablauf zweier zyklen im jahr, so der erste anfang des sommers mit einer vollstaendig ablaufenden larvenentwicklung u. einem 2.zyklus im herbst/winter, verbunden mit einer verzoegerten entwicklung der 1. larven. diese 1. larven sind kleiner, 1,64...2,47 mm gross, und weichen in ihrer vitalitaet erheblich von denen der sommergeneration ab. - s. nickel.

v709 - 0571 observations epidemiologiques sur les gasterophiles des equides de la region de tunis (tunisie) (fre)
kilani, m.; soussi, k.; dorchies, ph. - in: rev. med. veter.. - lyon 137(1986)7. - s. 537 - 540 : 4 abb., 3 tab., 6 lit., zus. in engl., span., dt. - arb.st:sidi thabet, tunisie, ecole t. med. veter., serv. parasitol.. - b14=za 1497
epidemiologische betrachtungen ueber die gasterophiliden der pferde in d. umgebung von tunis (tunesien)
60.50.25.04.05.10.
pferd; parasitose; epidemiologie; verdauungssystem; brachycera; larve;
am schlachthof von tunis wurden im verlauf eines jahres von 91 eseln, 21 pferden und 12 maultieren monatlich bei 10 oder 11 tieren magen, duodenum und enddarm auf gasterophilus-befall untersucht. es wurden die arten gasterophilus intestinalis bei 90,3 %, g. nasalis bei 70,1 %, g. inermis bei 57,2 % und g. percorum bei 48,4 % gefunden. tiere bis 2 a beherbergten die meisten 3. larven. ende sommer und im herbst wurden vorrangig 2.larven angetroffen.im winter und fruehjahr wurden nur 3. larven gefunden. es werden angaben zur lokalisation der larven im wirstorganismus gemacht. - s. nickel.

60.50.30. nichtinfektioese krankheiten

v709 - 0572 aktual"nye voprosy gastroehnterologicheskojj i matbolicheskojj patologii : sbornik nauchnykh trudov (rus)
... - moskva : veter. akad., 1986. - 92 s. : zahlr. tab., lit.. - b14=1986 a 869
aktuelle probleme der gastroenterologischen und metabolischen pathologie : sammlung wissechaftlicher arbeiten
60.50.30.; 60.50.30.20.
pathologie; verdauungssystem;

v709 - 0573 bonding clients to weight-reduction programs for pets (eng)
milani, myrna m. - in: mod. veter. pract.. - santa barbara, calif. 67(1986)7. - s. 621 - 623. - b14=z 333
die verpflichtung der besitzer zu gewichtsreduktionsprogrammen ihrer heimtiere
60.50.30.
hund; katze; koerpermasse; fuetterung;
ueber 50 % der in tieraerztl. sprechstunen vorgestellten hunde und katzen sind uebergewichtig. kleintierbesitzer reagieren empfindlicher auf krit. bemerkungen ihrer nachbarn, als auf wissenschaftlich begruendete vorhaltungen (schaeden an herz- kreislauf u.bewegungssystem) des tierarztes.die wenigsten tierbesitzer wollen die gesamtfuttermenge verringern sind aber zur reduktion energiereicher nahrungsbestandteile auf kosten minderkalor.kost bereit.durch gleichzeitige erhoehte energieabgabe (mitlaufen beim taeglichen joggen oder radfahren) kann ein exaktes gewichtsreduktionsprogramm verwirklicht werden. grundsaetzlich sollten alle im haushalt des tierbesitzers lebenden personen alles schriftlich festhalten, was dem tier gefuettert wurde (woechentl. gewichtskontrolle.) - a. kuntze.

v709 - 0574 das harnsediment
wirth, wolfgang; meinhof, brigitte. - in: kleintier-praxis. - hannover 31(1986)4. - s. 169 - 172 : 6 abb., 7 lit., zus. in engl., franz.,ital. - arb.st:hannover, tieraerztl. hochsch., klinik fuer kleine haustiere. - b14=zb 2978

60.50.30.05.; 60.50.05.10.05.10.
harn; sediment; zelle; differenzierung;
10 ml katheterharn werden 2...3 min. bei 1500 umdrehungen zentrifugiert,da durch zu scharfes zentrifugieren d. sedimentzellen zerstoert werden. durch aufschwemmung mit physiol. kochsalzloesung wird die zelldifferenzierung erleichtert. neben erythrozyten und leukozyten gestatten vor allem die epithelzellen entscheidende diagnost. aussagen. harnzylinder sind ausguesse der tubuli oder sammelrohre und stammen stets aus der niere. wenige zellen (oder zylinder) in niedrig konz. harn sind aussagefaehiger als die gleiche zellzahl in hoeher konz. urin. in alkal. oder hypotonem harn werden die zellulaeren bestandteile schneller aufgeloest als in saurem milieu. die untersuchung sollte daher schnellstmoeglich vorgenommen werden. polygone plattenepithelien stammen aus der urethra, praeputium oder vagina. - a. kuntze.

v709 - 0575 type 2 renal tubular acidosis in a mare (eng)
trotter, gayle, w.; miller, donn; parks, andrew. - in: j. amer. veter. med. assoc.. - schaumburg, ill. 188(1986)9. - s. 1050 - 1051 : 1 tab., 5 lit. - arb.st:east lansing, michigan state univ., dep. large animal clin. sci. and pathol.. - b14, gr61
typ 2 renale tubulaere azidose bei einer stute
60.50.30.19.
pferd; niere; azidose; saeure-basen-haushalt; labordiagnostik; +renale tubulaere azidose; +blutgasanalyse;
bei einem pferd wurde zunaechst anhand der klin. symptome die diagnose anschoppungskolik gestellt. wegen verschlechterung des zustandes erfolgte eine laparotomie. die dabei durchgefuehrte blutgasanalyse erbrachte unerwartete befunde: ph-wert - 7,04, pco2 - 25,4 mm hg, be - minus 23 mmol/l.unter naco3-infusionen stieg der ph-wert innerh. von 12 h nur auf 7,18 an. auch nach 11 d betrug der blut-ph-wert noch 7,02 bei normalen konz. von harnstoff und kreatinin. weitere untersuchungen ergaben eine mangelnde faehigkeit der niere zur konzentrierung sowie zur regulation des saeure-basen-haushaltes. bei der typ 2 renalen tubulaeren azidose werden nicht, wie normal, 90 % des hco3, sondern erheblich weniger reabsorbiert. der ausgang blieb unklar. - m. fuerll.

v709 - 0576 zum nahrungseisenbedarf von aufzuchtkaelbern
buenger, u.; schmoldt, p.; steinhardt, m. - in: monatsh. veter.-med.. - jena 42(1987)1. - s. 20 - 23 : 5 abb., 1 tab., 73 lit., zus. in russ., engl. - nach zus. - arb.st:ministerium f. land-, forst- u. nahrungsgueterw. der ddr, inst. f. angewandte tierhyg. eberswalde- finow. - b14, eb16
60.50.30.19.; 60.45.10.10.07.01.; 60.50.31.10.
kalb; anaemie; eisen; bedarf;
die eigenen bedarfsuntersuchungen erfolgten mit depletions-repletions-versuchen an insgesamt 461 kaelbern unter den in der ddr uebl. ernaehrungsbedingun. dabei wurde die fe-versorgung der tiere mit 5 haematol. groessen eingeschaetzt. eine fe-aufnahme der kaelber mit dem futter von 200 mg/kg -zuwachs, von 100 mg/ trockensubstanz, von 150 mg/kg efr, von 350 mg/kg verdaul. protein oder von 250 mg/kg /100 km/d wird als mindestbedarf fuer die erholung von fe-mangelanaemien abgeleitet, wenn das fe vorwiegend aus getreidekonzentraten und heu stammt.

v709 - 0577 zur dauer der eisenarmen ernaehrung von aufzuchtkaelbern
buenger, u.; kleiner,w.; schoenfelder, e. - in: monatsh. veter.-med.. - je 42(1987)1. - s. 24 - 27 : 1 abb., 3 tab., 37 lit., zus. in russ., engl. - nach zus. - arb.st:ministerium f. land-, forst- u. nahrungsgueterw. der ddr, inst. f. angewandte tierhyg. eberswalde-finow. - b14/eb16
60.50.30.19.; 60.45.10.10.07.01.; 60.50.31.10.
kalb; anaemie; eisen; bedarf; futtermittel;
bei insgesamt 1582 maennl. kaelbern wurde taeglich von der geburt bis zum absetzen d. milch im alter von 12 wo. der individuelle verzehr an traenkmilch, konzerat, trockengruen und heu erfasst.die traenkmilch enthielt keinen eisen(fe)-zusatz. die entwicklung des futterverzehrs sowie die der nettoenergie-, protein- u. fe-aufnahmen wurde in abhaengigkeit vom alter beschrieben.die mittlere fe-aufnahme mit dem futter war in den ersten 9 wo. geringer und ab der 10. wo hoeher als der fe-minestbedarf. eine spontane erholung von fe-mangelanaemien begann, als die kaelber im mittel 730 g konzentrat und 185 g heu verzehrten.

v709 - 0578 inherited parakeratosis in two friesian calves (eng)
o"brien, j. k. - in: veter. rec.. - london 119(1986)9. - s. 206 - 207 : 1 abb., 9 lit. - arb.st:cambridge, univ., dep. of clin. veter. med.. - b14=gr61
erbliche parakeratose bei zwei friesian-kaelbern
60.50.30.19.; 60.50.05.10.06.; 60.10.25.55.10.04.
erbkrankheit; kalb; symptom; mangel; zink; +parakeratose;
maennl. nachkommen eines 1974 erkannten hollaend. anlagetraegers wurden nach grossbritannien exportiert und lieferten dort 2 kaelber mit symptomen der autosomal rezessiv erbl. parakeratose (letalfehler a 46). es handelte sich um magere, letharg. tiere mit intermittierendem fieber und appetitlosigkeit. die dunklen hautregionen zeigten mausgraue, mit borken besetzte flecke. der serum-zn-gehalt lag bei 0,1 bzw. 0,3 myg/ml.bei den anderen tieren der farm traten werte von 0,9...2,3 myg/ml auf. ein behandlungsversuch konnte nicht zu ende gefuehrt werden, da die tiere wegen schlechter entwicklung gemerzt wurden. - s. willer.

v709 - 0579 eine methode zur klinischen beurteilung des neugeborenen kalbes
torres, olga; gonzales, marisely. - in: monatsh. veter.-med.. - jena 42 (1987)1. - s. 27 - 28 : 1 abb., 13 lit., zus. in russ., engl. - nach zus. - arb.st:centro nacional de sanidad agropecria, dpto. de clinica, la habana cuba. - b14, eb16
60.50.30.19.; 60.45.05.05.07.; 60.50.31.10.
kalb; lebensfaehigkeit; methode; verhalten;
20 kaelber werden in der ersten stunde post partum klinisch untersucht. von 11 geprueften kriterien zeigen 5 eine besonders gute uebereinstimmung mit dem saeure-basen-status (ph, sbc, bue u. pc02). es wird empfohlen, die vitalitaet der kaelber anhand der kriterien:reaktion auf exogene reize, heben des kopfes, saugreflex, interesse an der umgebung und zeitraum bis zum gelingen der aufstehversuche zu beurteilen.

v709 - 0580 fuetterungsmaengel in allgaeuer gruenlandbetrieben und deren auswirkungen auf die fruchtbarkeit beim rind
roesch, xaver. - 1985. - 55 s.. - muenchen, univ., tieraerztl. fak., diss.. - b14=diss. 28132
60.50.30.19.; 60.50.10.; 60.45.05.05.03.
rind; fuetterung; mangel; wirkung; fruchtbarkeit;

v709 - 0581 therapeutic effect of the thiopronine on ketosis in dairy cows (eng)
harada, toyozo. - in: j. japan veter. med. assoc.. - 39(1986)6. - s. 345 - 352 : 8 abb., 5 tab., 15 lit., zus. in engl. - arb.st:kameino, kanagawa, univ., coll. agric. and veter. med.. - b14=zb 2976
therapeutische wirkung von thiopronine auf die ketose bei milchkuehen
60.50.30.19.; 60.50.35.16.
ketose; kuh; medikament; leber; enzymaktivitaet; +thiopronine;
das lebertherapeutikum thiopronine (2 mercaptopropionylglycine, mpg) wurde kuehen mit ketose verabfolgt. bei i. v. gaben von 50...100 ml mpg allein oder in kombination mit anderen therapeutika genasen 96,0 % bzw. 88,6 % der tiere. bei erregten tieren lagen die erfolge niedriger. bei ketosekuehen mit guenstiger prognose gab es einen signifik. abfall von sgot, cpk, nefa, bun un a/g und einen anstieg von tp, ca und glukose. bei prognostisch unguenstigen kuehen gab es keine besserung bei irgendwelchen parametern, lediglich einen abfall des ca-spiegels. die mpg-behandlung scheint den zellstoffwechsel zu induzieren, die enzymwirkung des ca-stoffwechsels anzuregen und den lipid- und proteinstoffwechsel der leberzelle zu beschleunigen - p. g. schoop.

v709 - 0582 syndrome hyeniforme des bovins (fre)
adam, j.; pinta, m.; goyon, m. - in: bull. mens. soc. veter. prat.. - paris 70(1986)7.. - s. 405 - 406, 408, 410 - 413, 416 : 3 tab., 18 lit. - arb.st:le mans, france, laboratoire veterinaire departemental. - b14=za 4411
zur hyaenenkrankheit bei rindern
60.50.30.19.; 60.45.10.10.07.01.; 60.10.25.55.10.
wachstum; gliedmassen; skelett; stoffwechselstoerung; eisen; rind;

die hyaenenkrankheit aeussert sich in einer wachstumshemmung des femurs und der tibia zwischen 7 und 15 mon. und einem kaudal abfallenden knick des rueckgrates. die ursachen sind bislang kaum zufriedenstellend geklaert. eigene detailuntersuchungen ergaben einen abfall des nickels auf ca. 5 % und einen anstieg des eisenspiegels auf das 8fache in den knochen und das 3fache in den haaren. diese siderosis fuehrte zu einer erniedrigung des manganspiegels auf die haelfte. der hohe eisengehalt duerfte letzten endes zu der erkrankung gefuehrt haben. - f. schaetz.

v709 - 0583 osteodistrofija ovec i ikh potomstva (rus)
chebotarev, v. e. - in: lechenie i profilaktika nezaraznykh boleznejj prom. zhivotnovodcheskykh kompleksakh. - kazan", 1984. - s. 14 - 18 - arb.st:kazan", udssr, vet. inst., kaf.klin.diagnost.. - b14=1986 a 281
osteodystrophie bei schafen und ihren nachkommen
60.50.30.19.; 60.45.15.10.01.07.03.
nichtansteckende krankheit; knochen; mutterschaf; nachkommenschaft; mineralstoff; mangel;
1975/81 wurden 15 mutterschafe und 12 von ihnen stammende laemmer beobachtet, die unzureichend ernaehrt wurden. die ergebnisse zeigen, dass unzureichende versorgung mit hauptnaehrstoffen, mineralstoffen und vitaminen, gepaart mit hypodynamie und unzureichender sonnenbestrahlung zu appetitlosigkeit, lockerung der zaehne, ungelenkigkeit der bewegungen, abnahme der roentgenograph. knochendichte, senkung des gesamtkalziums und anstieg des gehalts an anorg. phosphor fuehrt. die stoerungen des mineralhaushaltes der muttertiere wirken auf die nachkommen (schwaeche, geringe koerpermasse, entwicklungsrueckstand). die stoerungen des mineralhaushaltes wurden von schaeden des herzkreislauf-, verdauungs- und blutbildungssystems begleitet. - g. pose.

v709 - 0584 la necrose du cortex cerebral. une enzootie dans un troupeau d"ins en tunisie (fre)
said, m. s. ben; zrelli, m.; tournut, j. - in: rev. med. veter.. - lyon 137(1986)8/9. - s. 573 - 576 : 2 abb., 28 lit. - arb.st:sidi thabet, tunisie, ecole nat. de med. veter., chaire de pathol. med. due betail. - b14=za 1497
nekrose der hirnrinde. enzootisches auftreten in einer schafherde in tunesien
60.50.30.19.; 60.45.15.10.01.07.
nekrose (tier); gehirn; vitamin b1; mangelkrankheit (tier); fuetterung; befund; schaf;
die polioenzephalomalazie beim wiederkaeuer ist in frankreich erstmals 1967 beschrieben worden und ist auf thiaminmangel zurueckzufuehren. bericht bezieht sich auf das auftreten in einer tunes. schafherde. die klin. zeichen bestanden im unvermoegen zu stehen, dekubitus, opisthotonus, zaehneknirschen, hohe erregbarkeit, klon. kraempfe und konvulsien. die untersuchungen zeigten keinerlei hinweise auf infektionen, sondern auf eine pflanzlich bedingte enterotoxaemie. die eingeleitete thiaminbehandlung brachte bei 2 schafen heilung nach mehreren tagen, die laemmer verendeten. nach ruecknahme von der weide und trockenfuetterung erkrankten keine tiere mehr und die herde konnte nach entsprechender korrektur der zufuetterung wieder auf die gleiche weide gebracht werden. - f. schaetz.

v709 - 0585 zmiany zawartosci cynku, miedzi i ceruloplazminy w plynach bilogicznych i tkankach macior i ich plodow podczas ciazy (pol)
malinwoska, aleksandra. - in: med. weter.. - warszawa 42(1986)6. - s. 368 - 372. - b14=z 635
veraenderungen des gehaltes an zink, kupfer u. ceruloplasmin in den biologischen fluessigkeiten und geweben von sauen und ihrer feten waehrend der traechtigkeit
60.50.30.19.; 60.50.10.
sau; traechtigkeit; embryo; zink; kupfer; +ceruloplasmin;
die untersuchungen wurden bei 4 nicht traechtigen sauen sowie bei 29 muttertieren und ihren foeten durchgefuehrt. aus den durchgefuehrten untersuchungen wurden die schlussfolgerungen gezogen, dass das niveau an zink im blutserum der sauen sich in einfacher abhaengigkeit zum transport dieses metalls in die plazenta befindet. der niedrigste wert an zink tritt in der letzten periode der traechtigkeit auf. in der fuetterung der sauen ist deshalb auf eine ausreichende versorgung mit diesem element zu achten. das blutserum der foeten enthaelt

geringe mengen an ceruloplasmin, seine verringerung waehrend der entwicklung der foeten spricht dafuer, das es in der anfangsphase der traechtigkeit im organismus der foeten nicht synthetisiert wird, sondern von der mutter stammt. - o. jurack.

v709 - 0586 polyneuropathy and hormone profiles in puppy with hypoplasia of the islets of langerhans (eng)
anderson, p. g.; braund, k. g.; dillon, a. r. - in: veter. pathol.. - washington 23(1986)4. - s. 528 - 531 : 6 abb., 2 tab., 27 lit. - arb.st:birmingham, univ. of alabama, dep. of pathol.. - b14=zb 3353
polyneuropathie und hormonstatus eines chow-welpen mit hypoplasie der langerhans" inseln
60.50.30.19.
diabetes; symptom; pathologie; biochemie; hormon; hund;

v709 - 0587 long-term normoglycemia in pancreatectomized dogs transplanted with frozen/thawed pancreatic islets (eng)
kneteman, n. m.; rajotte, r. v.; warnock, g. l. - in: cryobiology. - new york 23(1986)3. - s. 214 - 221 : 6 abb., 18 lit. - arb.st:edmonton, univ. of alberta, surg.-med. res. inst. : dep. of surg. and med.. - b14=zb 3414
langzeitnormoglykaemie bei pankreatektomierten hunden, denen eingefrorene/wiederaufgetaute pankreasinseln implantiert wurden
60.50.30.19.; 60.50.40.24.
hund; diabetes; therapie; transplantation; pankreas; methode;
pankreasinselzellen koennen ueber monate im tierfgefrorenem zustand (minus 75 cel) funktionsfaehig bleiben. 15...25 kg schweren bastardrueden wurde das pankreas vollstaendig entfernt. die inselzellen wurden durch kollagenasedurchspuelung des ductus pancreaticus isoliert gewonnen. 6 hunden wurden diese inselzellen frisch autotransplantiert. die transplantate fuer weitere 6 versuchshunde wurden vorher tiefgefroren, wobei pro minute 0,25 cel abkuehlung und das wiederauftauen um 3,5 cel erfolgten. 4 von 5 reimplantierten tieren blieben bis zur euthanasie 15mon. normoglykaemisch bei normalen k-werten.alle ueberlebenden hunde mit wiederaufgetauten inselzellen blieben 20mon. normoglykaemisch. die inselzellimplantation ist zur diabetestherapie besonders geeignet.- a. kuntze.

v709 - 0588 vlijanie na bahltahchnija nedostig v khranata vahrkhu aktivnostta na lejjcinaminopeptidazata v chrevnija epitel na pileta (bul)
toncheva, ema; bokhorov, ognjan; lazarov, jjoncho. - in: zhivotnovudni nauki. - sofija 23(1986)5. - s. 84 - 87 : 3 tab., 17 lit., zus. in russ., engl.. - b14=za 4615
der einfluss eines eiweissmangels in der nahrung auf die leuzinaminopeptidase (lap)-aktivitaet des darmepithels von kueken
60.50.30.19.; 60.10.15.05.20.
eiweiss; mangelkrankheit (tier); kueken; biochemie; enzym;
kueken wurden mit rationen unterschiedl. proteingehalts (normal 22,2 %, mangel 14,4 %) bis zm 35.lebenstag aufgezogen. an diesem tag wurden nach 12h dauerndem hungern tiere fuer die durchfuehrung biochem. untersuchungen dekapitiert. aus jedem jejunum der unzureichend mit protein ernaehrten kueken wurde eine geringere menge an enterozyten isoliert als bei ausreichend ernaehrten kontrolltieren. der rna-p- und dna-p-gehalt der enterozyten der mangeltiere war niedriger als bei den kontrollen. die spezif. lap-aktivitaet der enterozyten der mangeltiere war erhoeht,im isolierten buerstensaum der epithelzellen aber deutlich verringert.dies wird als anpassung an die verminderte eiweisszufuhr angesehen. - e. gruen.

v709 - 0589 pulmonary hypertension syndrome associated with ascites in broilers (eng)
huchzermeyer, f. w.; ruyck, a. m. c. de. - in: veter. rec.. - london 119(1986)4. - s. 94 : 1 tab., 16 lit. - arb.st:onderstepoort,rep.of south africa, veter. res. inst.. - b14, gr61
syndrom der pulmonalen hypertonie, verbunden mit aszites bei broilern
60.50.30.19.

blutkreislauf; broiler; nichtansteckende krankheit; lunge; + hypertonie; + aszites;

v709 - 0590 treatment of pseudopregnancy with bromocriptin, an ergot alkaloid (eng)
janssens, l. a. a. - in: veter. rec.. - london 119(196)8. - s. 172 - 174 : 4 tab., 19 lit. - arb.st:antwerpen, belgien, oudestraat 37, dr.la. janssens. - b14, gr61
behandlung der scheintraechtigkeit mit bromocriptin, einem ergotinalkaloid
60.50.30.19.; 60.50.10.20.01.
hund; verhalten; traechtigkeit; nichtansteckende krankheit; therapie; medikament; + scheintraechtigkeit;
339 faelle von pseudograviditaet wurden mit bromocriptin (b) (parlodel sandoz) u. 49 zusaetzlich mit mobilerone (matenon, upjohn) behandelt. am besten wirkten dosierungen mit 30 myg/kg b 16 d und 10 d 10 myg/kg mobilerone (dopamin-antagonist). nach der ersten behandlung stagnierte bis zu 89 % der tiere die laktation und bis zu 90 % das paradoxe psych. verhalten. bei den versagern brachte eine sofortige 2. medikation bis auf 2 huendinnen den erwarteten erfolg. die schwellung der mamma verlor sich bis auf 2 bis zum therapieabschluss. 20 % der tiere litten unter erbrechen und erhielten dagegen metoclopramide 0,5 mg/kg, wobei keinerlei stoerender einfluss auf den effekt von bromocripin zu verzeichnen war. - f. schaetz.

v709 - 0591 serum thyroxine concentrations after radioactive iodine therapy in cats with hyperthyroidism (eng)
meric, susn m.; hawkins, eleanor c.; washabau, robert j. - in: j. amer. veter. med. assoc.. - schaumburg, ill. 188(1986)9. - s. 1038 - 1040 : 18 lit. - arb.st:davis, univ. california, veter. med. teach. hospital, dep. small animal med. - b14, gr61
serumthyroxinkonzentration nach radioaktiver jodtherapie bei katzen mit hyperthyreoidismus
60.50.30.19.; 60.10.25.50.10.; 60.10.05.25.
katze; stoffwechelkrankheit; thyroxin; schilddruese; bestrahlen; blutserum;
bei 31 katzen mit hyperthyreoidismus(t4 53...51,0 myg/dl seru, grenzwert 4,2 myg/dl) nicht ermittelter gense wurde die schilddruese mit 131i bestrahlt (1,5...6,13 mci, 20000rad.innerhalb von 3...6 d sank die t-konz.im blutserum auf den normalbereich ab bei 55 % der tiere, nach 8 d bei 74 % der tire. nach 4 wo. wiesen 83 % der tiere t4-normalwerte auf, bei 10 % lag noch eine hyper- und bei 7 % eine hypothyreose vor. langzeituntersuchungen wurden nicht vermittelt - r. koerber.

v709 - 0592 rebound hyperglycemia following overdosing of insulin in cats with diabetes mellitus (eng)
mc millan, franklin d.; feldman, edward c. - in: j. amer. vet. med. assoc.. - schaumburg, ill. 188(1986)12. - s.142 - 1431 : 6 abb., 17 lit. - arb.st:davis,uiv. of california, school of veter. md., dep. of med. : dep. of reprod.. - b14, gr61
rueckstosshyperglykaemie nach insulinueberdosierung bei katzen mit diabetes mellitus
60.50.30.19.; 60.10.15.10.15.35.05.
katze; diabetes; insulin; dosierug; befund;
posthypoglykaem.hyperglykaemie wurde bei 6 katzen, die 8...13 a alt waren,nach erhoehter insulindosierung (- 6,1 e/kg) festgestellt kurz nach der insulinapplikation wurden 70 mg% blutzucker festgestellt,4...8 h spaeter ueber 300 mg%. klinisch war aufgefallen, dass bei allen katzen die diabetessymptome trotz staendig hoeherer insulingaben persistierten.urch serienkontrollen konnte bewiesen werden, dass die iatrogene hyperglykaemie durch strikte insulindoisverringerung verhindert werden konnte. da insulinunter-und ueberdosierung mit gleichen symptomen einhergehen, kann nur durch wiederholte, d.h. serienblutzuckerbestimmungen eine exakte, individuell angepasste insulineinstellung vorgenommen werden.nach reduzierung der insulindosis um 50...75% normalisierten sich die blutzuckerwerte. - a. kuntze.

v709 - 0593 etude des arythmies cardiaquez chez 159 chevaux de selle belges (fre)
gabriel, f.; lekeux, p. - in: ann. med. veter.. - bruxelles 130(1986)3. - s. 205 - 214 : 5 abb., 2 tab., 22 lit. - arb.st:bruxelles, univ., fac. de med., chair de physiol.. - b14=za 4400
studie ueber die arrhythmien des herzens bei 159 belgischen sattelpferden

60.50.30.20.; 60.45.37.
pferd; herz; nichtansteckende krankheit; befund;
bei nie krank gewesenen bzw. nie auffaellig geworden pferden (5 hengste,98 kastraten, 56 stuten) (2...20 a) wurde ein ruhe-elektrokardiogramm uebl. art gemacht. am haeufigsten (7) fand sich ein atrioventrikularer block 2.grads sowie 16 x wandernde schrittmacher des herzens,7 x ein atrioentrikulaerer block 1. grades und 2mal ein sinoatrialer block 2.grades sowie eine sinus-arrhythmie.bei 4 tieren waren wandernde schrittmacer und atrioventrikularer block kombiniert. vagale arrhythmien gab es haeufiger bei kastraten als bei stuten. das alter hatte wenig einfluss auf das vorkommen von herzstoerungen. die nur geringen kenntnisse ueber die ventrikulaere repolarisation beim pferd erlauben meist keine zufriedenstellenden interpretationen der befunde. - f. schaetz.

v709 - 0594 ultrastructural features of ethanol-induced cardiomyopathy in turkey poults (eng)
cuarnecki, caroline m. - in: anat., histol., embryol. - berlin (west) 15(1986)2. - s. 169 - 170 - arb.st:st. paul, univ. of minnesota, coll. of vete. med., dep.of veter. biol.. - b14=za 6189
ultrastrukturelle merkmale der aethanolinduzierten kardiomyopathie bei putenkueken
60.50.30.20.; 60.50.31.25.; 60.10.15.05.20.
pute; myokard; histologie; struktur; + kardiomyopathie;

v709 - 0595 zum einfluss entzuendlicher lungenveraenderungen bei schweinen auf die leistung von prueftieren in der nachkommenpruefung
hoy, steffen; mehlhorn, guenter; hassel, siegfried. - in: arch. tierzucht. - berlin 30(1987)3. - s. xxx - xxx : 1 abb., 6 tab., 24 lit., zus. in russ., engl. - nach zus.. - b14=za 2286
60.50.30.20.; 60.45.20.10.06.03.
schwein; lunge; tierkrankheit; nachkommenpruefung; mastleistung; zunahme;
in analysen an 957 prueftieren der rasse edelschwein bei denen zur schlachtung die bonitierung der entzuendl. lungenveraenderungen nach einem beurteilungsschluessel (noten 0...5) sowie die zuordnung der befunde- zur mast- und ansatzleistung erfolgte, wurde festgestellt, dass 78,3 % der tiere lungenalterationen aufweisen.bei 33,1 % der tiere war das halbe bis gesamte organ betroffen. zwischen weibl. und kastrierten maennl. schweinen traten keine unterschiede auf. prueftiere, die von nov./jan. geboren wurden, wiesen die hoechste quote an lungenalterationen auf. die erkrankung der atmungsorgane fuehrte in abhaengigkeit der veraenderungen zur signifikanten herabsetzung der masse bei pruefende (bis 5,7 kg), der prueftage- und lebenstagezunahme (37 g bzw. 29 g).

v709 - 0596 a pulmonary function test for domestic fowl (eng)
anderson, l. s.; haigh, a. l.; molony, v. - in: j. physiol.. - cambridge 376(1986). - s. 53p : 1 lit. - arb.st:edinburgh, grossbrit., univ. dep. physiol.. - b14=za 5778
ein lungenfunktionstest fuer das hausgefluegel
60.50.30.20.
lunge; gefluegel; nichtansteckende krankheit; diagnose;
narkotisierte hennen atmeten vor und nach einer intravenoesen injektion v. lycoperdiumsporen (1,25 mg.pro ml physiolog. kochsalzloesung ueber 1 min, 1-h-intervalle) 100 % sauerstoff oder normale luft. jede injektion umfasste ungefaehr 150 sporen von 30 mym durchmesser. unmittelbar nach der injektion kam es zu kurzzeitigen veraenderungen des blutdrucks, der atmungsfrequenz und des herzminutenvolumens. die ventilation blieb auch nach der 4. injektion unveraendert. zu abweichungen kam es jedoch im wiederbeatmungstest(nach aufenthalt in einer kohlendioxidkammer bis zu einem gipfel des kohlendioxidpartialdrucks von 4,7 kpa). die mikroemboli reduzierten den anstieg des exspirator.co2 mit steigendem kumulativen exspirator. volumen. diese methode gestattete die erfassung kleinerer lungenfunktionsstoerungen. - h. willer.

v709 - 0597 aorticopulmoary window in a dog (eng)
nelson, a. wendell. - in: j. amer. veter. med. assoc.. - schaumburg, ill. 188(1986)9. - s. 1055 - 1058 : 6 abb., 9 lit. - arb.st:fort collins, colorado state univ., coll. veter. med. and biomed. sci.. -

b14, gr61
aorten-pulmonalarterien-fenster bei einem hund
60.50.30.20.; 60.50.40.11.10.
hund; pathologie; arterie; lunge; chirurgie;
bei einem hund, der klinisch eine hyperpnoe, konditionsschwaeche und zyanose sichtbarer schleimhaeute gezeigt hatte, wurde im ergebnis von intrakardialen messungen des blutdrucks und der blutgaskonz. sowie einer angiographie die diagnose aortenpulmonalarterienfenster gestellt. sie konnte durch die sektion gesichert werden, das fenster lag unmittelbar distal der pulmonalarterienklappe. die aorta ascendens zeigte kaudal eine 13 x 4 mm grosse oeffnung. es lag eine hypertrophie der bronchiolarmuskulatur sowie der lungenarterien und eine verbreiterung des interstitiums vor. - w. seffner.

v709 - 0598 continuous positive airway pressure therapy for aspiration pneumonia in a dog (eng)
orton, e. christopher; wheeler, steven l. - in: j. amer. veter. med. assoc.. - schaumburg, ill. 188(1986)12. - s. 1437 - 1440 : 1 abb., 23 lit. - arb.st:fort collins, colorado state univ., coll. of veter. med. and biomed. sci., dep. of clin. sci.. - b14, gr61
kontinuierliche ueberdruckbehandlung gegen eine aspirationspneumonie bei einem hund
60.50.30.20.
hund; lunge; pneumonie; fremdkoerper; behandlung;
einem 14-jaehrigen mischlingshund floss unbeabsichtigt waehrend der untersuchung eine grosse menge fluessigen bariumsulfats in die lunge. blutgasanalytisch wurden eine hochgradige hypoxie und eine lebensbedrohliche alveolaer -artielle o2 - spannungsdifferenz diagnostiziert. unter reiner 02 - insufflation besserten sich die sauerstoffmangelsymptome, so dass schliesslich ein tracheotubus inseriert wurde, durch den staendig sauerstoffreiche luft mit ueberdruck (zunaechst 5 cm h2o, vom 2...5 tag 7 cm h2o) eingeleitet wurde. aller 2 h wurde der tubus gewechselt, desinfiziert und durchgespuelt. nach 108 h normalisierten sich die o2-spannung und die zugrundeliegende gasaustauschstoerung, so dass extubiert werden konnte. 4 mon spaeter verendete der hund an einem malignom. - a. kuntze.

v709 - 0599 the assocation of displaced abomasum with various periparturient factors in dairy cows : a retrospective study (eng)
makusfeld, o. - in: prev. veter. med.. - amsterdam 4(1986)2. - s. 173 - 183 : 4 tab., 38 lit.. - b14=za 6181
der zusammenhang zwischen labmagenverlagerung und verschiedenen peripartalen faktoren bei milchkuehen. eine retrospektive studie
60.50.30.20.
kuh; labmagen; diagnose; nichtansteckende krankheit; milchleistung; geburt; +morbiditaet;
von insgesamt 7 026 kuehen (israeli-friesian, milchleistung je kuh im mittel 7000...9500 kg/a) aus 7 herden, die in den jahren 1980...1984 in der zeit 5...14 d p.p. klinisch untersucht wurden,wiesen 1,7 % eine labmagenverlagerung (lmv) auf. das lmv-risiko war erhoeht bei groesserer paritaet, bei niedriger milchleistung vor dem kalben sowie beim auftreten von totgeburten, zwillingsgeburten, nachgeburtsverhaltungen, metritis, azidose und ketose. - u. buenger.

v709 - 0600 differentialdiagnose der kolik des pferdes
kopf, norbert. - in: prakt. tierarzt. - hannover 67(1986)s.-h. - s. 5 - 10 : 3 lit. - arb.st:chirurg. klinik der vet.med. univ. wien. - b14=zb 210
60.50.30.20.
pferd; kolik; diagnose; differenzierung; untersuchungsmethode;
erste aufgabe bei jeder kolik ist die erkennung und abgrenzung von ileuszustaenden und -verdachtsfaellen von uebrigen formen. diese entscheidung muss der praktiker treffen und den patienten fuer den transport in die klinik vorbereiten. beim ileus ist zwischen mechan, dynam. oder funktionellem, gemischten ileus und subileus zu unterscheiden. fuer die diagnosestellung ist der vorbericht wichtig (besonders krankheitsdauer, art und intensitaet der kolikanfaelle). die klin. untersuchung muss gruendlich sein, besondere bedeutung haben allgemeinverhalten,

kreislauf, rektaltemperatur, abdomen, hodensack. die besonderen untersuchungen sind fuer eine exakte diagnose unerlaesslich (haematokritwert, ph des blutes, magensondierung, rektale untersuchung,bauchpunktion, darmstich). - m. schaefer.

v709 - 0601 diarrhoe in the dog and cat : 1. acute diarrhoea (eng)
murdoch, d. b. - in: brit. veter. j.. - london 142(1986)4. - s. 307 - 316 : 1 abb., 2 tab., 16 lit.. - b14=z 217
diarrhoe bei hund und katze : 1. mitt. akute diarrhoe
60.50.30.20.; 60.45.05.10.01.
hund; katze; diarrhoe; fuetterung; befund;
hunde setzen 2...4 mal taeglich kot ab, wobei der erste teil fester ist als die nachfolgenden faeces. eine osmot. diarrhoe wird durch hypomotilitaet des darmes, durch vermehrte h2o-sekretion in das lumen beguenstigt. darueberhinaus wird durch jeden biologisch oder chemisch reizenden stoff im darmlumen die fluessigkeitssekretion, angeregt. die wasserresorption muss im ileum oder proximalen colon erfolgen. hypermotilitaet beguenstigt,entgegen langlaeufiger meinung, eine verbesserung der wasseraufsaugkapazitaet. laktose, bakterielle endotoxine, hydroxylierte gallensalze sowie infektioese schleimhautschaediger verursachen duennfluessige faeces. haeufige kleine kotungen sind fuer dickdarm-, voluminoese waessrige faeces fuer duenndarmentzuendungen typisch. reine fleischfuetterung oder zu haeufiger nahrungswechsel bedingen diarrhoe. - a. kuntze.

v709 - 0602 krankheiten der bauchspeicheldruese
rodenbeck, h. - in: prakt. tierarzt. - hannover 68(1987)2. - s. 5 - 6, 8 : nach zus.. - b14=zb 210
60.50.30.20.; 60.10.25.45.10.; 60.50.05.10.05.20.
pankreas; insulin; symptom; diarrhoe; +malassimilation; +insulinom; +hypoglykaemie;
ein zufaelliger oder gezielter glukosenachweis im harn, das leitsymptom polydipsie bei einem hohen spez. gewicht des harns und schwere allgemeinstoerungen sind grund fuer die suche nach einer hyperglykaemie.eine stoerung im allgemeinbefinden nach laengerer gabe von kortikoiden oder gestagenen (bes. megestrolazetat) kann anlass fuer eine stoerung der insulinproduktion sein. auffaellige schwaeche nach kurzer bewegung und unklare lahmheiten geben anlass, nach einer hypoglykaemie zu suchen (z.b. verursacht durch ein insulinom). wenn durchfall und erbrechen in einen schockzustand ueberzugehen drohen, muss moeglichst schnell alpha-amylase und lipase im serum bestimmt werden, daneben auch der blutzucker. therapieresistente durchfaelle, verdaechtige veraenderungen des kotes, besonders aber sog. "massenstuehle" und helle, fettreiche kotmengen lassen an assimilation denken.

v709 - 0603 a reproducible means of studying acute renal failure in the horse (eng)
bayly, w. m.; elfers, r. s.; liggitt, h. d. - in: cornell veterinarian. - ithaca, n. y. 76(1986)3. - s. 287 - 298 : 5 abb., 1 tab., 24 lit. - arb.st:pullman, washington state univ., coll. veter. med., dep. veter. clin. med an surg.. - b14=z 227
ein reproduzierbares modell zum studium akuter nierenschaeden beim pferd
60.50.30.20.; 60.50.30.05.
pony; versuch; niere; nephritis; pathologie; modell;
fuenf ponys erhielten taeglich i.v. 0,25 mg/kg hgcl sowie 3 mg/kg k2cro3 verabreicht. damit wurde eine akute nephrose erzeugt. klinisch traten stoerungen der futteraufnahme, verminderte kot- und harnausscheidung, diarrhoe (2 ponys), muskelschwaeche (1 pony) sowie apathie ein. am 5. versuchstag waren veraenderungen im ultraschallbild der nieren erkennbar. histopathologisch zeigten sich einheitlich bei den am 5., 8., 9. sowie 14. versuchstag getoeteten ponys gleichartige veraenderungen in form von tubulaeren nekrosen sowie tubulaeren epithelialzellhyperplasien. das beschriebene modell wird als geeignet fuer pathophysiol. untersuchungen gehalten. - m. fuerll.

v709 - 0604 progressive polycystic renal disease in a aged horse (eng)
scott, p. c.; vasey, j. - in: autral. veter. j.. - north melbourne 63(1986)3. - s. 92 - 93 : 2 abb., 8 lit. - arb.st:parkvilie, vict., dep. agric., veter. res. inst.. - b14=z 200
progressive zystennieren-krankheit bei einem alten pferd

60.50.30.20.; 60.50.40.11.10.
pferd; alter; niere; zyste; pathologie; diagnose;
zystennieren werden gewoehnlich als angeborene schaedigung angetroffen. im beschriebenen fall wurden sie bei einem 15-jaehr. ponywallach festgestellt. vorberichtlich war ueber mehrere wochen haematurie aufgetreten. rektal waren zwei grosse gebilde (30 x 30 cm) fuehlbar. diese stark vergroesserten nieren hatten bei der sektion eine masse von 11,4 bzw. 9,1 kg und wiesen viele duennwandige zysten auf. das geschehen entspricht dem typ 3 der zystennieren des menschen. durch noch vorhandene funktionstuechtige nephrone war das tier bis zur voelligen erschoepfung der reservekapazitaet lebensfaehig geblieben. - m. schaefer.

v709 - 0605 prevention of stress-induced involution of the thymus in rats by substance p (sp1-11) and its n-terminal gragment sp1-4 (eng)
oehme, p.; hecht, k.; jumatov, j. - in: pharmazie. - berlin 42(1987)1. - s. 34 - 36 : 1 tab., 24 lit., zus. in dt. - nach zus.. - b14=zd 367
verhinderung stressbedingter thymusrueckbildung bei ratten durch substanz p (sp1-11) und ihr n-terminales gragment sp1-4
60.50.30.20.; 60.50.05.10.07.
versuchstier; thymus; immunreaktion; stress; hormon;
selye stellte fest, dass der koerper auf unterschiedl. stressreize mit einem charakterist. stressyndrom reagiert, mit nebennierenvergroesserung, geschwueren des magen-darm-traktes und thymusrueckbildung. in dieser arbeit wird nachgewiesen, dass i.p. applizierte substanz p (sp) die stressbeding.thymusrueckbildung bei wistarratten verhindern kann. diese schutzwirkung von sp auf das immunsystem ist neben den beschriebenen "normalisierenden" wirkungen dieses peptides auf stressbedingte stoerungen vegetativer und zentraler funktionen ein weiterer hinweis auf die wirksamkeit von sp als "anti-stress"-mittel. die art und weise der antistresswirkung von sp in nebennieren und im thymus wird diskutiert.

v709 - 0606 focal symmetrical poliomalacia of the spinal cord in ayrshire calves (eng)
palmer, a. c.; lamont, m. h.; wallace, m. e. - in: veter. pathol.. - washington 23(1986)4. - s. 506 - 509 : 4 abb., 10 lit. - arb.st:cambridge, school of veter. med., wellcome labor. for comp. neurol.. - b14=zb 3353
herdfoermige symmetrische poliomalazie des rueckenmarks bei ayrshire-kaelbern
60.50.30.20.
rueckenmark; tierkrankheit; symptom; pathologie; paralyse; kalb; +poliomalazie;
bei 3 kaelbern verschiedener eltern entwickelte sich eine parese der hintergliedmassen und bei einem kalb auch der vorderbeine. bei der zerlegung von 2 kaelbern wurde bei einem tier eine bilaterale malazie in der grauen substanz des hals- und lendenmarks festgestellt. bei dem anderen kalb fand man die malazie besonders im lendenmark, und in der grauen substanz des halsmarkes wurde einseitige herdfoermige gliose nachgewiesen.die ursachen dieser erkrankung sind unbekannt. - w. fritzsch.

v709 - 0607 post-mortem findings in a shetland sheepdog with dermatomyositis (eng)
hargis, a. m.; prieur, d. j.; haupt, k. h. - in: veter. pathol.. - washington 23(1986)4. - s. 509 - 511 : 3 abb., 8 lit. - arb.st:pullman, washington state univ., dep. of veter. microbiol. and pathol.. - b14=zb 3353
pathologisch-anatomische befunde bei einem schottischen schaeferhund mit dermatomyositis
60.50.30.20.
dermatitis; muskel; entzuendung; pathologie; histologie; hund; +dermatomyositis;
dermatomyositis ist eine bekannte, verschiedentlich schwere krankheit bei collies im alter von 2...6 mon. zu den anfangssymptomen gehoeren hautveraenderungen (erythem, alopezie, schuppenbildung). die myositis manifestiert sich in der temporalismuskulatur und bei schwerer erkrankten hunden als eine generalisierte muskelentzuendung. sektionsbefunde und histol. organbefunde von einem 2 1/2jaehrigen weibl. sheltie, einem shetland-zwerg-schaeferhund, werden ausfuehrlich beschrieben. - w. fritzsch.

v709 - 0608 contact dermatitis in the dog : a review and a clinical study (eng)

thomsen, m. k.; kristensen, f. - in: nord. veter.-med.. - koebenhavn 38(1986)3. - s. 129 - 147 : 13 abb., 4 tab., 53 lit., zus. in daen. - arb.st:copenhagen, royal veter. and agric. univ., dep. of small animal dis.. - b14=z 332
kontakt-dermatitis beim hund : eine uebersicht und klinische studie
60.50.30.20.; 60.50.05.10.05.10.
hund; dermatitis; aetiologie; allergie; diagnose; vet med verf;
die 3 formen der kontakt-dermatitis beim hund entstehen infolge allergie (zellvermitt.,typ 4, haptene - ionen, einfache chem.substanzen, komplexe org. verbindungen), irritationen (physikal. oder chem. einwirkungen) sowie fotosensibilisierung (fotoallergie oder toxizitaet). die umfassende anamnese und klin. befunderhebungen fuehren zur vorlaeufigen diagnose. der laeppchentest mit nachfolgender biopsie und der lymphozyten-stimulationstest zur endgueltigen diagnose. die therapie der allerg. dermatitis besteht in hapten-elimination, glukokortikoidgabe und bekaempfung sekund. zustaende wie pyodermien. bei 51 von 439 dermatol. patienten wurde der laeppchentest durchgefuehrt. bei 22 lag allergie vor (14 monoallerg.,... 2 mulitallerg. auf 5...7 substanzen). auf gummi gab es die meisten positiven reaktionen. - m. schaefer.

v709 - 0609 a condition akin to immersion foot (eng)
bracken, frank k.; nickels, frank a.; studer, erich. - in: veter. med.. - edwardsville, kans. 81(1986)6. - s. 562, 564, 566 - 567 : 10 abb., 13 lit. - arb.st:washington state univ., coll. veter. med., dep veter. clin. med. and surgery. - b14=zb 104 .
voraussetzung einer "immersion foot" verwandten erkrankung
60.50.30.20.
pferd; rind; nichtansteckende krankheit; wasser; temperatur; symptom; + immersion foot;
nach einleitender begriffsbestimmung und kurzer darstellung der aetiologie, wie sie beim menschen nach laengerem aufenthalt in nasser und kalter umgebung oder im wasser an beinen und armen bekannt ist, betonen vff. erstmalig beim tier vergleichbare symptome zu beschreiben. die erkrankung wird als vasoneuropathie mit allgemeinen pathophysiol. veraenderungen dargestellt. die klin. beobachtungen wurde 1975/1984 an einem pferd (jaehrling) und einer zweijaehrigen faerse sowie in einem pferde- und rinderbestand nach ueberschwemmung gesammelt. symptome: oedeme, hautnekrosen, manschette bis in hoehe des wasserstandes. hufe und klauen bleiben symptomlos. nach darstellung der lokalen und allgem. therapie wird ein behandlungserfolg von 50...60 % angesehen. - g. prietz.

v709 - 0610 facial dermatosis in four dogs with hyperadrenocorticism (eng)
white, stephen d. - in: j. amer. veter. med. assoc.. - schaumburg, ill. 188(1986)12. - s. 1441 - 1444 : 1 tab., 29 lit., 3 abb. - arb.st:north grafton, mass., univ., school of veter. med., dep. of med.. - b14, gr61
gesichtsdermatose bei vier hunden mit hyperadrenokortizismus
60.50.30.20.; 60.10.15.10.15.35.05.
hund; haut; nichtansteckende krankheit; diagnose;
4 (2,2 kastrierte) hunde, die 10...14 a alt waren, wurden mit ausgepraegten ekzemen, die auf das gesicht beschraenkt waren, vorgestellt. hautgeschabsel waren mikroskopisch und kulturell frei von pilzen und ektoparasiten. von 2 patienten wurden zusaetzlich biopsieproben untersucht. blutbild und kortisolwerte deuteten auf hyperadrenokortizismus. daraufhin wurden acth-, dexamethason - und tsh-tests vorgenommen. hierdurch sowie durch eine erfolgreiche mitotanbehandlung wurde bei 3 patienten der verdacht bestaetigt. der 4. hund verstarb kurz vor der beabsichtigten entfernung eines nebennierentumors. als folge der pathol. cortisolsekretion resultierten hyperpigmentation, alopezie und deutliche verduennung von epidermis und dermis. - a. kuntze.

v709 - 0611 cocklebur, poisoning in cattle (eng)
martin, terry; stair, e. l.; dawson, lionel. - in: j. amer. veter. med. assoc.. - schaumburg, ill. 189(1986)5. - s. 562 - 563 : 1 abb., 5 lit. - arb.st:stillwater, oklahoma state univ., veter. med. teach. hospital. - b14, gr61
spitzkletten-vergiftung beim rind
60.50.30.30.; 60.45.10.10.07.01.

intoxikation; rind; weide; bermudagras; diagnose; therapie; +spitzkletten;
im mai 1983 wurden 400 hereford x charolais-kreuzungskaelber von texas nach oklahoma transportiert und auf einer bermuda-grasweide gehalten. im juli begannen die ersten todesfaelle (2 tiere) und entsprechendes material sowie ein erkranktes kalb wurden im zustaendigen diagnostiklabor umfangreichen untersuchungen unterzogen. mikroskopisch wurden akute zentrilobulaere nekrosen der leber ermittelt und nach abschluss weiterer differentialdiagnost. aspekte (nitrat, blei, arsen, organophosphat) die diagnose spitzklettenvergiftung gestellt. daten zu toxikol. aspekten (letale dosen bei verschiedenen tierarten, individuelle empfindlichkeit, therapiemoeglichkeit mit 1...2 g aktivkohle/kg k , weidebegehung, bekaempfung der pflanze) werden angefuehrt. - g. wilsdorf.

v709 - 0612 toksikologicheskaja kharakteristika sul"fitnykh shhelokov (rus)
poloz, d. d.; eroshin, v. a.; konjukhov, a. f. - in: tr. vses. inst. ehksper. veter.. - moskva 62(1985). - s. 138 - 145. - b14=za 2171
toxikologische charakterisierung von sulfitlaugen
60.50.30.30.; 60.35.80.05.; 60.45.10.10.07.04.
fuetterungsversuch; mastbulle; silage; silierzusatz; lauge; toxizitaet; +sulfitlauge;
in einem sowchos des moskauer bezirkes wurde ein fuetterungsversuch an mastbullen (10 mon. 186...250 kg lm) durchgefuehrt. die tiere erhielten in den ersten 3 versuchsmonaten bis zu 15 kg von mit sulfitlauge behandelter silage und 3 kg konzentratfutter, die beiden nachfolgenden monate bis zu 20 kg silage und 4 kg konzentrate. zur bewertung wurden erythrozytenzahl, haemoglobingehalt, natriumionenkonz., haematokrit, leukozytenzahl, tokopherolgehalt sowie enzymaktivitaeten (ap) herangezogen. i. vgl. zu einer gruppe, deren silage mit einem konzentrat niedermolekularer saeuren behandelt worden war, zeigten die tiere,deren silage mit saeuren und sulfitlaugen konserviert wurden, niedrigere erythrozyten- und hb-gehalte sowie geringere vit.-e-konz. - g. wilsdorf.

v709 - 0613 pluronic poisoning in a herd of dairy calves (eng)
teague, w. r. - in: new zealand veter. j.. - wellington 34(1986)7. - s. 104 - 105 : 1 lit. - arb.st:tokoroa, district veter. serv. ltd.. - b14=za 4340
pluron-vergiftung in einer herde saugkaelber
60.50.30.30.; 60.45.10.10.07.01.; 60.50.15.15.03.
intoxikation; kalb; fuetterung; milch; reinigen; praeparat; therapie;
an 32 kaelber wurde eine unbekannte dosis einer pluron-reinigungsmittelmischung(blogon bloat oil) ueber deren milch appliziert. innerhalb von 24 h verendeten 28 tiere unter erscheinungen neuromuskulaerer stoerungen(paddelnde bewegungen der hinterextremitaeten, festliegen, nystagmus und opisthotonus sowie tympanien). 2 h nach der fehlfuetterung wurden die tiere einer vorrangig symptomat. therapie unterzogen(vit. b1, azepromazin, na-bikarbonat, kaolin), waehrend die tympanien ueber kanuelenpunktion behandelt wurden. aus dem verlauf der vergiftung wird geschlussfolgert, dass die 4 ueberlebenden kaelber nur eine sehr geringe menge des giftes aufnehmen konnten. vor weiterer anwendung des praeparates bei kaelbern wird gewarnt. - g. wilsdorf.

v709 - 0614 vergiftung der haussaeugetiere mit dem schwermetall kupfer unter besonderer beruecksichtigung der wiederkaeuer : eine literaturstudie
dieckhoff, heinz-josef. - 1986. - 206 s.. - hannover, tieraerztl. hochsch., diss.. - b14=diss. 28595
60.50.30.30.
haustier; wiederkaeuer; intoxikation; schwermetall; kupfer;

v709 - 0615 intoxicacion por arsenicales organicos en cerdos (por)
kloster, a. m.; descarga, c. o.; davies, p. - in: veter. argentina. - buenos aires 2(1985)15. - s. 419 - 430 : 4 abb., 1 tab., 20 lit., zus. in engl.. - b14=za 6195
vergiftung durch organische arsenikalien bei schweinen
60.50.30.30.
schwein; toxikose; arsen;

es wird ein fall einer vergiftung durch 3-nitro-4-hydrophenylarsonsaeure bei mastschweinen einer farm in der naehe von rosario (provinz sante fe) dargestellt. 55 tiere(40...70 kg km) waren von einer gruppe von 300 tieren betroffen. sie hatten 60 mg/kg futter erhalten, wie es fuer die therapie der schweinedysenterie empfohlen worden war. mortalitaet, morbiditaet und letalitaet betrugen 18,3, 1,3 bzw. 7,3 %. die vorherrschende symptomatik bestand aus nervoesen stoerungen, inkoordinationen, tremor, paraparesen. zumeist wurden postmortal blasenerweiterungen gefunden. die arsengehalte in leber, nieren, harn und haar wurden ermittelt. nach dem absetzen der gefaehrl. ration erfolgte allmaehlich eine erholung des bestandes. - g. wilsdorf.

v709 - 0616 cassia occidentalis toxicosis in growing pigs (eng)
colvin, bill m.; harrison, lenn r.; sangster, lowell t. - in: j. amer. veter. med. assoc.. - schaumburg, ill. 189(1986)4. - s. 423 - 427 - arb.st:tifton, univ. of georgia, coll. of veter. med., veter. diagnost. and investigat. labor.. - b14, gr61
cassia-occidentalis-vergiftung bei wachsenden schweinen
60.50.30.30.
schwein; toxikose; pflanze; pathologie;
etwa 70 mastschweine entwickelten symptome von ataxie und neuromuskulaeren stoerungen. in der ration der betroffenen tiere wurden als kontaminante samen von cassia occidentalis gefunden. experimentell gelang es bei anderen mastschweinen nach fuetterung der gleichen ration nach 6 wo. die erscheinungen auszuloesen. in weitergehenden versuchen (rationen mit 1, 2 und 4 % samen) konnten die vergiftungsprozesse weiter untersucht werden. mikroskopisch zeigten sich i. vgl. zu anderen spezies nicht vordergruendig degenerationen der skelettmuskulatur, sondern im vordergrund standen myopathien des zwerchfells und degenerationen des pankreas. - g. wilsdorf.

v709 - 0617 izmenenija v mjase utok pri aflatoksikozakh (rus)
majjkanov, b. s. - in: veterinarija. - moskva (1986)9. - s. 74 - 75. - b14=z 492
veraenderungen im fleisch von enten bei der aflatoxikose
60.50.30.30.; 60.10.25.65.20.; 61.10.20.
aflatoxin; fleisch; ente;
beim akuten verlauf der aflatoxikose bei enten unterscheidet sich das fleisch in seinen organolept. eigenschaften nicht von dem gesunder tiere. wurde das fleisch von chronisch kranken enten gewonnen, so war es schlechter ausgeblutet, dunkler und von schlaffer konsistenz. der ph-wert lag nahe 7,0. eine reihe von aminosaeuren fehlte. die glykogenese in der leber war gestoert. daher war der glykogengehalt in diesem organ um die haelfte geringer als normal. - w. plaschke.

v709 - 0618 poisoning in a chicken flock caused by sulphachloropyrazine (eng)
reece, r. l.; barr, d. a.; gould, j. a. - in: veter. rec.. - london 119(1986)13. - s. 324 - 325 : 9 lit. - arb.st:parkville, vict., dep. of agric. and rural affairs, veter. res. inst.. - b14, gr61
vergiftung in einem gefluegelbestand verursacht durch sulfachlorpyrazin
60.50.30.30.; 60.50.25.01.
intoxikation; gefluegel; praeparat; bekaempfung; kokzidiose;
es wird ueber einen vergiftungsfall in einer gefluegelherde(2500 tiere in gruppen zu 40) berichtet, wo zur bekaempfung der kokzidiose sulfachlorpyrazin(sulfazine, squibb) eingesetzt wurde. die eingesetzte dosis betrug 100 g/200 l und wurde am 1., 2., 3., 6., 7., 8., 11., 12., 13., 16. und 20. d appliziert (davon am 1., 11. und 16. d als doppelte menge). glukose wurde dem wasser zur aufnahmeanregung zugesetzt. am 19. d der behandlung waren viele tiere klinisch in einem depressiven zustand und 47 huehnchen verstarben in den folgenden 2 d. die verendeten tiere zeigten massive knochenmarkveraenderungen und ausgepraegte nierenschaeden. auch geschwollene kaemme und kehllappen wurden beobachtet. in der diskussion wird auf aehnl. befunde nach sulfaquinoxalin-ueberdosierung bezug genommen. - g. wilsdorf.

v709 - 0619 intoxicacion por dimetilnitrosamina en visones (spa)
martino, p. e.; villar, j. a.; artuso, c. a. - in: veter. argentina. - buenos aires 3(1986)25. - s. 488

- 493 : 1 abb., 1 tab., 16 lit., zus. in engl. - arb.st:univ. la plata, dep. pathol. u. fleischtechnol. villa undeondo, castelar, argentinien. - b14=za 6195
dimethylnitrosamin-vergiftung bei nerzen
60.50.30.30.; 60.45.05.10.07.03.02.; 60.45.35.10.02.
intoxikation; nerz; fischmehl; +dimethylnitrosamin;
die vorliegende arbeit charakterisiert die ersten 28 faelle einer dimethylnitrosamin(dmn)-vergiftung bei nerzen in argentinien. die makro- und mikrospkop. veraenderungen werden dargestellt und dabei besonders auf die hepatotoxizitaet sowie die starke bildung von haemangiomen und haemangiosarkomen hingewiesen. die objektivierung der intoxikationsursachen ergab neben dem hohen dmn-gehalt (2,5 mg/kg) auch hohe werte fuer natriumnitrit(19 mg/kg) und na-nitrat(48 mg/kg) im untersuchten fischmehl. - g. wilsdorf.

v709 - 0620 zinc toxicity (new wire disease) in aviary birds (eng)
reece, r. l.; dickson, d. b.; burrowes, p. j. - in: austral. veter. j.. - north melbourne 63(1986)6. - s. 199 : 9 lit. - arb.st:parkville, vict., dep. agric. and rural affairs, veter. res. inst.. - b14=z 200
zinktoxizitaet (neue drahtkrankheit) der kaefigvoegel
60.50.30.30.; 60.50.34.
aves; kaefighaltung; zink; toxikose; pathologie; diagnose;
es wurden eine reihe von voegeln in kaefigen mit galvanisiertem maschendraht gehalten. dabei traten sporad. faelle der "neuen drahtkrankheit" auf. toxizitaet bestand bei mehr als 2 400 ppm zn histolog. veraenderungen in niere, pankreas, leber. die zn-werte in diesen organen waren nicht hoeher als bei kontrolltieren. durch fuetterungsversuche mit 500 und 1 500 ppm konnte ein erhebl. absinken der nachweisrate in der leber auf zn-werte von 148 und 859 ppm gezeigt werden. bei kontrolltieren wurden 115 ppm nachgewiesen. - chr. v. d. ahe.

v709 - 0621 diagnosis of lead poisoning in dogs (eng)
koh, t. s. - in: austral. veter. j.. - north melbourne 62(1985)12. - s. 434 - 435 : 2 tab., 16 lit.. - b14=z 200
diagnostik der bleivergiftung bei hunden
60.50.30.30.
hund; blei; intoxikation; diagnose; behandlung; kalzium;
35 mg% (= 1,7 mymol/l) serumblei gilt als physiol. grenzwert. demgegenueber wurden bei chronisch bleivergifteten hunden bleiwerte von 0,9...1,6 mymol/l und bei nachweislich klinisch gesunden tieren 2,0...4,8 mymol/l pb im plasma diagnostiziert. die als pathognomisch geltenden kernhaltigen erythrozyten wurden nur bei 54 % der bleivergifteten hunde nachgewiesen. das klin. bild (ploetzl. aggressivitaet, dauerndes knurren, schnappen, nervositaet, scheu, fluechten in dunkle ecken) wird letztendlich durch die erfolgreiche edta- behandlung bestaetigt. von 11 patienten wurden vor und nach der kalziumtherapie sowohl die plasmablutwerte als auch die erwaehnten stoffwechselparameter verglichen und hierdurch die verdachtsdiagnose bestaetigt. - a. kuntze.

v709 - 0622 acute pinesol toxicity in a domestic cat (eng)
rousseaux, c. g.; smith, r. a.; nicholson, s. - in: veter. and human. toxicol.. - manhattan, kans. 28(1986)4. - s. 316 - 317 - arb.st:toxikol. sekt. alberta agricult. und vet. lehrklinik saakatoon, kanada. - b14=zb 4118
akute pinesol-vergiftung bei einer hauskatze
60.50.30.30.; 60.50.15.15.03.
intoxikation; katze; praeparat; reinigen; symptom; pathologie; +pinesol;
pinesol(american cyanamid co., toronto) ist ein haushaltsreinigungsmittel folgender zusammensetzung: 20 % kieferoel, 10 % isopropylalkohol und 10 % seife in waessr. loesung. im allgemeinen findet das praeparat in bad, kueche und garagen verwendung und ist so fuer haustiere zugaenglich. so wurde ein 5 mon. alter langhaar-kater mit schweren depressionen, reaktionsloser pupille und blassen schleimhaeuten sowie sehr langsamer kapillarfuellungszeit vorgestellt. da das tier in der garage gefuettert und nachts dort gehalten wurde, stand ihm keine andere fluessigkeit zur verfuegung als 100 ml unverduenntes pinesol. pathologisch wurden nach dem tode eine schwere lebernekrose und nierenrindenschaeden festgestellt. - g. wilsdorf.

60.50.31. jungtierkrankheiten

v709 - 0623 ehkspress-metod ocenki kolostral"nogo statusa u novorozhdennykh zhivotnykh (rus)
fedorov, ju. n.; jablonskaja, i. a.; feoktistova, t. a. - in: bjull. vses. nauch.-issl. inst. ehksper. veter.. - moskva (1985)59. - s. 22 - 24 : 1 tab.. - b14=zb 3643
eine schnellmethode zur einschaetzung der kolostrumversorgung von neugeborenen tieren
60.50.31.; 60.50.05.10.07.
neugeborenes; immunglobulin; kolostrum; serum; diagnose;
zur senkung der tierverluste ist eine schnelle diagnose einer mangelnden kolostrumversorgung der neugeborenen notwendig. es wird eine schnellmethode zur bestimmung der immunglobulinkonzentration im serum vorgestellt, bei der die immunglobuline mit hilfe von natriumsulfit ausgefaellt werden. die natriumsulfitloesung wird in verschiedenen konzentrationen eingesezetzt. es koennen konzentrationen im bereich von 0...5, 5...15 und ueber 15 mg/ml festgestellt werden. aufgrund des geringen aufwandes kann der test unter feldbedingungen durchgefuehrt werden. - m. westendorff.

v709 - 0624 septicemia in the neonatal foal (eng)
carter, g. kent; martens, ronald j. - in: compendium continuing educ. pract. veter.. - princeton junction, n.j. 8(1986)5. - s. s256 - s270 : 3 abb., 1 tab., 102 lit.. - b14=zb 4266
septikaemie bei neugeborenen fohlen
60.50.31.05.; 60.50.15.12.; 60.50.20.05.
fohlen; infektionskrankheit; aufzuchtkrankheit; tierhaltung; puerperium; +septikaemie;
infektionen sind die haeufigsten todesursachen bei neugeborenen fohlen. dabei spielen praedisponierende faktoren, wie stoerungen waehrend der fetalentwicklung oder der geburt sowie fruehgeburten, eine wichtige rolle. aber auch haltungsfragen (ueberbelegung, schlechte belueftung und sanitaete verhaeltnisse, keimanreicherung, falsche nabeldesinfektion) sind entscheidend, ebenso wie die fuetterung. als erreger werden besprochen: e. coli, actinobacillus equuli, klebsiellen, beta-haemolysierende streptokokken, salmonellen, staphylokokken, corynebakterien und pseudomonaden. zu ihrer erkennung werden klinik sowie klinisch-chem. untersuchungsmethoden beschrieben. - m. fuerll.

v709 - 0625 klinische und labordiagnostische untersuchungen bei rinderfeten und neugeborenen kaelbern von spontan abkalbenden primi- und pluriparen muttertieren
dening, martin. - 1986. - 83 s.. - hannover, tieraerztl. hochsch., diss.. - b14=diss. 28756
60.50.31.10.; 60.50.30.05.
rind; embryo; kalb; labordiagnostik;

v709 - 0626 untersuchungen ueber die immunglobulinabsorption bei kaelbern nach gabe von rinderblut mittels schlundsonde
zaremba, w.; grunert, e.; kellner, p. - in: dt. tieraerztl. wochenschr.. - hannover 93(1986)10. - s. 472 - 475 : 1 abb., 2 tab., 14 lit. - arb.st:klinik f. geburtshilfe u. gynaekol. rindes, tieraerztl. hochsch. hannover. - b14, eb16
60.50.31.10.; 60.50.35.02.; 60.45.05.10.07.03.04.
fuetterung; fuetterungsversuch; blut; kolostrum; kalb; kolik;
24 nicht asphykt. kaelber (gm 35...55 kg, gestationsalter 275...285 d, ph und basendifizit im venoesen blut unmittelbar p.p. groesser als 7,20 bzw. kleiner als 6 mmol/l) wurden in 3 gruppen zu je 8 aufgeteilt und erhielten per schlundsonde 2 und 8 h p. p. 1,5 und 1 kg kolostrum (a), 1,5 und 1 kg blut (b) bzw. 1,5 kg kolostrum und 1 kg blut (c). kolostrum und matern. blut stammten aus tiefgefrier-pools und wurden mit einer temp. von 40 cel appliziert. der igg1-gehalt im blut der b-kaelber war 8, 12 und 24 h p.p. niedriger und der gesundheitszustand in der 1. wo. schlechter als der von a- und c-tieren. mit blut versorgte kaelber wiesen kolikerscheinungen auf und hatten im labmagen grosse blutkoagula. - u. buenger.

v709 - 0627 studies on bone growth in protein and/or calorie malnourished calves (eng)
kanagawa, yoshihiro; saita, jiro; nokubo, takashi. - in: jap. j. zootech. sci.. - tokyo 57(1986)5. - s. 385 - 389 : 6 tab., 10 lit., zus. in engl. - arb.st:kyoto-shi, japan, kyoto univ., fac. agric.. - b14=zb 4276
untersuchungen zum knochenwachstum bei mangelernaehrung an protein und/oder kalorien der kaelber
60.50.31.10.; 60.50.30.19.
kalb; mangel; protein; naehrstoff; wachstum; knochen;
in verschiedenen versuchsgruppen wurde der einfluss der mangelernaehrung an protein und/oder kalorien auf das knochenwachstum der kaelber untersucht. nach 12 wo. wurden die kalber geschlachtet und die tibia und mandibula untersucht. die laenge und weite der knochen sowie die weite der rinde waren bei den mangelernaehrten gruppen geringer. nur geringe unterschiede ergab die auswertung der konz. von phosphor und magnesium sowie des wachstumshormons im serum, waehrend die konz. von thyroxin bei den mangelernaehrten kaelbern abnahm. - g. michel.

v709 - 0628 coxal dysplasia in 25 calves (eng)
furukawa, hideyuki. - in: j. japan veter. med. assoc.. - 39(1986)5. - s. 320 - 324 : 5 abb., 3 tab., 10 lit., zus. in engl. - arb.st:miyazaki, univ., fac. agric.. - b14=zb 2976
hueftgelenkdysplasie bei 25 kaelbern
60.50.31.10.; 60.50.40.16.
dysplasie; hueftgelenk; kalb;
bei 25 kaelbern, die in der nachhand eine schwaeche zeigten, konnte eine hueftgelenkdysplasie festgestellt werden. es wurden 3 typen klassifiziert: azetabulumdysplasie, coxaldeformation und dysplasie der coxyloidkavitaet. von diesen kaelbern waren 18 mit akabane-disease behaftet. die hueftgelenkdysplasie ist eine der ursachen, die eine instabilitaet der nachhand der kaelber verursacht. - o. dietz.

v709 - 0629 morphological alternations of small intestinal epithelium of calves caused by feeding soybean protein (eng)
silva, a. g.; huber, j. t.; herdt, t. h. - in: j. dairy sci.. - champaign, ill. 69(1986)5. - s. 1387 - 1393 : 5 tab., 21 lit. - arb.st:usa, east lansing, michigan state univ., dep. animal sci.. - b14, or1
morphologische veraenderungen des duenndarmepithels bei kaelbern infolge der verfuetterung von sojaprotein
60.50.31.10.; 60.45.10.10.07.01.
darm; struktur; kalb; allergie; sojaextraktionsschrot; symptom; alter;
kaelber, die mit milchersatz aufgezogen wurden, bei denen 66 % des proteins durch sojaproteinkonzentrat (spk) ersetzt wurde, zeigten niedrigere leistung als kaelber bei denen das gesamte milchprotein erhalten blieb. hoehere rektaltemp., fluessigere faeces und villusatrophie deuten auf eine allerg. raektion bei spk hin. die schaeden sind geringer, wenn die spk-fuetterung im spaeteren alter und nicht bereits in der 2. lebenswoche beginnt. - g. pose.

v709 - 0630 some husbandry factors affecting mortality and morbidity on a calf-rearing unit (eng)
peters, a. r. - in: veter. rec.. - london 119(1986)14. - s. 355 - 357 : 4 tab., 10 lit. - arb.st:queensway house, bletchley, meat and livestock commiss.. - b14, gr61
einige haltungsfaktoren, die die mortalitaet und morbiditaet in einer kaelberaufzuchteinheit beeinflussen
60.50.31.10.
kalb; technologie; tierhaltung; +morbiditaet; +mortalitaet;
ueber 3,5 a wurden die erkrankungsdaten und todesfaelle von insg. 1996 kaelbern waehrend ihres 5 woech. aufenthalts im aufzuchtbetrieb erfasst. die kalber waren bei der einstallung etwa 7 d alt und wogen mindestens 45 kg. sie wurden unterschiedlich gehalten (innerhalb oder

ausserhalb des stalls, in einzel- oder gruppenbuchten) und unterschiedlich gefuettert (1- oder 2mal taeglich, ueber eimer oder automaten, frischer oder gesaeuerter milchaustauscher, restriktiv oder ad lib.). die haeufigsten erkrankungen waren pneumonien (pn, 48,3 % aller tiere) und durchfaelle (du, 14,1 % aller tiere). ueber die haelfte aller pn traten in den ersten 3 haltungswochen auf und 2/3 aller du in der 1. haltungswoche. die letalitaet bei pn war 2,3 %, bei du 13,9 % sowie bei pn und du 40 %. - u. buenger.

v709 - 0631 dairy calf management, morbidity and mortality in ontario holstein herds : 1. the data (eng)
waltner, toews, d.; martin, s. w.; meek, a. h. - in: prev. veter. med.. - amsterdam 4(1986)2. - s. 103 - 124 : 12 tab., 40 lit. - arb.st:guelph, ont., univ.,ep. of veter. microbiol. and immunol.. - b14=za 6191
bewirtschaftung, morbiditaet und mortalitaet von milchrindkaelbern in holsteinherden ontarios. 1. voraussetzungen
60.50.31.10.; 60.45.10.10.08.
kalb; aufzucht; alter; diarrhoe; respirationskrankheit; therapie; +morbiditaet; +mortalitaet;
aus 8 kreisen des suedwestens von ontario wurden 104 farmen fuer eine beobachtungsstudie von okt. 1980/jul.83 (5 halbjahresabschnitte) ausgewaehlt. die bewirtschaftungsfaktoren von kuehen und kaelbern wurden per fragebogen (84 fragen) erfasst und durch regelmaess. besuche (etwa 10/a) kontrolliert. die betriebsgroessen variierten zwischen 23...154 abkalbungen/a. die mortalitaet der lebendgeborenen weibl. kaelber betrug vor dem absetzen 3,76 %. vor dem absetzen mussten 20,5 % der weibl. kalber wegen durchfall fuer 3 +- 3 d und 15 % wegen pneumonie fuer 5 +- 6 d behandelt werden. die km-zunahme in den ersten 21 d betrug 0,5 kg/d und bis zum absetzen 0,7 kg/d. - u. buenger.

v709 - 0632 dairy calf management, morbidity and mortality in ontario holstein herds : 2. age and seasonal patterns (eng)
waltner-toews, d.; martin, s. w.; meek, a. h. - in: prev. veter. med.. - amsterdam 4(1986)2. - s. 125 - 135 : 5 abb., 3 tab., 16 lit. - arb.st:guelph, ont., univ., dep. of veter. microbiol. and immunol.. - b14=za 6191
bewirtschaftung, morbiditaet und mortalitaet von milchrindkaelbern in holsteinherden ontarios. 2. alter und jahreszeitliche ablaeufe
60.50.31.10.; 60.45.10.10.08.
kalb; alter; aufzucht; jahreszeit; diarrhoe; respirationskrankheit; +morbiditaet; +mortalitaet;
der einfluss verschiedener bewirtschaftungsfaktoren von kuehen und kaelbern wurde in einer beobachtungsstudie ueber 2,5 a an insgesamt 104 zufaellig ausgesuchten farmen untersucht. fuer die mortalitaet sowie die erstbehandlungen wegen durchfall (du) bzw. pneumonie (pn) in den ersten 20 lebenswochen wurden von insg. 1968 weibl. kaelbern lebenstabellen aufgestellt. du traten vor allem in den ersten 6 wo. auf (gipfel 2. wo.) und pn in den ersten 12 wo. (gipfel 4. wo.). die behandlungsraten waren sowohl wegen du als auch wegen pn im fruehjahr/sommer generell niedriger als im herbst/winter. - u. buenger.

v709 - 0633 dairy calf management, morbidity and mortality in ontario holstein herds : 3. association of management with morbidity (eng)
waltner-toews, d.; martin, s. w.; meek, a. h. - in: prev. veter. med.. - amsterdam 4(1986)2. - s. 137 - 158 : 12 tab., 45 lit. - arb.st:guelph, ont., univ., dep. of veter. microbiol. and immunol.. - b14=za 6191
bewirtschaftung, morbiditaet und mortalitaet von milchrindkaelbern in holsteinherden ontarios. 3. zusammenhang zwischen bewirtschaftung u. morbiditaet
60.50.31.10.; 60.45.10.10.08.
kalb; aufzucht; diarrhoe; respirationskrankheit; alter; +morbiditaet; +mortalitaet;
in einer beobachtungsstudie ueber 2,5 a an 104 zufaellig ausgesuchten farmen (bestandsbefunde) bzw. 1968 weibl. kaelbern aus 35 farmen (einzeltierbefunde) wurde der einfluss von insg. 35 biol., haltungs- und bewirtschaftungsfaktoren auf die pneumonie (pn)- und durchfall (du)-morbiditaet (anzahl erkrankte tiere bzw. anzahl behandlungen je lebendgeborenes kalb) in den ersten 20 lebenswo. untersucht. die pn- und du-morbiditaet standen mit mehreren

bewirtschaftungsfaktoren in deutl. zusammenhang. kaelber, die in den 1. wo. an du erkrankt waren, erkrankten spaeter signifikant haeufiger an pn als kaelber, die in den 1. wo. nicht an du erkrankt waren. die muttertiervakzination erhoehte die pn-behandlungsrate. - u. buenger.

v709 - 0634 dairy calf management, morbidity and mortality in ontario holstein herds : 4. association of management with mortality (eng)
waltner-toews, d.; martin, s. w.; meek, a. h. - in: prev. veter. med.. - amsterdam 4(1986)2. - s. 159 - 171 : 1 abb., 3 tab., 29 lit. - arb.st:guelph, ont., univ., dep. of veter. microbiol. and immunol.. - b14=za 6191
bewirtschaftung, morbiditaet und mortalitaet von milchrindkaelbern in holsteinherden ontarios. 4. zusammenhang zwischen bewirtschaftung und mortalitaet

60.50.31.10.; 60.45.10.10.08.
kalb; alter; sterblichkeit; aufzucht; prophylaxe; +morbiditaet; +mortalitaet;
in einer beobachtungsstudie ueber 2,5 a an 104 zufaellig ausgesuchten farmen ontarios (bestandsbefunde) bzw. 1968 weibl. kaelbern aus 35 farmen (einzeltierbefunde) wurde der einfluss verschiedener biol., haltungs- und bewirtschaftungsfaktoren auf die neonatale mortalitaet (in ersten 28 d) sowie auf die mortalitaet vor dem absetzen von der milchernaehrung untersucht. mit den einzeltierbefunden konnten signifikante zusammenhaenge zwischen mortalitaet einerseits sowie dem geburtsablauf, der nabelversorgung, dem bullen, der vitaminapplikation (a,d.e) bzw. der muttertiervakzinierung und dem abkalbeort andererseits nachgewiesen werden. bestandsbefunde zeigten deutl. mortalitaetsunterschiede zwischen winter- und sommerhalbjahr sowie unterschiedl. grossen farmen. - u. buenger.

v709 - 0635 gipertonicheskie rastvory natrija khlorida pri obezvozhivanii u teljat (rus)
shevcova, i. n. - in: veterinarija. - moskva (1986)10. - s. 53 - 56 : 2 tab. - arb.st:nauchno-proizvodstvennaja laboratorija po bor"be s boleznjami molodnjaka s.-kh. zhivotnykh. - b14=z 492
hypertonische kochsalzloesungen bei exsiccose der kaelber
60.50.31.10.; 60.50.30.19.
kalb; therapie; natriumchlorid; elektrolyt; glukose; +exsikkose;
die i.v.-applikation von 5 % kochsalzloesung im anyfangsstadium und 10 % nacl-loesung bei fortgeschrittener exsiccose mit nachfolgender peroraler verabreichung einer hypotonen (0,5...0,7 %) kochsalzloesung ermoeglichen eine erfolgreiche dehydratation erkrankter kaelber. dem kochsalzinfusat koennen 40...60 ml einer 40%igen glukoseloesung sowie antimikrobielle mittel zugesetzt werden. - a.-e. fussel.

v709 - 0636 aehrozoleterapija bol"nykh bronkhopnevmoniejj teljat (rus)
grigorjan, g. s.; manasjan, a. v.; nikogosjan, a. n. - in: veterinarija. - moskva (1986)10. - s. 51 - 52 - arb.st:erevanskij zootekhn.-vet. inst.. - b14=z 492
aerosoltherapie fuer bronchopneumoniekranke kaelber
60.50.31.10.; 60.55.45.10.
kalb; therapie; aerosol; veterinaertechnik;
vff. beschreiben eine transportable aerosolkammer von 50 m3 auf einem lkw-chassis, in die mittels laufkatzenvorrichtung der container gehieft wird, in dem sich die zu behandelnden tiere befinden. bei unvollstaend. kammerauslastung wird durch rollo-zwischenwaende das volumen verringert. das durch sag-1 bzw. sag-2 erzeugte aerosol enthaelt pro m3 2,5 g norsulfazol, 2 ml iodinol, 2 ml eleuterokokkenextract und 4 g glukosepulver. waehrend zur erfolgreichen therapie chron. bronchopneumonien 10...15 behandlungen von 30...60 min dauer notwendig sind, werden akut und subchronisch an katarrhal. bronchopneumonie erkrankte kaelber 7...8 mal behandelt. - a.-e. fuessl

v709 - 0637 zur bedeutung des parainfluenza-3 (pi3-)-virus im krankheitsgeschehen bestimmter kaelber/jungrinderbestaende des bezirkes halle
senf, w. - in: prophylaxe u. bekaempf. infekt.-krankh. landwirtsch. nutztiere. - berlin : akad. landwirtsch.-wiss. ddr, 1987. - s. 61 - 76 - zus. in russ., engl. - nach zus.(tag.-ber. ; 256). -

b14=sr 2054,256
60.50.31.10.; 60.50.20.10.20.10.
parainfluenzavirus typ 3; rind; impfen (tier); kalb;
pi3-virus wurde als ursache wellenartig auftretender verlustreicher pneumonieenzootien in zahlreichen aufzucht- und mastbetrieben nachgewiesen. betroffen waren vorwiegend 4...8 mon. alte kaelber/jungrinder. durch lueckenlose immunisierung mit riemser pi3-vakzine konnte das auftreten der viruspneumoniewellen verhindert, das noch auftretende pneumoniegeschehen wesentlich gemildert und die gesamtveluste durch verendungen und notschlachtungen bei niedrigerem behandlungsaufwand wesentlich verringert werden.

v709 - 0638 vlijanie immunizacii stel"nykh korov inaktivirovannojj vakcinojj iz rotavirusa krupnogo rogatogo skota na uroven" kolostral"nogo immuniteta u teljat (rus)
gogolev, m. m.; astashenko, n. zh.; avilov, v. s. - in: tr. vses. inst. ehksper veter.. - moskva 63(1985). - s. 61 - 64. - b14=za 2171
einfluss der immunisierung tragender kuehe mit inaktivierter rotavirusvakzine auf die hoehe der kolostralen immunitaet bei kaelbern
60.50.31.10.; 60.50.20.10.40.
rotavirus; kuh; impfen (tier); antikoerper; kolostrum; kalb;
eine 2malige vakzinierung von 287 kuehen 20...40 tage ante partum mit einer inaktivierten rotavirusvakzine bewirkte eine verminderte morbiditaet (44,6 % gegenueber 85,3 % bei kaelbern ungeimpfter muetter) sowie eine verringerung der krankheitsdauer auf 1...5 d (kontrollen 3...7 d). in 10,9 % der kotproben von kaelbern der versuchsgruppe und 39,8 % der kotproben von kontrollkaelbern wurden rotaviren nachgewiesen. ein antikoerpertiter von 1:64 im kolostrum wird als erforderlich fuer den schutz der kaelber vor einer rotavirusinfektion angesehen. - h. schirrmeier.

v709 - 0639 oekonomie des einsatzes von arzneimitteln auf huminsaeurebasis im vergleich zur konventionellen behandlung
tillack, p.; kuehnert, m.; golbs, s. - in: 17. wiss. tag., univ., sekt. tierprod. u. veter.-med.. - leipzig (1986)t.1. - s. 212 - 220 : 1 schema, 1 tab., zus. in russ., engl. - nach zus.. - b14=za 5228
60.50.31.10.; 60.50.31.15.; 60.50.35.16.
kalb; ferkel; laeufer; pathologie; verdauungssystem; therapie; huminstoff;
die huminsaeuren eignen sich als therapeutikum, pro- und metaphylaktikum bei manifesten magen-darm-erkrankungen spezif. und unspezif. genese bei kaelbern, ferkeln und laeuferschweinen. huminsaeuren bewirkten eine beschleunigte normalisierung der obligaten magen-darm-flora.oekonom. effekte von huminsaeuren in tierarzneimitteln: geringere kosten bei gleicher wirkung, keine unerwuenschten nebenwirkungen bei oralem einsatz(keine rueckstandsbildung im schlachtkoerper).geringere erkrankungshaeufigkeit und -dauer, morbiditaet und mortalitaer.

v709 - 0640 investigatii morfopatologice asupra mortalitatii la tineretul porcin crescut in sistem industrial (rum)
brinzoiu, magdalena; seiciu, lidia. - in: lucrari stiintifice inst. agron. "n. balcescu", seria c. - bucuresti 28(1985). - s. 31 - 35 : 11 lit., zus. in engl.. - b14=za 4062
morphologische untersuchungen zur ferkelmortalitaet in industriemaessigen anlagen
60.50.31.15.; 60.45.20.10.08.
ferkel; krankheit; schweineproduktion; industriemaess produktionsmethode; toxikologie; mikrobiologie; mikroskopie; analyse;
957 verendete ferkel wurden makroskopisch, mikroskopisch, toxikologisch und bakteriologisch durch die vet. med. fakultaet bukarest untersucht. die befunde wurden in 15 pathol. gruppen eingeteilt. - m. herold.

v709 - 0641 development of intestinal antibodies against escherichia coli antigens in piglets with experimental neonatal e. coli diarrhoea (eng)
olsson, e.; smyth, c. j.; soederlind, o. - in: veter. microbiol.. - amsterdam 12(1986)2. - s. 119 -

133 : 3 abb., 2 tab., 25 lit. - arb.st:uppsala, swed. univ. agric. sci., dep. veter. microbiol.. - b14=za 6167
die entwicklung intestinaler antikoerper gegen escherichia-coli-antigene bei ferkeln mit experimenteller e.-coli-diarrhoe der neugeborenen
60.50.31.15.; 60.50.20.05.08.
escherichia coli; ferkel;diarrhoe; antikoerper; darm;
nach oraler infektion von ferkeln am 1. d mit enterotoxigenen escherichia coli (0149 : k88)waren am tag 7 anti-lps-antikoerper der iga- und igg-klassen, anti-k88-antikoerper der igg und igm-klassen und antikoerper gegen das enterotoxin aus der igg-klasse vorhanden. im alter von 21 d waren gewoehnlich antikoerper aller immunglobulinklassen gebildet worden. die antikoerperspiegel im darm waren nach 21 d meist hoeher als nach 7 d, variierten aber zwischen den wuerfen und innerhalb dieser sehr. die orale infektion stimulierte nicht die systemische antikoerperbildung. die hohen antikoerpertiter im kreislauf nach der kolostrumaufnahme sanken waehrend der 3woech. untersuchungsperiode kontinuierlich ab. - w. wittig.

v709 - 0642 effect of porcine rotavirus vaccination on postweaning weight gains in baby pigs (eng)
fitzgerald, gerald r.; welter, mark w.; welter, c. joseph. - in: mod. veter. pract.. - santa barbara, calif. 67(1986)7. - s. 609 - 610 : 2 tab., 5 lit. - arb.st:dallas center, iowa, ambico, inc.. - b14=z 333
die wirkung der vakzination mit porcinem rotavirus auf die lebendmasse-zunahme bei ferkeln nach dem absetzen
60.50.31.15.; 60.50.20.10.40.
rotavirus; ferkel; impfen (tier); lebendmasse; diarrhoe;
der einsatz einer lebendvirus-vakzine gegen die rotavirus-diarrhoe beim ferkel wird untersucht. den tieren wird vor dem absetzen ein- oder zweimalig 1 ml der vakzine per os oder i.m. verabreicht. die vakzinierten tiere erreichen durchschnittlich hoehere zunahmen nach dem absetzen verglichen mit den kontrolltieren. dabei waren die zunahmen nach der i.m. injektion hoeher als nach den oralen gaben. empfohlen wird eine kombinierte orale und i. m. verabreichung der vakzine 7...10 d vor den absetzen. damit wird die lokale und humorale immunitaet der tiere aktiviert. - a. bock.

v709 - 0643 identifying gross pathologic changes in young lambs (eng)
schoning, polly; sagartz, john. - in: veter. med.. - lenexa, kans. 80(1985)12. - s. 95 - 100 - arb.st:manhattan, kansa state univ., coll. veter. med., dep. pathol.. - b14=zb 104
die einordnung der wichtigsten pathologischen veraenderungen bei jungen schafen
60.50.31.20.; 60.50.05.10.05.10.; 60.45.15.10.01.08.
lamm; verlust; analyse; ernaehrung; tierhaltung; tierkrankheit;
die verluste der laemmer liegen je nach herde und gebiet in den 1. lebenswochen zwischen 5 und 25 %. bes. haben ernaehrung umwelt, genet. faktoren und haltung einen einfluss auf die entwicklung der laemmer in den ersten 75 lebenstagen. die verendungen in der 1. lebenswoche waren vorrangig auf geburtsschaeden, missbildungen und mangelhafte ernaehrung zurueckzufuehren. insg. ver endeten von 450 versuchslaemmern 160, davon 61 in der 1. woche. bei den in der 2. bis 4. wo. verendeten tieren wurden als todesursache vorrangig enteritis und/oder verhungern festgestellt, teilweise wurden kokzidien nachgewiesen.diese todesursachen wurden auch bei den aelteren tieren festgestellt, dazu treten in der gruppe 29. bis 75. d p.p. lungenveraenderungen, traumen und verschiedene infektionen auf. - h. oswald.

v709 - 0644 zkusenosti s vakcinaci kurat proti kokcidioze ve velkochovech (sze)
sanda, alexej. - in: veterinarstvi. - praha 36(1986)8. - s. 371 - 372 : 1 tab., 3 abb. - arb.st:brno. - b14=zb 429
erfahrungen mit der vakzinierung von kueken gegen kokzidiose in grossanlagen
60.50.31.25.; 60.50.35.02.; 60.50.25.01.
kueken; impfen (tier); kokzidiose; prophylaxe;
die p.o. immunisierung von 5 d alten kueken mit 400 und 800 oozysten von e. tenella vermindert das ausmass patholog.-anatom. veraenderungen nach experimenteller invasion mit 3,6 und 9 x

10000 oozysten der gleichen art 5, 9, 12 und 19 d nach der immunisierung wesentlich. der anteil negativer schleimhautbefunde betrug nach 400 oozysten 20...90, nach 800 oozysten 66...100 und bei den kontrolltieren 0...16 %. in keinem fall kam es bei den 500 000 immunisierten broilern zu einer kokzidiose. die immunisierung schuetzte die kueken zuverlaessig vor der sonst haeufig vorkommenden e.-tenella-kokzidiose. - h. schnapperelle.

60.50.32. krankheiten der milchdruese

v709 - 0645 zur behandlung akuter mastitiden des rindes : 2. mitt. untersuchungen zur eutervertraeglichkeit von glukoseloesungen
reinhold, p.; schulz, j.; beck, k. - in: arch. exper. veter.-med.. - leipzig 41(1987)1. - s. 104 - 113 : 2 abb., 2 tab., 10 lit., zus. in russ., engl. - nach zus.. - b14=z 192
60.50.32.; 60.50.35.16.
mastitis; rind; therapie; glukose; infusion; euter; + eutervertraeglichkeit;
die eutervertraeglichkeit von glukoseinfusionsloesung 50 und von glukoseinfusionsloesung 100 wurde an 5 spaetlaktierenden, klinisch eutergesunden kuehen geprueft. die intrazisternale applikation von 100 ml der genannten loesung je euterviertel verursachte nur greinggradige, kurzzeitige reizwirkungen, welche vorwiegend durch methoden der zytol. und chemisch-physikal. milchuntersuchung nachweisbar waren (laktosegehaltsabfall, zellzahlanstieg, schwankungen des ph-wertes und der elektr. leitfaehigkeit). bei 4 von 5 versuchskuehen traten weder erhebl. milchleistungsminderungen noch klin. erfassbare stoerungen der euterfunktion auf. eine kuh, die auf dem versuchsviertel latent galtinfiziert war, reagierte dort mit einem leichten masttitisschub. es wurde eine gute eutervertraeglichkeit der glukoseloesungen festgestellt.

v709 - 0646 zellzahl und zellbild des eutersekrets von kuehen vor dem trockenstellen und zu beginn der trockenperiode
hirsch, h.-p. - in: arch. exper. veter.-med.. - leipzig 41(1987)1. - s. 1 - 6 : 5 tab., 5 lit., zus. in russ., engl. - nach zus.. - b14=z 192
60.50.32.; 60.45.10.10.06.02.
zellbestandteil; zellgehalt; euter; sekretion; trockenstellen; kuh;
9 d vor dem trockenstellen (ts) wies das eutersekret mit 37,7 % makrophagen, 30,2 % polymorphkernigen leukozyten (pkl) und 31,1 % lymphozyten annaehernd gleiche zellanteile auf. die absolute zellzahl zeigte 9 d vor dem ts eine abhaengigkeit von der milchmenge, bei hoeherer milchleistung, etwa ueber 6 kg, traten geringere, unter 0,5 mill. je ml liegende zellzahlen auf. die zellzahl erhoehte sich bis zum 9. d nachdem ts auf 4,9 mill./ml. in den ersten 9 d der trockenperiode waren die pkl mit einem anteil von 59,8...63,5 % zur gesamtzellzahl der dominierende zelltyp.

v709 - 0647 pruefung von mastitispraeparaten auf eutervertraeglichkeit
schulz, j.; reinhold, petra. - in: monatsh. veter.-med.. - jena 42(1987)1. - s. 14 - 16 : 2 abb., 2 tab., 6 lit., zus. in russ., engl. - nach zus. - arb.st:karl-marx-univ. leipzig, sekt. tierprodukt. u. veterinaermed., bereich fortpflanzung landwirtschaftl. nutztiere. - b14, eb16
60.50.32.; 60.50.35.16.
kuh; mastitis; medikament; nebenwirkung; methode;
zur pruefung der vertraeglichkeit von arzneistoffen oder deren vehikel im euter wird eine methode vorgestellt, die neben der erfassung klin. kriterien auch zytol. u. chemisch-physikal. milchuntersuchungen einschliesst (zellgehalt, elektr. leitfaehigkeit, laktosegehalt). sie gestattet ausserdem eine abgrenzung kurzzeitiger euterreizungen von subklin. mastitiden, was besonders bei der konzeption und entwicklung automatischer mastitiserfassungssysteme von bedeutung ist. auf grund eigener positiver erfahrungen kann sie fuer aehnl. experimentelle arbeiten am euter empfohlen werden.

v709 - 0648 epidemiology of teat lesions in a dairy herd : 2. associations with subclinical mastitis (eng)
agger, jens frederik; willeberg, preben. - in: nord. veter.-med.. - koebenhavn, 38(1986)4. - s.

220 - 232 : 5 abb., 2 tab., 18 lit. - arb.st:copenhagen, royal veter. and agric. univ., dep. of forensic and state veter. med.. - b14=z 332
epidemiologie von zitzenverletzungen in einer milchviehherde : 2. mitt. zusammenhaenge mit der subklinischen mastitis
60.50.32.05.; 60.50.32.10.
zitze; verletzung; epidemiologie; milchrind; mastitis; befund;
es bestehen signifikante zusammenhaenge zwischen geringfuegigen bzw. oberflaechl. zitzenverletzungen und subklin. mastitiden. in der getesteten herde waeren zu 7 % derartige euterentzuendungen nicht aufgetreten, wenn sich keine laesionen ereignet haetten bzw. nicht auch die zitzenoeffnungen mit betroffen gewesen waeren. analysen zeigten, dass das risiko einer mastitis in einem viertel waehrend einer 10-monateperiode auf 50 % ansteigt. zitzenverletzungen bedeuten also zugleich auch ein langdauerndes und ansteigendes risiko fuer mastitiden. - f. schaetz.

v709 - 0649 epidemiology of teat lesions in a dairy herd : 1. descreption of incidence, location and clinical appearance (eng)
agger, jens frederik; hesselholt, michael. - in: nord. veter.-med.. - koebenhavn 38(1986)4. - s. 209 - 219 : 4 abb., 3 tab., 39 lit. - arb.st:copenhagen, royal veter. and agric. univ., dep.of forensic and state veter. med.. - b14=z 332
epidemiologie von zitzenverletzungen in einer milchviehherde : 1. mitt. vorkommen, lokalisation und klinische erscheinungen
60.50.32.05.
zitze; verletzung; epidemiologie; milchrind; herde; befund;
beobachtungen ueber 1 a zeigten, dass die registrierte haeufigkeit der zitzenverletzungen teils abhaengig war von der methode der untersuchung und dem untersucher selbst. die verletzungen ereigneten sich oefter an den hinteren zitzen und hiervon wieder links und traten ueberwiegend am zitzenende auf. die haeufigkeit betrug 118 verletzungen auf 100 laktationen. meist (60 %) waren die laesionen geringgradig (4...10 mm) und oberflaechlich. im uebrigen zeigten sich die verletzten tiere nervoes und hoeher empfindlich als ueblich. - f. schaetz.

v709 - 0650 auswirkungen des partiellen trockenstellens eines euterviertels beim rind auf milchmenge und milchqualitaet
burkhardt, heinz. - 1985. - 46 s.. - zuerich, univ., veter.-med. fak., diss.. - b14=diss. 28554
60.50.32.05.; 60.45.10.10.06.02.
rind; milchleistung; euter;

v709 - 0651 relationship between mastitis pathogen numbers in bulk tank and bovine udder infections in california dairy herds (eng)
gonzales, r. n.; jasper, d. e.; bushnell, r. b. - in: j. amer. veter. med. assoc.. - schaumburg, ill. 189(1986)4. - s. 442 - 445 : 2 tab., 28 lit. - arb.st:davis, univ. california, dep. clin. pathol.. - b14, gr61
beziehungen zwischen der zahl der mastitiserreger in tankmilch und den euterinfektionen in kalifornischen milchkuhbestaenden
60.50.32.10.
mastitis; erreger; nachweis; rohmilch; milchviehanlage;
tank- und einzelmilchproben von 23138 milchkuehen aus 50 bestaenden wurden kulturell mit dem ziel untersucht, inwieweit die zahl der kolonien von mastitiskeimen/ml tankmilch als voraussage dienen kann fuer den prozentualen anteil von kuehen eines bestandes, die mit dem jeweiligen erreger infiziert sind. korrelationen zwischen erregern und der rate der kuehe mit ausscheidung dieser erreger bestanden bei sc. agalactiae (r= 0,71) und mykoplasmen (r= 0,59), waehrend sie fuer die uebrigen erreger (staph. aureus, andere streptokken und coliforme keime) deutlich geringer waren. bei 22 herden wurden in der tankmilch sc. agalactiae nachgewiesen, die infektionsraten betrugen 0,56...44,94 %. - w. koetsche.

v709 - 0652 kiserletes bacillus cereus-mastitis szarvasmarhaban (hun)
horvath, g.; tothne marton, e.; meszaros, m. j. - in: magyar allatorvosok lapja. - budapest

40(1985)10. - s. 609 - 613. - ung. agrar-rdsch., budapest. - b14=zb 1159
experimentelle bacillus-cereus-mastitis beim rind
60.50.32.10.; 60.50.20.05.96.
mastitis; bacillus; kuh; toxikose; symptom; diagnose;
bei mit verschieden dosierter bacillus-cereus-reinkultur intrazysternal kuenstlich infizierten kuehen machten sich auf toxikose hinweisende symptome bemerkbar, sie verschwanden in 24 h, in den betroffenen euterviertein bildete sich jedoch eine akute parenchymatoese entzuendung. eine allmaehlich fortschreitende atrophie des betroffenen euterparenchyms fuehrte zum ausbleiben der milchsekretion. im infizierten euterviertel waren ca. 1 wo. bakterien anzutreffen. bakteriol. blutuntersuchungen fielen negativ aus. im kaninchenhauttest und durch meerschweinchen-impfung konnte eindeutig gezeigt werden, dass im blutserum vorhandene bakterientoxine fuer die akuten krankheitssymptome verantwortlich waren.

v709 - 0653 eutererkrankungen des rindes - ursachen und bekaempfungsmoeglichkeiten
konermann, h. - in: milchviehhaltung. - muenster-hiltrup : landwirtsch.-verlag 1985. - s. 12 - 17 : 3 abb., 13 tab.(baubriefe landwirtsch. ; 27). - b14=sr 4785,27
60.50.32.10.; 60.50.32.05.
eutererkrankung; sekretion; mastitis; tierhaltung; maschinenmelken; milch; keimgehalt;

v709 - 0654 phagetypes of human and bovine streptococcus agalactiae isolates in slovenia (eng)
brglez, ivanka; stropnik, zlata; batis, j. - in: zbl. bakteriol., mikrobiol. u. hyg., serie b. - stuttgart 182(1986)4. - s. 401 - 406 : 2 tab., 8 lit., zus. in dt. - nach zus.. - b14=za 5769
die phagotypen humaner und boviner staemme des streptococcus agalactiae, isoliert in slovenien
60.50.32.10.; 60.50.20.05.24.
mastitis; streptococcus; epidemiologie; kuh; mensch; phagozytose;
in 2 landwirtschaftl. gebieten wurden 34 humane (kolonisation) und 2 bovine (mastitis) staemme des str. agalactiae isoliert. es wurden ident. serotypen (s) und phagotypen (p) bei den menschen und bei den kuehen festgestellt,u. zwar der s r mit p 14/27/30/31 bei 2 personen und bei 1 kuh in 2 angrenzenden doerfern und der s ic mit dem p 4/12/16/18/20 bei einem kind und bei einer kuh in derselben hauswirtschaft. ident. s und p des str. agalactiae wurden bei 2 ehepaaren und bei familienmitgliedern einiger anderen familien festgestellt. ident. s und p bekraeftigen die moeglichkeit der uebertragung des str. agalactiae zwischen den personen, zeigen aber auch die moeglichkeit der uebertragung von der kuh auf den menschen.

v709 - 0655 stand und perspektiven der automatischen mastitiskontrolle waehrend des melkens der kuehe
mielke, h.; schulz, j. - in: 17. wiss. tag., univ., sekt. tierprod. u. veter.-med.. - leipzig (1986)t. 2. - s. 284 - 294 : 2 abb., 1 tab., 15 lit., zus. in russ., engl. - nach zus.. - b14=za 5228
60.50.32.10.
mastitis; kuh; diagnose; symptom; melken; leitfaehigkeit;
bei der automatisierung des milchgewinnungsprozesses sind durch die enwicklung und anwendung der mikroelektronik weitere fortschritte erzielt worden, die auch die bemuehungen um die loesung der automat. mastitiskontrolle waehrend des melkens gefoerdert haben. die messung der elektr. leitfaehigkeit der milch hat dabei perspektiv. bedeutung,wobei einige praktikable loesungsvarianten zur erfassung der kuehe mit subklin. mastitiden bekannt sind. ihre kopplung mit der noch nicht voll geloesten automatisierten flockenerkennung, moeglichwerweise auch mit der automat. milchtemp.- und gemelksmengenmessung laesst die automat. mastitiskontrolle waehrend des melkens zukuenftig soweit loesbar erscheinen, dass sie die mastitiskontrollfunktion des melkers weitgehend zu ersetzen vermag.

v709 - 0656 leitfaehigkeitsmessungen zur mastitiserkrankung - einsatzerfahrungen mit tschechoslowakischen geraeten
janal, r. - in: 17. wiss. tag., univ., sekt. tierprod. u. veter.-med.. - leipzig (1986)t. 2. - s. 277 - 283 : 3 tab., zus. in russ., engl. - nach zus.. - b14=za 5228

60.50.32.10.
mastitis; kuh; diagnose; leitfaehigkeit;
die messung der leitfaehigkeit der milch und das auffinden anomaler werte ermoeglicht, euterkranke kuehe zu erkennen, milchverluest zu senken, die herdenertraege zu erhoehen und die qualitaet der rohmilch zu verbessern. regelmaessige messungen bei allen kuehen waehrend jeder melkzeit sind manuell nicht durchfuehrbar und erfordern in das melkzeug eingebaute sensoren fuer die erfassung der leitfaehigkeit der viertelmilch sowie die rechnergestuetzte verarbeitung der messwerte. fuer eine nicht staendige kontrolle der viertel- oder mischmilch werden in der cssr tragbare leitfaehigkeits-indikatoren hergestellt und benutzt.

v709 - 0657 mastitisprophylaxe am trockenstehenden euter - eine entscheidende voraussetzung fuer eine gute eutergesundheit
wendt, k. - in: 17. wiss. tag., univ., sekt. tierprod. u. veter.-med.. - leipzig (1986)t. 2. - s. 295 - 303 : 3 abb., 1 tab., zus. in russ., engl.. - b14=za 5228
60.50.32.10.
matitis; kuh; prophylaxe; trockenstellen;

60.50.35. veterinaermedizinische pharmakologie

v709 - 0658 klinische homoeopathie in der veterinaermedizin
wolter, hans. - 3. aufl.. - heidelberg : karl f. haug verl., 1985. - 194 s. : 41 lit., 1 abb.. - b14=1986 a 845
60.50.35.; 60.50.30.; 60.50.20.
veterinaermedizin; behandlung; tierkrankheit; behandlung; tierkrankheit; +homoeopathie;
in 3 allgemeinen und 8 speziellen kapiteln werden das wesen und die einsatzgebiete homoeopath. bedhandlungsweisen in der veterinaermedizin beschrieben. die allgemeinen kapitel erlaeutern die grundidee, verordnungs- und anwendungsweise sowie das vorgehen bei der patientenauswahl. ausgegangen wird dabei nach der grundregel von hahnemann, dem aehnlichkeitsprinzip, naemlich dass arzneimittelsymptome denjenigen der krankheit gleichen muessen, um erfolge erzielen zu koennen. ferner wird auf die notwendigkeit, die reaktionstypen im patientengut herauszufinfen, hingewiesen. die beweisfuehrung erfolgt kasuistisch.der spezielle teil befasst sich mit der homoeopath. therapie von infektionskrankheiten, erkrankungen der verdauungsorgane insbesondere bei pferden, mit endoparasitosen und diarrhoen, erkrankungen der wiederkaeuermaegen, der leber, von reproduktionsstoerungen erblicher, konstitutioneller und umweltbedingter natur. erkrankungen des bewegungsapparates und mit der wundbehandlung. umfangreiche kasuistiken liegen hierzu mit vor. letztlich werden die verwendeten mittel bezueglich zusammensetzung, herkunft, wirkung und indikation beschrieben. - e. rueffle.

v709 - 0659 detomidine to pregnant cows (eng)
pyoeraelae, erkki; koppinen, jouko; vainio, outi. - in: nord. veter.-med.. - koebenhavn 38(1986)4. - s. 237 - 240 : 2 tab., 7 lit. - arb.st:hautjaervi, finland, coll. veter. med., inst. obstet. and gynaecol.. - b14=z 332
detomidin-anwendung bei traechtigen kuehen
60.50.35.01.; 60.50.10.
kuh; traechtigkeit; praeparat; sympathikomimetikum;
der alpha-sympathomimet. effekt von xylazin auf den uterus und die feten bewirkte die pruefung von detomidin mit alpha-adrenerg. effekt bei traechtigen kuehen auf einfluss gegenueber fertilitaet und fetale entwicklung. detomidin wurde vom 5. bis zum 30. d und nach der besamung und im letzten drittel der traechtigkeit mehrmals in dosen von 50 myg je kg verabreicht. ein negativer einfluss wurde nicht nachgewiesen, der progesteronanstieg nach der konzeption war bei allen tieren normal. zeichen embryonaler mortalitaet fehlten und saemtl. tiere brachten normale kaelber. - e. rueffle.

v709 - 0660 evaluation of a combines rotavirus and enterotoxigenic escherichia coli vaccine in cattle (eng) snodgrass, d. r. - in: veter. rec.. - london 119(1986)2. - s. 39 - 42 : 3 tab., 33 lit. - arb.st:edinburgh, moredun res. inst.. - b14, gr61

erprobung einer kombinierten vakzine gegen rotavirus und enterotoxigene escherichia coli beim rind

60.50.35.02.; 60.50.20.10.40.; 60.50.20.05.08.

rind; pruefverf; impfstoff; kombinationsfaehigkeit; eschericha coli; rotavirus;

nach i.m. injektion der vakzine an tragende kuehe waren die von diesen geborenen und aufgezogenen kaelber vor einer experimentellen rotavirusinfektion im alter von 5 d geschuetzt. von den 4 bestaenden hatten 2 gleichzeitig rotavirus- u. kryptosporidieninfektionen, u. die vakzination fuehrte zu einer verminderung der rotavirusausscheidung, nicht aber der diarrhoe. in den beiden anderen bestaenden mit rotavirusproblemen war das auftreten von diarrhoe bei den kaelbern der vakzinierten kuehe signifikant verringert.erkrankungen durch enteropathogene e. coli traten in keinem der versuchsbestaende auf. - w. wittig.

v709 - 0661 specificna imunoprofilaksa bolesti peradi u jugoslaviji. aktuelno stanje i prijedlozi (ser)

mazija, h. - in: veter. glasnik. - beograd 40(1986)4. - s. 219 - 227 : 2 tab., 3 lit., zus. in russ., engl.. - b14=za 1542

spezifische immunprophylaxe bei gefluegelkrankheiten in jugoslawien - gegenwaertiger stand und empfehlungen

60.50.35.02.

immunisierung; prophylaxe; epidemiologie; bekaempfung; tierkrankheit;

es wird ueber die gegenwaertige situat. bezuegl. der immunprophylaxe (ip) bei gefluegel in jugoslawien berichtet und verbesserungsvorschlaege werden unterbreitet, hinsichtlich der mechanismen fuer eine erfolgreiche ueberleitung neuster wissenschaftl. errungenschaften in der praxis sollten fortschritte erzielt werden. vorschlaege dazu sind eine bessere organisation der ip fuer das gesamte territorium jugoslawiens mit nur wenigen ausnahmen, eine genauere ueberwachung der epizootiiol. situation in anderen laendern u. eine effektivere zusammenarbeit mit diesen laendern bei der ausrottung von geflugelkrankheiten, besonders der virusbedingten krankheiten.

v709 - 0662 untersuchungen zur immunogenitaet eines inaktivierten,multivalenten ib/nd oelemulsionsimpfstoffs in legehybrid- und mastelterntierherden

cegla, c.;. luetticken, d.; kaleta, e. f. - in: dt. tieraeztl. wochenschr.. - hannover 93(1986)10. - s. 481 - 486 : 10 abb., 8 tab., 14 lit. - arb.st:inst. gefluegelkrankh. justus-liebig-univ. giessen. - b14=eb16

60.50.35.02.; 60.50.35.16.

impfstoff; immunitaet; immunreaktion; infektionskrankheit; huhn;

ein mit formalin inaktiv. oelemulsionsimpfstoff zur i.m.-injektion mit den ib-virusstaemmen m41, s274 und d1466 sowie einem pmv-1-stamm (la sota, clone 30) wurde in einem feldversuch nach vorheriger impfung mit den ib- staemmen h120 und h52 an 10 huehnerherden auf unschaedlichkeit und wirksamkeit ueber eine legeperiode geprueft. die kontrollen waren nur h120/h52- geimpfte tiere. unvertraeglichkeitsreaktionen waren nicht festzustellen. die leistungsdaten unterschieden sich nur zum teil zwischen versuchs- und kontrollgruppen. die antikoerperbildung gegen d274 und d1466 war unzureichend. es wird eine vorimpfung mit lebendimpfstoff der staemme d274 und d1466 empfohlen. - u. buenger.

v709 - 0663 novyjj induktor interferona, aktivnyjj pri peroral"nom vvedenii (rus)

ershov, f. i.; sajjitkulov, a. m.; tazulakhova, eh. b. - in: vopr. virusol.. - moskva 31(1986)3. - s. 335 - 338. - b14=zb 733

ein neuer bei peroraler applikation aktiver interferoninduktor

60.50.35.02.; 60.50.05.10.07.

interferon; mus; medikament; pharmakologie; immunologie;

die biol. aktivitaet des neuen oralen interferoninduktors tash-4 wurde untersucht. tash-4 erwies sich bei verabreichung der maximal geloesten menge von 2000 mg/kg km als nicht toxisch fuer maeuse. die interferon-induzierende aktivitaet war abhaengig von der dosis und dem applikationsmodus.. maximale interferontiter (1280...2560 me/ml) konnten nach i.m.- und i.p.-applikation von 100 mg/kg tash-4 erzielt werden. bei peroraler verabreichung einer dosis von 25 mg/kg erreichte der maximalwert des interferontiters 640 me/ml. weitere ergebnisse zur dynamik der interferonproduktion in abhaengigkeit von der applikationsart und zum interferonniveau in verschiedenen organen werden vorgestellt. - u. holl.

v709 - 0664 avian coccidiosis. the administration of encapsulated oocysts (eng)
norton, c. c.; joyner, l. p. - in: parasitology. - cambridge 92(1986)3. - s. 499 - 510 : 1 abb., 7 tab., 20 lit. - arb.st:new haw, weybridge, surrey, central. veter. labor.. - b14=zb 3368
gefluegelkokzidiose. verabreichung eingekapselter oozysten
60.50.35.02.; 60.50.25.01.
huhn; immunisierung; kokzidiose; applikation; fuetterung; protozoa;
in 12%iger waessriger alginsaeure-loesung suspendierte oozysten wurden in 5%iger calcium-chlorid-loesung als gel-kuegelchen ausgefaellt. lufttrocknung bis auf 33 % ihres ausgangsvolumens und aufbewahrung in luftdichten behaeltnissen bei + 4 cel fuer 8 wo. beeinflussten nicht die infektiositaet. die applikation von oozysten in kapseln direkt oder ueber das futter (sog. trickle-infection) bringt prakt. fortschritte bei der dosierten immunisierung von huehnern gegen kokzidiose. - r. jungmann.

v709 - 0665 keimtoetungsversuche mit waessrigen,pvp-jod enthaltenden desinfektionsloesungen: einfluss des gehaltes an freiem jod auf das bakterizide verhalten gegenueber staphylococcus aureus
gottardi, w.; puritscher, m. - in: zbl. bakteriol., mikrobiol. u. hyg., serie b. - stuttgart 182(1986)4. - s. 372 - 380 : 4 abb., 3 tab., 6 lit., zus. in engl. - nach zus.. - b14=za 5769
60.50.35.03.; 60.50.35.16.; 60.50.15.15.03.
desinfiziens; jod; staphylococcus; bakterizid; wirkung;
an hand von von quantitativen keimtoetungsversuchen an staphylococcus aureus mit 4 jodhaltigen desinfektionsmitteln unterschiedlicher zusammensetzung wird gezeigt, dass zwischen dem gehalt an freiem jod und dem rf-wert keine generell gueltige exakte mathemat. beziehung besteht. bei ein und demselben praeparat hingegen wurde eine korrelation der form: rf = ao + a2 log (j2) + a2 log t gefunden,welche voraussagen ueber die zu erwartende bakterizide wirkung auf grund des gehaltes an freiem jod gestattet.

v709 - 0666 ueber die wirkung von silberverbindungen auf viren in wasser
mahnel, helmut; schmidt, maren. - in: zbl. bakteriol., mikrobiol. u. hyg., serie b. - stuttgart 182(1986)4. - s. 381 - 392 : 9 abb., 15 lit., zus. in engl. - nach zus.. - b14=za 5769
60.50.35.03.; 60.50.35.16.; 60.50.05.10.07.
praeparat; silber; entkeimen; wasser; virus; konservieren;
die handelspraeparate certisil und mikropur, die mikrobizides, komplex gebundenes silber enthalten und zur bekaempfung und zur entkeimung sowie konservierung von trink- und brauchwasser empfohlen werden,wurden auf antivirale wirksamkeit in trinkwasser von raumtemp. gegenueber ecbo-, influenza a-, newcastle disease-, pseudowut- und vacciniaviren in maessiger konz. geprueft.

v709 - 0667 protivoopukholevaja aktivnost" lekarstvennykh rastenijj litovskojj ssr (6. zverobojj prodyrjavlennyjj i romashka obodrannaja) (rus)
valavichjus, ju. m.; ivanauskas, v. p.; jaskonis, ju. a. - in: tr. akad. nauk lit. ssr, ser. v. - vil"njus (1986)3. - s. 110 - 113 : 2 tab., 7 lit., zus. in lit.. - b14=zb 2689
anticancerogene wirkung von arzneipflanzen der litauischen ssr : 6. mitt. johanniskraut und echte kamille
60.50.35.03.; 60.50.05.10.05.20.; 60.35.20.10.20.20.
kamille; rattus; wirkstoff; aetherisches oel; tumor; therapie; +johanniskraut;
johanniskraut (hypericum perforatum l.) enthaelt bis 12 % bitterstoffe, 0,4 % farbstoffe, 0,5 % glykoside, bis 55 mg% karotin, bis 0,24 % aether. oel, 3,57 % organ. saeuren, flavonoide und mineralstoffe. die blueten der echten kamille (chamomilla recutita (l.) rauschert) enthalten 0,2...0,54 % aether. oel, das zu 40,1...82,4 % aus dem biol. aktiven chamazulen besteht. fettige

extrakte beider pflanzen wurden bei ratten erprobt, bei denen zwar tumorbildung ausgeloest worden war. die extrakte beider pflanzen bremsten das wachstum der geschwuelste und fuehrten zur erhoehung der km der versuchstiere. die anwendung v. 1 mg/kg des johanniskrautextraktes reduzierte das tumorwachstum um 36...42 %. beim kamillenextrakt betrug die reduktion bei 10maliger anwendung mit 1 mg/kg 20...51 %. - f. pank.

v709 - 0668 how drugs act in the body (eng)
marriner, s. e. - in: veter. rec.. - london 119(1986)6. - s. 132 - 135 : 1 abb., 1 tab. - arb.st:glasgow, univ., veter. school, dep. of veter. pharmacol.. - b14, gr61
wie arzneimittel im koerper wirken
60.50.35.16.
medikament; wirkung; tier;
arzneimittel wirken durch kombination mit spezif. strukturen der zellen, rezeptoren, durch nachahmung oder antagonismus gegenueber edogenen regulatoren wie neurotransmitter oder hormone, ferner durch 2 weitere hauptmechanismen: enzyme und (unspezifisch) membranaktionen. ausschlaggebend fuer die wirkung ist die rezeptoradaequate struktur der arzneimittel. daraus resultierende antwort sind: systemaktivierung durch agonisten, blockierung durch antagonisten und schwache beeinflussung durch partielle agonisten. rezeptortypen sind entweder cholinerg, adrenerg, opioid, histaminreaktiv oder gabaerg. ihr einfluss erstreckt sich auf das autonome nervensystem, herz und kreislauf, atem- und geschlechtsapparat, zns, verdauungsapparat und muskulatur. - e. rueffle.

v709 - 0669 the effects of opioids on a spinal reflex in the rabbit. suppression by my agonists and enhancement by k agonists (eng)
clarke, r. w.; ford, t. w.; wallbutton, m. b. - in: j. physiol.. - cambridge 377(1986). - s. 26p : 3 lit. - arb.st:loughborough, leics, fac. agric. sci., univ. nottingham. - b14=za 5778
effekte von opioiden auf einen spinalen reflex bei kaninchen. unterdrueckung durch my-agonisten und abhaengigkeit von k-agonisten
60.50.35.16.; 60.10.15.10.
nerv; rezeptor; reflex; kaninchen;
my-, delta- und k-opioid-rezeptoren sind im nervengewebe identifiziert worden, ohne dass ihre funktion eindeutig zugeordnet werden kann. an decerebrierten kaninchen wurde die zuordnung nach reflexstimulation untersucht. dabei wurde festgestellt, dass reflexsteigerungen mittels naloxon durch endogene opioide gehemmt wird. my-agonisten wie morphin und fentanyl bewirken depressionen, bremazocin (b), ethylketazocin (e) und u50488h verstaerken die reaktion. es wird geschlossen, dass die aktivierung von my-rezeptoren eine wichtige rolle in der opioidsuppression spielen. eine andere erklaerung waere, dass b und e sowie u50488h antagonisten fuer my- und delta-rezeptoren sind. - e. rueffle.

v709 - 0670 articles originaux. proprietes immunostimulantes du levamisole : nota 1. presentation de la molecule et principales actions sur le systeme immunitaire (fre)
euzeby, j. p. - in: rev. med. veter.. - lyon 137(1986)6. - s. 417 - 426 : 2 tab., zus. in engl., span. dt.. - b14=za 1497
original-artikel-immunostimulierende eigenschaften des levamisols : 1. mitt. darstellung der wichtigsten hauptwirkungen auf das immunsystem
60.50.35.16.; 60.50.35.01.; 60.50.05.10.07.
praeparat; biol eigenschaft; wirkung; immunsystem; phagozytose; resorption;
tetramisol, tetrahydro-2,3,5,6 phenyl-6 imidazo (2-1-b)thiazol weist 2 isomeren auf, das levamisol die linksdrehende form und das dexamisol die rechtsdrehende form. levamisol ist ein weisses kristallines pulver und in chloroform loeslich. es wirkt schnell, besitzt eine nur kurze wirkungsdauer und wird im darm bzw. an der injektionsstelle schnell resorbiert. vf. macht angaben zur verteilung des mittels im wirtsorganismus und zu seiner eliminierung aus dem koerper. es wird ueber die einwirkung von levamisol auf den abwehrmechanismus der tiere unter besonderer beruecksichtigung der reaktionen auf die phagozytose und die lymphozyten berichtet. abschliessend wird der wirkungsmechanismus des levamisols dargelegt. - s. nickel.

v709 - 0671 chloramphenicol in veterinary medicine (eng)
hird, j. f. r.; knifton, a. - in: veter. rec.. - london 119(1986)10. - s. 248 - 250 : 7 lit. - arb.st:liverpool, univ., dep. of veter. physiol. and pharmacol.. - b14, gr61
chloramphenikol in der veterinaermedizin
60.50.35.16.; 60.50.20.05.
chloramphenicol; anwendung; veterinaermedizin; mikrobiologie; resistenz;
durch den swann-report wurde empfohlen, chloramphenikol (cm) wegen der gefahr der resistenzentwicklung nur in besonderen faellen, wie s.typhi-infektionen, einzusetzen. weitere bedenken bestehen wegen der gesundheitl. gefahren von lebensmittelproduzierenden tieren. cm besitzt eine breite, bakteriostat. aktivitaet, seine mhk-werte liegen fuer streptokokken, haemophilus, corynebakterium, e. coli unter 5,0 myg/ml. die absorption nach enteraler und parenteraler gabe ist annaehernd gleich. ester organ. saeuren,wie palmitat, muessen hydrolytisch gespalten werden, was im darm nuechterner katzen zu wenig effektiv ablaeuft. die pansenflora zerstoert cm, daher keine anwendung bei wiederkaeuern nach der 9. lebenswoche. es wird durch leberenzyme metabolisiert. - h. trolldenier.

v709 - 0672 beta-lactamase inhibition a new approach in overcoming bacterial resistance (eng)
kilgore, w. randal; simmons, robert d.; jackson, joseph w. - in: compendium, continuing educ. pract. veter.. - princeton junction, nj 8(1986)5. - s. 325 - 332 : 5 tab., 16 lit. - arb.st:beecham laboratories, bristol, tenesee. - b14=zb 4266
beta-laktamase-hemmung: eine neue methode der ueberwindung der bakteriellen resistenz
60.50.35.16.; 60.50.20.05.
resistenz; bacteriophyta; antibiotikum; wirkstoff; kombination; befund;
die kombination von ampizillin-trihydrat und clavulan-kalium (clavamox) fuehrt durch die zerstoerung der penizillinase durch clavulan zu einer wirkungssteigerung der kombination.bei senkung der konz. v. amoxicillin von 2 myg/ml auf 1 myg/ml mit 0,5 myg/ml clavulansaeure wird noch ein bakterizider effekt gewaehrleistet. die beta-laktamasen (typ 2...6) von staphylokokken, proteus, klebsiellen, bacteriodes werden durch clavulansaeure gehemmt. dadurch umfasst das spektrum dieser kombination die 100%ige wirksamkeit gegen bordetellen, salmonellen, proteus, strepto- und staphylokokken, eine mehr als 90%ige wirksamkeit gegen e. coli. durch konz. von 1 myg/ml wird der mhk-wert o.g. keimarten ueberschritten. - h. trolldenier.

v709 - 0673 die behandlung des herzstillstandes durch endotracheale applikation von adrenalin beim pferd
otto, k. - in: dt. tieraerztl. wochenschr.. - hannover 93(1986)10. - s. 490 - 491 : 9 lit. - arb.st:klin. pferde tieraerztl. hochsch. hannover. - b14, eb16
60.50.35.16.; 60.50.35.01.; 60.50.40.01.
adrenalin; fohlen; kolik; therapie;
ein 2 d altes fohlen mit anfallsweisen koliksymptomen und ohne kotabsatz wurde narkotisiert und laparotomiert. nach 10 min narkose trat atemstillstand ein, so dass das fohlen manuell beatmet wurde. 30 min nach narkosebeginn trat nach tachykardie ploetzlich bradykardie und asystolie auf. zur behandlung des herzstillstands wurden 3 ml adrenalin in einer 1 : 10 000 verduennung ueber den endotrachealtubus appliziert. regelmaessige herzaktionen setzten innerhalb 20 s nach adrenalingabe wieder ein. - u. buenger.

v709 - 0674 eficacia de la cipermetrina por aplicacion en spray, para el control de la sarna psoroptica bovina (spa)
rshaid, g.; briozzo, c.; valera, a. - in: veterinaria argentina. - buenos aires 2(1985)13. - s. 265 - 269 : 2 tab., 29 lit., zus. in engl.. - b14=za 6195
wirksamkeit von cypermethrin, appliziert als spray zur bekaempfung der bovinen psoroptesraeude
60.50.35.16.; 60.50.25.04.05.05.
rind; psoroptes; medikament; cypermethrin;

rinder mit hochgrad. psoroptesraeude wurden mit einer emulgierbaren cypermethrin-formulierung zweimal im abstand von 11 d besprueht. die kontrolle 10, 20 und 30 d post applic. ergab 100%ige effektivitaet des praeparates. - w. beulig.

v709 - 0675 multiple anthelmintic resistance in trichostrongylus colubriformis (eng)
dash, k. m. - in: austral. veter. j.. - north melbourne 63(1986)2. - s. 45 - 47 : 3 tab., 10 lit., zus. in engl. - arb.st:armidale, n. s. w., csiro, div. of animal health, pastoral res. labor.. - b14=z 200
multiple anthelminthika-resistenz bei trichostrongylus colubriformis
60.50.35.16.; 60.50.25.03.; 60.50.35.17.
schaf; trichostrongylus; medikament; wirkung; resistenz; anthelminthikum;
bei 4 feldstaemmen von trichostrongylus colubriformis des schafes wurde eine multiple resistenz gegen levamisol (l) und oxfendazol (o) festgestellt. 32 % der wurmpopulation erwiesen sich gegen l, 19 % gegen o und 12 % gegen beide mittel als resistent. l loeste 1972 thiabendazol ab und wird seitdem 2...3 mal, teilweise aber auch bis 12 mal jaehrlich eingesetzt. durch erhoehung der dosis bzw. simultane verabreichung beider mittel konnte die wirksamkeit gegen die resistenten staemme erhoeht werden, ein aehnl. effekt (93 %) wurde durch applikation von naphthalophos in einer dosis von 36,6...51,2 mg/kg km erreicht. moeglichkeiten der vermeidung von anthelminthika-resistenzen werden diskutiert und auf die notwendigkeit weiterer bekaempfungsmassnahmen, wie das beweidungssystem, hingewiesen. - r. buchwalder.

v709 - 0676 abolition of ventilatory response to caffeine in chemodenervated lambs (eng)
blanchard, pierre w.; cote, aurore; hobbs, steven. - in: j. appl. physiol.. - bethesda, md. 61(1986)1. - s. 133 - 137 : 3 abb., 2 tab., 19 lit. - arb.st:montreal, univ., dep. pediatr.. - b14=zb 3975
hemmung der ventilatorischen reaktionen auf koffein bei chemisch denervierten laemmern
60.50.35.16.; 60.50.31.
koffein; lamm; reaktion; atmung; mensch; modell; respirationskrankheit;
6 laemmer mit karotiskoerper-denervierung in der 2. lebenswoche (cbd) und 6 scheinoperierte tiere erhielten im alter von 82 d eine koffeininfusion von 10 mg/kg, eine dosis, die zur behandlung der zentralen apnoe bei kindern empfohlen wurde. die koffeinblutspiegel lagen danach bei intakten und cbd-tieren bei 8,8 bzw. 9,0 mg/l. die intakten laemmer reagierten auf koffein sofort mit einer erhoehung der ventilation (von 274 auf 400 ml/min/kg) infolge inspirationsverstaerkung (von 9,9 auf 14,0 ml/s/kg). bei den cbd-laemmern unterblieb die reaktion voellig. eine intakte chemorezeptorfunktion ist der essentielle vermittler dieser koffein-reaktivitaet. - h. willer.

v709 - 0677 effect of the silica support of bonded reversed-phase columns on chromatography of some antibiotic compounds (eng)
moats, w. a. - in: j. chromatogr.. - amsterdam 366(1986). - s. 69 - 78 : 9 abb., 1 tab., 33 lit. - arb.st:beltsville, md., us dep. agric., ars, meat sci. res. labor.. - b14=za 5656
wirkung der unterstuetzung von siliziumdioxyd bei gebundenen und reversed-phase-saeulen in der chromatografie einiger antibiotika-verbindungen
60.50.35.18.
chromatographie; antibiotikum;
das chromatograf. verhalten von 3 antibiotikatypen wurde an 2 typen von saeulen untersucht. bei penicillin mit carboxalsaeurerest waren retension und separation bei beiden gleich, beta-lactam-antibiotika ergaben keine scharfen peaks, wenn nicht ein silanol-blocker wie tetramethylammoniumchlorid (tma) zugesetzt wird. bei verwendung von tma waren die ergebnisse bei c 18-gebundenen und reversed-phase-saeulen nahezu gleich. ionenpaare verbessern die ergebnisse nur bei c 18-gebundenen saeulen, jedoch nicht so wie bei tma. die ergebnisse beweisen die bedeutung der interaktion in der chromatografie. - e. rueffle.

v709 - 0678 a comparison of xylazine and methohexitone for the chemical immobilization of reeves' muntjac (muntiacis reevesi) (eng)

cooper, j. e.; harris, s.; forbes, a. - in: brit. veter. j.. - london 142(1986)4. - s. 350 - 357 : 2 tab., 12 lit. - arb.st:london, royal coll. of surgeons : bristol, univ., dep. of zoll.. - b14=z 217
ein vergleich zwischen xylazin und methohexiton zur chemischen immobilisation von reeves''-muntjaks (muntiacus reevesi)
60.50.35.18.; 60.80.30.15.; 60.50.40.01.
wild; bindung; behandlung; nakotikum; befund;
20 muntjaks (davon 8 aus freier wildbahn stammend) wurden 36mal mit rompun (1),29 tiere 26mal mit methohexiton (2) fuer biol. untersuchungen und markierung immobilisiert. alle hirsche wurden vorher mechanisch (in netzen) fixiert. nach 1,7...3,4 mg/kg km xylazin i.m. waren die meisten tiere nach 15...30 min weitgehend sediert oder immobil. mit durchschnittlich 10 mg/kg 2 i.v. wurde eine tiefe narkose induziert, die bis 30 min andauerte und nach postnarkot. exzitationen schnell abklang. unter der immobilisation wurden die tiere vor belastenden umwelttemp. durch zudecken (bei kaelte) bzw. wasserkuehlung (hitze) geschuetzt. waehrend fuer zoohirsche 1 empfohlen wird, sollten freilebende muntjaks wegen der kuerzeren und sichereren wirkung mit 2 betaeubt werden. - a. kuntze.

v709 - 0679 ausscheidung von chlortetracyclin bei regenbogenforellen
frieser, j.; gedek, w.; dangschat, h. - in: dt. tieraerztl. wochenschr.. - hannover 93(1986)10. - s. 491 - 492 : 1 abb., 2 tab., 5 lit. - arb.st:tiergesundheitsdienst bayern. - b14, eb16
60.50.35.20.; 60.45.30.06.02.
antibiotikum; ausscheidung; forelle;
60 regenbogenforellen (masse 230 g) erhielten bei einer wassertemp. von 9,7 cel ueber 7 d futter mit 3,0 g ctc/kg. bei einer futteraufnahme von 1 % der km war die mittlere ctc-dosis 30 mg/kg km. waehrend der behandlungszeit und bis 43 d danach wurde der ctc-spiegel in der muskulatur (nachweisgrenze 0,005 mg ctc/kg) und im blutserum (nachweisgrenze 0,015 mg ctc/l) untersucht. waehrend der behandlung war der ctc-spiegel in der muskulatur 0,017...0,157 mg/kg und im blut 0,015...0,031 mg/l. ab dem 8. d nach behandlung liess sich weder im blut noch in der muskulatur ctc nachweisen. - u. buenger.

v709 - 0680 in vitro activation of isophosphamide and trophosphamide to metabolites mutagenic for bacteria (eng)
morte, rossella della; belisario, maria antonietta; remondelli, paolo. - in: toxicol. letters. - amsterdam 31(1986)3. - s. 183 - 188 : 3 abb., 26 lit. - arb.st:ist. biochim. cell. mol., fac. med. chir., univ. studi napoli, via s. pansini 5, 80131 naples, italy. - b14=za 5984
in-vitro-aktivierung von isophosphamid und trophosphamid zu auf bakterien mutagen wirkende metaboliten
60.50.35.25.; 60.50.05.10.07.
versuchstier; behandlung; chem verbindung; mutagen; stamm; salmonella;
aktivierung mittels s9-leberfraktionen, vergleich unbehandelter kontrolltiere und mit induktoren der hepat. monooxygenase (phenobarbital = pb, 3-methylcholanthren =3-mc, acrocolor 1 254) behandelten tieren, teststaemme fuer drogen ta 100 und ta 1535 selmonella typhimurium. s9-fraktionen von pb- und acroclor-behandelten tieren zeigten gesteigerte mutagene aktivierung im vergleich zu kontrollen und 3-mc-behandlung. mutagene antwort von ip und tp auf ta 1535 und ta 100 ist dosisabhaengig. es wird die beteiligung einer pb-induzierten form von zytochrom p-450 bei diesen vorgaengen angenommen. - e. tegeler.

v709 - 0681 pharmacokinetic, residue and irritation aspects of chloramphenicol sodium succinate and a chloramphenicol base formulation following intramuscular administration to ruminants (eng)
nouws, j. f. m.; vree, t. b.; holtkamp, j. - in: veter. quart.. - the hague 8(1986)3. - s. 224 - 232 : 2 abb., 4 tab., 21 lit. - arb.st:nijmegen, netherlands, st. tadboudhospital, dep. of clin. pharmacy. - b14=za 5942
pharmakokinetik, rueckstaende und lokale reizung von chloramphenikol-kaliumsuccinat und chloramphenikol-base nach intramuskulaerer applikation an wiederkaeuer
60.50.35.25.; 60.45.10.
kuh; chloramphenikol; kinetik; toxizitaet; karenzzeit; verlgeich;

nach einmaliger i.m. injektion von 50 mg/kg km an kuehe fuehrte chloramphenicol (cm)-base zu 30% hoeheren plasmawerten (13 statt 9 myg/ml) und zu 36 % groesseren auc-werten als cm-succinat, waehrend absorption und eliminationshalbwertzeit in gleicher hoehe liegen. in den ersten 4 h betraegt die glukuronidbindung 26 %, waehrend sie 25 h p. inj. auf 100 % der freien cm-konz. angestiegen ist. in die milch treten keine glukuronid-metabolite ueber. die cm-konz. in der milch entspricht zu 100 % der plasmakonz. nach cm-succinat und zu 80 % der plasmakonz. nach cm-base. 7 d nach der i.m. injektion an kaelber enthalten niere, leber und muskel weniger als 2 ng/g. die cm-succinat-loesung fuehrt zu einer staerkeren reizung als cm-basa. - h. trolldenier.

v709 - 0682 izuchenie vlijanija doksorubicina na organizm zhivotnykh pri mnogokratnom vnutrivennom vvedenii (rus)
shepelevceva, n. g.; vertogradova, t. p.; shevnjuk, l. a. - in: antibiotiki i med. biotekhnol.. - moskva (1986)10. - s. 768 - 774 : 6 abb., 3 tab., 9 lit., zus. in engl. - arb.st:inst. of new antibiotics, acad. of medical sci. of the ussr, moskau. - b14=zb 1144
untersuchung des einflusses von doxorubicin auf tiere nach mehrfacher intravenoeser verabreichung
60.50.35.25.
rattus; hund; antibiotikum; toxizitaet; tierversuch; befund;
die toxizitaet von doxorubicin, das aus rubomycin(daunomycin) hergestellt wurde, wurde an ratten und hunden ueberprueft. nach mehrfacher i.v. gabe traten masseverlust, abnahme der relativen massen von milz, thymus und ovarien, jedoch zunahme der massen von herz, nieren und nebenniere bei ratten nach taegl. verabfolgung auf. die dosis von 0,5 mg/kg km war fuer hunde nach 5,7 und 10 applikationen toedlich. nach subletalen dosen von 0,25 und 0,125 mg/kg treten alopezie, ulzera, masseverlust, ansteigende serumharnstoffwerte und diarrhoe bei hunden auf. vor dem exitus wird eine knochenmarkaplasie, die bei diskontinuierl. applikation nur fuer 2...3 d besteht, festgestellt. histol. veraenderungen konzentrieren sich auf die epithelien der parenchyme. - h. trolldenier.

v709 - 0683 cross-protection from bacteroides nodosus vaccines and the interaction of pili and adjuvants (eng)
stewart, d. j.; clark, b. l.; emery, d. l. - in: austral. veter. j.. - north melbourne 63(1986)4. - s. 101 - 106 : 5 abb., 3 tab., 24 lit. - arb.st:parksville, vict., csiro div. animal health, animal health res. labor.. - b14=z 200
kreuzimmunitaet bei bacteroides nodosus vakzinen und die wechselwirkung von pili und adjuvantien
60.50.35.40.
impfstoff; bacteriophyta; immunisierung; schaf;
merinoschafe wurden in unterschiedl. weise immunisiert gegen moderhinke (gereinigte pili-vakzine-p-vakzine- oder mit formalin inaktivierte bacteroides nodosus-kultur als vakzine-bk-vakzine-). den beiden vakzinen wurden adjuvantien zugesetzt (inkomplettes freundsches adjuvans oder aluminiumhydroxid). beide vakzinen schuetzten gut vor einer infektion mit dem homologen stamm. vor dem heterologen stamm schuetzte die bk-vakzine gut, die p-vakzine dagegen nur in geringem masse bei zusatz von aluminiumhydroxid, nicht aber bei zusatz von inkomplettem freundschem adjuvans. - chr. rudolph.

60.50.40. veterinaermedizinische chirurgie

v709 - 0684 customizing the bain circuit anesthesia system (eng)
campbell, paul. - in: mod. veter. pract.. - santa barbara, calif. 67(1986)7. - s. 616 - 617 : 4 abb. - arb.st:north bay, ont., cassells animal hospital. - b14=z 333
die anwendung des bain-kreislauf-anaesthesie-systems
60.50.40.01.
narkose; chirurgie;
das bain-anaesthesie-system wird sehr oft angewendet, besonders bei patienten, deren km

weniger als 12..15 kg betraegt. es hat den nachteil, dass es ueber dem patienten schwingt, obwohl es sonst sehr sicher ist. der atembelag wurde deshalb fixiert und ist somit mit der atemmaschine verbunden. - o. dietz.

v709 - 0685 clinical experiences with isoflurane in dogs and horses (eng)
jones, r. s.; seymour, c. j. - in: veter. rec.. - london 119(1986)1. - s. 8 - 10 : 5 tab., 13 lit. - arb.st:liverpool, royal liverpool hospital, univ. dep. anaesthesia. - b14, gr61
klinische erfahrungen mit isofluran bei hunden und pferden
60.50.40.01.; 60.50.35.03.; 60.50.35.16.
narkose; pferd; hund; chirurgie; wirkung; ausscheidung; inhalation; +isofluran;
isofluran (i), ein halogenisierter methyl-ethyl-aether, wurde als inhalationsanaesthetikum bei hunden und pferden zu chirurg. zwecken eingesetzt.mit i laesst sich eine befriedigende narkose erreichen, die schnell abflacht, begruendet durch die sehr hohe unloeslichkeit von i im waessrigen milieu und schnelle ausscheidung ueber die lunge. die festgestellten kardiopulmonaeren alterationen glichen denen von halothan. hunde und pferde, diese speziell bei ueberwiegend sternaler ruhelage waehrend der narkose, erholen sich schnell. bei hunden und pferden ist die kombination mit sedativa, bei letzteren auch mit guajakolglycerinaether moeglich. - e. rueffle.

v709 - 0686 cardiopulmonary resuscitation and the prevention of hypotensive emergencies in horses (eng)
muir 3, william w. - in: proc. ann. convent. amer. assoc. equine pract.. - toronto 30(1985). - s. 117 - 125 : 5 tab., 2 lit. - arb.st:columbus, ohio state univ., dep. veter. clin. sci.. - b14=za 6177
kardiopulmonale wiederbelebung und die verhuetung hypotensiver notfallsituationen bei pferden
60.50.40.01.; 60.50.30.20.
pferd; narkose; herz-kreislaufsystem; behandlung;
bei akuten narkosezwischenfaellen basiert die effektive behandlung auf der fruehzeitigen aufdeckung des probelms, dem erkennen der ursache und dem beherrschen der technik. stoerungen betreffen immer primaer die respiration und den kreislauf. hypoxaemie wird exakt mit dem part. art. po2 erkannt und durch sicherung ausreichender o2-konz. der inspirationsluft sowie der erforderl. atemfrequenz und des blutdrucks weitgehend verhindert. hyperkapnie (pco2-verlaufskontrolle !) entsteht durch hypoventilation und wird durch respirat. stimulantien (doxapram) beeinflusst. hypotension und reduzierter kardialer output sind die haeufigsten stoerungen des kreislaufs. bei abfall des blutdrucks koennen ca-chlorid, ephedrin, dopamin oder dobutamin eingesetzt werden. - m. schaefer.

v709 - 0687 cardiopulmonary effects of general anesthesia in adult cattle (eng)
matthews, nora s.; gleed, robin, d.; short, charles e. - in: mod. veter. pract.. - santa barbara, calif. 67(1986)7. - s. 618 - 620 : 3 tab., 8 lit. - arb.st:ithaca, univ., new york state coll. veter. med.. - b14=z 333
kardiopulmonaere effekte der allgemeinnarkose bei erwachsenen rindern
60.50.40.01.
narkose; herz; lunge; rind;
bei der allgemeinnarkose mit halothan wird eine blutdrucksteigerung und eine hypokalzaemie fuer durchschnittlich 3,8 h beobachtet. die hypertension beruht nicht auf einer hyperkapnie, hypoxie oder schmerz oder fluessigkeitsueberangebot. die hyperkalzaemie kann durch praeoperatives hungern, direkte wirkung des halothans oder andere ungeklaerte gruende verursacht werden. eine kontrollierte beatmung ergibt eine verminderte herzfrequenz und signifikant hoeheren blutdruck als bei nicht aenaesthesierten rindern.eine kontrollierte ventilation verursacht erhoehten arteriellen blutdruck und signifikant erniedrigten arteriellen co2-gehalt. - o. dietz.

v709 - 0688 die behandlung einer offenen, infizierten fraktur eines os metatarsale 2 bei einem pferd durch oertliche anwendung von tiefgefrierzellen
schlarmann, b. - in: tieraerztl. umschau. - konstanz 41(1986)8. - s. 549 - 550, 553 : 3 abb., 2 lit..

- b14=z 375
60.50.40.01.; 60.50.40.16.
fraktur; knochen; therapie; pferd;
ein 14 a alter wallach zog sich nach einer schlagverletzung eine wunde von etwa 3cm am rechten hinteren mittelfuss zu.es entstand eine offene infizierte fraktur des griffelbeines. die fraktur wurde durch eine 2malige lokale implantation von fetalem heterologen periost un bindegewebszellen behandelt. - o: dietz.

v709 - 0689 die anaesthesie bei hase und nagetieren
erhardt, w.; geissdoerfer, k.; schindele, m. - in: kleintier-praxis. - hannover 31(1986)7.- s. 333 - 334, 336, 341 - 342 : 7 tab., 32 lit., zus. engl., franz., ital. - nach zus.. - b1 4=zb 2978
60.50.40.01.; 60.50.35.01.
kanichen;rodentia; narkose;anaesthetikum; vet med verf; dosierung;
in einer uebersicht werden paraanaesthet. handhabungen und massnahmen vor, waehrend und nach der anaesthesie bei kaninchen, meerschweinchen, maus, ratte, hamster und chinchilla eroertert.dabei wird dem fachgerechten umgang mit hasen- u. nagetieren im wachzustand besondere aufmerksamkeit geschenkt. im eigentl. anaesthesieteil werden neben den applikationsarten die sedation sowie injektions- und inhalationsanaesthesiemethoden in dosierung, chirurg. toleranz- und aufwachdauer beschrieben und tabellarisch aufgefuehrt. generell werden die kombinationsinjektions- und die inhalationsanaesthesiemethoden empfohlen

v709 - 0690 the important first steps: initial management of feline wounds (eng)
pope, eric r. - in: veter. med.. - edwardsville, kans. 81(1986)6. - s. 504 - 505 508 - 510 : 3 abb., 7 lit.. - b14=zb 104
die bedeutenden ersten schritte: die anfangsbehandlung von katzenwunden
60.50.40.01.; 60.50.35.16.
katze; verletzung; behanlung; methode; befund;
gruendl. anamnese und sehr sorgfaeltige klin. untersuchung garantieren die bestmoegl. heilungschancen. alle infektionsbeguenstigenden faktoren (schmutz, detritus, hospitalismus) sind moeglichst auszuschalten. stark verschmutzte wunden sind entweder mit einer 35 ml spritze oder unter einer kraeftigen dusche zu saeubern. povidinjod - und chlorhexidinloesung sind besonders zur keimverduennung geeignet. freies jod bindet die bakteriellen proteine. chlorhexidin sollte in geringster konz. (0,05...1%ig) eingesetzt werden. wo immer es moeglich ist, sollte ein schutzverband angelegt werden. der abszess ist eine katzentyp. wundkomplikation. penizillin- oder ampizillin sollten vorwiegend zusaetzlich parenteral appliziert werden. - a. kuntze.

v709 - 0691 shifting tissue and using flaps (eng)
pope, eric r.; swaim, steven f. - in: veter. med.. - edwardsville, kans. 81(1986)6. - s. 512, 514, 516, 518, 520 - 522 : 8 abb., 2 lit.. - b14=zb 104
gewebeverschiebung und hautlappeneinsatz
60.50.40.01.
haut; transplantation; chirurgie; methode; verletzung;
zum verschluss grossflaechiger wunden sollte die perivulnaere haut grosszuegig mobilisiert und durch wandernde naehte aneinandergebracht werden. hierbei werden die hefte mit schwer resorbierbarem nahtmaterial zunaechst intradermal von jeder seite zum wundrand gefuehrt, so dass sich beide wundraender schliesslich naeherkommen. situationsbedingt kann eine 2. oder 3. ebenso nicht perforierend gefuehrte nahtreihe angebracht werden. hierdurch wird die wundspannung auf ein breites peripheres wundareal verteilt. die entstehenden dellen verschwinden nach einigen wochen. zur transplantation homologer hautlappen wird empfohlen, den gefaessverlauf zu beachten, transpositionslappen rechteckig zu verpflanzen und praeoperativ zu pruefen, ob der verband vom patienten toleriert wird. verbandschutz muss 14 d garantiert werden. - a. kuntze.

v709 - 0692 a retrospective study of head fractures in 21 horses (eng)
little, c. b.; hilbert, b. j.; mc gill, c. a. - in: austral. veter. j.. - north melbourne 62(1985)3. - s.

89 - 91 : 4 abb., 6 lit. - arb.st:murdoch, w. a., univ., school veter. studies. - b14=z 200
eine retrospektive studie von kopffrakturen bei 21 pferden
60.50.40.11.05.
fraktur, schaedel; pferd;
es wird ueber den klin. verlauf von schaedel- bzw. kopffrakturen bei 21 pferden berichtet. bei maennl. tieren traten mehr frakturen als bei stuten auf. die chirurg. therapie war bei den meisten tieren erfolgreich, besonders wenn es sich um unterkiefer- oder angesichtsfrakturen handelte. frakturen, die die schaedelhoehle er den gesichtsnerv betrafen, waren schwierig zu behaneln und hatten eine schlechte prognose. - o. dietz.

v709 - 0693 intermittent open-mouth lower jaw locking in five dogs (eng)
lantz, gary c.; cantwell, h. dan. - in: j. amer. veter. med. assoc.. - schaumburg, ill. 188(1986)s. 1403 - 1405 : 2 abb., 2 tab., 8 lit. - arb.st:west lafayette, ind., univ., school of veter. med., dep. of small animal clinics. - b14, gr61
intermittierende maulsperre durch aushaken des unterkiefers bei 5 hunden
60.50.40.11.05.
hund; maul-/rachenhoehle; gelenk (skelett); tierkrankheit; diagnose; chirurgie;
in allen faellen wurde roentgenologisch eine gelenkspalterweiterung auf der dem ausgekugelten kiefergelenk gegenueberliegenden seite diagnostiziert. der unterkiefer war entweder wenige sekunden (2x) bis 3 min (1 x) und 30...60 min (1x) ausgehakt. im letzten fall hatte sich der patient 2 mon. vorher eine arcus zygomaticusfraktur zugezogen. neurol. abnormitaeten konnten ausgeschlossen werden. neben schmerzaeusserungen wurden reiben mit der pfote am kopf, schieben der schnauze ueber den fussboden oder kopfschuetteln beobachtet. die kiefergelenkssubluxation konnte manipulatorisch jederzeit ausgeloest werden. durch partielle ostektomie des arcus zygomaticus (wobei bis 2/3 der rostralen laenge und ventral 2/3 hoehe exzidiert wurden) konnte in allen faellen das aushaken rezidivfrei behoben werden. - a. kuntze.

v709 - 0694 evaluation of a modified castellated laryngofissure for alleviation of upper airway obstruction in dogs with laryngeal paralysis (eng)
smith, mark m.; gourley, ira m.; kurpershoek, c. j. - in: j. amer. veter. med. assoc.. - schaumburg, ill. 188(1986)11. - s. 1279 - 1283 : 4 abb., 2 tab., 9 lit.. - b14, gr61
auswertung der erfahrungen mit einer modifizierten kehlkopferoeffnung zur erweiterung der verengten luftwege bei hunden mit kehlkopflaehmung
60.50.40.11.05.; 60.50.30.20.; 60.50.35.16.
hund; kehlkopf; paralyse; chirurgie; auswertung; antibiotikum;
bei 12 (10,2) hunden (durchschnittlich 33 kg, 10,9 a), hatte beiderseitige kehlkopflaehmung zu unterschiedlich schwerer dyspnoe gefuehrt. nach stimmfaltenresektion und bilateraler arytenoidknorpelverlagerung nach lateral besserten sich die klin. symptome schlagartig. das atmungsvolumen normalisierte sich bei der mehrzahl der patienten. 1 tier verendete unmittelbar, 3 weitere im verlauf einiger monate. der praeoperativ eingelegte tracheotubus blieb 72 h in situ. postoperativ wurden die patienten 7 d unter ampizillinschutz gehalten. mit ausnahme voruebergehenden hustens beim trinken wurden komplikationen nicht beobachtet. - a. kuntze.

v709 - 0695 surgical repair and management of disorders of the pinna (eng)
fox, steven m.; woody, benny j. - in: veter. med.. - lenexa, kans. 81(1986)7. - s. 626 - 628, 630, 632, 634, 636 - 637 : 7 abb., 11 lit. - arb.st:mississippi state univ., animal health center. - b14=zb 104
chirurgische korrektur und behandlung von erkrankungen der ohrmuschel
60.50.40.11.05.; 60.50.05.10.05.10.
chirurgie; ohr; entzuendung; vergleich;
unterschiedlich lokalisierte und grosse othaematome werden haeufig infolge chron. otitis ext. provoziert. die weitverbreitete meinung, das sich das haematom zwischen knorpel und kutis ausdehnt, wurde histologisch widerlegt, da bevorzugt interchondrale blutungen dafuer verantwortlich sind. bei konservativer behandlung sind 50 % rezidive zu erwarten. gute erfahrungen wurden mit der fuer 3 wo. implantierten zitzenlanzette nach larson gesammelt

(taeglich durch spuelen und antibiotisch aufzufuellen). ein verband ist hier ebenso wenig erforderlich wie bei der implantation eines gummitubus. dagegen muss nach laengsschnitteroeffnung ein verband ueber die durch parallelnaehte adaptierte wunde gelegt werden. die hefte sollten bis 20 d liegen bleiben. ohrrandwunden werden durch tranplantate (von kopf oder wange) geschlossen. - a. kuntze.

v709 - 0696 atlanto-axiale luxation
schuberth, b.; schuberth, g. - in: kleintier-praxis. - hannover 31(1986)7. - s. 347 - 348, 351 - 352 : 4 abb., 16 lit., zus. in engl., franz., ital. - nach zus.. - b14=zb 2978
60.50.40.11.10.; 60.50.30.20.
haustier; pathologie; wirbelsaeule; deformation; chirurgie; veterinaerinstrument; + luxation;
aufgrund der embryonalen entwicklung, der physiol. funktion und der anatom. darstellung des art. atlanto-axialis ist eine ventrale versorgung desselben erforderlich. wenn dieser zugang bisher in der lit. nur einmal beschrieben ist, so liegt es sicher daran, dass eine verletzung des rueckenmarks durch ein "hineinfallen" in den wirbelkanal befuerchtet wurde. mit unserem "tiefenbohrstop" besteht jedoch die moeglichkeit, durch vorherige messung der staerke des arcus ventralis bzw. des epistropheus ein eindringen des bohrers bzw. des gewindeschneiders in den wirbelkanal zu verhindern und das rueckenmark zu schonen.

v709 - 0697 preferred suture material in repair of rectovestibular lacerations in mares (eng)
shokry, m.; ibrahim, i. m.; ahmed, a. s. - in: mod. veter. pract.. - santa barbara, calif. 67(1986)6. - s. 546 : 9 lit. - arb.st:giza, egypt, cairo univ., fac. of veter. ,ed.. - b14=z 333
bevorzugtes nahtmaterial zur wiederherstellung von rektovestibulaeren wunden bei stuten
60.50.40.11.10.; 60.50.10.15.10.
pferd; geburt; stute; geburtsstoerung; chirurgie; + nahtmaterial;
dammrisse treten waehrend des fohlens bei absolut zu grossen fruechten und bei fehlstellungen auf. die chirurg. wiederherstellung hat vor der erneuten zuchtbenutzung zu erfolgen. operationsmisserfolge kommen immer dadurch zustande, dass nicht das geeignete nahtmaterial benutzt wurde. die besten resultate wurden mit polyglykolsaeure-nahtmaterial erzielt. bei chromcatgut kam es stets zur nahtdehiszens. mit monofilamentoesen nylon konnten nur dubiose resultate erzielt werden. - o. dietz.

v709 - 0698 untersuchungen zur morphologischen und funktionellen kompensation des pferdehodens nach unilateraler orchidektomie
merkt, jan carlos. - 1985. - 139 s.. - hannover, tieraerztl. hochsch., diss.. - b14=diss. 28499
60.50.40.11.10.; 60.50.40.11.15.; 60.50.40.21.
pferd; kastration; morphologie; hoden;

v709 - 0699 implantation of a permanent transvenous pacing catheter in a horse with complete heart block and syncope (eng)
reef, virginia b.; clakr, e. susan; oliver, john a. - in: j. amer. veter. med. assoc.. - schaumburg, ill. 189(1986)4. - s. 449 - 452 : 2 abb., 20 lit. - arb.st:kennett square, univ. of pennsylvania, new bolton center, school of veter. med.. - b14, gr61
implantation eines permanenten transvenoesen schrittmachers bei einem pferd mit komplettem herzblock und synkope
60.50.40.11.10.; 60.50.40.24.; 60.50.30.20.
pferd; chirurgie; herz-kreislaufsystem; + schrittmacher;
durch einfuehrung eines temporaeren schrittmachers ueber die li. jugularvene in die re. herzkammer und wenig spaeter einer bipolaren ventrikulaeren schrittmacherelektrode, die in der apex der re. kammer auflag (kontrolle: echokardiographie), konnte ein totaler herzblock mit zeitweiligen schockerscheinungen ueberwunden werden. die frequenz war auf 45 schlaege/min eingestellt. nach 17 mon. wurde ein neues system in form einer unipolaren schrittmacherelektrode operativ ins re. atrium gebracht und am vorhofseptum proximal der trikuspidalis befestigt. waren vorher belastungen nicht moeglich, konnte das pferd jetzt 2 wo. p.operat. geritten werden. nach 2 mon. nahm es erstmals wieder an sportveranstaltungen teil. - m. schaefer.

v709 - 0700 use of electroacupuncture as an analgestic for laparotomies in two dairy cows (eng)
shite, s. s.; bolton, j. r.; fraser, d. mck. - in: austral. veter. j.. - north melbourne 62(1985)2. - s. 52 - 54 : 1 abb., 12 lit. - arb.st:murdoch, w. a., univ., school veter. studies. - b14=z 200
anwendung von elektroakupunktur als analgetikum fuer laparotomien bei 2 milchkuehen
60.50.40.11.10.; 60.50.40.01.
akupunktur; chirurgie; rind;
es wurde die elektroakupunktur als alleiniges analgetikum bei 2 rindern zur laparotomie in stehender position angewandt. die nadeln wurden im lumbosakralraum, im 2. lumbalraum und hoch in der fossa lumbalis plaziert. die analgesie war aehnlich derjenigen, wie sie bei einer paralumbalanaesthesie erzeugt wird. - o. dietz.

v709 - 0701 tracheal collapse in a goat (eng)
jackson, p. g. g.; white, r. a. s.; dennis, r. - in: veter. rec.. - london 119(1986)7. - s. 160 : 2 abb., 6 lit. - arb.st:cambridge, dep. clin. veter. med.. - b14, gr61
trachealkollaps bei einer ziege
60.50.40.11.10.
trachea; nichtansteckende krankheit; diagnose; chirurgie; ziege;
es wurde ein 5 mon. altes ziegenboeckchen vorgestellt. es bestand z.t. schwere atemnot. roentgenologisch wurde eine verengung der trachea festgestellt. bei der fibroopt. untersuchung stellte es sich heraus, dass nur der halsteil der trachea erkrankt war. man operierte in halothan/lachgasnarkose. es wurden prosthet. trachealringe implantiert, mit denen eine vollstaendige heilung erzielt wurde. - o. dietz.

v709 - 0702 use of porcine dermal collagen in the repair of perineal hernia in dogs : a preliminary report (eng)
frankland, a. l. - in: veter. rec.. - london 119(1986)1. - s. 13 - 14 : 13 lit. - arb.st:edinburg, univ., royal school of veter. studies, dep. of veter. surg.. - b14, gr61
der einsatz von schweinehautkollagen zur behebung der perinealhernie des hundes : ein vorlaeufiger bericht
60.50.40.11.10.; 60.50.40.24.
hund; haut; transplantation; chirurgie; hernie;
in 4 a wurden bei 21 hundepatienten 27 perinealhernien operiert. die patienten waren durchschnittlich 8 a alt. nach der uebl. vereinigung des m. sphincter ani ext. mit dem m. coccygeus lat. wurde der verbleibende defekt mit einem 0,6 mm dicken stueck schweinehautkollagem (zenoderm/ethicon) uebernaeht, das vorher einige minuten in steriler phys. nacl-loesung gelegen hatte. bei 60 % der patienten resultierte primaerheilung. seroesblutige sekretion wurde 3...4 d p.op. bei 33 % beobachtet. 3 hunde wurden wegen rezidivs getoetet. es wurden 10 rezidive beobachtet, wobei je 5 auf kastraten und nichtkastrierte hunde entfielen. mehrere wochen bis monate p.op. vorgenommene kontrollen ergaben, dass das implantat sehr gut toleriert und groesstenteils in bindegewebe eingebaut wird. - a. kuntze.

v709 - 0703 die kompression der cauda equina beim hund
walla jun., l. - in: kleintier-praxis. - hannover 31(1986)7. - s. 315 - 316, 319 - 322 : 7 abb., 2 tab., 5 lit., zus. in engl., franz., ital. - nach zus.. - b14=zb 2978
60.50.40.11.10.; 60.50.30.20.
hund; pathologie; roentgen; chirurgie; vet med verf; +schwanz;
anhand von 17 faellen wird die kompression der cauda equina beschrieben. klinik, roentgenbefunde und operationstechnik werden vorgestellt und mit den befunden anderer vff. verglichen.

v709 - 0704 speichelzyste mit calculi-aehnlichen knoetchen in der zystenwand und der mandibulaeren speicheldruese
teunissen, g. h. b.; teunissen-strik, a. l. - in: kleintier-praxis. - hannover 31(1986)7. - s. 343 -

344 : 10 lit., zus. in engl., franz., ital. - nach zus.. - b14=zb 2978
60.50.40.11.10.; 60.50.30.20.
hund; speicheldruese; zyste; pathologie; chirurgie;
bei einem 7 a alten, mittelgrossen kurzhaar-bastardrueden wurde eine verdickung etwa 12 x 6 x 6 cm in der ventralen medianlinie der halsgegend festgestellt. die moeglichkeit des vorliegens einer bronchialzyste konnte nicht ausgeschlossen werden. deshalb wurde in erster linie die zyste und nicht unmittelbar die speicheldruese exstirpiert. waehrend des operativen eingriffs wurde jedoch eine geringgradige ausbreitung der verdickung auch nach der rechten mandibulaeren speicheldruese gefunden. darum wurde auch die druese mitentfernt. bei der exstirpation wurde es deutlich, dass die speicheldruese durchsetzt war von stecknadelkopfgrossen, zitronengelben, koernigen herden. auch die zystenwand war mit zahlreichen dieser herde besetzt. mit hilfe einer mikroskop. untersuchung konnte nachgewiesen werden, dass es sich hierbei um eine speichelzyste handelte. der ursprung der gelbgefaerbten, koernigen herdchen konnte jedoch nicht eindeutig geklaert werden.

v709 - 0705 eine chirurgische behandlungsmoeglichkeit des harnspritzens bei kastrierten katern
bali, r.; hoermeyer, j. - in: kleintier-praxis. - hannover 31(1986)7. - s. 329 - 330, 332 : 5 abb., 11 lit., zus. in engl., franz., ital. - nach zus.. - b14=zb 2978
60.50.40.11.10.
katze; kastration; harn; spritzen; chirurgie; vet med verf;
um das spritzverhalten bei kastrierten katern zu unterbinden, wurde mit einer einfachen chirurg. methode, myotomie der mm. ischiocavernosi, eine 100%ige heilungsrate erreicht.

v709 - 0706 the full-thickness mesh graft (eng)
swaim, steven f. - in: veter. med.. - edwardsville, kans. 81(1986)6. - s. 524, 526, 530 - 531 : 6 abb., 4 lit.. - b14=zb 104
die volle-dicke-maschen-transplantation
60.50.40.11.15.; 60.50.40.24.
haut; katze; gliedmassen; chirurgie; transplantation;
die hauttransplantation im bereich des nackens oder des rumpfes ist bei der katze verhaeltnismaessig selten erforderlich, da die haut dort gut verschieblich ist und defekte durch naht verschlossen werden koennen. an den gliedmassen empfiehlt sich bei der katze bei grossen substanzverlusten die hauttransplantation. es wird die volle-dicke-maschentransplantation beschrieben, wie sie schon bei anderen haustieren erprobt worden ist. - o. dietz.

v709 - 0707 results of conservative management of osteochondrosis in the horse (eng)
rose, james a.; sande, ronald d.; rose, ethel m. - in: proc. ann. convent. amer. assoc. equine pract.. - toronto 31(1985, hrsg. 1986). - 617 - 626 : 6 abb., 27 lit. - arb.st:holly lane, bonsall, calif., san luis rey equine clinic. - b14=za 6177
ergebnisse einer konservativen behandlung der osteochondrose beim pferd
60.50.40.16.
pferd; skelett; behandlung; +osteochondrose;
das kernstueck der behandlung der osteochondrose bestand in der gestaltung spezieller trainingsprogramme und der applikation nichtsteroidaler antiphlogistika. chir. eingriffe, intraartikulaere injektionen, elektromagnet. prozeduren oder akupunktur wurden nicht durchgefuehrt. von 76 patienten waren 29 stuten, 33 hengste und 14 wallache (4 mon/15 a). am haeufigsten war das kniegelenk (48) betroffen. bei 36 (47 %) befriedigte der behandlungserfolg, bei 40 nicht. kniegelenksveraenderungen sprachen am besten an, solche am schultergelenk ueberhaupt nicht. bei rennpferden waren die ergebnisse schlechter als bei anderen nutzungsgruppen (nur 37,5 % gebessert). bei 40,8 % der tiere waren die veraenderungen bilateral. im behandlungserfolg gab es keine unterschiede zu unilateraler erkrankung. - m. schaefer.

v709 - 0708 puncture wounds of the foot in horses. diagnosis and treatment (eng)

richaadson, g. lynn; pascoe, john r.; meagher, dennis. - in: compendium continuing educ. pract. veter.. - princeton junction, n. j. 8(1986)8. - s. s379 - s388 : 11 abb., 23 lit. - arb.st:davis, univ. of california, school of veter. med., dep. of surg.. - b14=zb 4266
stichwunden am huf des pferdes. diagnose und behandlung
60.50.40.16.
pferd; huf; verletzung; chirurgie; anatomie;
traumat. verletzungen des pferdehufes sind ein allgemeines problem. es ist besonders im vergangenen jahrhundert intensiv bearbeitet worden. neuerl. berichte weisen erneut auf die wichtigkeit dieses problems hin. es wird auf die fruehzeitige behandlung bei dieser art von verletzungen hingewiesen. in dem vorl. artikel wird auf die anatomie und die chirurg. behandlung solcher wunden aufmerksam gemacht. - o. dietz.

v709 - 0709 fractures of the distal phalanx of the forelimb in eight foals (eng)
yovich, john v.; stashak, ted s.; debowes, richard m. - in: j. amer. veter. med. assoc.. - schaumbur, ill. 189(1986)5. - s. 550 - 554 : 7 abb., 7 lit - arb.st:fort collins, colorado state univ., dep. of coein. sci. and biomed. sci.. - b14, gr61
frakturen des hufbeines der vordergliedmassen bei 8 fohlen
60.50.40.16.; 60.50.31.05.
pferd; gelenk (skelett); gliedmassen; fraktur; therapie;
bei erwachsenen pferden treten hufbeinfrakturen nicht selten auf. es sind meist sagittale gelenkfrakturen. das durchschnittsalter dieser pferde liegt bei 3,9 a. es werden bei 8 fohlen hufbeinfrakturen beschrieben. die tiere waren weniger als 6 mon. alt. es handelte sich um 5 hengste und 3 stuten. es waren 3 artikulaere und 6 nicht artikulaere frakturen. bei allen tieren trat heilung ein. die tiere konnten voll als renn- bzw. reitpferde genutzt werden. die behandlung erfolgte entweder mit orthopaed. eisen bzw. mit akrylaten zwecks voruebergehender ausschaltung des hufmechanismus. - o. dietz.

v709 - 0710 laminitis (eng)
chapman, burney; platt, george w. - in: proc. ann. convent. amer. assoc. equine pract.. - toronto 30(1985). - s. 99 - 115 : 2 abb., 10 lit.. - b14=za 6177
rehe
60.50.40.16.; 60.50.30.20.; 60.50.20.05.
pferd; gliedmassen; infektion; symptom; therapie; huf; +rehe;
die gliedmasse bzw. die zehe ist eines der wichtigsten organe des pferdes. die rehe wird auf ischaemie der laminae, senkung des hufbeines und separation des aufhaengeapparates zurueckgefuehrt. das hufbein wird demineralisiert. die anatomie der zehe wird rekapituliert. die rehe wird auf infektioese enteritis, toxaemie, stress, trauma, dystozie, septikaemie und pneumonie zurueckgefuehrt. hohe steroiddosen koennen rehe ausloesen. im akuten stadium ist die weisse linie noch nicht verbreitert, sondern roetlich verfaerbt. es wird die international bekannte therapie angegeben. dabei wird auf den orthopaed. hufbeschlag eingegangen. - o. dietz.

v709 - 0711 the use of adjustable heart bar shoes in the treatment of laminitis in horses (eng)
goetz, thomas e.; comstock, charles m. - in: proc. ann. convent. amer. assoc. euqine pract.. - toronto 31(1985, hrsg. 1986). - s. 605 - 616 : 8 abb., 30 lit. - arb.st:urbana, univ. illionois, coll. veter. med., dep. veter. clin. med.. - b14=za 6177
die anwendung eines verstellbaren "innen"-steghufeisens in der behandlung von lederhautentzuendungen bei pferden
60.50.40.16.
pferd; huf; entzuendung; hufpflege; prophylaxe; behandlung; +hufeisen;
vff. beschreiben die anwendung eines hufeisens bei akuter und chron.
huflederhautentzuendung. abhaengigkeit vom roentgenbefund und nach hufzubereitung wird die lage des steges bestimmt. das einstellen einer spannung an den schenkelenden des hufeisens und mit der anwendung dieses hufeisens verbundene komplikationen werden dargelegt. von 28 ausgewerteten faellen sind 46 % erfolgreich behandelt worden, bei 27 % trat

wesentl. besserung ein, weitere 27 % wurden aus oekonom. gruenden oder wegen erneuter lahmheit gemerzt. dieses steghufeisen ist kein universalheilmittel, mindert jedoch schmerz und weitergehende gewebeschaeden und erhaelt die zehendurchblutung. die behandlungen dauerten 4 mon. bis 2,5 a. - g. prietz.

v709 - 0712 the prevention of lameness by physiologically-sound horseshoeing (eng)
butler jun., k. d. - in: proc. ann. convent. amer. assoc. equine pract.. - toronto 31(1985, hrsg. 1986). - s. 465 - 475 : 3 abb. - arb.st:maryville, northwest missouri state univ.. - b14=za 6177
lahmheitsprophylaxe durch physiologisch perfekten hufbeschlag
60.50.40.16.
pferd; huf; prophylaxe; lahmheit; hufpflege;
hufbeschlag verlangt eine ueberragende hand-auge-koordination und beurteilung. in den bemerkungen zur anat. und physiol. wird der pferdefuss als huf mit seinen inneren strukturen definiert. hufbeschlagschmiede und tieraerzte muessen die beziehungen von struktur und funktion kennen. bevor hufbeschlagschmiede hufpflege und hufbeschlag praktizieren, muessen sie die anat. und physiol. des pferdes und des hufes lernen. neben darstellung der physiol. bewegungen des hufes und beurteilung des hufes zur auswahl des geeigneten hufeisens werden hufzubereitung und korrekte ausfuehrung des hufbeschlages besprochen. auf notwendige regelmaessigkeit fuer erneuerung des hufbeschlages und die hufpflege wird ebenso hingewiesen wie auf die vorteile handgefertigter hufeisen. - g. prietz.

v709 - 0713 sicherung der klauengesundheit in einer industriemaessig produzierenden mastrinderanlage
link, r. - in: monatsh. veter.-med.. - jena 42(1987)1. - s. 17 : 3 abb.. - b14, eb16
60.50.40.16.
rind; klauenpflege;

v709 - 0714 immunisation of cattle against interdigital dermatitis (food-rot) with an autogenous bacteroides nodosus vaccine (eng)
clark, b. l.; stewart, d. j.; emery, d. l. - in: austral. veter. j.. - north melbourne 63(1986)2. - s. 61 - 62 - arb.st:parkville, vict., csiro div. of animal health. - b14=z 200
immunisierung von rindern gegen interdigitale dermatitis (foot-rot, moderhinke) mit einer bacteroides nodosus-eigenvakzine
60.50.40.16.; 60.50.20.05.; 60.50.35.02.
rind; immunisierung; impfstoff; klaue; infektion; + fusobacterium; + bacteriodes; + klauenkrankheit;
in 2 versuchsdurchgaengen (juni/juli 1983 und nov./dez. 1983/84) wurden hereford-zuchtkuehe mit einer bacteriodes nodosus-eigenvakzine gegen interdigitale dermatitis immunisiert. die wirkung auf b. nodosus und fusobacterium necrophorum (beide vor beginn der versuche bei den kuehen nachgewiesen) wurde untersucht. je durchgang standen 16 versuchs- und 16 kontrolltiere zur verfuegung. den versuchstieren wurden die vakzine 2mal subkutan in monatl. abstand injiziert. die kontrolle erfolgte ueber 4 mon. serologisch und durch fussuntersuchungen. im sommerdurchgang liess sich eine wirkung auf b. nodosus nachweisen (weniger fuesse befallen, symptome weniger ausgepraegt, nicht im winterdurchgang. die wirkung auf fusobacterium necrophorum war nicht eindeutig. - r. sedlag.

v709 - 0715 a collective outbreak of osteochondrosis in pigs (eng)
ishii, seiei. - in: j. japan veter. med. assoc.. - s.l.39(1986)7. - s. 447 - 450 : 5 abb., 3 tab., 15 lit., zus. in engl. - arb.st:kaetsu livestock hygiene service center, prefecture of niigata, shibata, niigata 957. - b14=zb 2976
ein gemeinsamer osteochondrose- ausbruch bei schweinen
60.50.40.16.; 60.50.30.20.; 60.45.20.10.08.
nichtansteckende krankheit; muskel-skelett-system; schwein; pathologie; + osteochondrose;
von febr./apr. eines jahres trat in einem betrieb bei schweinen gemeinsam eine krankheit mit schweren bewegungsstoerungen der hinterextremitaet auf. pathol. untersuchungen ergaben am epiphysenknorpel des femur nekrosen und epiphysiolysis am caput femoris. roentgenologisch

zeigten sich umfangreiche, in die tefe gehende alterationen. im serum verhielten sich kalium, phosphor und die alkal. phosphatase normal. die abschliessende diagnose lautete osteochondrose. - h. voelker.

v709 - 0716 a quick fix for injured footpads (eng)
james, ruth b. - in: veter. med.. - edwardsville, kans. 81(1986)6. - s. 542. - b14=zb 104
eine schnelle hilfe fuer verletzte fussballen
60.50.40.16.
hund; verletzung; gliedmassen; behandlung;
bei einer bergwanderung scheuerte sich ein 7jaehriger queensland blue heeler auf dem rauhen felsengestein insgesamt 5 ballen an beiden vorderextremitaeten durch. auch die kutis der hinterlyaufballen war weitgehend durchgerieben. die besitzerin des hundes schnitt von ihren eigenen bergschuhen genau passende stuecke ab und klebte sie mit einem cyanoacrylkleber auf die wunden sohlen. der hund tolerierte die fest angeklebten sohlen, so dass die bergtour 20 min spaeter mit einem lahmfreien tier fortgesetzt werden konnte. die aufkleber wurden taeglich kontrolliert und an 2 ballen erneuert. die verfasserin empfiehlt die sehr preiswerten lederstueckchen statt des (meist nicht tolerierten) verbanden zur ballenbehandlung beim hund einzusetzen. - a. kuntze.

v709 - 0717 lateral ligamentous injury to the carpus of a racing greyhound (eng)
roe, s. c.; dee, j. f. - in: j. amer. veter. med. assoc.. - schaumburg, ill. 189(1986)4. - s. 453 - 454 : 2 abb., 3 lit. - arb.st:sydney, n. s. w., univ., dep. of veter. clin. studies. - b14, gr61
laterale baenderverletzung am karpus des renn-greyhound
60.50.40.16.; 60.50.40.21.
hund; gliedmassen; verletzung; chirurgie;
es wurde eine 2 a alte greyhoundhuendin vorgestellt. sie ging vorn rechts lahm, nachdem sie ein rennen gelaufen hatte. auf grund der klin. untersuchung wurde eine ruptur des lateralen kollateralbandes kiagnostiziert. eine laterale instabilitaet mit einer subluxation nach medial wurde in allgemeinnarkose und bei der roentgenuntersuchung diagnostiziert. es wurde die sehne des m.ulnaris lateralis transplantiert. es trat funktionelle heilung ein. - o. dietz.

v709 - 0718 fracture of the proximal femoral physis and femoral neck in two dogs (eng)
bjorling, dale e. - in: canine pract.. - santa barbara, calif. 13(1986)3. - s. 5 - 8, 10 - 11 - arb.st:athens, univ. georgia, coll. veter. med., dep. small animal med.. - b14=zb 4261
fraktur der proximalen femurepiphyse und des femurhalses bei zwei hunden
60.50.40.16.
fraktur; knochen; hund;
es wird die behandlung von femurkopf- und femurhalsfrakturen bei 2 hunden beschrieben. die femurhalsfrakturen wurden mit kompressionsschrauben, die femurkopffrakturen mit mehrfachnaegeln stabilisiert. die heilung war zufriedenstellend. es wurde der dorsale zugang zum hueftgelenk gewaehlt, eine osteotomie des trochanters wurde dabei durchgefuehrt. roentgenbilder demonstrieren die operation. - o. dietz.

v709 - 0719 treatment of severely comminuted diaphyseal fractures in the dog, using standard bone plates and autogenous cancellous bone graft to span fracture gaps : 11 cases (1979 - 1983) (eng)
walter, mary c.; lenehan, timothy m.; smith, gail k. - in: j. amer. veter. med. assoc.. - schaumburg, ill. 189(1986)4. - s. 457 - 462 : 6 abb., 26 lit. - arb.st:philadelphia, univ. of pennsylvania, school of veter. med., dep. of clin. studies. - b14, gr61
behandlung von schweren kommunitiv-diaphysenfrakturen beim hund durch anwendung von standardknochenplatten und autogenen spongiosaknochentransplantaten bei spanfrakturen. 11 faelle (1979/83)
60.50.40.16.
hund; knochen; fraktur; therapie; gliedmassen; +diaphyse; +spongiosa;
es wurden 11 hunde mit schweren kommunitivfrakturen der diaphysen mit knochenplatten und spongiosatransplataten behandelt. 5 hunde hatten gedeckte frakturen, 4 hunde hatten offene

frakturen und 2 hunde hatten durch eine vorausgegangene marknagelung infizierte frakturen. eine 2malige spongiosatransplantation wurde bei 3 hunden waehrend der heilungsphase durchgefuehrt. diese technik wird als relativ einfache alternative angesehen. - o. dietz.

v709 - 0720 die modifizierte hd-waage typ 2 "nikola", eine korrekturhilfe
siggel, hansjuergen; siggel, martin; siggel, peter. - in: kleintier-praxis. - hannover 31(1986)6. - s. 303 - 304 : 1 abb., 6 lit., zus. in engl. - nach zus.. - b14=zb 2978
60.50.40.21.; 60.55.45.10.
hund; untersuchungsmethode; +hd-waage; +hd;
es wird eine modifizierung der hd-waage vorgestellt, die roentgenstrahlendurchlaessig ist und ebenfalls zur vorgeschriebenen korrekten lagerung der hueftgelenke bei der erstellung von hd-aufnahmen beitragen soll. das belassen der waage auf dem tierkoerper kommt allen entgegen, die ohne hilfskraefte eine korrekte und beurteilungsfaehige hd-roentgenaufnahme ihrer hundepatienten erreichen wollen.

v709 - 0721 gegenwaertiger stand und zukunftsperspektiven in der kleintierradiologie
hartung, klaus. - in: kleintier-praxis. - hannover 31(1986)4. - s. 199 - 200 - arb.st:berlin (west), univ., fachbereich veter.-med., klin. radiol.. - b14=zb 2978
60.50.40.21.
vet med einrichtung; diagnose; radiologisch; perspektivplanung;
die radiologie ist in den letzten 20 a entscheidend verbessert worden. die tomografie ermoeglicht schichtaufnahmen, wobei waehrend der exposition film und roehre bewegt werden. bei der digitalen subtraktionstechnik wird nicht nur kontrastmittel eingespart, sondern sehr viel praezisere bildqualitaet produziert. die computertomografie gestattet die selektive auswertung scharfer schnittbilder. durch die ultraschalldiagnostik koennen fluessigkeiten und weichteilgewebe exakter unterschieden werden. nuklearmed. untersuchungsverfahren und kernspintomographie erleichtern und praezisieren die roentgendiagnost. moeglichkeiten ausserordentlich. nur der sehr hohe anschaffungspreis (zwischen 500000...10 mill. dm) steht der anwendung in der veterinaermedizin hinderlich im wege. - a. kuntze.

v709 - 0722 comparison of radiography and ultrasonography in the evaluation of renal lesions in the dog (eng)
konde, linda j.; park, richard d.; wrigley, robert h. - in: j. amer. veter. med. assoc.. - schaumburg, ill. 188(1986)12. - s. 1420 - 1425 : ., 5 abb., 2 tab., 19 lit. - arb.st:fort collins, coloroda state univ., dep. of radiol. and radiat. biol.. - b14, gr61
ein vergleich zwischen roentgen - und ultraschallbild zur diagnostik von nierenveraenderungen beim hund
60.50.40.21.; 60.50.30.20.
hund; niere; pathogenese; diagnose; roentgen; ultraschall;
von 14 hunden (8 mon. bis 15 a), die seit 3 d bis 2 mon. nephropathiesymptome zeigten (haematurie, anorexie, schmerz in nierenregion, erbrechen, erhoehte harnstoffwerte) wurden nativroentgenbilder, ausscheidungsurogramme und ultraschallaufnahmen der nieren angefertigt. allein durch die sonografie konnten bei allen 14 hunden die nierenvergroesserungen als durch unterschiedl. alterationen erkannt werden. hydronephrose oder nierenzysten konnten leicht von soliden alterationen (neoplasmen) unterschieden werden. sonografisch lassen sich nierenbecken-, gefaesse und perivelvines fett gut erkennen. mit hilfe des ausscheidungsurogramms koennen haematome (abszesse und konkremente) exakt abgegrenzt werden. die ultraschalldiagnostik ist nicht invasiv, technisch leicht durchfuehrbar und nebenwirkungsfrei. - a. kuntze.

v709 - 0723 enteral hyperalimentation administered via meedle catheter-jejunostoma as an adjunct to cranial abdominal surgery in dogs and cats (eng)
orton, e. christopher. - in: j. amer. veter. med. assoc.. - schaumburg, ill. 188(1986)12. - s. 1406 -1411 : 2 abb., 2 tab., 48 lit. - arb.st:fort collins, colorado state univ., coll. veter. med. and biomed. sci., dep. clin. sci.. - b14, gr61
enteral hyperalimentation durch zufuhr ueber einen nadelkatheter-jejunostoma als hilfe bei

kranialer abdominaler chirurgie bei hund und katzen
60.50.40.24.
ernaehrung; methode; applikation; chirurgie; hund; katze;
bei 10 hunden und 2 katzen wurde eine extensive kraniale abdominalchirurgie durchgefuehrt. dabei wurde eine zusaetzl. ernaehrung ueber ein enterales nadel-katheter-jejunostoma ueber 8 d hinweg durchgefuehrt. 9 der 12 patienten ueberlebten die augenblickl. postoperative methode. - o. dietz.

60.50.45. lebensmittelhygiene

v709 - 0724 biochemical effects of marine fish oils in a human subject (eng)
in: nutrit. rev.. - new york 44(1986)6. - s. 205 - 207 : 12 lit.. - b14=zb 3046
biochemische effekte mariner fischoele bei einem menschen
60.50.45.; 60.10.25.25.; 60.10.25.35.
mensch; fischerzeugnis; biochemie; diaet; carbonsaeure;
ein 32jaehriger gesunder mann nahm mit der uebl. nahrung ueber 40 wo. taeglich dorschleberoel in unterschiedl. mengen auf. biochem. untersuchungen ergaben, dass bei dem probanden durch diese diaet die fettsaeurenzusammensetzung der freien fettsaeuren im plasma, der plasmaphospholipide, der membranen der erythrozyten und blutplaettchen geaendert sowie die blutplaettchenaggregation und die menge der thromboxanmetaboliten signifikant reduziert wurden. die untersuchungsergebnisse werden als weiterer beweis dafuer angesehen, dass fischoelzusaetze zur nahrung antithrombot. und hypolipidaem. effekte beim menschen bewirken koennen. - g. scheibner.

v709 - 0725 detection of penicillin, cephapirin, and cloxacillin in commingled raw milk by the spot test (eng)
ryan, j. j.; wildman, e. e.; duthie, a. h. - in: j. dairy sci.. - champaign, ill. 69(1986)6. - s. 1510 - 1517 : 4 abb., 3 tab., 15 lit. - arb.st:burlington, univ. of vermont, agric. exper. stat., dep. of animal sci.. - b14, or1
erkennung von penizillin, chephaspirin und cloxacillin in rohmilch durch den flecktest
60.50.45.05.; 60.50.35.20.; 60.45.10.10.07.02.
antibiotikum; rohmilch; rueckstandsmessung; lebensmittelhygiene; untersuchungsmethode; antikoerper; +monoklonal;
ein neu entwickelter tupftest, bestehend aus enzym, pufferloesung und beta-laktam-monoklonale antikoerper, ueberzogenen latex-partikeln, wird mit dem scheibchentest mit bac.stearothermophilus verglichen. zwischen beiden testen besteht an hand von 823 milchproben eine vollstaendige uebereinstimmung, wenn der gehalt eine konz. von 3,7 ng/ml penizillin, 15 ng/ml cephaspirin oder 62,5 ng/ml cloxacillin ueberschreitet. der tupftest stellt die 3 beta-laktame in konz. fest, wenn hemmzonen von 16 mm ausgebildet wuerden, die im nationalen standard gefordert werden. er reagiert bei geringeren konz. haeufiger falsch positiv. - h. trolldenier.

v709 - 0726 note sur les aspects anatomo-pathologiques et etiopathogenie des foies des bovins saisis a l"abattoir s. g. a. de lubumbashi (zaire) (fre)
mimbwi, s. k.; ndahura, m.; kasonia, k. - in: rev. elevage et med. veter. pays trop., n.s.. - paris 38(1985)4. - s. 398 - 405 : 3 abb., 3 tab., 13 lit. - arb.st:lubumbashi, zaire, univ., fac. de med. veter.. - b14=z 312
ueber die pathologisch-anatomischen und aetiopathogenetischen aspekte der beanstandeten rinderlebern im schlachthof vom lubumbashi (zaire)
60.50.45.05.05.; 60.45.10.
rind; leber; fleischbeschau; qualitaet; befund;
von 439 bovinen lebern wurden 111 (25 %) beanstandet. die ursachen waren: schwellung, hyperplasien der lebergaenge, haemorrhagie, degeneration, interstitielle hepatitis, eosinophile hepatitis usf. in bezug auf alter, geschlecht und rasse ist zu sagen, dass kaelber keinen trend fuer hepatitis hatten und die hoechste erkrankungsziffer bei den weibl. tieren sowie bei rindern aus

sumpfgebieten lag. offensichtlich spielten besondere andere milieumomente ebenfalls eine rolle. leberegel schienen eine zentrale position bei alterationen der leber zu bilden, doch duerfen blutparasiten, bakteriaemien usf. nicht uebersehen werden. - f. schaetz.

v709 - 0727 etude des lesions pulmonaires chez les porcs achemines dans les abattoirs de lubumbashi (fre)
ngulu, n.; pauer, t. - in: rev. elevage et med. veter. pays trop., n.s.. - paris 38(1985)4. - s. 411 - 415 : 5 abb., 1 tab., 9 lit. - arb.st:lubumbashi, zaire, univ., fac. de med. veter.. - b14=z 312
studie ueber die lungenlaesionen bei schweinen auf den schlachthoefen von lubumbashi
60.50.45.05.05.; 60.45.20.
schwein; lunge; laesion; fleischbeschau; qualitaet; befund;
von jan./juni 1976 kamen in 2 schlachthoefen von lubumbashi 1048 schweine zur schlachtung, wovon 105 lungen (11 %) wegen verschiedenartiger pathologisch-anatom. veraenderungen konfisziert wurden. auffallend ist das haeufige auftreten von interstitiellen chron. und von purulenten pneumonien. erstere sind wahrscheinlich in heilung begriffene ehemals akute erkrankungen. die gesamtsituation gibt zu denken, es scheinen die hyg. verhaeltnisse auf den farmen unguenstig zu sein, so dass, wie die statistik ausweist, ca. 10 arten von lungenerkrankungen sich entwickeln konnten. - f. schaetz.

v709 - 0728 die salmonellose und salmonellenausscheidung - eine herausforderung an die fleischhygiene
stolle, f. a. - in: dt. tieraerztl. wochenschr.. - hannover 93(1986)10. - s. 495 - 501 : 8 abb., 3 tab., 40 lit. - arb.st:inst. fleischhyg., fachbereich veter.-med., univ., berlin(west). - b14, eb16
60.50.45.05.15.; 60.50.20.05.04.; 61.05.10.15.
lebensmittelhygiene; fleischproduktion; salmonella; schlachttier;
die salmonellose steht an 1. stelle in der prioritaetenskala der fleischhyg. relevanten zoonosen. es ist damit zu rechnen, dass regelmaessig latent infiz. tiere (kaelber, rinder, schweine, vor allem gefluegel) zur schlachtung gelangen. eine unsachgemaesse prozessfuehrung bei der schlachtung kann eine bedenkl. kontamination der schlachttierkoerper und der nebenprodukte bewirken. eine spezif. mikrobiol. prozesskontrolle in den schlachtbetrieben erscheint unumgaenglich. eine intensive aufklaerung ueber hyg. richtiges verhalten beim schlachthofpersonal sowie eine verbraucheraufklaerung sind vordringlich. eine sachgemaesse sofortkuehlung und die einhaltung der kuehlkette sind derzeit das mittel der wahl fuer eine verminderung des fleischhyg. risikos. - u. buenger.

v709 - 0729 schlachtkoerperbehandlung beim sumpfbiber
schult, gert. - in: dt. pelztierzuechter. - burgdorf 60(1986)9. - s. 144 - 145 : 1 abb. - arb.st:hannover, landwirtschaftskammer. - b14=zb 45
60.50.45.10.; 60.45.35.05.03.; 61.10.15.25.
nutria; fuetterung; schlachtkoerperwert; tiertransport;
sumpfbiber/nutria (n.) werden primaer wegen ihres felles gehalten. die schlachtkoerper (sk) wurden bisher als "nebenprodukte" angesehen, obwohl das n.-fleisch aehnlich wertvoll ist wie das anderer haustierarten. die zusammensetzung des sk wird entscheidend von der futterqualitaet und der haltungsform, seine qualitaet durch den schlachtvorgang sowie die behandlung der tiere waehrend des transportes und unmittelbar vor der schlachtung beeinflusst. grundsaetzlich sind hyg. einwandfreie schlachtstaetten vorzusehen. es wird angeregt, den markt fuer n.-spezialitaeten zu erweitern und die voreingenommenheit der bevoelkerung gegenueber n.-fleisch durch aufklaerung und angebot von qualitaets-sk zu begegnen. - t. bergann.

61.05.10. lebensmittelchemie; -analytik; -mikrobiologie

v709 - 0730 differenzierung von traditionell hergestelltem quark und thermoquark unter anwendung von polyacrylamidgelelektrophorese (page), elektroimmunodiffusion (eid) und enzyme-linked immunosorbent assay (elisa)

heinert, h. h.; brehmer, h.; klinger, antje. - in: arch. lebensmittelhyg.. - hannover 37(1986)3. - s. 74 - 76 : 4 abb., 2 tab., 7 lit.. - b14=zb 437
61.05.10.; 61.05.10.20.10.
frischkaese; differenzierung; elektrophorese; elisa-test; +thermokaese; +lactoglobulin;
die unterscheidung zwischen traditionell hergestelltem speisequark und sogenanntem thermoquark (tq) mittels verschiedener verfahren wird beschrieben. fuer den nachweis thermisch denaturierter molkenproteine wird die bestimmung des thermisch labilen beta-lactoglobins (beta-l) genutzt. bei page sind die beta-l-fraktionen im elektropherogramm infolge hitzedenaturierung bei tq nicht darstellbar, daraus ergibt sich die unterscheidungsmoeglichkeit zu traditionell produziertem quark. beim eid-verfahren sind die messgroessen der praezipitate von tq-proben gegenueber normalquark deutlich reduziert (0 auf 18,6 %). im elisa wurde der substrateinsatz photometrisch bestimmt. aus den extinktionswerten konnte auf deutlich niedrigere beta-l-werte beim tq geschlossen werden. - t. bergann.

v709 - 0731 past"orizacija na krave mljako s ultravioletovi lahchi (bul)
filipiv, zhivko; vahshin, ivan; bodurov, nikola. - in: veter.-med. nauki. - sofija 23(1986)7. - s. 61 - 66 : 1 abb., 3 tab., 10 lit., zus. in russ., engl.. - b14=za 4614
pasteurisation von kuhmilch durch uv-bestrahlung
61.05.10.
milch; uv-strahlen; pasteurisieren; kuh;
es wurden vergleichsuntersuchungen zur klaerung der bakteriziden wirkung einer uv-bestrahlung (uv-b.)von milch (m), bzw. von hierdurch ausgeloesten qualitativen veraenderungen der m. im hinblick auf die vermeidung von gastroenterit. erkrankungen bei neugeborenen und wachsenden kaelbern durchgefuehrt. uv-b. der milch nach vorliegender methodik fuehrte zu einer verringerung der gesamtkeimzahl (kz). am empfindlichsten waren coli-bakterien. 40 sek. bestrahlung fuehrt zu 95%iger verringerung der kz. proteolyt. keime besassen die groesste uv-resistenz. uv-b. veraenderte die eigenschaften der milch nicht und war einer hitzebehandlung zumeist etwa gleichwertig. - t. bergann.

v709 - 0732 nitratvosstanavlivajushhie mikroorganizmy v molochnykh produktakh i v grudnom moloke (rus)
ujjbu, ja. a.; kherne, v. a.; matto, r. a. - in: vopr. pitanija. - moskva (1986)5. - s. 53 - 56. - b14=zb 3621
nitratreduzierende mikroorganismen in milchprodukten und in muttermilch
61.05.10.15.; 61.15.20.; 61.15.30.
mikroorganismus; nitrat; reduktion; milcherzeugnis; milch; keimzahl; +muttermilch;
das in der nahrung und in verdauungssaeften fast immer vorkommende nitrat kann durch nitratreduzierende mikroorganismen in kanzerogene n-nitrosoverbindungen umgewandelt werden. es werden fuer verschiedene milchprodukte und fuer muttermilch die gefundenen keimzahlen #fuer nitratreduzierende keime bekanntgegeben. die zahlen bewegen sich im bereich von 3,0 =+- 1,0 log/ml. die in der muttermilch gefundenen niedrigen zahlen muessen als hoechstzulaessige zahlen aufgefasst werden. daher muss bei mit der flasche ernaehrten kindern sowohl die pasteurisierte als auch die rohe milch abgekocht werden. - w. plaschke.

v709 - 0733 wirksamer schutz des verbrauchers gegen durch lebensmittel ausgeloeste krankheiten mikrobieller aetiologie
mossel, d. a. a. - in: arch. lebensmittelhyg.. - hannover 37(1986)3. - s. 59 - 65 : 6 abb., 4 tab., 42 lit.. - b14=zb 437
61.05.10.15.; 60.50.45.10.
lebensmittel; bakt krankheit; mensch; +wilsonsystem; +ghp;
vf. stellt das vielfach unterschaetzte ausmass der durch lebensmittel (lm) verursachten infektionskrankheiten und intoxikationen heraus. neben den klass. lm-vergiftern gewinnen zunehmend "moderne" erreger an bedeutung. das uebl. system der probenuntersuchung in der lm-ueberwachung wird als unzulaenglich angesehen, zum schutz des konsumenten ist vielmehr die vermeidung jegl. kontamination mit pathogenen keimen notwendig. das wilsonsystem der "integrierten sicheren herstellungspraxis (ghp)" kommt dieser forderung nahe. seine wesentl. elemente werden beschrieben. indikator-organismen kommt bei laboruntersuchungen nach

dem ghp-konzept grosse bedeutung zu. - th. bergann.

v709 - 0734 the prevalence of salmonellae in meat and meat products (eng)
helmy, zakia a.; zahra, m. k.; musleh, r. m. - in: egyptian j. microbiol.. - cairo 20(1985)2. - s. 143 - 152 : 1 abb., 4 tab., 26 lit. - arb.st:giza, egypt., cairo univ., fac. agric., dep. agric. microbiol.. - b14=za 5734
die verbreitung von salmonellen in fleisch und fleischprodukten
61.05.10.15.; 60.50.20.05.04.
salmonella; fleisch; fleischerzeugnis; nachweis; kontamination;
in fleisch und fleischprodukten vorkommende salmonellen wurden hinsichtlich ihrer art und zahl geprueft. importiertes gefrorenes rindfleisch war staerker kontaminiert (30 %) als rohes fleisch aus eigenem aufkommen (21 %). wurstproben waren zu 40 %, hackfleisch zu 20 % und leber zu 10 % s-positiv. in den arabischen fleischzubereitungen kofta u. kabab waren s vor dem grillen nachweisbar.die nachweisrate von s in den proben war im sommer hoeher als im winter. s.typhimurium war der vorherrschende serotyp in fleisch, gefolgt von s.enteritidis und s. typhi. s.cholerae suis wurde nur in importfleischproben gefunden. - th. bergann.

v709 - 0735 some factors affecting salmonellae growth in meat (eng)
helmy, zakia a.; zahra, m. k.; musleh, r. m. - in: egyptian j. microbiol.. - cairo 20(1985)2. - s. 153 - 164 : 6 abb., 1 tab., 27 lit. - arb.st:giza, egypt., cairo univ., fac. agric., dep. agric. microbiol.. - b14=za 5734
einige faktoren, die das salmonella-wachstum in fleisch beeinflussen
61.05.10.15.; 60.50.20.05.04.
salmonella; fleisch; wachstum; inhibierung; gewuerz;
die antimikrobielle wirkung von zwiebel (z.), knoblauch (k.) nacl u. irakischen gewuerzen (g.) auf s.typhimurium (s.tm) u. andere mikroben in fleisch (f) wurde untersucht. frische z. und k. enthielten zahlreiche mikroorganismen, auch andere gewuerze und salz waren kontaminiert, s. wurden nicht gefunden. die hemmwirkung (hw.) von 5 % k. war gegenueber s.tm. in gekochtem f. groesser als die von 5 % z. g. besassen noch staerkere hemmwirkung auf die keimvermehrung (v.), bei 5 % nacl-zusatz war keine v. feststellbar. bei 10 % z., k., g. bzw. nacl erfolgte keine wesentl. aenderung der v.-kurven. die hemmwirkung der zusaetze auf s. in rohem f. war geringer als in gekochtem f. temp. von 23 cel erlaubten v. von s. in f., bei 3 cel bzw. -8 cel war keine v. nachweisbar, jedoch konnten einige s. laenger als 4 wo. ueberleben. - th. bergann.

v709 - 0736 interactions between salmonella typhimurium and other meat microorganisms (eng)
zahra, m. k.; helmy, zakia a.; musleh, r. m. - in: etyptian j. microbiol.. - cairo 20(1985)2. - s. 165 - 177 : 9 abb., 21 lit. - arb.st:cairo, univ., fac. agric., dep. agric. microbiol.. - b14=za 5734
wechselwirkungen zwischen salmonella typhimurium und anderen mikroorganismen in fleisch
61.05.10.15.; 60.50.20.05.04.
salmonella; fleisch; wachstum; interaktion; bacteriophyta;
es wurde der einfluss verschiedener bakterienarten, die haeufig in fleisch vorkommen, auf das s.typhimurium-wachstum untersucht. als testorganismen wurden e.coli (e.c.), lactobacillus (lb) plantarum, bacillus spp., micrococcus (mi) spp. u. pseudomonas (ps) spp. verwendet. die normale mikroflora rohen fleisches beguenstigte die s.tm.-vermehrung (v.) gegenueber einer kontrolle mit sterilisiertem fleisch. ps-anwesenheit stimulierte die s.tm.-v. erheblich, bacillus-anwesenheit beschleunigt die s.tm-v., allerdings nicht signifikant. mi. lb u. e.c. hemmen die s.tm.-v. die stimulierung der v. von s.tm. durch ps u. bacillus wird auf ihre proteolyt. eigenschaften zurueckgefuehrt. - th. bergann.

v709 - 0737 stanoveni acetonu v mlece, mlezivu, krvi a moci dojnic mikrodifuzni metodou (sze)
vojtisek, bohuslav. - in: veterinarstvi. - praha 36(1986)9. - s. 394 - 396 : 1 abb., 6 tab.. - b14=zb 429
azetonbestimmung in milch, kolostrum, blut und harn von kuehen mittels einer mikrodiffusionsmethode

61.05.10.20.10.; 61.15.20.
kuh; milch; kolostrum; blut; harn; messen; +azeton;
das prinzip des dargestellten verfahrens beruht auf der farbreaktion von salizylaldehyd und azeton im alkal. milieu unter bildung von dihydroxibenzolaceton. die reaktion laeuft in einem luftdicht verschlossenen doppelgefaess ab, das auf einfache weise durch 2 reagenzglaeser gebildet wird. die in einer schemat.zeichnung dargestellte anordnung der glaeser ersetzt spezielle conway-gefaesse und ermoeglicht die semiquantitative bzw. in verbindung mit der fotometr. bestimmung die quantitative analyse grosser probenumfaenge im sinne von massenuntersuchungen. - h. schnapperelle.

61.05.20. lebensmitteltechnologie; verfahrenstechnik

v709 - 0738 aseptisches verpacken von lebensmitteln. grundlagen und stand der technik
reuter, helmut. - in: chemie, ingenieur, technik. - weinheim 58(1986)10. - s. 785 - 793 : 8 abb., 21 lit., zus. in engl. - nach zus. - arb.st:kiel, bundesanst. milchforsch., inst. verfahrenstechnik. - b14=z 225
61.05.20.05.20.; 60.50.45.
lebensmittel; verpacken; dekontamination; verpackungsmaterial; technologie; lebensmittelhygiene;
derzeit lassen sich 2 unterschiedl. anwendungsbereiche des asept. verpackens von lebensmitteln unterscheiden: 1. verpacken von vorsterilisierten und sterilen produkten. 2 verpacken von nicht sterilem produkt zur verhinderung einer infektion mit fremdkeimen. das toeten von mikroorganismen und sporen, die auf festen oberflaechen haften, durch einen letal wirkenden faktor laeuft in vielen faellen nach dem allgemeinen logarithm. zeitgesetz ab. fuer das asept. verpackeneines bestimmten produktes muessen das verpackungsmaterial, der sterilisationsprozess fuer die packstoffoberflaeche, die eigentl. verpackungsmaschine und das betriebl. umfeld aufeinander abgestimmt werden. die wesentl. bedeutung kommt den entkeimungsverfahren zu, die ausfuehrlich beschrieben werden.

61.10.15. be- und verarbeitungstechnologie; technik; verpackung (fleisch, eier)

v709 - 0739 gute herstellungspraxis (ghp) fuer lebensmittel : bericht ueber die 18. arbeitstagung der schweizerischen gesellschaft fuer lebensmittelhygiene (sglh)
gurdan, p. - in: swiss. vet.. - kuesnacht, schweiz 3(1986)9. - s. 7 - 9 - arb.st:basel, kantonales veter.-amt. - b14=zb 4248
61.10.15.10.; 61.10.20.
fleischverarbeitung; fleischqualitaet; rind; schwein; gefluegel;
die synonymen begriffe ghp und good manufacturing practice (gmp) werden definiert und als wichtigster teil der gesamten qualitaetssicherung herausgestellt. das prinzip der ghp ist sowohl fuer die produktion von lebensmitteln als auch in der pharmazeut.- und kosmetikindustrie anwendbar. insbesondere bei der gewinnung und der weiteren behandlung von fleisch und fleischwaren ist wegen deren hoher verderbnisanfaelligkeit eine besondere sorgfaltspflicht im sinne der ghp unerlaesslich. die ghp sollte sich vor allem an krit. punkten einer schwachstellenanalyse und kontrolle orientieren (haccp - konzept.). - t. bergann.

v709 - 0740 electrical stimulation and the sensory quality of beef and veal (eng)
smulders, franciscus johannes maria. - 1984. - 196 s.. - utrecht, rijksuniv., diss.. - b14=diss. 27943
elektrische stimulierung und die sensorische qualitaet von rind- und kalbfleisch
61.10.15.25.; 60.50.45.05.
rind; kalb; fleischqualitaet; elektrisch; stimulierung;

61.10.20. analytik; zusammensetzung; qualitaet (fleisch, eier)

v709 - 0741 varianzanalytische auswertung faktorieller blockplaene zur loesung lebensmitteltechnologischer probleme
roemisch, u. - in: nahrung. - berlin 30(1986)9. - s. 941 - 952 : 8 tab., 9 lit., zus. in russ., engl. - nach zus.. - b14=za 1720
61.10.20.; 60.01.30.25.03.
rindfleisch; fleischqualitaet; fleischverarbeitung; varianzanalyse;
am beispiel der untersuchung des grillprozesses von rindfleisch wird die auswertung faktorieller blockplaene mit hilfe der varianzanalyse demonstriert. das von verschiedenen tierkoerpern der klasse b 2 stammende rohmaterial weist eine hohe biol. variabilitaet, z.b. unterschiedl. ph-werte von 5,8...6,0 auf. durch die anwendung eines versuchsplanes 1. ordnung mit blockbildung - die versuche in einem block werden jeweils mit den rindfleischproben eines tieres durchgefuehrt - gelingt es, den systemat. stoerfaktor "tier" zu erfassen und die praezision der versuchsergebnisse durch eine verringerung der restvarianz zu erhoehen.

v709 - 0742 zmiany przechowalnicze w aglomerowanych proszkach jajowych (pol)
trziszka, tadeusz; smolinska, teresa; kopec, wieslaw. - in: przem. spozywczy. - warszawa 40(1986)2. - s. 43 - 46. - b14=zb 3987
veraenderungen durch lagerung bei agglomeriertem eipulver
61.10.20.; 61.10.25.
eiware; trockenmasse; lagern; qualitaet;
in getrockneten eierzeugnissen treten waehrend der lagerung komplizierte physikochem. und biochem.veraenderungen ein, die einen einfluss auf die organolept. und technol. merkmale haben. ein beispiel dafuer ist das auftreten der nichtenzymat. reaktion des braeunens. diese reaktion wird durch die einwirkung der amingruppe des kephalins auf die glukose verursacht. im rahmen der zielstellung der arbeit wurden wesentl. lagerungsveraenderungen bei agglomeriertem pulver auf grung der umgehung des entzuckerungsprozesses erwartet. die agglomerate sind wegen ihrer kronenartigen struktur besonders mit luft gesaettigt, wodurch die wahrscheinlichkeit der intensiveren oxydation der im eipulver enthaltenen lipoide besteht. - o. jurack.

61.15.15. be- und verarbeitungstechnologie; technik; verpackung (milch)

v709 - 0743 razvitie i prezhivjaemost na yersinia enterocolitica v past"orizirano mljako i sladoled (bul)
slavchev, georgi. - in: veter.-med. nauki. - sofija 23(1986)6. - s. 77 - 85 : 5 abb., 12 lit., zus. in russ., engl.. - b14=za 4614
vermehrung und ueberleben von yersinia enterocolitica (y.e.) in pasteurisierter milch und eiskrem
61.15.15.20.; 61.15.20.15.
yersinia; milch; pasteurisieren; temperatur; +eiskrem;
vermehrung und ueberleben (v und ue) von yersinia enterocolitica (y. e.) wurden in milch bei 4, 9 und 21 cel lagerungstemp. ueber einen zeitraum von 120 d und in eiskrem bei -18 und -23 cel 8 mon. untersucht. v. und ue waren neben der temp. abhaengig von der zahl und aktivitaet der keime. bei temp. unter 10 cel blieb y. e. mehr als 120 d lebensfaehig, waehrend ue bei zimmertemp. nur etwa 30...60 d festzustellen war. anwesenheit coliformer bakterien hemmte die v. von y. e., die reproduktions- und ue-rate waren reduziert. das e von y. e. in eiskrem war ebenfalls abhaengig von der beimpfungskeimzahl (bkz). bei bkz von 1000 zellen/cm3 und mehr konnten lebende zellen bis zum 8. lagerungsmonat gefunden werden. - th. bergann.

61.15.20. analytik; zusammensetzung; qualitaet (milch)

v709 - 0744 impaired clotting ability of milk in dairy cows in the north of scotland (eng)

johnston, w. s.; hopkins, g. f.; maclachlan, g. k. - in: veter. rec.. - london 118(1986)23. - s. 637 : 2 tab., 4 lit. - arb.st:thurso, caithness, newlands of geise, north of scotland coll. of agric.. - b14, gr61
gestoerte gerinnungsfaehigkeit der milch von kuehen im norden schottlands
61.15.20.; 60.50.31.10.
milch; gerinnung; inhibierung; kalzium;
ueber schlechte milchgerinnung (mg) saeugender kuehe ist im zusammenhang mit verdauungsstoerungen ihrer kaelber berichtet worden. zur abklaerung moegl. ursachen wurden milchproben von 63 individuell gehaltenen kuehen und sammelmilchproben von 135 kuehen hinsichtlich der mg u. der zusammensetzung untersucht. 39,8 % der einzelproben zeigten verzoegerte mg unterschiedl. grades, obwohl weder klin. abnormitaeten noch sichtbare veraenderungen der milchproben festzustellen waren. in proben mit schlechter mg wurden vor allem niedrige ca-, phosphat-, mg- u. citrat-gehalte bei gleichzeitig gering erhoehten ph-werten gefunden. die schlechte mg ist fuer die verarbeitende industrie problematisch. ca-chlorid-zugabe normalisierte die mg. - t. bergann.

v709 - 0745 listeria monocytogenes in milch und milchprodukten
terplan, g.; schoen, r.; springmeyer, w. - in: dt. molkerei-ztg.. - muenchen 107(1986)41. - s. 1358 - 1359, 1362 - 1368 - arb.st:muenchen, univ., lehrstuhl fuer hyg. u. technol. der milch. - b14=z 236
61.15.20.30.; 61.05.10.15.; 60.50.20.05.32.
listeria; milch; milcherzeugnis; kaese; lebensmittelhygiene; +listeria monocytogenes;
in 420 kaeseproben des handels wurden 28x listerien nachgewiesen: 14x listeria monocytogenes (l.m.), 11x l. innocua, 3x l. seeligeri. betroffen waren weich-, halbfeste schnitt- und filatakaese. nur l.m. gilt als krankmachend. zusaetze von l.m. (9 x 10exp 4/ml) zur rohmilch wurden durch kurzzeiterhitzung und bei 63 cel/30 sec. abgetoetet. 7...8 % untersuchter menschen schieden l.m. mit dem stuhl aus. saeuerung des kaesebruchs bringt l.m. weitgehend zum verschwinden. kontaminierter kaese bildet fuer gesunde personen kein risiko. krit. stellen im produktionsablauf sind verstaerkt zu ueberwachen. - w. schoenherr.

v709 - 0746 variabilitaet des milcheiweissgehaltes und oekonomische konsequenzen fuer die kaeserei
jahn, siegfried; bruntsch, christa. - in: wiss. z. univ., math.-naturwiss. r.. - berlin 35(1986)10. - s. 1034 - 1036 : 1 abb., 4 tab. - nach zus.. - b14=z 704
61.15.20.30.; 61.15.20.15.; 60.45.10.10.07.02.
milch; eiweiss; gehalt; kaese; oekonomie; futterqualitaet;
durch eine optimale umweltgestaltung im prozess der milcherzeugung kann einfluss auf die hoehe des milcheiweissgehaltes genommen werden. das betrifft in erster linie die leistungsbezogene zufuhr an futterenergie. ein engeres zusammenwirken zwischen den betrieben der pflanzenproduktion, der tierproduktion und der nahrungsgueterwirtschaft und die einbeziehung einer materiellen stimulierung bezueglich futterqualitaet und milcheiweissgehalt sind erforderlich, um eine hohe effektivitaet in der gesamten kette futter - rohmilch und kaesereiprodukt zu erzielen.

v709 - 0747 die homogenisierung der kesselmilch zur schnittkaeseproduktion unter beachtung des grundmaterialverbrauchs
krenkel, klaus. - in: wiss. z. univ., math.-naturwiss. r.. - berlin 35(1986)10. - s. 1037 - 1038 : 2 tab.. - b14=z 704
61.15.20.30.; 61.15.20.15.; 60.01.40.10.07.
milch; homogen; kaese; produktion; materialverbrauch;

I n h a l t s v e r z e i c h n i s

Seit

notationsregister

notationsregister

notationsregister

Hinweis zur Kennzeichnung der Informationen!

Ab Jahrgang 1986 werden alle im „agroselekt“ veröffentlichten Informationen mit einer zusätzlichen Kennzeichnung versehen, die es ermöglicht, jede Information der jeweiligen Reihe (l = landtechnik, p = pflanzenproduktion, t = tierproduktion, v = veterinärmedizin), dem laufenden Jahrgang (6 = 1986, 7 = 1987 usw.) und dem entsprechenden Heft (01, 02, 03 ... 12) zuzuordnen. Diese zusätzliche Kennzeichnung steht vor der Referenznummer (laufende Nummer im Heft) zu Beginn jeder Information und hat z. B. folgendes Gesamtbild:

l601 = landtechnik,
Jahrgang 1986, Heft-Nummer 01
p602 = pflanzenproduktion,
Jahrgang 1986, Heft-Nummer 02
t603 = tierproduktion,
Jahrgang 1986, Heft-Nummer 03
v604 = veterinärmedizin,
Jahrgang 1986, Heft-Nummer 04.

Eine Ausnahme bildet „pflanzenproduktion“, Jahrgang 1986, Heft 01, dessen Informationen mit **p516** gekennzeichnet sind.
Bereits in Heften des Jahrganges 1985 vergebene Kennzeichnungen dienten nur Testzwecken und zwar
t515 = tierproduktion,
Jahrgang 1985, Heft-Nummer 12
v515 = veterinärmedizin,
Jahrgang 1985, Heft-Nummer 11
v516 = veterinärmedizin,
Jahrgang 1985, Heft-Nummer 12.

Die Zitierleiste, die zum Abschluß jeder Seite steht und aus der ebenfalls Reihe, Jahrgang und Heft-Nummer zu ersehen sind, wird beibehalten.

Die Redaktion

Hinweis zum Notationsregister!

Alle Hefte „agroselekt“ sind nach der ersten numerischen Notation gegliedert, so daß eine individuelle Recherche zu einem Hauptsachverhalt über Inhaltsverzeichnis und verbale Bezeichnung, die sich in der 1. Notation widerspiegelt, möglich ist. Bei den Informationen vorhandene 2. und 3. Notationen verweisen auf weitere wichtige Sachverhalte, die über das Notationsregister erschlossen werden können. Alle in einem Heft enthaltenen 2. und 3. Notationen sind im Notationsregister nach der agroselekt-Systematik geordnet. Unter den Notationen stehen die Referenznummern (laufende Nummer im Heft) der Informationen, die Sachverhalte nach der vergebenen 2. und 3. Notation enthalten. Damit wird es möglich, über diese „siehe-auch“-Verweise weitere relevante Informationen zum gewünschten Sachverhalt zu erschließen.

JOURNAL OF BASIC MICROBIOLOGY

An International Journal on Morphology, Physiology, Genetics, and Ecology of Microorganisms

The Journal of Basic Microbiology publishes results of basic research on prokaryotic and eukaryotic microorganisms.
The scope of the journal includes general aspects of microbial physiology, biochemistry, cytology, genetics, ecology, taxonomy, and biotechnology. It accepts original articles, short communications and also review articles dealing with relevant problems in microbiology. In addition, the journal publishes book reviews. The Journal of Basic Microbiology is indexed in Current Contents/Life Sciences, and reviewed by Chemical Abstracts.

Of interest to: Microbiologists working at research institutes, in the field of medicine and agriculture; medical microbiologists biochemists, biophysicists, biotechnologists and students in the field of microbiology.

Publication dates and terms of delivery:

The journal appears yearly with 10 issues per volume.
1987 running Volume 27. Size 17.0 cm × 24.0 cm. Contents of volume per year. Annual subscription price: 280,— DM plus costs of delivery. Single number: 28,— DM.
ISSN 0233-111X. Order number of the journal: 1070

Subscriptions:

- *in the GDR:* to the Zeitungsvertriebsamt der Deutschen Post, Abt. Zentralvertrieb Berlin, Straße der Pariser Kommune 3—4, DDR-1004 Berlin, or to the Akademie-Verlag Berlin, Leipziger Str. 3—4, PF-Nr. 1233, DDR-1086 Berlin;
- *in the other socialist countries:* to a bookshop for foreign language literature or to the competent news-distributing agency;
- *in the FRG and Berlin (West):* to a bookshop or to the wholesale distributing agency Kunst und Wissen, Erich Bieber OHG, Wilhelmstr. 4—6, D-7000 Stuttgart 1;
- *in the other Western European countries*: to Kunst und Wissen, Erich Bieber GmbH, General Wille-Str. 4, CH-8002 Zürich;
- *in other countries*: to the international book- and journal-selling trade, to Buchexport, Volkseigener Außenhandelsbetrieb der DDR, Postfach 160, DDR-7010 Leipzig, or to the Akademie-Verlag Berlin, Leipziger Str. 3—4, PF-Nr. 1233, DDR-1086 Berlin.

AKADEMIE VERLAG BERLIN
Deutsche Demokratische Republik
DDR-1086 Berlin, Leipziger Strasse 3-4 · Postfach 1233

Embryotransfer — ein biotechnisches Verfahren zur Intensivierung der Rinderzucht

(Wissenschaftliche Vortragstagung der Agrarwissenschaftlichen Gesellschaft der DDR, der Forschungskooperationsgemeinschaft „Biologie und Biotechnik der Fortpflanzung“ der Akademie der Landwirtschaftswissenschaften der DDR und der VVB Tierzucht am 15. und 16. Januar 1986 in Leipzig)

Tagungsbericht Nr. 252, Akademie der Landwirtschaftswissenschaften der DDR, 1986

Der Bericht gibt einen Überblick über den Stand der biotechnischen Fortpflanzungssteuerung „Embryotransfer“, speziell für die Rinderproduktion. Forschungsergebnisse auf dem Gebiet des Embryotransfer werden als Resultat einer beispielgebenden Forschungskooperation mit den sozialistischen Partnereinrichtungen vermittelt. Folgende Schwerpunkte werden behandelt: Ausnutzung des biologischen Keimzellenpotentials, insbesondere der weiblichen Zuchttiere, die Erzeugung eineiiger Mehrlinge durch Zelltrennung, die Übertragung von Zellkernen zur identischen Vermehrung, die Geschlechtsbestimmung und die Gentechnologie. Auf diesen Gebieten wird sich international eine stürmische Entwicklung vollziehen.
Das biotechnische Verfahren findet wachsende Bedeutung bei der Intensivierung der Rinderzucht, bei der weiteren Verbesserung und Stabilisierung der Fortpflanzungs- und Aufzuchtleistung landwirtschaftlicher Nutztiere sowie bei der effektiven Reproduktionsorganisation zur langfristigen Sicherung von Tierprodukten.
Mit dem vorliegenden Bericht werden wertvolle Anregungen für den Fortgang der Forschungsarbeiten vermittelt.

Größenart	SI-Einheit	EDV-gerechte Schreibw. in den „agroselekt“-Heften	weitere übliche Einheiten	EDV-gerechte Schreibweise in den „agroselekt“-Heften	Umrechnungen
Kraftmoment (Drehmoment)	Newtonmeter (N m)	n m	mN · m, N · cm, kN · m	mn · m, n · cm, kn · m	1 N · m = 1 m² · kg · s⁻² 1 kp · m = 9,81 N · m
Dynamische Viskosität	Pascalsekunde (Pa s)	pa s	mPa · s	mpa · s	1 Pa · s = 1 N · s/m² 1 Poise (P) = 0,1 Pa · s
Kinematische Viskosität	(m²/s)	m2/s	mm²/s	mm2/s	1 m²/s = 1 Pa · s · m³ · kg⁻¹ 1 Stokes (St) = 1 cm²/s = = 10⁻⁴ m²/s
Arbeit	Joule (J)	j	mJ, kJ, MJ GJ, TJ, W · h, kW · h, MW · h, GW · h, TW · h	mj, kj, maj, gj, tj, w · h, kW · h, maw · h, gw · h, tw · h	1 J = 1 N · m 1 W · h = 3,6 kW · s = 3,6 kJ 1 cal = 4,19 J 1 kcal = 4,19 kJ 1 kp · m = 9,81 J ≈ 10 J 1 erg = 10⁻⁷ J
Leistung	Watt (W)	w	µW, mW, kW, MW, GW	myw, mw, kw, maw, gw	1 W = 1 J/s 1 kp · m/s = 9,81 W 1 kcal/s = 4,19 kW 1 kcal/h = 1,16 W 1 erg/s = 10⁻⁷ W 1 PS = 735,5 W
Temperatur	Kelvin (K)	k	mK, kK, °C	mk, kk, cel	
Wärmemenge	Joule (J)	j	mJ, kJ, MJ, GJ	mj, kj, maj, gj	1 cal = 4,1868 J 1 kcal = 4,19 kJ
Exposition (Ionendosis)	Coulomb je Kilogramm (C/kg)	c/kg	µC/kg, mC/kg	myc/kg, mc/kg	1 C/kg = 1 kg⁻¹ · s · A 1 Röntgen (R) = = 2,58 · 10⁻⁴ C/kg
Energiedosis	Gray (Gy)	gy	µGy, mGy, kGy	mygy, mgy, kgy	1 Gy = 1 J/kg = 1 m² · s⁻² 1 Rad (rd) = 10⁻² Gy
Aktivität	Becquerel (Bq)	bq	mBq, kBq, MBq, GBq, TBq	mbq, kbq, mabq, gbq, tbq	1 Bq = 1 s⁻¹ 1 Curie (Ci) = 3,7 · 10¹⁰ Bq = = 37 GBq
Stoffmenge	Mol (mol)	mol	µmol, mmol, kmol	mymol, mmol, kmol	

Vorsätze zur Bildung von Vielfachen und Teilen von metrischen Einheiten

Vorsatz	Kurzzeichen	Bedeutung	EDV gerecht in den „agroselekt“-Heften	Vorsatz	Kurzzeichen	Bedeutung	EDV-gerecht in den „agroselekt“-Heften
Tera	T	10^{12}	t	Dezi	d	10^{-1}	d
Giga	G	10^{9}	g	Zenti	c	10^{-2}	c
Mega	M	10^{6}	ma	Milli	m	10^{-3}	m
Kilo	k	10^{3}	k	Mikro	µ	10^{-6}	my
Hekto	h	10^{2}	h	Nano	n	10^{-9}	n
Deka	da	10^{1}	da	Piko	p	10^{-12}	p

Ausgewählte SI-Einheiten in EDV-gerechter Schreibweise und deren Umrechnung

Grundlage: DDR-Standard TGL 31548 „Einheiten physikalischer Größen", 1979

Zur eindeutigen Unterscheidung von Einheitenvorsätzen und Einheitenprodukten werden die Vorsätze ohne Leerstelle zur Einheit geschrieben und die Produkte mit Multiplikationszeichen.

Größenart	SI-Einheit	EDV-gerechte Schreibw. in den „agroselekt"-Heften	weitere übliche Einheiten	EDV-gerechte Schreibweise in den „agroselekt"-Heften	Umrechnungen
Länge	Meter (m)	m	nm, μm, mm, cm, dm, km	nm, mym, mm, cm, dm, km	
Fläche	Quadratmeter (m^2)	m^2	mm^2, cm^2, dm^2, km^2, ha f. Landw.	mm2, cm2, dm2, km2, ha	1 ha = 10000 m^2
Volumen	Kubikmeter (m^3)	m3	mm^2, cm^3, dm^3, km^3, μl, ml, cl, dl, l, hl	mm3, cm3, dm3, km3, myl, ml, cl. dl, l, hl	
Ebener Winkel	Radiant (rad)	rad	μrad, mrad °, ′, ″	myrad, mrad, deg, mnt, sec	1° = 17,45 mrad 1′ = 290,9 μrad 1″ = 004,85 μrad
Zeit	Sekunde (s)	s	ns, μs, ms, ks, min, h, d, Mon., a	ns, mys, ms ks, min, h, d, mon., a	
Frequenz	Hertz (Hz)	hz	kHz, MHz, GHz, U/s, U/min = = 1/min U/h = 1/h	khz, mahz, ghz, U/s, U/min, U/h	1 Hz = 1/s 1/min = $1{,}667 \cdot 10^{-2}$ Hz 1/h = $2{,}778 \cdot 10^{-4}$ Hz
Geschwindigkeit	(m/s)	m/s	m/min, m/h, km/h	m/min, mh, km/h	1 m/min = $1{,}667 \cdot 10^{-2}$ m/s 1 m/h = $2{,}778 \cdot 10^{-4}$ m/s 1 km/h = 0,278 m/s
Masse	Kilogramm (kg)	kg	μg, mg, Mg, dt, t, kt, Mt	myg, mg, mag, dt, t, kt, mat	
Dichte	(kg/m^3)	kg/m3	kg/dm^3, g/cm^3 Mg/m^3, kg/l, t/m^3	kg/dm3, g/cm3, mag/m3, kg/l, t/m3	
Kraft	Newton (N)	n	μN, mN, kN, MN	myn, mn, kn, man	1 N = $1\ m \cdot kg \cdot s^{-2}$ 1 kp = 9,81 N 1 dyn = 10^{-5} N
Druck	Pascal (Pa)	pa	μPa, mPa, kPa, MPa	mypa, mpa, kpa, mapa	1 kp/cm^2 = $9{,}81 \cdot 10^4$ Pa 1 at = $9{,}81 \cdot 10^4$ Pa 1 m WS = 9,81 kPa 1 mm WS = 9,81 Pa 1 atm = 0,1 MPa

Fortsetzung 3. Umschlagseite

Bei Fragen zur Produktsicherheit wenden Sie sich bitte an:
If you have any questions regarding product safety,
please contact:

Walter de Gruyter GmbH
Genthiner Straße 13
10785 Berlin
productsafety@degruyterbrill.com